Manja Herlt

Das Leben kennt den Weg.

Ich möchte mich von Herzen bedanken bei:
Meinem Mann und meinen Kinder für die Geduld mit mir und ihre Liebe.
Meiner Mama für die Inspiration und Ermunterung zum Schreiben.
Meinen Hebammen Anja Tatschke und Magdalena Brigger vom Maja - Geburtshaus am Arminplatz in Berlin für ihre Begleitung meiner Schwangerschaften und Geburten, ihr offenes Ohr und die zahlreichen fachlichen Auskünfte.
Meinen Freundinnen Alexandra Herrfurth und Patricia Houkayem für den intensiven Gedankenaustausch und ihre Hilfe.
Meiner Schwester Mira Koller für ihre Beiträge zum Buch.

Manja Herlt

Das Leben kennt den Weg.

Lektorat: Katrina Pangritz
Satz und Umschlaggestaltung: Mike Gessner
Umschlag: Zeichnung, Anika Petzold
Fotos:
Seite 81, 254 Stefan Gloede und Frank Gaudlitz
Seite 4, 168, 241 Annette Hauschild
Seite 57 Janett Kofke
Fotos und Grafiken: Seite 154, 161, 164, 165 Manja Herlt
Verlag: Pro Business Berlin
Gedruckt bei: Pro Business Verlag Berlin

www.das-leben-kennt-den-weg.de

Bibliografische Information der Deutschen Bibliothek
Die Deutsche Bibliothek verzeichnet diese Publikation in der Deutschen Nationalbibliografie; detaillierte bibliografische Daten sind im Internet über http://dnb.ddb.de abrufbar.

Manja Herlt
Das Leben kennt den Weg

Berlin: Pro BUSINESS 2008

ISBN 978-3-939430-49-0

1. Auflage 2008

Produktion und Herstellung: Pro BUSINESS GmbH
Gedruckt auf alterungsbeständigem Papier
Printed in Germany
www.book-on-demand.de

Das Leben kennt den Weg.

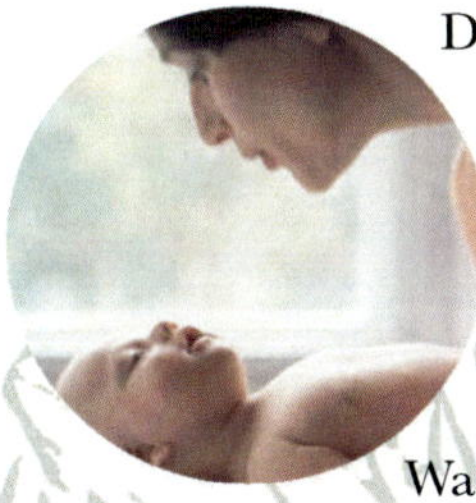

Dieses Buch wurde für Dich geschrieben.
Wenn Du einfach nur Frau sein möchtest.
Wenn Du Dir eine beschwerdefreie, freudvolle Schwangerschaft wünschst.
Wenn Du Dir eine natürliche, schöne Geburt wünschst.
Wenn Du Dir gesunde Kinder wünschst.

Was hat mich zum Schreiben dieses Buches motiviert?
Ich bin selbst Mutter dreier Kinder. Meine Kinder wurden zu Hause geboren, in Anwesenheit des Vaters und einer liebevollen Hebamme, die mit uns den Weg der Nicht-Einmischung gegangen ist. Das waren drei wundervolle, überwältigende Erlebnisse. Manche Bekannte fragten mich ungläubig, ob ich wirklich freiwillig die Geburten ohne Schmerzmittel vollbracht habe. Ja, habe ich. Nein, ich bin nicht masochistisch veranlagt. Ich antwortete stets, dass die Schmerzen einer Geburt das Leben bejahen. Gebären heißt für mich, mein Frausein dankbar und vertrauensvoll anzunehmen. Zu beschreiben, welche Fragen und Erkenntnisse darin enthalten sind, hat ein ganzes Buch gefüllt.

Nein, ich möchte Dich nicht mit meiner Lebensgeschichte langweilen. Der erste Satz ist ernst gemeint. Dieses Buch wurde für Dich geschrieben. Ich spreche in diesem Buch bewusst einige Tabuthemen an, weil ich es für sehr wichtig halte, den betroffenen Frauen Hilfestellung zur Selbstheilung und Selbstvertrauen zu geben, denn nur dann haben wir als Gesellschaft eine Chance gesunde Nachkommen in glücklichen, starken Familien großzuziehen. Selbst aufgeklärte Frauen schaffen nicht alles allein. Selbstvertrauen allein genügt nicht. Selbst- und Nächstenliebe sind genauso wichtig.
Viele Frauen sind betroffen von gesundheitlichen Problemen wie krankhaften Zellveränderungen am Gebärmutterhals oder Fruchtbarkeitsstörungen. Andere tragen seelisches Leid beispielsweise aufgrund eines sexuellen Missbrauchs in sich. All jenen möchte ich sagen: Du bist nicht allein! Du hast die Kraft und die Chance, Dein Leben gesund, selbstbestimmt und glücklich zu leben.

Erlaube mir in aller Kürze ein paar Stationen meines bisherigen Lebens zu benennen. Bevor ich schöne Schwangerschaften und Mutterglück geniessen durfte, musste ich einige leidvolle Hürden nehmen. Unter anderem habe ich als junges Mädchen von 17 Jahren einen sexuellen Missbrauch überlebt. Mit Anfang 20 verlor ich zwei Babys nacheinander. Das geschah zu einer Zeit, da meine damalige Frauenärztin mir von wiederholten schlechten PAP-Werten berichtete, deren Ursache sie nicht benennen konnte. Es endete in einer Diagnose für Gebärmutterhalskrebs sowie einer Überweisung für eine

Operation. Dieser Überweisung habe ich nicht Folge geleistet. Was da angeraten wird, nenne ich Organverstümmelung, nicht Heilung. Doch dazu kommen wir später.
Es war mein Vater, der vor 15 Jahren selbst an Prostatakrebs litt. Er hatte seinerseits die Chemotherapie abgelehnt und stattdessen eine Umstellung seiner Ernährung auf Rohkost inklusive mehrerer Fastenzeiten vollzogen. Aufgrund meiner anfänglichen großen Skepsis gegenüber einer solchen Lebensweise handelten mein Vater und ich eine dreimonatige Testphase für mich aus. „Versuch es wenigstens und diskutiere nicht endlos! Schaff Stickstoff raus aus deinem Körper und Sauerstoff rein, und wenn es dir nach drei Monaten Rohkost nicht merklich besser geht, kannst du immer noch weitermachen wie du willst." Ich fastete: anfänglich zwei Wochen nur mit Heilerde und Colon-Hydro-Therapie, dann weiter mit Säften. Zusätzlich gab ich Pille und Rauchen auf.
Der Weg, der seitdem für mich begann, schließt ein intensives Studium von Ernährung, Heilung chronischer Krankheiten und Gesunderhaltung, sozialen Rollen und Mustern, Bewegung und nicht zuletzt einem praktischen, unverklärten Frau-Sein ein. Frau-Sein sollte nicht mystifiziert noch politisiert noch banalisiert werden, sondern einfach das sein, was es ist – die Frau ist eine wichtige Hälfte unserer Art, die die Funktion des Austragens der Nachkommen erfüllt. Die andere wichtige Hälfte ist der Mann.
Die Änderung meines Lebensweges hat Erfolg: Meine Kinder sind kerngesund, Schwangerschaften, Geburten und Stillzeiten verliefen absolut komplikationsfrei, ich kenne heute keine gynäkologischen Probleme mehr. Und deshalb lege ich allen Frauen eine rein pflanzliche Kost ans Herz. Das ist für mich weder hipper Trend noch Ökogefasel noch hat es etwas mit Schlankheitswahn oder Fanatismus zu tun. Es ist gelebte positive Erfahrung, die ich hier weitergebe.

Unsere Vorstellungen von Geburt und Geburtshilfe sind eher die grausiger Barbaren, doch nicht die einer Hochkultur. Wir lernen, dass die moderne Medizin und der Fortschritt der Forschung zu unserem Besten sind. Dazu gehören selbstverständlich auch Vorsorgeuntersuchungen und die Behandlung gynäkologischer Probleme, die Betreuung von Schwangeren, die Verschreibung von Nahrungsergänzungsmitteln und Medikamenten bis zur technisch unterstützten Entbindung in einer Klinik.
Es erfüllt mich mit unglaublicher Wut, wie Frauen durch diese allgemein akzeptierten Meinungen von ihren Körpern und ihrer Intuition entfremdet werden, wie uns unser natürliches Verhalten aberzogen wird. Entfremdet von jeglicher natürlichen Erfahrung von Gesundheit, Krankheit und Tod, sind wir dem Irrglauben verfallen, der Mensch sei jederzeit vollständig reparabel, und deshalb brauche nicht man selbst auf seine Gesundheit zu achten, sondern müsse einfach nur den nächsten Arzt befragen.
Ich versuche mit diesem Buch ein anderes Bewusstsein von Weiblichkeit zu über-

mitteln. Ich weigere mich, bestimmte Beschwerden als normal hinzunehmen, nur weil sie so häufig sind. Sobald wir es wagen, über den vertrauten Tellerrand hinauszublicken, erkennen wir, dass die Natur einen reichen Schatz an Wissen über Weiblichkeit, Schwangerschaft, Geburt und Verhütung bereithält. Sobald wir es wagen, nicht mehr alles Natürliche als befremdlich, unkomfortabel, unzivilisiert, unzulänglich oder gar gefährlich zu betrachten, sondern der Natur für das Geschenk unseres eigenen Lebens dankbar zu sein und ihr deshalb zu vertrauen, werden wir gesund und erhalten die Chance auf gesunde Nachkommen.

I. Das Hohelied der Lebensspenderin.

1. L(i)eben.

Das Wort natura bedeutet im Lateinischen gleichermaßen Natur und Geburt. Eine natürlich lebende Frau ist demnach eine fruchtbare Frau. Du bist mit allem ausgestattet, was Du benötigst, um schwanger zu werden, ein Kind reifen zu lassen, zu gebären und anfangs zu nähren. Du glaubst nicht, dass das so einfach ist? Doch, genau so einfach ist das. Wir können uns kulturell und technisch immer weiter entwickeln, im Ursprung steht doch die Natur. Die biologischen Funktionen rund um die Fortpflanzung sind so existenziell, dass wir sie eben einfach können. Wir brauchen sie nicht zu lernen.
Eine Schwangerschaft und eine Geburt sind keine Krankheiten und auch keine gesundheitliche Bedrohung, weder für Dich noch für Dein Baby. Lass Dir deshalb von niemandem(!) unnötige Sorgenfalten bereiten und Ängste einreden!

Du bist die Trägerin des Lebens!

Wenn Du Deine Kinder eigenverantwortlich großziehen möchtest, dann trau Dich. Übernimm die Verantwortung vom ersten Tag der Schwangerschaft an. Dafür brauchst Du keinen Frauen- und keinen Kinderarzt, brauchst weder Apparate noch Medikamente. Weder als Schwangere noch als Gebärende bist Du eine Patientin, sondern zunächst eine gesunde Frau.
Die Geburt der Kinder ist eine Angelegenheit der Frau und des jeweiligen Kindes. Als Frau solltest Du nicht entbunden werden, sondern gebären. Eine schöne, beschwerdefreie Schwangerschaft und eine natürliche Geburt weihen Dich in die Geheimnisse des Lebens ein, wenn Du nur bereit bist, aktive Lebensspenderin zu sein.

Und deshalb traue der Natur und ihren Geschenken an Dich!
Wünsche Dir eine beschwerdefreie, freudvolle Schwangerschaft!
Wünsche Dir eine natürliche, schöne Geburt! Wünsche Dir gesunde Kinder!
Ohne wenn und aber!

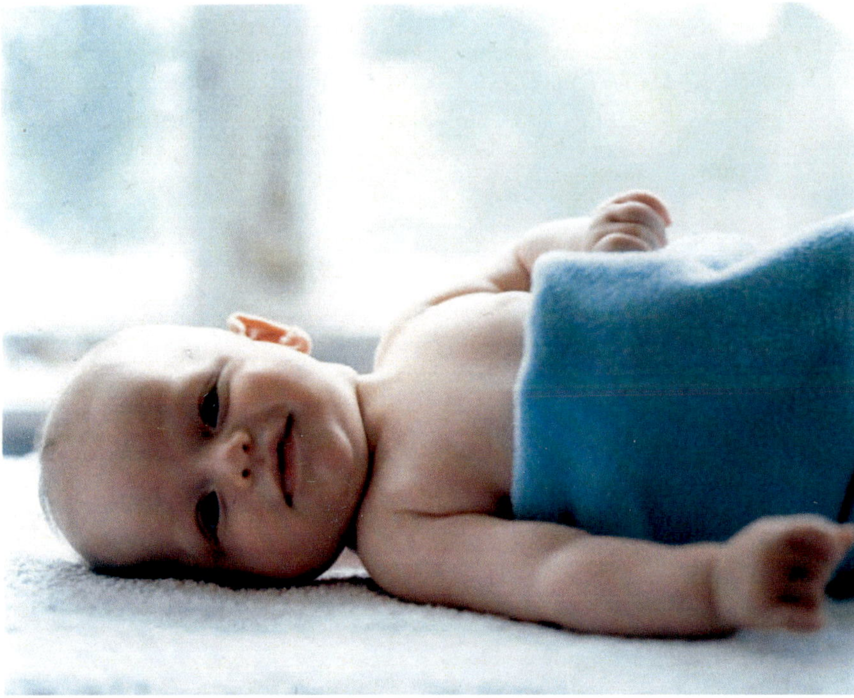

2. Neues Leben – für Dich, durch Dich, in Dir.

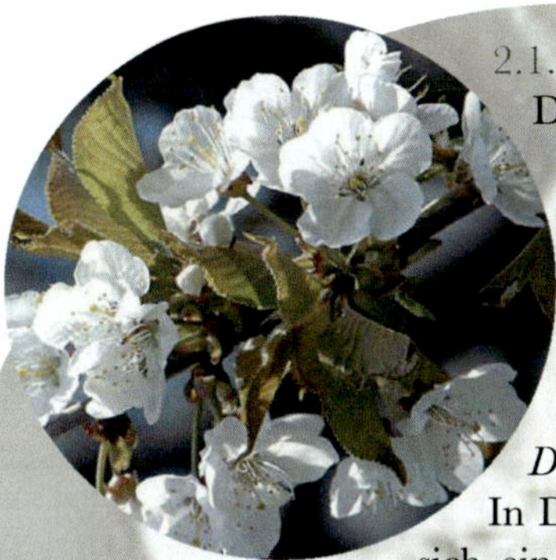

2.1. Du bist schwanger – Zeit der (Vor)Freude.

Die Periode bleibt aus, im Unterleib ein leises Ziehen, die Brüste spannen, der Geruchssinn ist verfeinert – Du bist schwanger. Die meisten Frauen wissen oder ahnen, wenn „es passiert" ist. Eine Restunsicherheit oder Neugier ist ganz natürlich und schön.

Doch was ist passiert? Wie findet die Befruchtung statt?
In Deinem Eierstock wachsen die Eiblasen, suchen sich einen Weg an die Oberfläche und platzen. Dort werden sie von dem breiten Trichter des Eileiters eingesogen, wo sich die letzte Reifung des Eis vollzieht. Bis hierhin wiederholt sich alles jeden Monat. Doch dieses Mal ist pünktlich ein Spermium vorbeigekommen. Die Befruchtung, das Zusammentreffen von Eizelle und Samenzelle, findet im weiten Teil des Eileiters statt. Diesen Moment der ersten Verschmelzung erlebst Du meistens noch ahnungslos in den Armen Deines Liebsten. Ungefähr 24-30 Stunden später kommt es zur ersten Zellteilung. Das befruchtete Ei bleibt weitere drei bis vier Tage im weiten Teil des Eileiters und teilt sich dort wieder und wieder (Zygote). Dann öffnet sich – wiederum pünktlich – der schmale Teil des Eileiters, und lässt das Ei den engen Durchgang zur Gebärmutter passieren. Anschließend schließt sich der Eileiter wieder. In der Gebärmutter angekommen legt das Ei die Eihülle ab. Von jetzt an wächst die Keimblase (Blastozyte) und sucht Kontakt zur Gebärmutterschleimhaut. Einige Tage später ist die Keimblase fest in der Schleimhaut verankert, und bereits drei Wochen nach der Befruchtung hat sie sich zu einem Embryo entwickelt.

Die ersten Anzeichen einer Schwangerschaft sind keine Anzeichen für eine schlimme Erkrankung. Deshalb brauchst Du auch nicht zum Frauenarzt zu gehen. Du hast jetzt ein kleines Geheimnis und darfst das vorerst ganz für Dich allein genießen oder kannst es Deinem Partner mitteilen, so dass Ihr Euch beide gemeinsam freut.
Es ist nicht nur Dein Geheimnis, sondern von Anfang an Geschenk und Aufgabe. Handle jetzt verantwortungsvoll und natürlich. Das ist viel wichtiger als eine ärztliche Kontrolle. Erlebe Deine Schwangerschaft nicht als Serie von Kontrollterminen, sondern als tolle, intensive Lebensphase!

Doch zurück zur Gewissheit. Wie testest Du, ob Deine Ahnung auch stimmt?
Die Bestätigung, dass tatsächlich eine Befruchtung stattgefunden hat, können die einfachen, in Apotheken oder Drogerien erhältlichen Schwangerschaftstests lie-

fern. Die Tests sind sehr zuverlässig und verlangen lediglich eine kleine Urinprobe. Eine vaginale oder eine Ultraschalluntersuchung kannst Du Dir und dem Embryo ersparen.
Falls Du den frei verkäuflichen, qualitativen Tests nicht traust und doch zum Frauenarzt gehst, dann bitte um einen quantitativen HCG-Test. Damit wird die genaue Menge des in Deinem Urin enthaltenen Schwangerschaftshormons HCG gemessen[1]. Anhand dieser messbaren Menge ist in den ersten zehn Wochen ebenfalls das Stadium der Schwangerschaft ableitbar (siehe Kap. 2.3.). Zusätzlich kann der Unterbauch mit den Händen abgetastet und so eine Vergrößerung der Gebärmutter festgestellt werden. Diese einfachen Untersuchungen genügen vollkommen, um eine normale Entwicklung zu bestätigen.
Wenn Du es nun immer noch zusätzlich wünschst, kann vaginal abgetastet werden, ob der Muttermund fest verschlossen ist. Doch zu häufige vaginale Untersuchungen sind nicht sinnvoll: immer wieder kommt es vor, dass durch kleine Verletzungen und daraus entstehende Entzündungen Frühgeburten ausgelöst werden.
Meide Ultraschalluntersuchungen während der gesamten Schwangerschaft! Auch wenn diese Untersuchungsmethode seit 30 Jahren von den Ärzten angewandt wird, so ist sie doch keineswegs unbedenklich (siehe Kap. 4.2.). Die Natur hat den Bauch nicht durchsichtig gemacht. Das durch Ultraschall ermöglichte Babyfernsehen stört Babys gesunde Entwicklung.
Gelingt Dir dieses erste Widerstehen gegen die Neugier und das Annehmen der stillen Freude, so ist das ein wesentlicher Schritt. Behüte von nun an dieses zarte Leben in Dir wie ein Kleinod. So ein Kleinod zeigt man nicht jedem und es darf auch nicht jeder anfassen. Es darf erst zu einer ganz besonderen Gelegenheit bestaunt werden – zu seiner Geburt. Dein Baby wird Dir die unbehelligte Geborgenheit in Dir mit einem gesunden Wachstum danken.

2.1.1. Neun Monate Zeit gemeinsamen Wachsens und Reifens.

Die Zeit einer Schwangerschaft ist besonders – für Dich als Frau und für den Dich begleitenden Partner. Doch Achtung: Werdende Eltern sind besonders anfällig für den Konsum aller möglichen Produkte, die kein Baby braucht. Mit den Versprechungen, Dir eine Schwangerschaft besonders komfortabel zu machen, Dein Baby möglichst früh zu fördern, Dein Wochenbett entspannt zu gestalten etc. werden unerfahrene Eltern überschüttet. Es ist nur verständlich, wenn Ihr alles erdenklich Gute für Euer Baby tun möchtet. Aber lasst Euch nicht jeden Unsinn verkaufen! Die Sorge um das Wohlergehen des eigenen Kindes ist bei jedem der empfindlichste Punkt.
Ich möchte Dir den Rücken dafür stärken, eine Schwangerschaft und Geburt natürlich, selbstverständlich und einfach zu erleben. Kinder zu gebären ist die von der Natur für Dich als Frau vorgesehene Aufgabe. Wenn hier die Rede

davon ist, dass Du Deine Schwangerschaft genießen darfst, so meine ich damit eine bewusste und einfache Einstellung zum Leben. Das gilt übrigens nicht nur für eine Schwangerschaft, sondern für Dein gesamtes Leben. Versuche die Veränderungen Deines Körpers und Deiner Gefühle selbst intensiv wahrzunehmen. Das hilft Dir, Dich auf das Muttersein vorzubereiten. Jeder Ratgeber und jeder Kurs ist immer nur eine Ergänzung und kann niemals wahrer als Dein eigenes Spüren sein. Intensives Wahrnehmen meint nicht zimperlich werden, sondern das Leben anpacken mit beiden Händen und offenem Herzen und all Deiner Leidenschaft. Es ist im wahrsten Sinne des Wortes eine doppelte Reifung. Der Fötus reift zum Baby, Du reifst zur Frau.
Gerade den Frauen, die ängstlich sind, weil unsere Gesellschaft die ist, die sie ist oder weil sie traurige Erfahrungen gemacht haben oder weil sie einfach noch nie selbstständig entschieden haben, sondern immer nur nach ärztlichem Ratschlag gehandelt haben - all jenen rate ich hier: Versuche zu verinnerlichen, dass das, was Du erlebst, so besonders Du es auch empfindest, etwas ganz Normales ist! Fortpflanzung ist etwas ganz Normales. Alles in Dir – Deine Organe, Dein Becken, Deine Hormone – ist auf das Austragen menschlicher Nachkommen programmiert. Du findest diese Ausdrucksweise etwas befremdlich? Der Mensch ist nichts total Anderes als der Rest der Natur, er ist auch „bloß" ein Säugetier. Alles was mit Fortpflanzung zu tun hat, sei es das Heranreifen einer Eizelle, das Wachsen einer Schwangerschaft und die eigentliche Geburt, wird unwillkürlich von den archaischen Strukturen unseres Gehirns gesteuert, nicht etwa von unserem Bewusstsein, auf das wir Menschen so stolz sind. Deshalb darfst Du auch einfach darauf vertrauen, dass Dein Körper weiß, was er zu tun hat.

Mitunter ist es nicht leicht, vom ersten Moment an eine Schwangerschaft und die anstehende Mutterrolle voll und ganz anzunehmen. Da sind auf der einen Seite das Glück und die Freude, die das werdende Leben in Dir verbreitet. Und manchmal stehen auf der anderen Seite Sorgen des Alltags, Beziehungsprobleme, Zukunftsängste oder unverarbeitete seelische Belastungen. Doch in diesem Moment, da Du erfährst, dass Du schwanger bist, geht es nur um eine einzige Entscheidung: Nimmst Du dieses Kind in Dir an oder nicht? Alles andere sind organisatorische Probleme oder Probleme, die mit dem Kind gar nichts zu tun haben, also weder durch Abtreibung noch Familiengründung zu lösen sind. Das einzige, was jetzt wichtig ist, ist Liebe für dieses kleine ungeborene Leben! Spüre in Dich hinein, und Du wirst Gewissheit finden.
Dahinter verbergen sich durchaus eine ganze Reihe von Herausforderungen, Planungen, Umstellungen des Alltags und nicht zuletzt das eigene Erwachsenwerden. Viele Frauen stehen seit Jahren tagtäglich im Beruf „ihren Mann", arbeiten konzentriert, denken rational und handeln vernünftig – und dann sind sie schwanger und plötzlich melden sich Selbstzweifel, eigene Bedürfnisse nach Geborgenheit, Angst davor, kein gutes Vorbild zu sein.

Hab keine Angst. Dein Baby ist ein Teil von Dir. Es wird häufig ganz genau so reagieren wie Du es von Dir selbst kennst. Das ist das Geheimnis, warum Mütter ihre Kinder auch ohne Worte verstehen. Erinnerst Du Dich, warum Du als Kind bockig warst, und welche Gesten Deiner Mutter sich nach zu Hause angefühlt haben? Das alles wirst Du wieder erkennen. Mit einiger Sicherheit wird Dein Kind über gewisse Dinge genau so lachen oder schimpfen wie Du es von Dir selbst kennst. Ein gutes Verhältnis zur eigenen Mutter kann jetzt (und wenn das Baby geboren ist) besonders wertvoll sein. Wenn dem nicht so ist, nimm Dir die Zeit, Dich gedanklich auf die Gründe einzulassen. Versuche Deiner Mutter alsbald in Liebe und Dankbarkeit für das Dir geschenkte Leben zu begegnen. Das wird Dir helfen, eine stabile Einstellung für die eigene Mutterrolle zu entwickeln Öffne Dich auch Deinem Partner, vielleicht geht es ihm ja ähnlich wie Dir und Ihr könnt Euch gegenseitig Kraft geben. Die Monate der Schwangerschaft geben Dir genügend Zeit, Dich auf ein Leben mit Kind innerlich vorzubereiten und auch eine Einstellung zur Familiengründung gemeinsam mit Deinem Partner zu finden.

Du musst Deine Karriere nicht verabschieden. Karriere ist lediglich eine Frage der Organisation. Muttersein ist dagegen nicht nur eine Frage der Organisation. Muttersein ist wirklich wichtig! In dem Moment, da wir ein Kind zeugen, übernehmen wir die Verantwortung für drei Generationen im Voraus. So lange wirkt sich unser Tun auf das Verhalten, die Wertvorstellungen bezüglich Familie und Partnerschaft und die Liebesfähigkeit unserer Kinder aus.

Ein Baby ändert das Tempo Deines Lebens, aber es wird Dich mit Sicherheit nicht ausbremsen! Du wirst sehen, freu Dich auf Dein Baby, und für alle Fragen wird sich mit der Zeit eine Lösung finden. Kinder sind uns immer die Aufgabe, wir sind dabei die Lernenden.

2.1.2. So berechnest Du den Geburtstermin selbst.

Eine Schwangerschaft dauert 40 Wochen oder 10 Mondmonate oder 9 Kalendermonate. Die Angabe von 40 Wochen oder 280 Tagen bezieht sich auf die Zeitspanne zwischen dem Beginn Deines letzten Zyklus bis zur Geburt. Vom ersten Tag Deiner letzten Regel an werden 280 Tage hinzugezählt: addiere 9 Kalendermonate plus 7 Tage. Das ergibt den wahrscheinlichen Geburtstermin. Vom Zeitpunkt der Empfängnis an gerechnet dauert die Schwangerschaft etwa 266 Tage. Da das genaue Zeugungsdatum meistens nicht bekannt ist, ist es am einfachsten, vom ersten Tag der letzten Monatsblutung an zu rechnen.

Ein Mondmonat dauert genau vier Wochen. Vom Neumond dauert es 14 Tage bis zum Vollmond und weitere 14 Tage bis zum nächsten Neumond. Dieser 28-tägige Zyklus verläuft parallel zum ausgeglichenen weiblichen Zyklus.

Der voraussichtliche Geburtstermin Deines Kindes orientiert sich jedoch am Sonnen-Kalender. Die Berechnungsformel dafür ist einfach:

Bei regelmäßigem 28-tägigem Zyklus:
Ziehe vom ersten Tag Deiner letzten Blutung drei Monate ab und addiere dann 7 Tage dazu.

Beispiel:	erster Blutungstag	1.9.2005
	voraussichtliche Geburt	8.6.2006

Diese Berechnung orientiert sich an neun Kalendermonaten und addiert dann die Zeit, die wahrscheinlich zwischen Deiner letzten Blutung und dem eigentlichen Zeugungstag liegt.

- Bei regelmäßigem, verkürztem Zyklus:

Ziehe vom ersten Tag Deiner letzten Blutung drei Monate ab und addiere dann 7 Tage dazu. Ziehe dann so viele Tag ab wie an einem 28-tägigen Zyklus fehlen.

Beispiel:	erster Blutungstag	1.9.2005
	voraussichtliche Geburt bei einem 25-tägigen Zyklus	
	1.6. + 7 Tage = 8.6. – 3 Tage =	5.6.2006

- Bei regelmäßigem, verlängertem Zyklus:

Ziehe vom ersten Tag Deiner letzten Blutung drei Monate ab und addiere dann 7 Tage dazu.
Addiere dann so viele Tage wie bei Dir über einen 28-tägigen Zyklus hinausgehen.

Beispiel:	erster Blutungstag	1.9.2005
	voraussichtliche Geburt bei einem 30-tägigen Zyklus	
	1.6. + 7 Tage = 8.6. + 2 Tage =	10.6.2006

Der errechnete Geburtstermin ist immer nur ein Richtwert. Nur wenn Du ganz sicher bist, wann die Befruchtung stattgefunden hat, kann genau gerechnet werden. Und selbst dann wird sich Dein Kind seinen Geburtstag selbst aussuchen.
Bitte, mogele nicht, was den Termin angeht, um eventuell ein paar Tage früher in den Mutterschutz gehen zu können. Der errechnete Termin (ET) ist immer das Datum, an dem sich alle Untersuchungen und Erwartungen orientieren. Wenn Dein Kind am Ende nicht zum ET kommt, gilt es schnell als übertragen und Du wirst alsbald mit einer künstlichen Geburtseinleitung bedrängt.
Anhand dieser Tabelle kannst Du bei einem regelmäßigen Zyklus von 28 Tagen ganz einfach den erwarteten Geburtstermin ablesen. Die linke, fette Spalte ent-

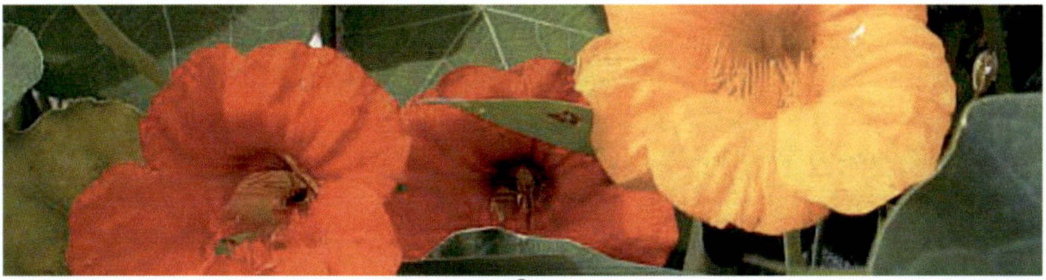

spricht dabei dem Anfangsdatum Deiner letzten Regel und die rechte Spalte gibt den Geburtstermin an.

jan	okt	**feb**	nov	**märz**	dez	**april**	jan	**mai**	feb	**juni**	märz	**juli**	april	**aug**	mai	**sept**	juni	**okt**	juli	**nov**	aug	**dez**	sept
1	8	**1**	8	**1**	6	**1**	6	**1**	5	**1**	8	**1**	7	**1**	8	**1**	8	**1**	8	**1**	8	**1**	7
2	9	**2**	9	**2**	7	**2**	7	**2**	6	**2**	9	**2**	8	**2**	9	**2**	9	**2**	9	**2**	9	**2**	8
3	10	**3**	10	**3**	8	**3**	8	**3**	7	**3**	10	**3**	9	**3**	10	**3**	10	**3**	10	**3**	10	**3**	9
4	11	**4**	11	**4**	9	**4**	9	**4**	8	**4**	11	**4**	10	**4**	11	**4**	11	**4**	11	**4**	11	**4**	10
5	12	**5**	12	**5**	10	**5**	10	**5**	9	**5**	12	**5**	11	**5**	12	**5**	12	**5**	12	**5**	12	**5**	11
6	13	**6**	13	**6**	11	**6**	11	**6**	10	**6**	13	**6**	12	**6**	13	**6**	13	**6**	13	**6**	13	**6**	12
7	14	**7**	14	**7**	12	**7**	12	**7**	11	**7**	14	**7**	13	**7**	14	**7**	14	**7**	14	**7**	14	**7**	13
8	15	**8**	15	**8**	13	**8**	13	**8**	12	**8**	15	**8**	14	**8**	15	**8**	15	**8**	15	**8**	15	**8**	14
9	16	**9**	16	**9**	14	**9**	14	**9**	13	**9**	16	**9**	15	**9**	16	**9**	16	**9**	16	**9**	16	**9**	15
10	17	**10**	17	**10**	15	**10**	15	**10**	14	**10**	17	**10**	16	**10**	17	**10**	17	**10**	17	**10**	17	**10**	16
11	18	**11**	18	**11**	16	**11**	16	**11**	15	**11**	18	**11**	17	**11**	18	**11**	18	**11**	18	**11**	18	**11**	17
12	19	**12**	19	**12**	17	**12**	17	**12**	16	**12**	19	**12**	18	**12**	19	**12**	19	**12**	19	**12**	19	**12**	18
13	20	**13**	20	**13**	18	**13**	18	**13**	17	**13**	20	**13**	19	**13**	20	**13**	20	**13**	20	**13**	20	**13**	19
14	21	**14**	21	**14**	19	**14**	19	**14**	18	**14**	21	**14**	20	**14**	21	**14**	21	**14**	21	**14**	21	**14**	20
15	22	**15**	22	**15**	20	**15**	20	**15**	19	**15**	22	**15**	21	**15**	22	**15**	22	**15**	22	**15**	22	**15**	21
16	23	**16**	23	**16**	21	**16**	21	**16**	20	**16**	23	**16**	22	**16**	23	**16**	23	**16**	23	**16**	23	**16**	22
17	24	**17**	24	**17**	22	**17**	22	**17**	21	**17**	24	**17**	23	**17**	24	**17**	24	**17**	24	**17**	24	**17**	23
18	25	**18**	25	**18**	23	**18**	23	**18**	22	**18**	25	**18**	24	**18**	25	**18**	25	**18**	25	**18**	25	**18**	24
19	26	**19**	26	**19**	24	**19**	24	**19**	23	**19**	26	**19**	25	**19**	26	**19**	26	**19**	26	**19**	26	**19**	25
20	27	**20**	27	**20**	25	**20**	25	**20**	24	**20**	27	**20**	26	**20**	27	**20**	27	**20**	27	**20**	27	**20**	26
21	28	**21**	28	**21**	26	**21**	26	**21**	25	**21**	28	**21**	27	**21**	28	**21**	28	**21**	28	**21**	28	**21**	27
22	29	**22**	29	**22**	27	**22**	27	**22**	26	**22**	29	**22**	28	**22**	29	**22**	29	**22**	29	**22**	29	**22**	28
23	30	**23**	30	**23**	28	**23**	28	**23**	27	**23**	30	**23**	29	**23**	30	**23**	30	**23**	30	**23**	30	**23**	29
24	31	**24**	1	**24**	29	**24**	29	**24**	28	**24**	31	**24**	30	**24**	31	**24**	1	**24**	31	**24**	31	**24**	30
25	1	**25**	2	**25**	30	**25**	30	**25**	1	**25**	1	**25**	1	**25**	1	**25**	2	**25**	1	**25**	1	**25**	1
26	2	**26**	3	**26**	31	**26**	31	**26**	2	**26**	2	**26**	2	**26**	2	**26**	3	**26**	2	**26**	2	**26**	2
27	3	**27**	4	**27**	1	**27**	1	**27**	3	**27**	3	**27**	3	**27**	3	**27**	4	**27**	3	**27**	3	**27**	3
28	4	**28**	5	**28**	2	**28**	2	**28**	4	**28**	4	**28**	4	**28**	4	**28**	5	**28**	4	**28**	4	**28**	4
29	5			**29**	3	**29**	3	**29**	5	**29**	5	**29**	5	**29**	5	**29**	6	**29**	5	**29**	5	**29**	5
30	6			**30**	4	**30**	4	**30**	6	**30**	6	**30**	6	**30**	6	**30**	7	**30**	6	**30**	6	**30**	6
31	7			**31**	5			**31**	7			**31**	7	**31**	7			**31**	7			**31**	7
jan	nov	**feb**	dez	**märz**	jan	**april**	feb	**mai**	märz	**juni**	april	**juli**	mai	**aug**	juni	**sept**	juli	**okt**	aug	**nov**	sept	**dez**	okt

2.2 Jetzt darfst Du Dich verwöhnen.

Eine Schwangerschaft erlebst Du im Blütestadium Deiner Weiblichkeit. Eine Blüte ist besonders schön, wenn sie farbenfroh und rein ist, lange hält, herrlich duftet, Lebenskraft ausstrahlt. Und das alles sind die Eigenschaften einer gesunden Schwangeren. Ihre gut durchblutete Haut lässt die Wangen rosig erscheinen, die Vorfreude auf die Mutterschaft bereitet Lebensfreude, ohne synthetische Parfums und abgestandenes Nikotin an der Kleidung duftet jede Frau ganz eigen

und angenehm. Wenn Du Dich selbst wie eine solche Blüte fühlst, wirst Du auch eine herrliche Frucht hervorbringen.
Deshalb sei gut zu Dir! Pflege Dich mit einer gesunden Lebensweise. Das ist keine Verpflichtung zur asketischen Enthaltsamkeit. Ich rate Dir zu einer Ernährungsumstellung auf rein pflanzliche Kost. Die üblicherweise empfohlene Vollwert-Mischkost ist weder natürlich noch besonders gesund (wenngleich sie besser ist als Fast-Food). Bevor ich selbst meine Ernährungsweise konsequent geändert habe, hielt auch ich Joghurt und Müsli, Bio-Eier und O-Saft aus der Flasche für gesund. Das deutlich bessere Körpergefühl nach meiner Ernährungsumstellung, eine stabile Allgemeinverfassung und drei fröhliche Kinder haben mich überzeugt.
Bei einer Umstellung auf natürliche Ernährung geht es nicht um die Suche nach Ersatzprodukten – wenn es keine Wiener Würstchen mehr geben soll, dann nehmen wir halt Tofu-Würstchen. Das ist Unsinn. Iss einfach alles so naturbelassen wie möglich: einen Apfel als Apfel und nicht als totgekochtes Apfelmus, eine Tomate pur und nicht als verzuckerten Ketchup, Küchenkräuter frisch und nicht als versalzenes Pesto usw. Schaff Dir lieber eine kleine Moulinette an und mach Pesto selbst oder püriere frische Früchte, statt Marmelade aus dem Glas zu essen. Kaufe biologische, frische Lebensmittel ein, aber versuche nicht mit dem Ökosiegel Dein Gewissen rein zu kaufen. Auch Bio-Gemüsebrühepulver, Bio-Tiefkühlgerichte oder die leckeren vegetarischen Aufstriche sind unnatürlich und nichts als Dosenfutter. Unverarbeitete, frische Lebensmittel dagegen sind lebendige Kost.
Zu den Lebensmitteln, die Du mit Vorsicht essen solltest, gehören sämtliche Getreideprodukte. Du wunderst Dich darüber? Ja, Getreide ist pflanzlich, doch es wird meistens in gegarter, also gebackener oder gekochter Form, gegessen. Dadurch wird es stark säure- und schleimbildend. Getreide verklebt den Darm und schränkt so seine Funktionen für die Auswahl von Nährstoffen und für die Abwehr von Infektionen ein. Darüber hinaus schränkt der Verdauungsprozess von Getreideeiweiß eine Vielzahl wichtiger Enzymfunktionen ein bzw. behindert deren Aufnahme aus Früchten wie beispielsweise frischer Ananas. Dennoch können die Meisten nicht auf Brot verzichten. Wenn Du dazu gehörst, dann belege es wenigstens frisch: mit Gurken, Radieschen, Tomaten, Sprossen, Avocado etc.
Es geht bei einer gesunden Lebensweise nicht um einen gesteigerten Konsum von Wellnessangeboten. Wellness ist Luxus. Noch schöner als gelegentlicher Luxus ist tägliches Wohlfühlen durch Gesundheit und Fitness. Gemeint ist die vollständige Bejahung des Lebens – Deines eigenen und Deines noch reifenden Kindes.

Warum eine strikte Befürwortung der (rohkost-)veganen Lebensweise?
Die Natur hat – wie für jedes andere Lebewesen auch – eine bestimmte Lebensweise für uns Menschen vorgesehen. Halten wir uns an diese natürliche

Lebensweise, dann beschenkt uns die Natur mit Gesundheit, Lebensfreude und Fruchtbarkeit. Ignorieren wir jedoch selbst einfachste Regeln, müssen wir mit zahlreichen Wehwehchen, Infektanfälligkeit und chronischen Krankheiten die Konsequenzen aushalten. Entgegen vielen Vorurteilen schafft eine rein pflanzliche Frischkost die besten körperlichen und seelischen Voraussetzungen für eine gesunde, vitale Schwangerschaft und natürliche Geburt ohne technische Einmischung von außen. Die Grundpfeiler sind:

- eine rein pflanzliche, möglichst rohe Ernährungsweise mit hohem Wildkräuteranteil
- viel Bewegung an frischer Luft und
- das richtige Maß an Selbstliebe.

Die heute üblicherweise empfohlene „ausgewogene Mischkost“ bringt den Menschen immer nur eine Zivilisationskrankheit nach der anderen und unzählige chronische Beschwerden. Warum, fragst Du? Die Ernährung, insbesondere in den Industrienationen, ist geprägt von einem Zuviel an tierischen Eiweißen und Fetten, einem Zuviel an industriell veränderten Kohlenhydraten (Weißmehl, Raffinadezucker, isolierte Maisstärke), diversen Genussgiften, einem Zuviel an Kochsalz. Die Nahrung wird erst auf ausgelaugten Böden oder in Massentierhaltung erzeugt, anschließend durch industrielle Verarbeitung denaturiert und wertlos und zuletzt durch Zusatz von Farbstoffen, Konservierungsmitteln, Zuckerstoffen, Kunstvitaminen, elementaren Spurenelementen endgültig ungenießbar gemacht. Und obendrein wird uns vorgegaukelt, dieses tote Essen sei ein Genuss. Es ist bequem, küchenfertig aufbereitet, relativ lange haltbar, appetitlich verpackt und mit einer süchtig machenden Gewürzmischung versehen.
Immer wieder beweisen Studien die Vorteile pflanzlicher Kost und widerlegen Vorurteile über Mangelerscheinungen. Dennoch werden die Menschen gezielt von dieser Ernährung abgehalten, indem Milch und Fleisch weiterhin mit subventionierten Preisen auf den Markt kommen, hingegen hochwertiges Obst und Gemüse mitunter preislich als Luxusgüter anmuten.

Was hat das mit Schwangerschaft und Geburt zu tun?
Leben ist ein Geschenk der Natur. Deshalb findest Du in der Natur alles, was Dich gesund und lebensfroh erhält. Die fruchtbare Zeit im Leben einer Frau wird durch die erste Periode in der Pubertät und die letzte Periode in den Wechseljahren bestimmt. Das ist eine lange Blütezeit über mehrere Jahrzehnte. Gib Acht, dass Du nicht zu schnell welkst, denn die Natur hat sich etwas dabei gedacht, dass Du so lange fruchtbar bist. Sonst würden die Wechseljahre bereits mit 35 einsetzen und nicht erst mit Mitte 50.
So absurd das auch klingt: Eine gesunde Ernährung beginnt bei uns modernen Menschen nicht im Bauch, sondern im Kopf. Der erste Schritt ist Deine

Bereitschaft, Dich wieder dem einfachen, natürlichen Handeln anzuvertrauen und von den täglichen Verführungen des Konsums abzuwenden. Die Natur schont Dich nicht, doch sie ist die Hüterin allen Lebens. Genauso verhalte Dich selbst auch: Schone Dich nicht, doch sei gut zu Dir. Sei Lebensspenderin! Die einzige Voraussetzung ist Deine Bereitschaft, selbst konsequent aktiv zu sein und Deine Verantwortung nicht an das abzugeben, was andere für richtig halten.

Es ist gar nicht so einfach, sich zu erinnern, was eigentlich natürlich ist. Weder unsere Auffassung von dem, was als „normal" gilt, noch der Verpackungshinweis „naturbelassen" haben etwas mit Natürlichkeit zu tun. Auf dem Etikett steht beispielsweise: Apfelsaft aus 100% Apfelsaftkonzentrat.

> Der natürliche, gepresste Apfelsaft ist durch Wasserentzug, anschliessende Zugabe von Leitungswasser und Abfüllen unter Erhitzen verpanscht. Zusätzlich wird häufig noch Ascorbinsäure hinzugesetzt, die auf dem Etikett frechweg als Vitamin C bezeichnet wird. Synthetisch hergestellte Ascorbinsäure ist nicht gleich Vitamin C. Nimmst Du zuviel davon auf, beispielsweise durch vermeintlich gesunde Vitamin-Sprudeltabletten, kannst Du sogar Nierensteine davon bekommen. Ascorbinsäure wird Lebensmitteln als Konservierungsmittel zugesetzt, um Schimmelbildung zu verhindern. Es ist jedoch nicht als Konservierungsmittel deklarationspflichtig.

Weder das staatlich geprüfte Bio-Siegel noch die Vielzahl an Wellnessangeboten können Dir eine natürliche Denkweise abnehmen.

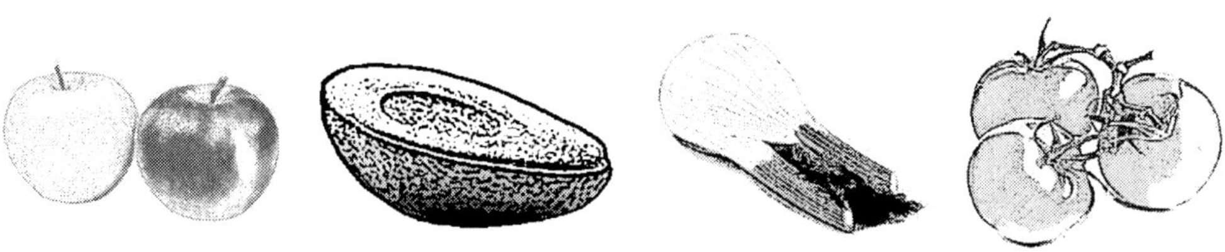

2.2.1. Vegane Ernährung in der Schwangerschaft.

Bereits mit der Ahnung, dass ein zartes Leben in uns wächst, wünschen wir nur sein Bestes. Gefühle der Liebe, Fürsorglichkeit und Sorge um das Wohl des Kindes erwachen.
Mutter werden und sein verlangt Deine ganze Hingabe. Hab Vertrauen: Du hast ein sicheres Gespür dafür, ob es Deinem Kind gut geht oder was ihm gut tut!
Handle danach: Iss sehr gesund, rein pflanzlich und immer frisch; bewege Dich täglich an frischer Luft und schlafe regelmäßig und ausreichend. Dann wird es Euch beiden – Deinem Baby und Dir – gut gehen. Es ist nicht verantwortungslos, die angebotenen Vorsorgeuntersuchungen nicht in Anspruch zu nehmen,

kein Screening machen zu lassen, keine Nahrungsergänzungspräparate einzunehmen, später das Kind nicht in der Klinik zu gebären, das Kind nicht von Anfang an impfen zu lassen usw. Verantwortung übernehmen heißt nicht, ein gut geführtes Vorsorgeheft zu haben, sondern aktiv zu leben. Verantwortungslos ist es meiner Meinung nach, wenn Du glaubst, indem Du regelmäßig zu den Vorsorgeuntersuchungen gehst, zunächst als Schwangere und später mit Deinem Baby, hättest Du alles Erdenkliche für Eure Gesundheit getan. Das ist Unsinn. Eine Viertelstunde Untersuchung oder Ultraschall kann die Zeit, die Du allein mit Deinem Kind verbringst, weder ersetzen noch zu 100% überwachen.
Die Entscheidungen zum Wohl Deines Kindes fällst Du (natürlich möglichst gemeinsam mit dem Vater des Kindes). Lass Dich nicht unter dem Vorwand der Fürsorge bzw. des angeblichen Mangels an übernommener Verantwortung unter Druck setzen! Niemand außer Dir ist am Ende 24 Stunden täglich mit Deinem Kind zusammen, weder während der Schwangerschaft, noch nach der Geburt – und niemand kann Dir die alltäglich anfallenden, notwendigen Entscheidungen abnehmen. Es liegt an Dir und Deinem Partner, eine Umgebung zu schaffen, in der Ihr als Eltern Euch wohl fühlt und das Kind gut gedeiht.
Die wesentliche Voraussetzung für eine gesunde Schwangerschaft ist ein gesunder Körper, der ausreichend mit zahlreichen Vitalstoffen versorgt wird. Eine bewusste Ernährung ist deshalb das A und O für eine gesunde Familie.

Du denkst jetzt vielleicht, das ist doch ein alter Hut! Es weiß doch wirklich jede Schwangere, dass sie sich gesund ernähren soll. Doch was soll denn das mit dem Grünzeug?
Worüber ich hier schreibe ist eben kein alter Hut. Die üblichen Ernährungsempfehlungen, selbst von professionellen Ernährungsberatern, sind nicht das, was einer natürlichen Lebensweise entspricht. Glaubst Du wirklich, so, wie wir heute aus Supermärkten versorgt werden, hat es die Schöpfung für uns vorgesehen? Lass uns mal das Für und Wider pflanzlicher Ernährung genauer ansehen und mit hartnäckigen Vorurteilen aufräumen.

Vorteile einer rein pflanzlichen Ernährung:

- Keine Übersäuerung des Körpers.

Fast alle Obst- und Gemüsesorten sowie Wildpflanzen werden basisch verdaut, solange sie roh verzehrt werden. Basische Kost entlastet den Organismus. Sodbrennen, Haarausfall, Schlafstörungen und viele andere unangenehme Befindlichkeiten treten nicht mehr auf.

- Keine maßlose Verfettung.

Durch das Meiden tierischen Eiweisses, Fabrikzuckers, kohlenhydratreicher und nährstoffarmer Nahrung, Alkohol, tierischen Fetten und anderem wird der Körper weniger belastet. Statt riesiger, wertloser Kalorienmengen erhält er bei rein pflanzlicher, roher Kost riesige Nährstoffmengen.

- Umfassende Versorgung mit allen Grundnährstoffen, Vitaminen, Mineralien und Spurenelementen.

Vor Mangelerscheinungen musst Du Dich nicht fürchten, wenn Du konsequent der Natur folgst. Pflanzenkost erhält Deinen Darm und seine Darmflora gesund. Die körpereigenen Bakterien können ihre Synthesearbeit für Dich tun.

- Kein Bluthochdruck durch verschlackte Arterien oder zuviel Kochsalz.

Hohe Cholesterinwerte, allgemeine Verkalkung und zuviel Wasser im Körper aufgrund von gesalzener Kost sind Rohkostvegetariern / Veganern fremd.

- Erhalt und Förderung der geistigen Beweglichkeit.

Die Aufnahme wichtiger Nährstoffe, die die Hirntätigkeit und Konzentrationsfähigkeit unterstützen, ist wichtig. Du kannst kritischer denken und schneller lernen. Ein leichter Körper, der nicht durch Genussgifte, zu viele Stoffwechselabfälle und Mangelversorgung mit Vitalstoffen permanent überlastet wird, ist auch seelisch ausgeglichener.

- Schutz vor Zivilisationskrankheiten wie Rheuma, Gicht, Osteoporose, Diabetes, Arthritis, Krebs, Migräne, Sucht.

Unter anderem ist Rohkost reich an Antioxydanzien. Das gesamte Ausmaß von Fehlernährung und deren Folgen zu beschreiben, würde den Rahmen dieses Buches sprengen.

Vorurteile gegenüber Pflanzenkost:

- Vitamin B12-Mangel

Zahlreiche kerngesunde, jahrelange Urköstler, Rohköstler, Veganer und ihre Kinder sind Gegenbeispiele zu dieser Behauptung.

- Unzureichende Versorgung mit essenziellen Fettsäuren.

Genau das Gegenteil ist der Fall. Tierische Fette enthalten häufig einen hohen Anteil an gesättigten Fettsäuren. Demgegenüber bieten fast alle pflanzlichen Öle einen hohen Anteil an einfach und mehrfach ungesättigten Fettsäuren. Voraussetzung ist, dass die Öle kaltgepresst und die Rohstoffe absolut unbehandelt sind. Raffinierte Öle und gehärtete Fette sind leider unbrauchbar gemacht. Besonders hochwertige Öle liefern: Disteln, Oliven, Rapssamen. Nutze alle Öle sehr sparsam, sie sind hoch konzentrierte Nährstoffe. Iss stattdessen ölhaltige Samen und Früchte wie Sonnenblumenkerne oder Oliven oder die fettreichen Avocados. Den Verzehr von Seefisch wegen der enthaltenen Omega-3- und Omega-6-Fettsäuren oder Jod kann ich nicht empfehlen. Mal davon abgesehen, dass es sich unter anderem um tierische Eiweiße handelt, die den menschlichen Körper verschlacken, sind heute Seefische zunehmend schwermetallbelastet.

- Unzureichende Versorgung mit essenziellen Aminosäuren.

Eiweiße bestehen aus Aminosäuren. Im menschlichen Organismus sind 20 Aminosäuren bekannt. Davon wiederum sind 8 (10) essenziell, das heißt Dein Körper kann sie nicht selbst herstellen und muss sie mit der Nahrung aufnehmen.

Diese heißen: Isoleucin, Leucin, Lysin, Methionin, Phenylalanin, Threonin, Tryptophan, Valin, (Histidin und Arginin). Die beiden letztgenannten sind nur im Säuglingsalter essenziell. Die weiteren 10 Aminosäuren sind nicht-essenziell und können vom Körper hergestellt werden. Die einzelnen Aminosäuren verbinden sich in unterschiedlichen Reihenfolgen zu so genannten Polypeptidketten. Setzen sich diese langen Ketten aus 100 und mehr Aminosäuren zusammen, werden sie Eiweiße oder auch Proteine genannt. Menschliche Eiweiße bestehen aus 100 bis 500 Aminosäuren in jeweils anderer Reihenfolge. Fehlt auch nur eine Aminosäure im Organismus, so funktionieren alle Eiweiße nicht mehr richtig.

Proteine sind Bausteine in:

Enzymen und Hormonen

Stütz- und Gerüsteiweiß (Kollagen, Elastin, Keratin für Haut, Haare und Nägel)

Strukturproteinen (beispielsweise in den Muskeln)

Plasmaproteinen, Transportproteinen (Hämoglobin im Blut), Faktoren der Blutgerinnung

Antikörpern für die Immunabwehr und Alloantigenen (Blutgruppenantigene)

Sämtliche Eiweiße funktionieren nur, wenn sie ähnlich wie ein Wollknäuel zusammengedreht sind. Hitze löst diese Strukturen auf. Als lange Kette jedoch sind Proteine im Körper unwirksam. Durch Erhitzen werden medizinische Instrumente sterilisiert. Die Eiweißstrukturen von Viren und Bakterien werden dadurch aufgelöst und selbige abgetötet. Was glaubst Du passiert mit den tierischen Eiweißen aus Fleisch, Eiern und Milch, wenn Du sie kochst, brätst oder frittierst? Die Knäuelstruktur sämtlicher Eiweiße in Deinem gekochten Essen ist zerstört! Dieser Denaturierungsprozess ist sogar sichtbar – denke nur an rohes, flüssiges Eiklar und seinen festen, weißen Zustand nach dem Kochen oder Braten. Noch ärger ist es bei Speisen aus der Mikrowelle. Die Mikrowellen zerstören die Eiweiße so sehr, dass neue Eiweißstrukturen entstehen, die es in der Natur überhaupt nicht gibt, auf die Dein Körper als Nahrung also auch überhaupt nicht programmiert sein kann.

Verschiedene eiweißspaltende Enzyme zerlegen auf dem Weg vom Magen in den Dünndarm die langen Eiweißketten in kürzere Ketten und schließlich in einzelne Aminosäuren. Diese gehen durch die Darmwand ins Blut über und werden zur Leber transportiert. Dort werden sie zu den benötigten körpereigenen Proteinen neu zusammengesetzt. Deshalb macht ein Steak so lange satt. Dein Körper braucht ewig, um die komplexen tierischen Eiweiße aufzuspalten und für sich verwertbar zu machen. Die enorme Anstrengung bekommst Du durch Müdigkeit nach dem Essen zu spüren. Pflanzliches Eiweiß ist hingegen sehr viel schneller verfügbar und erhält Dir Deine Leichtigkeit.

- Vegetarier leiden an Eiweißmangel.

Dieses Gerücht ist so hartnäckig wie altmodisch. Tatsache ist, dass in Ländern wie Deutschland, Spanien oder den USA die Verzehrempfehlungen der WHO für Eiweiß um die doppelte bis dreifache Menge überschritten werden. Die Folge ist, dass inzwischen jeder fünfte Deutsche wegen Übergewicht in ärztlicher Behandlung ist, chronische Beschwerden wie Diabetes, Bluthochdruck, Rheuma, Arteriosklerose usw. immer mehr zunehmen, auch schon im jüngeren und mittleren Alter.

Die offizielle Empfehlung liegt für Erwachsene bei 0,75 Gramm Eiweiß pro Kilogramm Körpermasse pro Tag. Diese Angabe bezieht sich auf Normalgewicht. Beispielsweise eine Frau von 1,67 m Körpergröße und 55 kg Gewicht sollte täglich etwa 56 Gramm Eiweiß aufnehmen. Wenn Du übergewichtig bist, solltest Du die Eiweißzufuhr nicht nach oben anpassen, sondern reduzieren! Rechne mal selbst, was da als Normalköstler mit Frühstücksei, Wurstbroten, Café Latte, Joghurt, eventuell zwei warmen Mahlzeiten am Tag zusammenkommt.

Kinder benötigen gut die doppelte Menge, sprich 1,8 Gramm Eiweiß pro Kilogramm Körpergewicht pro Tag. Es ist ein leichtes, diese Menge aus pflanzlicher Nahrung, insbesondere aus Blattgrün zu gewinnen. Es ist durchaus richtig, dass Kinder für ihr Wachstum hochwertiges Eiweiß benötigen. Es ist jedoch nicht richtig, Kinder deshalb mit Milchprodukten und Fleisch zu füttern. Dadurch wird nur frühzeitig ihr Darm geschädigt und der Aufbau von Zähnen, Knochen, Hirn und Muskeln geschwächt. Ich kenne beispielsweise einige stillende Mütter, die täglich frische Milch trinken und Joghurt essen und dennoch weiße Flecken an den Fingernägeln aufweisen oder Zahnprobleme bekommen. Sie schieben das auf das Stillen. Ich habe meine Kinder jeweils ein ganzes Jahr voll gestillt und kenne die genannten Probleme nicht. Mangelerscheinungen habe ich durch das Meiden von Milchprodukten, tägliches Essen von Grüner Mineralerde, reichlich frischem Obst je nach Saison und grünem Blattgemüse vorgebeugt.

- Vegetarier leiden an Eisenmangel.

Bei den Richtwerten für Eisen verhält es sich ähnlich. Fleischesser haben deutlich höhere Eisenwerte als Vegetarier. Vegetarier fühlen sich dennoch sehr wohl und zeigen ansonsten keinerlei schlechte Blutwerte oder Sauerstoffbindungsprobleme. Seit einiger Zeit werden die Tabellen deshalb nach unten korrigiert.

- Pflanzenkost macht nicht satt.

Auch das ist ein Trugschluss, der vor allem auf Deinem verschlackten Darm beruht. Das hat zweierlei zur Folge: Die Wände und Zottennischen Deines Darms sind so mit Schlackenstoffen und verhärteten Kotresten zugesetzt, dass nicht mehr genügend Nährstoffe durch die Darmwand aufgenommen werden können – Du leidest an Mangel bei vollen Töpfen. Durch jahrelange Kochkost ist Deine Darmflora so zerstört, dass nicht mehr genügend Bakterien da sind, um bestimmte Stoffe (Vitamine, Aminosäuren) aus den pflanzlichen Rohstoffen zu synthetisieren. Was heißt das? Pflanzliches Eiweiß besteht nicht aus so komplexen Strukturen wie tierisches Eiweiß, es ist daher schneller aufgespalten und Dein Körper suggeriert Dir: Verdauung beendet, brauche Nachschub. Die Aufspaltung tierischer Eiweiße braucht länger, und deshalb glaubst Du auch, Du seiest länger gesättigt.

Daher ist es im Zuge einer Ernährungsumstellung sehr wichtig, eine gründliche Darmsanierung mit Heilerdefasten und gegebenenfalls einer Colon-Hydro-Therapie durchzuführen. Dies ist eine gute Vorbereitung auf eine Schwangerschaft. Während einer Schwangerschaft oder in der Stillzeit dagegen ist eine komplette Ernährungsumstellung oder eine Fastenkur aufgrund der ausgelösten Entgiftungsprozesse nicht angeraten (siehe Kap. 9.2.11.)!

Ist Dein Darm frei, nimmst Du mit der frischen, rohen Nahrung reichlich Enzyme auf. So wird Dein Körper alsbald wieder lernen, alle benötigten Vitalstoffe aus der pflanzlichen Nahrung zu ziehen. Es gibt dafür keine genauen Zeitvorgaben. Manche spüren bereits nach einer Woche eine Veränderung, bei anderen setzt zunächst eine Phase des Unwohlseins ein, auf die nach etwa drei Wochen eine dauerhafte Leichtigkeit folgt. Mach dann, nach einiger Zeit, mal einen Test, indem Du eine normale, gekochte Fleischmahlzeit zu Dir nimmst. Du wirst erstaunt sein: Erstens schmeckt es nicht so wie früher. Das gekochte Essen, das einst so lecker zubereitet war, kommt Dir plötzlich fade vor. Das liegt daran, dass durch das Erhitzen fast alle natürlichen Aromastoffe entweichen. Übrig bleiben die Gewürze, für die Deine Geschmacksrezeptoren inzwischen jedoch nicht mehr sensibilisiert sind. Dafür bist Du zweitens erstaunlich lange satt. Dieses Sättigungsgefühl kann bis zu 36 Stunden(!) anhalten. Ich brauchte eine derartige Selbsterfahrung, um zu verstehen, welche ungeheuren Energiemengen man mit einem Stück Fleisch aufnimmt, und wie vergleichsweise wenig Ausbeute ein Normalköstler davon hat, wenn er sich tagtäglich damit belastet.

Überprüfe selbst wie Du Dich fühlst, wenn Du mittags eine normale gekochte Mahlzeit (mit Fleisch, Gemüse und Beilage) oder wenn Du einen großen gemischten Salat (nur mit Olivenöl und Zitronensaft angemacht) isst.

Die übliche Kochkost befriedigt nicht. Diese Aussage ist für Dich sicher sehr schwer nachzuvollziehen. Ich habe das, worüber ich hier schreibe, am eigenen Leib erfahren. Seitdem hat nicht nur der Krebs, sondern die gesamten Herausforderungen des Lebens ihren Schrecken für mich verloren. Anfänglich fiel es mir durchaus schwer, mich an Salaten und Früchten richtig satt zu essen. Ich wollte immer nach ein bis zwei Äpfeln gewohnheitsmäßig zum Brot greifen.

Doch meine gesundheitlichen Probleme ließen mir keine Wahl – wollte ich nicht zur OP gehen, musste etwas geschehen. Deshalb setzte ich alles auf die Karte, meinen Körper gründlich zu entgiften und zu entsäuern und durch die hohe Zufuhr organisch gebundener Vitamine, Mineralien und Spurenelemente die Selbstheilungskräfte meines Körpers zu aktivieren. Es hat funktioniert: Gesunde Zellregeneration, hormonelles Gleichgewicht, starke Abwehr sowie allgemeine Leistungsfähigkeit und Wohlbefinden sind die überzeugenden Ergebnisse.
Vielleicht kennst Du das, immer wenn Du zur Mittagspause in derKantine isst:

- Zwar hast Du gerade eine große Portion gegessen, aber der Körper möchte unbedingt noch etwas Süßes hinterher. Obwohl die verzehrte Kalorienmenge zur Sättigung und Energieversorgung allemal ausreichen sollte, verlangt der Körper Zucker, einen zusätzlichen Kick, der die bereits einsetzende gestörte, saure Verdauung ausgleichen soll, was aber meistens nicht gelingt. Das Ergebnis ist,
- dass Du nach einem solchen Mahl, mit oder ohne Dessert, binnen einer Viertelstunde müde wirst, ein Leistungstief erlebst. Das liegt daran,dass Dein Körper enorm viel Blut in den Magen leiten muss, um die Verdauung der tierischen Eiweiße und der Stärke zu meistern. Für Deine Konzentration im Hirn bleibt nicht mehr genug übrig. Statt einer Stärkung hat Deine Mittagspause eine Erschlaffung bewirkt.
- Nach einem üppigen Salat erlebst Du weder Völlegefühl noch sackt Dein Kreislauf ab noch verspürst Du den Drang nach etwas Süßem (die einzige Ausnahme ist, wenn Du ein gesalzenes Dressing verwendet hast). Kommst Du zurück an den Arbeitsplatz ist nicht Dein erster Gang zur Kaffeemaschine, sondern an die Arbeit. So ersparst Du Dir die unangenehme Müdigkeit und die eine oder andere Überstunde. Außerdem belastest Du nicht Deinen bereits übersäuerten Organismus zusätzlich mit Kaffee, sondern erfährst die Wohltat eines ausgeglichenen Säure-Basen-Haushalts. Falls der Salat nicht bis zum Feierabend vorhalten sollte, stelle einen Obstkorb bereit, der Dir nachmittags eine erfrischende Zwischenmahlzeit liefert.

Nachteile von Normalkost (inklusive Fleisch, Fisch, Eier, viel Gekochtes, Tiefkühlprodukte, Weißmehl, Salz, Milchprodukte etc.):

- Verschlackung des Körpers.
  Nicht vollständig abgebaute tierische Eiweiß bleiben als Reste im Darm.
- Übersäuerung des Körpers.
- Vitamine sind durch Verarbeitung zerstört.
  Verarbeitungsmethoden wie Kochen, Sterilisieren, Trocknen oder

Zusatz von Kunstvitaminen belasten Deinen Organismus zusätzlich.

- Schadstoffe wie Düngemittel, Pestizide, Antibiotika, Hormone oder Schwermetalle werden mit aufgenommen.
- Mineralstoffe liegen in Stoffverbindungen vor, die nicht für den Menschen verwertbar sind. Beispielsweise das viel beworbene Kalzium in der Milch oder Vitamin B1 im Fleisch kannst Du nicht aufnehmen. Die Stoffe sind chemisch nachweisbar, aber nicht für den Speiseplan des Menschen geeignet.
- Zu viele gesalzene Speisen belasten aufgrund der wasserbindenden Eigenschaft von Salz Deinen Flüssigkeitshaushalt und Dein Herz.

Wie viel Gewichtszunahme in der Schwangerschaft ist gesund?
Bei gesunder, rein pflanzlicher und überwiegend roher Ernährung musst Du eine übermäßige Gewichtszunahme nicht befürchten. Ernähre Dich sehr bewusst und iss Dich stets satt. Hungern ist für Schwangere verboten. Eine gewisse Gewichtszunahme ist wichtig für eine gesunde Entwicklung.
Bis zum Ende der Schwangerschaft wird das Kind zwischen 2.500 und 3.500 Gramm wiegen und in einer Fruchtwassermenge von etwa 1.000 Gramm schwimmen. Die Plazenta wiegt dann etwa 700 Gramm. Die Gebärmuttermuskulatur selbst, die alles andere umhüllt, wächst im Verlauf der Schwangerschaft von einem Ursprungsgewicht von etwa 70 Gramm auf enorme 1.500 Gramm an. Die Brüste, die das Drüsengewebe für die Milchproduktion bilden, nehmen bis zu 500 Gramm zu. Weitere 6.000 Gramm kommen durch die physiologische Wassereinlagerung in Blut und Gewebe hinzu. Eine Gewichtszunahme von 9-14 Kilogramm während der Schwangerschaft ist somit notwendig und normal. Wenn Du dann noch etwas mehr zunehmen solltest, also maximal 15 Kilogramm Gewichtszunahme insgesamt gegenüber Deinem Ausgangsgewicht, hast Du eine willkommene Fettreserve für die Stillzeit zur Verfügung. Allein das Stillen wird später etwa 600 Kilokalorien täglich brauchen. Ein unregelmäßiger Schlaf in der ersten Zeit erfordert zusätzlich gefüllte Depots.
Jede Gewichtszunahme darüber hinaus wird jedoch zur Belastung für Deinen Körper, kann zu Bluthochdruck, Ödemen und Krampfadern führen!

2.2.1.1. Gesunde Naschereien.

Im Lauf der Schwangerschaft ändert sich der Appetit mehrfach. Anfangs kommt es Dir vielleicht so vor als wenn Du den ganzen Tag nur noch isst. Später, wenn die wachsende Fruchthöhle den Magen bedrängt, fühlst Du Dich sehr schnell satt.
Lebst Du als Normalköstlerin, kannst Du den Dich überkommenden „neuen Gelüsten" als Instinkten des Körpers nicht trauen. Zwar lässt sich aus bestimmten Gelüsten auf einen bestimmten Bedarf schließen – so kann beispielsweise

hinter der ständigen Lust auf Schokolade ein verborgener Magnesiummangel stecken. Dieser kann aber gewiss nicht durch das Essen von Schokolade gedeckt werden. Es macht also keinen Sinn, diesen Gelüsten nachzugeben – auch nicht wenn das manchmal empfohlen wird. Der Sinn der Empfehlung liegt darin, dass die Frau lernt, sich selbst zu trauen. Die Befriedigung der Gelüste dient mehr der seelischen Stärkung als dem Körper. Psychische Ausgeglichenheit ist durchaus ein wichtiger Pfeiler der Gesundheit und bedeutet viel für die mentale Vorbereitung auf eine Geburt. Doch auch diese erreichst Du am besten durch eine natürliche und aktive Lebensweise, nicht durch Bequemlichkeit.

Wie kannst Du die hilfreichen von den falschen Gelüsten unterscheiden?
Teste Dich selbst: Wenn die nicht umgehend befriedigte Lust auf Süßes oder das Bedürfnis nach einem Kaffee am Nachmittag oder der Heißhunger auf Fleisch Dich reizbar oder müde machen, dann sind das sichere Anzeichen für Sucht (Zuckersucht, Koffeinsucht). Es ist allerhöchste Zeit dem entgegenzuwirken, wenn Du nicht – schon bevor ein Säugling Dir die Nächte durcheinander bringt – als Nervenbündel dastehen möchtest.

Warum ist das so wichtig und was soll es mir bringen, wunderst Du Dich?
Ich möchte Dir anhand nur eines Lebensmittels etwas ausführlicher beschreiben, warum alles Unnatürliche besser gemieden werden sollte. Allein das Essen von Haushaltszucker ist nicht nur entbehrlich, sondern obendrein gefährlich. Kennst Du das beispielsweise, dass der Energieschub nach einem Schokoriegel oder anderem Naschwerk bereits nach einer halben Stunde so jäh abbricht und nur noch Müdigkeit hinterlässt? Der normale menschliche Blutzuckerwert liegt zwischen 85 und 95. Nach Zuckerverzehr wie beispielsweise einem Schokoriegel schießt der Blutzuckerwert hoch auf über 300. Er sprengt damit beinahe die für den Menschen giftige Grenze! Daraus wiederum folgt enormer Stress für die Bauchspeicheldrüse: Eine sofortige erhöhte Insulinausschüttung ist notwendig. Anschließend, nach Regulation durch eine akut erhöhte Insulinsausschüttung, fällt Dein Blutzucker auf etwa 70, sprich sogar unter(!) den Normalwert. Die Folge ist Unterzuckerung – und das bereits eine halbe Stunde nach dem Verzehr eines Schokoriegels. Unterzuckerung ist der Zustand, den Diabetiker als lebensbedrohlichen Schockzustand erleben. Und das muten viele ihrem Körper tagtäglich, mitunter sogar mehrfach zu.
Völlig unterzuckert verlangt Dein Körper nach weiterer Nahrung um die Unterzuckerung auszugleichen. Der beschriebene Kreislauf beginnt von vorne. Die Folge ist Dauer-Stress für den Körper, und das bekommst Du durch schlechte Konzentrationsfähigkeit, Nervosität, Aggressivität, geminderte Leistungsfähigkeit und Unruhe zu spüren. Und weil das nicht ausreicht, um

Dich wachzurütteln, verliert Dein Körper das Gefühl für jegliche Sättigung, er schreit immer nur „Zu wenig Zucker, ich brauch mehr, mehr!". Und deshalb machen Süßigkeiten dick.

Wieso wirkt Zucker so aggressiv, er ist doch ein Naturprodukt?
Nein, ganz und gar nicht. Für das „Naturprodukt Raffinadezucker" werden Zuckerrübenteile mit Acrylamid und Natriumacrylat gereinigt, anschließend erhitzt und so alle Vitalstoffe zerstört. Durch den Kochvorgang erhält man Zuckersaft, dem anschließend Wasser entzogen wird. Natriumacrylat verhindert dabei unerwünschte Ablagerungen. Der Zuckerdicksaft wird weiter gekocht, und damit alles gut kristallisiert, werden weitere Chemikalien zugesetzt. Beim Kochen wird normalerweise viel Schaum gebildet, der wiederum durch die Zugabe von Polyalkylenglykolether unterdrückt wird. Und das alles ist lecker? Ist es nicht vielmehr verwunderlich, warum ein so aufwendiges Produkt am Ende so billig ist?

Die Zuckersucht ist innerhalb von wenigen Tagen in den Griff zu bekommen. Iss nur immer, wenn Du Lust auf Naschereien hast, reichlich süße, saftige Früchte und besonders Vitamin-B-haltiges Gemüse. Die Vitamine der B-Gruppe sind bekannt für ihre nervenstärkenden Eigenschaften.
Zucker hingegen ist ein Vitaminräuber und überdies stark säurebildend. Die überschüssige Säure in Deinem Organismus wiederum löst das Kalzium aus Deinen Knochen und bringt Dir später Osteoporose.
Fülle Deine Depots an Vitaminen, Mineralstoffen und sekundären Pflanzenstoffen natürlich auf und Du wirst sehen, dass das Verlangen nach Zucker von allein verschwindet.

Naschteufel-Alarm! Die besten Tipps zur unschuldigen Abwehr:

- Stelle statt einer Keksdose oder Schokoriegeln einen Knabberteller mit Früchten, Rosinen und Nüssen auf.
- Mache Dir mindestens einmal täglich einen großen saisonalen Blattsalat, möglichst nur mit etwas frischem Zitronen- oder Orangensaft angemacht. So ein Salat versorgt Dich mit Vitalstoffen, Energie und erfrischt. Nach einer derartigen Mittagsmahlzeit verspürst Du nicht den Drang nach einem süßen Dessert wie ihn die deftigen, salzigen Speisen auslösen. Du wirst auch nicht müde werden wie nach einem kräftigen gekochten Mahl, das Dein Blut nur noch im Magen konzentriert.
- Abwechslung bringen knackige, rohe Gemüsesticks (z.B. Möhren, Fenchel, Rettich, Gurke, Topinambur, Staudensellerie, Pastinaken) mit einem frischen Avocadodip, Frischkräuterpesto oder einem asiatischen Dip (frisch gemahlene Erdnüsse mit etwas Zitronensaft und reichlich fein gehacktem, frischem Koriander, nach Geschmack gemengt mit

frischen, zerkleinerten Tomaten). Gut gekaut sind die Gemüsesticks auch süß im Geschmack.

- In Maßen können auch ungeröstete Kerne (Sonnenblumen, Kürbis, Sesam, eingeweichte Mandeln) und ungeschwefelte Trockenfrüchte gegessen werden.
- Achte beim Einkauf immer auf Qualität aus kontrolliert biologischem Anbau (kbA). Die höheren Preise machen sich durch weniger Giftstoffe, weniger Wasser in Gemüse und Früchten und höhere Nährstoffdichte bezahlt. Falls es in Deinem Wohnort tatsächlich weder einen Bioladen noch einen Bauernmarkt noch ein Reformhaus gibt, dann erkundige Dich nach Bauernhöfen im Umland oder schalte ein Inserat, ob ein aufgeschlossener Kleingärtner seine Ernte mit Dir teilt. Es gibt im Internet bereits diverse Versandfirmen für exotische Früchte, Wildkräuter oder Bio-Abokisten (siehe Adressen im Anhang).
- Meide Fast-Food und Fertiggerichte: Sie enthalten fast immer Zucker oder Glukosesirup.
- In vielen Orten werden von Heimat- oder Naturschutzvereinen Kräuterwanderungen angeboten – schließe Dich mal an und lerne die Vielzahl an essbaren Wildkräutern auf den heimischen Wiesen kennen.

Es geht mir nicht darum, nur den Zucker zu verdammen. Er dient nur als Beispiel für die Wertlosigkeit industriell produzierter Lebensmittel. Ähnliches ließe sich auch für Weißmehlprodukte, Milch, Tiefkühlgerichte oder Halbfettmargarine ausführen.

2.2.1.2 Bedenkenswertes zu Kunstvitaminen und Mineralstofftabletten.

Ich argumentiere in diesem Buch immer wieder gegen die übliche Praxis der Schulmedizin. An dieser Stelle möchte ich betonen, dass ich mitnichten Ärzte irgendeiner Fachrichtung persönlich angreifen möchte. Vielmehr entstand meine Kritik aus meinen eigenen Erfahrungen und Überlegungen, die dazu führten, dass ich die heute übliche medizinische Praxis nicht als gut für den Menschen einstufen kann. Nicht das medizinische Wissen selbst ist schlecht. Nur leider wird es allzu häufig profitorientiert und naturfern angewendet.

Laut einer Erhebung der Frankfurter Rundschau nehmen Frauen in der Schwangerschaft durchschnittlich vier bis fünf verschiedene Medikamente ein, sind jedoch häufig mit Vitaminen und Mineralstoffen unterversorgt. Bereits zu Beginn einer Schwangerschaft verschreiben Ärzte routinemäßig Folsäure-Präparate. Später kommen häufig Eisen- oder Magnesiumpräparate hinzu. Bitte alles weglassen!

Lass mich verständlich machen, warum diese so genannte Prophylaxe durch künstliche Vitamine in keiner Weise empfehlenswert ist.

Sorgst Du Dich, trotz Wohlstandsernährung mit lebenswichtigen Vitalstoffen wie Vitaminen, Mineralien und Spurenelementen unterversorgt zu sein? Was ist eigentlich Wohlstand? Die industrielle Aufbereitung von Lebensmitteln erhöht ihren Kalorien- und schmälert ihren Nährstoffgehalt. Hinzu kommt, dass durch den konventionellen Landbau viele Böden bereits seit Jahren so ausgelaugt sind, dass selbst durch Umstellung auf biologische Bewirtschaftung die fehlenden Spurenelemente nicht herbeigezaubert werden können. Viele Ackerflächen werden in Deutschland deshalb zwangsstillgelegt und teilweise wieder aufgeforstet, damit der Boden sich regenerieren kann. Du brauchst Mangel nicht zu fürchten, wenn Du täglich frische Früchte und Gemüse isst sowie ein bis zwei Teelöffel Heilerde. So oft Du kannst, sammle frische Wildkräuter und mische sie Deinem Salat bei. Die Wildpflanzen sind noch nicht so überzüchtet und durch industriellen Anbau ruiniert wie die Kulturpflanzen. Sie enthalten noch ihre ursprünglichen Vitalstoffe in hoher Konzentration. Unter anderem stärkt der hohe Anteil von Chlorophyll, dem grünen Blattfarbstoff, Dein Blut.

Ähnlich wie viele Lebensmittel mit dem Spurenelement Jod werden diverse Produkte mit Folsäure angereichert. Dazu gehören beispielsweise Brot, Reis, Nudeln, Mehl bzw. Getreideprodukte im Allgemeinen. Wenn Du Getreideprodukte isst, unterliegst Du automatisch einer Zwangsversorgung mit künstlichen Vitaminen und Spurenelementen. Die synthetisch hergestellten, aus einem organischen Verbund isolierten Stoffe kann Dein Körper nur sehr begrenzt aufnehmen. Sie werden teilweise im Körper anders eingebaut als wenn sie aus organischen Verbindungen aufgenommen werden.

Doch warum solltest Du bestimmte Erkenntnisse der Forschung nicht nutzen, zumal die erfolgreiche Anwendung des Wissens so einfach ist? In der Schwangerschaft besteht beispielsweise tatsächlich ein erhöhter Bedarf an Folsäure. Also bitte, dann iss mehr Folsäure, die in ausreichenden Mengen in Orangen und anderen Zitrusfrüchten, Nüssen und Sesam, Sprossen jeder Art, saftigem Blattgrün und Knospen, Tomaten und anderem vorkommt. Eine Nahrungsergänzung mit Folsäuretabletten ist vollkommen überflüssig.

Ähnlich verhält es sich mit anderen empfohlenen Nahrungsergänzungsmitteln, vor allem isoliertem Kalzium oder Magnesium. Anorganische Kalziumverbindungen sind purer Kalk für den Organismus. Der Körper kann diesen Kalk, zumal ohne gleichzeitig verfügbares Magnesium, nicht aufnehmen. Er muss irgendwie wieder raus aus dem Körper, bevor er anfängt ihn zu belasten, und das verlangt doppelte Arbeit von ihm.

Dein Körper benötigt Kalzium und Magnesium aus organischen Verbindungen. Grundsätzlich ist das Essen von französischer Grüner Heilerde, entweder pur gelöffelt oder aufgelöst in Quellwasser getrunken, empfehlenswert. Die Heilerde hat bindende Eigenschaften gegenüber Schlackenstoffen und überschüssiger Säure in Magen und Darm. Und sie liefert eine ganze Palette von Spurenelementen und organisch gebundenen Mineralstoffen. Daneben ist Kalzium in Orangen, Brokkoli, Kräutern und anderem mehr enthalten (siehe

Anhang).
Meide unbedingt Mineralwässer mit einem hohen Kalkgehalt. Das beste Wasser meiner Meinung nach ist Lauretana. Leider ist es nicht ganz billig. Alternativ eignen sich auch Glaciar, Evian oder Volvic, oder Du schaffst Dir einen Wasserfilter an.
In den Tabellen im Anhang findest Du Nahrungsmittel, die in großen Mengen die empfohlenen Vitamine enthalten. Diese Tabellen sind nicht vollständig und können Dir nur Anregung sein. Vor allem machen sie deutlich, dass es durchaus ein Leichtes ist, sich in ausreichendem Maß durch gesunde Nahrung mit den notwendigen Nährstoffen zu versorgen.

Warum sollte die Einnahme von Eisen schädlich sein, insbesondere wenn die Blutwerte klar auf einen Mangel hinweisen?
Zunächst einmal, weil es unangenehme Nebenwirkungen hervorruft. Die Einnahme von Eisentabletten belastet Deinen Magen und führt zu Verstopfung, die Du bei dem Druck auf die inneren Organe durch das Gewicht des Babys im Leib beim besten Willen nicht gebrauchen kannst. Zumal eine gestörte Verdauung unmöglich eine gesunde Schwangerschaft fördert.
Doch davon abgesehen, will ich versuchen die physiologischen Abläufe zu veranschaulichen. Das Absinken des Hämoglobinwertes (Hb-Wert) im Lauf der Schwangerschaft ist völlig normal. Dein Körper muss Höchstleistung bringen. Er produziert mehr Blut für das Wachstum von Baby, Gebärmutter und Mutterkuchen. Diese größere Blutmenge muss er täglich im Kreislauf bewältigen.
Zusätzliche Flüssigkeitseinlagerungen, die dem regelmäßigen Austausch des Fruchtwassers dienen, verdünnen Dein Blut messbar. Deshalb ist die Konzentration an Spurenelementen nicht mehr so hoch wie sonst und der Eisenwert sinkt.

> Nachdem Du diese Erklärungen gelesen hast, gelten keine faulen Ausreden mehr, wenn Du Cellulitis hast: Wir Frauen haben kein schwächeres Bindegewebe als Männer, sondern lediglich ein anders aufgebautes! Die dickere weibliche Bindegewebsschicht erfüllt während einer Schwangerschaft eine spezielle Aufgabe. In das Bindegewebe wird Flüssigkeit eingelagert, die – einfach ausgedrückt – als Frischwasser-Reserve für die Fruchtblase und das Baby dient. Diese Wasserreserve hat nichts mit krankhaften Wassereinlagerungen, den Ödemen, zu tun. Ödeme sind Anzeichen für einen gestörten Stoffwechsel und Lymphfluss, sprich Symptome für ein tatsächlich schwaches Bindegewebe. Bei regelmäßiger Bewegung und rein pflanzlicher Kost brauchst Du Cellulitis und Ödeme nicht zu fürchten. Deine Haut sieht zwar etwas praller aus als sonst, aber sie muss deswegen keine Dellen und Risse bilden.

Wenn nun Deine Laborwerte auf einen niedrigen Hämoglobinwert (Hb-Wert) hinweisen, dann frage auch nach dem Hämatokritwert (Hk-Wert). Dieser misst den prozentualen Anteil der roten Blutkörperchen und bleibt fast immer konstant. Erst ein Absinken beider Werte oder deutliche Symptome können eine Anämie anzeigen. Symptome für eine Anämie können sein: andauernde Müdigkeit, Antriebslosigkeit, Konzentrationsschwäche, allgemeine Schwächezustände. All diese Symptome können auch bei anderen Mangelzuständen wie Selen- oder Vitamin B12-Mangel auftreten. Ein Mangelzustand ist während einer Schwangerschaft möglichst zu meiden bzw., falls er doch eintritt, unbedingt ernst zu nehmen. Es macht dabei keinen Sinn, nur ein vermeintlich fehlendes Element künstlich zuzuführen. Besser ist es, immer und konsequent auf eine ausgewogene Frischkost zu achten, die noch alle Vitalstoffe in unveränderter Form und komplexer Verbindung enthält.
Bei einer gesunden Frischkosternährung brauchst Du Dir ebenso wie um die Folsäure auch um Deinen Eisenhaushalt keine Sorgen zu machen. Organisch gebundenes Eisen ist enthalten in: (Para)Nüssen, Roter Beete, Gelber Rübe, wilden Kräutern, roten Beeren (Johannisbeeren, Holunderbeeren, Himbeeren), Mandeln, Sonnenblumen- und Kürbiskernen – als Rohkost oder in konzentrierter Form als Gemüse-Beeren-Saft. Pflanzlich gebundenes Eisen kann viel besser in Verbindung mit Vitamin C aufgenommen werden. Es empfiehlt sich eine Mischung der Nüsse oder Gemüse mit Wildkräutern und wilden Beeren zu einem erfrischenden Salat.

> Säfte sollten immer frisch gepresst und nur in Maßen getrunken werden. Die handelsüblichen Säfte sind ausnahmslos durch Erhitzen sterilisiert. Ihre natürliche basische Eigenschaft kehrt sich durch das Erhitzen um. Die abgefüllten Säfte werden stark säurebildend verdaut. Und weil alle natürlichen Vitamine totgekocht sind, werden sie mit künstlichen Vitaminen ungenießbar gemacht. Trinke frische Säfte sofort. Die sofort einsetzende Reaktion mit dem Sauerstoff aus der Luft (Oxidation) zerstört ebenfalls wertvolle Vitamine.

Die medizinischen Empfehlungen zu Nahrungsergänzungen und Vitaminpräparaten gehen weiter, wenn Dein Kind geboren ist. Bereits kurz nach der Geburt sollen ihm die Vitamine K und D sowie isoliertes Kalzium verab-

> Achtung: Durch die verstärkte Durchblutung des Körpers in der Schwangerschaft kann es auch bei zu grobem Zähneputzen zu Blutungen kommen. Blutet Dein Zahnfleisch auffallend stark, ist das ein Hinweis auf Vitamin C-Mangel. Auch hier gilt natürlich: keine synthetische Ascorbinsäure, sondern ausschließlich Frischkost zu sich zu nehmen. Besonders empfehlenswert: Kiwi, Paprika, Sanddorn, Löwenzahn.

reicht werden. Wieder taucht die Frage auf, wieso die Frauen der Naturvölker zahlreiche Kinder ohne diese Medikamente gebären und dazu offensichtlich körperlich in der Lage sind, und wir bekommen vergleichsweise viel weniger Kindern und haben es nötig, diese von Anbeginn an mit Medikamenten zu päppeln?
Die Verabreichung von synthetisch hergestelltem Vitamin K verdoppelt nachgewiesenermaßen das Risiko einer Krebserkrankung bereits im Kindesalter. Vitamin K wird vom menschlichen Körper im Darm gebildet. Wenn Dir ein Arzt erklärt, dass die Babys noch nicht genügend Vitamin K aufnehmen können, dann ist das allein bereits eine Fehlinformation! Wenn grundsätzlich alle Babys nicht in der Lage sind, die angegebenen Vitamin K-Mengen aufzunehmen, dann werden sich wohl die Tabellen irren und nicht die Babys. Denn wenn sie zusätzlich zu ihren vorhandenen Depots Vitamin K brauchen würden, könnten sie es auch aufnehmen. Doch davon einmal abgesehen, ist es der Darm der Babys, der eine vollständige Darmflora erst entwickeln muss. Anfangs ist alles in Babys Darm darauf ausgerichtet, weiterhin von Mama die notwendigen Nähr- und Immunstoffe zu bekommen. Willst Du Dein Baby vor Vitamin K-Mangel schützen, dann gib ihm nur Muttermilch zu trinken! Die einzelnen Rohstoffe für Vitamin K, Vitamin B12, diverse essentielle Aminosäuren, (Pro)Vitamin A und andere sind sehr wohl in pflanzlicher Nahrung enthalten! Muttermilch sorgt dafür, dass Babys Darm stark und gesund wird und alsbald alle die wichtigen Stoffe synthetisieren kann, die in pflanzlicher Nahrung nicht fix und fertig enthalten sind.
Die Gabe von Vitamin D ist dann ebenfalls vollkommen überflüssig, wenn Du mit Deinem Kind regelmäßig an die frische Luft und ans Tageslicht gehst. Ich empfehle täglich für mindestens(!) zwei Stunden – auch im Winter. Sobald die Temperaturen es erlauben, ziehe Dein Kind kurzärmelig an oder lasse es nackt über eine Wiese krabbeln. Damit verschaffst Du Deinem Baby die Möglichkeit über seine Haut genügend Vitamin D zu bilden. Ich habe meine Kinder weder mit künstlichen Vitaminen noch mit anderen Medikamenten behandeln lassen, und sie sind alle kerngesund. (Übrigens habe ich auch oft gehört, dass kalte Winterluft Babys Atemwegen schade. Meinen Kindern hat sie nicht geschadet, entgegen den bronchitisanfälligen Stubenhockern.)

2.3. Hurra, Hormone, Heulerei – Dein Labor arbeitet!

Während einer Schwangerschaft und auch in der Stillzeit danach legt der weibliche Körper richtig los. Ein wahrer Hormoncocktail übernimmt in jeweils präzise aufeinander abgestimmten Dosen die verschiedenen ineinander greifenden Funktionen.
Direkt nach der Befruchtung beginnt die Produktion des Humanen Choriongonadotropins, kurz HCG. Es wird von den Zotten des Mutterkuchens produziert und regt Deine Eierstöcke an, mehr Progesteron zu produzieren. Es

unterdrückt die Menstruation und erhält so die Schwangerschaft. Der Höhepunkt der Produktion wird um den 70. Tag erreicht und fällt dann für den Rest der Schwangerschaft auf einen gleichmäßigen Wert. Das HCG erhält die Funktion der Eierstöcke in den ersten Wochen der Schwangerschaft, solange bis die Plazenta ihre Aufgabe der Versorgung des Embryos übernimmt. In der 8.-10. Schwangerschaftswoche, wenn die Werte im Blutstrom besonders hoch sind, leiden viele Frauen an Übelkeit und Erbrechen. Ihr Körper stellt dann den gesamten Organismus auf Schwangerschaft ein und nimmt auch noch einmal den letzten „Hausputz", also eine Blitzentgiftung vor. Der Nachweis dieses Hormons im Urin ist ein sicherer Schwangerschaftstest.
Die bekannten weiblichen Sexualhormone Östrogen und Progesteron übernehmen ebenfalls wichtige Funktionen. Die Östrogene und Progesteron werden vom Mutterkuchen produziert, wobei Startwirkstoffe sowohl aus Deinen Nebennierendrüsen als auch denen Deines Babys mitwirken. Die beiden Hormone wirken insgesamt auf die Schwangerschaft, sind jedoch besonders wichtig für die Gesundheit der Fortpflanzungsorgane und der Brust. Progesteron erhält die Schwangerschaft, bereitet die Brust auf die Milchproduktion vor, entspannt Gelenke, Muskeln und Bänder als Vorbereitung auf die Geburt. Es kann die Darmbewegung beeinflussen und lässt die Körpertemperatur ansteigen. Durch Progesteron wirst Du zu einem richtigen Brutofen. Die zunehmende Blutmenge trägt ein Übriges dazu bei. Progesteron wird oftmals für Verstopfung verantwortlich gemacht. Natürlich haben die Hormone nicht nur Auswirkungen auf die Geschehnisse in der Gebärmutter, sondern eben im gesamten Organismus. Aber eine Verstopfung hat immer noch in erster Linie mit falscher Ernährung und Bewegungsmangel zu tun – alles andere sind bequeme Ausreden.

Dein Mutterkuchen kann noch mehr: Dort wird ebenfalls das Laktotrope Hormon, kurz HPL, produziert. Es ist wichtig für die Milchproduktion, vergrößert die Brüste und bedingt die Abgabe von Vormilch um den fünften Monat herum. Sein Nachweis im letzten Drittel der Schwangerschaft zeigt die Leistungsfähigkeit der Plazenta an. Ein niedriger Spiegel zeigt an, dass die Plazenta möglicherweise nicht ausreichend funktioniert, um das Baby zu ernähren.
Es gibt weitere Hormone, über deren Wirken noch wenig bekannt ist. Dazu gehört das Melanozyten stimulierende Hormon, kurz MSH. Es regt die Haut an, Pigmente zu produzieren und ist so zuständig für das Dunklerwerden der Brustwarzen, braune Flecken im Gesicht, an den Oberschenkelinnenseiten und eine braune Linie, die senkrecht über den Bauch verläuft (Linea fusca). Diese Färbungen treten nicht immer auf.
Das Entspannungshormon Relaxin wird wahrscheinlich ebenfalls vom Mutterkuchen produziert. Es macht den Muttermund weicher, entspannt die

Beckengelenke und hat möglicherweise auch eine entspannende Wirkung auf Bänder und andere Gelenke.

2.3.1. Hormonstörungen müssen nicht sein.

Hormonstörungen machen sich bereits im Vorfeld einer Schwangerschaft durch eine unregelmäßige Periode, ein ausgeprägtes Prämenstruelles Syndrom, Migräneattacken oder gar Fruchtbarkeitsprobleme bemerkbar. Ja, Du liest richtig: Das alles sind nicht etwa die Strafen für das sündige Weib seit der Vertreibung aus dem Paradies, die Du als gegeben hinnehmen und allmonatlich ertragen musst. Es sind Hilferufe Deines Körpers, dass sein Labor aus dem Gleichgewicht ist. Hormonstörungen zeigen immer an, dass Du Dir - körperlich und seelisch - zuviel zumutest. So kann es während der Schwangerschaft zu Blutungen kommen, die immer potentiell zur Fehlgeburt führen können (siehe Kap. 13.).
Doch auch harmlosere Symptome wie eine labile Gemütslage, Haarausfall, brüchige Fingernägel und/oder sehr häufige Übungswehen weisen auf hormonelle Schwankungen hin.
Wenn Dein Körper - nicht nur in Zusammenhang mit einer Schwangerschaft - ein bestimmtes Hormon in nicht ausreichendem Maß produziert, dann rät die Schulmedizin häufig zur Verschreibung eines synthetischen Ersatzhormons. Mit Hormon-Ersatztherapien oder auch Hormonbehandlungen, um die Fruchtbarkeit einer Frau zu beeinflussen, trittst Du leichtgläubig in einen Teufelskreis ein. Du bringst einen unnatürlichen Stoff in Deinen Körper ein, den dieser erstmal verkraften muss. Meistens machen sich Nebenwirkungen oder Spätfolgen bemerkbar. Das Problem Deines Körpers, selbst nicht für einen ausgewogenen Hormonhaushalt sorgen zu können, wird damit jedoch nicht beseitigt.
Oft werden die benannten Symptome auf äußeren Stress geschoben. Negativer Stress wie Geldsorgen, Beziehungsprobleme oder Mobbing im Job sind tatsächlich Deiner Schwangerschaft nicht förderlich. Es ist leicht gesagt immer die Gelassenheit zu haben, damit erwachsen und konstruktiv umzugehen, doch eine Frau ist keine Maschine. Wenn Dir alles zuviel wird, nimm Dich zurück, sobald Du kannst. Lass Dich zur Not ein paar Tage krankschreiben und löse die Dich bedrückenden Probleme. Bitte eventuell die Familie um Unterstützung.
Vor allem bringe Deinen Körper in die Lage, selbst wieder ins Gleichgewicht zu kommen! Bitte mach es Dir nicht zu einfach. Heute werden gern psychosomatische Störungen als Ursache für körperliche Beschwerden angenommen. Ich halte es lieber mit den alten Griechen: in einem gesunden Körper steckt ein gesunder Geist. Wenn Du hormonell im Gleichgewicht bist, verschwinden die psychischen Beschwerden von allein. Deshalb stärke Deinen Körper.
Sehr wichtig für die Produktion sämtlicher Hormone ist das Spurenelement Selen. Selen ist leider im Boden unserer ausgelaugten Äcker fast nicht mehr

nachzuweisen. Deshalb kannst Du selbst mit biologisch angebautem Gemüse und Salat nicht sicher sein, Deinen Bedarf zu decken. Selen ist als Spurenelement in der Grünen Heilerde und auch in Luvos Heilerde enthalten. Nimm davon täglich zu Dir, so hilfst Du Deinem Körper, den Hormonhaushalt zu regulieren ohne Ersatzhormone zuführen zu müssen. Durch die Einnahme von Erde führst Du Dir auch eine Reihe anderer wichtiger Spurenelemente zu, die Dein organisches Gleichgewicht erhalten helfen. Iss zusätzlich reichlich frische Sprossen und angekeimte Saaten.

Ich möchte Dich mit meinen Ausführungen dafür sensibilisieren, dass gesunde Ernährung mehr bedeutet als das regelmäßige Zuführen von Kohlenhydraten, Fetten und Eiweißen. Sehr wichtig sind die vielfältigen Wirkungen sekundärer Pflanzenstoffe. Das sind biologisch aktive Pflanzenbestandteile. Man schätzt ihre Anzahl auf mehr als 10.000(!), von denen bis heute nur ein sehr geringer Teil erforscht ist.

Auch Phyto-Östrogene gehören zu den sekundären Pflanzenstoffen. Die pflanzlichen Ersatzhormone sind heute im Trend. Dabei handelt es sich wieder um eine isolierte Wirkstoffbetrachtung. Deshalb möchte ich hier ein paar kurze Anmerkungen einfügen.
Bei den Phyto-Östrogenen unterscheidet man:

- Isoflavonoide, vor allem in Soja enthalten, auch in diversem Gemüse.
- Coumestan, vorwiegend in Rotklee.
- Lignane in Beeren und Leinsamen.

Soja-Isoflavonoide sind in jüngerer Zeit durch die Werbung recht populär geworden, man schreibt ihnen Wirkungen auf einige der Wechseljahresbeschwerden wie Hitzewallungen zu. Doch Soja ist keine uneingeschränkt empfehlenswerte Pflanze für die menschliche Ernährung. Zum einen ist Soja sehr überzüchtet, von ihren ursprünglichen Eigenschaften ist kaum noch etwas übrig. Soja gehört zu den am stärksten schleimbildenden Pflanzen, neben diversen Getreidearten. Auch wenn Tofu lecker und pflanzlich ist, so frage Dich stets bei allen Deinen Speisen: Kann ich das Zeug roh einfach ernten und essen? Was würdest Du mit puren ungegarten Sojabohnen oder Reiskörnern auf Deinem Teller anfangen? Die einzig mögliche Konsequenz lautet: Soja und Getreide gehören besser nicht auf unseren Speiseplan.
Rotklee enthält neben Coumestan auch Kupfer. Das ist als Spurenelement einerseits wichtig für unsere Leber. Andererseits haben die meisten Einwohner der Industrieländer heute eher das Problem einer giftigen Überdosis an Kupfer im Körper als das eines Mangels.
Natürliches Progesteron ist unter anderem in der Yamswurzel und in Papaya enthalten. Es ist dem körpereigenen Progesteron, das im Gelbkörper des Eierstocks nach einem Eisprung gebildet wird, verblüffend ähnlich. Zwar ist pflanzliches

Progesteron auch ein Hormon, es ist aber nicht mit der erhöhten Brustkrebsgefahr verbunden wie die konventionelle Hormontherapie. Es gibt Indianerstämme am Amazonas, die sich das Wissen um die Wirkung mancher Pflanzen und Früchte bei der Verhütung zunutze machen, obwohl sie keine Ahnung von der dahinter steckenden Biochemie haben. Ihre Frauen essen einfach täglich reife Papayas.

Keine Schwangere braucht Biochemie zu studieren, um zu verstehen, welche Stoffe in ihr wie verstoffwechselt werden und in der Schwangerschaft unbedingt ausreichend vorhanden sein sollten. Die Empfehlungen von Ärzten und Beratungszentren sind ja nicht falsch. Aber sie können sich immer nur auf den aktuellen Wissensstand und – was heute hinzukommt – den Wechsel von Lifestyletrends stützen. Im Moment sind eben Folsäure, B12 und Eisen populär. In ein paar Jahren können ganz andere Stoffe entdeckt werden wie zum Beispiel weitere Vitamine, deren Vorhandensein heute niemand ahnt. Wer wusste beispielsweise vor einigen Jahren etwas über die physiologische Funktion von OPC, Coenzym Q10, L-Carnitin, Omega-6-Fettsäure oder Vitamin D3?

Wichtig ist, dass Du anerkennst, dass die Natur ein sehr kluges und komplexes System ist, in dem für alles gesorgt ist. Lass Dir von formelhaften Informationen nichts aufschwatzen.

2.3.2. Aus zwei mach drei – Pärchenflug ins Familienglück!

Die enorme Arbeit, die Dein weibliches Labor jetzt leistet, kann Dich durchaus mal aus dem Takt bringen. Zu Beginn der Schwangerschaft, insbesondere im 2. und 3. Monat wirst Du schnell müde sein, insgesamt ein erhöhtes Schlafbedürfnis haben. Gib diesem nach, auch wenn Dein Partner meint, mit Dir sei nichts mehr los. Richtig ist, dass Du Deinen Körper bei seiner Arbeit unterstützt und Dir das Mehr an Ruhe gönnst. Lass Dich innerlich auf die anstehende Mutterrolle ein, die noch öfter von Dir Zurücknahme fordern wird. Ab dem vierten Monat gibt sich diese Schläfrigkeit von selbst. Die Schwangerschaft ist jetzt stabil, und für die nächsten Monate fühlst Du Dich fit und energiegeladen, Dein Schlafbedarf ist wieder normal.

Es gibt drei einfache Regeln, deren Einhaltung Spass macht und Dich ausgeglichener sein lässt. Grundsätzlich gilt während der gesamten Schwangerschaft (und anschließenden Stillzeit): Je ausgeruhter Du jeweils in den Tag gehst, desto weniger reizbar wirst Du sein. Ausreichend Schlaf ist also Regel Nr. 1. Durch eine natürliche Ernährung kannst Du zuverlässig hormonelle Störungen vermeiden. Das macht sich positiv an Deiner Ausgeglichenheit bemerkbar. Stimmungsschwankungen kannst Du Dir ersparen. Regel Nr. 2 lautet deshalb: Immer Frischkost essen. Und Regel Nr. 3 lautet: Entschleunigung. Nicht mehr alles mitnehmen was geht. Jetzt ist Familienplanung dran. Das wird je nach der Lebensphase, in der Du Dich bzw. Ihr Euch gerade befindet mehr oder weniger ungewohnt sein, neue Prioritäten werden gesetzt.

Ich war insbesondere bei meinem ersten Kind unglaublich ungeduldig und ehrgeizig. Deshalb rate ich vorsichtshalber, übertreib nicht das Auskosten der letzten Nächte ohne Baby oder die Arbeit an irgendwelchen Projekten, die unbedingt noch vor der Geburt zu Ende gebracht werden müssen. Sprich mit Deinem Partner über die inneren Ängste vor der Verantwortung oder vor der Geburt. Das erleichtert Euch beiden den Umgang damit. Verdränge nichts, um den freudvollen Vater nicht zu enttäuschen und dadurch bei Dir selbst Beklemmungen heraufzubeschwören. Sag Deinem Liebsten, wenn Du ein erhöhtes Bedürfnis nach Zärtlichkeit und Aufmerksamkeit hast. Die Männer haben nun mal nicht die Empfindungen einer Schwangerschaft und können nicht alles von allein spüren.

Nutze die fürsorgliche Art Deines Partners dabei nicht zu sehr aus. Ich habe im Freundeskreis beobachtet, dass die Beziehung darunter leiden kann, wenn sich die Frau übertrieben wie eine Prinzessin auf der Erbse benimmt, indem sie extra ein wenig wehleidig oder feinfühlig tut. Die eigentliche Unterstützung Deines Partners brauchst Du, wenn das Baby da ist. Fordere nicht selbstverständlich von ihm, sondern immer mit Gegenliebe. Teile Vorfreude und wachsende Lebenskraft mit ihm und bitte dann um seine Unterstützung, wenn Du sie wirklich brauchst. Vielleicht ist das eben Geschriebene für Dich so selbstverständlich, dass es eigentlich nicht erwähnt zu werden braucht. Dann gratuliere ich Dir. Ich wünsche mir von Herzen, dass wir Frauen ganz selbstbewusst Frau sein dürfen und sind. Doch es geht nur gemeinsam. Wir müssen unsere Männer ab und zu mal an die Hand nehmen, damit sie dann wieder uns Halt geben können.

Es ist so Vieles neu, noch ist gar nichts zu sehen und doch ändert das Wissen um ein Baby beinahe alles – und na klar, auch Deinen Körper. Mein Mann sagte mir oft, dass ich mich toll anfühle, als ich schwanger war, und ergänzte dann, dass ich ihm ganz fremd sei. Na toll. Ich habe es irgendwann einfach mit Humor gesehen – und gute Laune macht sexy. Nimm den wachsenden Bauch, die prallen Brüste, die eingeschränkte Beweglichkeit, die veränderten Schleimhäute in der Scheide als Herausforderung, Euer Intimleben aufzufrischen. Probiere mit Deinem Partner aus, welche Berührungen angenehm, welche Stellungen beim Sex schön sind – Ihr könnt Euch noch einmal neu entdecken. Redet ganz offen, das verhindert Missverständnisse und vertieft das Vertrauen zueinander – auch das ist eine gute Geburtsvorbereitung.

2.4. Die beste Dammmassage ist immer noch Sex!

Grundsätzlich hat die Natur einer sexuellen Vereinigung von Mann und Frau keinen Riegel vorgeschoben. Wäre Sex während der Schwangerschaft gefährlich oder strikt zu meiden, dann gäbe es mit Sicherheit eine körperliche Schranke. Genau das Gegenteil scheint der Fall zu sein. Männer finden ihre erblühenden Frauen nur umso anziehender und Frauen sind oft hingebungsvoller als sonst. Besonders der Umstand, dass keiner mehr an Verhütung denken muss, wirkt

häufig befreiend. Und auch die Tatsache, dass die weiblichen Schleimhäute sehr feucht sind und die Scheide gut durchblutet ist, ermöglicht vielen Frauen einen Lustgewinn und mehr Hingabe.
Es kann auch befremdende oder störende Momente geben, an die Ihr beide Euch erst gewöhnen müssen. So sind zum Beispiel Deine wachsenden Brüste anfangs sehr empfindlich, besonders bei einer ersten Schwangerschaft. Es kann sein, dass selbst leichter Druck bereits unangenehm sticht oder das sonst wunderbare Umspielen der Brustwarzen plötzlich zieht. Bitte Deinen Partner um besondere Sanftheit; nach ein paar Wochen gibt sich die Überempfindlichkeit wieder. Achtung, schlaft nicht zu heftig miteinander. Es kann sonst zu Verletzungen kommen. Sollten Blutungen nach dem Geschlechtsverkehr auftreten, macht einige Tage Pause und seid beim nächsten Mal behutsamer.
Ab dem zweiten Schwangerschaftsdrittel ist bei empfindlichem Scheidenmilieu Vorsicht geboten wegen des basischen pH-Werts von Sperma. Das kann den pH-Wert in Deiner Scheide anheben und so eine Besiedelung mit Pilzen begünstigen. Hier kannst Du zuverlässig gegensteuern durch pflanzliche Frischkost. Die häufig empfohlenen Naturjoghurt-Kuren bringen keine dauerhafte Besserung (siehe Kap. 9.2.8.).
Bei fortgeschrittener Schwangerschaft ist mitunter bei Schmusereien der wachsende Bauch im Weg. Ähnlich wie bei der Geburt selbst kann auch jetzt schon die Rückenlage für Dich unangenehm sein, weil das Gewicht des Babys zu schwer auf Deinen Blutgefäßen am Rücken lastet. Probiert neue Stellungen aus. Der dicke Bauch ist kein Grund, sich nicht mehr leidenschaftlich zu umarmen, sondern fordert prickelnd dazu auf, ganz neue Formen der Berührung zu entdecken. Selbst wenn es zwischenzeitlich eine oder mehrere Phasen gibt, in denen Dir viel körperliche Nähe unangenehm ist, so bedeutet das nicht, volle neun Monate enthaltsam sein zu müssen. Seid zärtlich miteinander und nähert Euch immer wieder einander an.
Vorsicht in den letzten Schwangerschaftswochen: Eine heftige Stimulation der Brustwarzen oder die im männlichen Sperma enthaltenen Prostaglandine können zu einer Erweichung des Muttermundes führen und Geburtswehen auslösen. Der Volksmund weiß: So wie das Kind hinein kommt, so kommt es auch wieder heraus. Eine Studie der Universität Stockholm, veröffentlicht am 12.2.2003, belegt, dass Frauen mit einem aktiven Sexualleben seltener den Geburtstermin überschreiten und ihre Kinder weniger oft per Kaiserschnitt zur Welt gebracht werden müssen. Letzteres ist sicher auch dadurch bedingt, dass sexuell aktive Frauen ein unverklemmteres Verhältnis zu ihrem Unterleib und Intim(er)leben haben.

2.5. Wie aus deftigen Männern echte Salatfans werden.

Eine gesunde Familie kann niemals nur eine Person allein gründen und erhalten. Allzu gern überlassen Männer diese Aufgabe ihren Frauen, weil es denen ja angeblich aufgrund der intensiven hormonellen Einflüsse so viel leichter fällt, sich für ein Kind umzustellen. Solche bequemen Ausreden darfst Du nicht gelten lassen.

Es stimmt, dass Frauen von der Natur für die Betreuung der Kinder, insbesondere der Babys, besser ausgestattet sind. Doch wenn Dein Partner selbst Allergiker ist, seit längerem Medikamente aufgrund chronischer Beschwerden einnimmt, obendrein sogar raucht oder einfach nur einen sehr anstrengenden Job hat, ist es auch für ihn angebracht, gründlich zu entgiften, bevor Ihr beide ein Kind zusammen zeugt. Selbst wenn Du bereits von ihm schwanger bist, dann wünscht sich jedes Kind einen gesunden, starken Papa, keinen kurzatmigen, labilen Typ, der nicht zu seinem Wort steht. Auch auf Deinen Partner kommt die Verantwortung der Elternschaft zu. Das ist es ja gerade, denkst Du jetzt vielleicht, genau davor hat er ja schon all die Jahre Angst und sich vor der Familiengründung gedrückt. Jeder, der möchte, dass sein Kind gesund aufwächst und nicht schon frühzeitig die Anlage für chronische Krankheiten oder Sucht entwickelt, muss Vorbild sein. Für den dauerhaften, harmonischen Bestand Eurer Familie ist eine gemeinsame gesunde Lebensweise wichtig. Du kannst noch so sehr an Dir arbeiten – wenn Dein Partner immer nur gereizt ist aufgrund von aufputschender Kost, Sodbrennen, Koffeinentzug und anderem, wird es zwangsläufig zu anstrengenden Situationen zwischen Euch kommen.

Doch damit nicht genug. Seit einigen Jahren häufen sich erschreckende Nachrichten über die abnehmende Fruchtbarkeit männlichen Samens in den Industrieländern. Das ist nur anhand der widernatürlichen Lebensbedingungen in der zivilisierten Welt zu erklären. Bewegungsmangel in Beruf und Freizeit, Elektrosmog sowie Einengung durch die Mode bekommt den Hoden und der Prostata gar nicht.

Wenn Ihr beide bereits eine oder gar mehrere Fehlgeburten erlebt habt, kann auch der männliche Samen chromosomale Schäden bedingt haben, die zur Abstoßung der befruchteten Eizelle führten. Bei anhaltendem Kinderwunsch sprecht offen darüber und findet gemeinsam einen Weg zu einer lebensbejahenden Lebensweise. Selbstkritik hat nichts mit Schuldzuweisungen zu tun. Naives Wegschauen und Weitermachen wie bisher kann über Trauer nicht hinweghelfen.

Ist doch klar: Für Männer gilt das gleiche wie für Frauen. Mit zunehmendem Alter sind die Auswirkungen von ungesunder Ernährung und unnatürlicher Lebensweise auch bei ihnen immer deutlicher spürbar. Die körperliche Toleranzgrenze liegt bei etwa 35 Lebensjahren. Forscher aus Baltimore analysierten Daten von Schwangerschaften bei 5.121 Frauen: Dabei erlitten Partnerinnen eines über 35 Jahre alten Mannes 30 Prozent mehr Frühgeburten

als bei einem Vater unter 35. Die Forscher vermuten, dass mit dem Alter die Wahrscheinlichkeit für Schädigungen im Erbgut der Spermien steigt und so mehr Früh- oder Fehlgeburten auftreten. Nein, nicht mit dem Alter, sondern mit der dauerhaften Verschlackung des Körpers!
Ermutige Deinen Partner, zuerst seine Genusssüchte in den Griff zu bekommen. Das Essen von fettigen, salzigen, deftigen Speisen und das Verlangen nach Nikotin oder Alkohol bedingen sich gegenseitig. Ebenso ist das Verlangen nach Süßem nach einem opulenten Mahl besonders intensiv – die Genusssüchte verstärken einander.
Sag Deinem Partner ganz deutlich, dass Du ihm gerne ein gesundes Kind schenken möchtest und das nur kannst, wenn er selbst nicht so nachlässig mit seiner Gesundheit umgeht.

Ein gemeinsames gesundes Leben ist das erklärte Ziel. Doch das lässt sich nicht übers Knie brechen. Männer hängen nun mal an ihren Marotten, daran kannst du als Frau auch nicht zu sehr herumbiegen. Deshalb ist die allererste Voraussetzung, dass *Du* weißt, was Du tust, *warum* Du es tust und dass Du es *für Dich* tust. Lebe es Deinem Partner vor!
Wenn er morgens seinen Kaffee trinken möchte, dann lass ihn und ziehe selbst die frisch gepresste Orange vor. Das ist keineswegs inkonsequent, sondern die einzige Chance, die Du hast, um Deinen Partner zu einem selbständigen Mitdenken anzuregen. Es ist wie mit allen Süchten. Keiner kann zum Gefallen für jemand anderen dauerhaft mit dem Trinken oder dem Rauchen aufhören, sondern er muss es selbst wollen. Genauso verhält es sich mit Fleisch, Salz, Zucker, Kaffee, gekochten Speisen. Nur wenn Dein Partner begreift, welchen wesentlichen Einfluss die Ernährung auf seine Gesundheit und sein Wohlbefinden hat, erhält er die nötige Eigenmotivation, um die Umstellung mitzumachen. Dieser Prozess kann einige Monate dauern, wie beispielsweise meine Erfahrungen mit meinem Partner zeigen:
Ich war bereits Veganerin mit einem sehr hohen Rohkostanteil, bevor ich mit dem Vater meiner Kinder zusammengezogen bin. Er dagegen war zu jener Zeit ein typischer Junggeselle, der sich von Toastbrot mit Salami, Tiefkühlpizza, Kaffee und Döner ernährte und ab und zu auch mal eine dekorative Gurke in den Kühlschrank legte. Er rauchte und ging gerne auf ein Feierabendbier mit Freunden oder Kollegen in die Kneipe. Doch er war von Anfang an aufgeschlossen und tolerant gegenüber meiner Ernährung.
Ich führte ein gemeinsames Frühstück als Tagesauftakt ein, bei dem es täglich einen Obst- oder Rohkostsalat gab sowie reichlich frisches Gemüse als Brotbelag. Auch abends aßen wir gemeinsam – zum Teil Gemüsegerichte wie Suppen oder Gemüsewok mit Kokosmilch, zum Teil grüne Salate. Nach einer Weile bemerkte mein Mann von selbst, dass ihm dieses neue Essen gut tut. Er berichtete mir von einem gesteigerten Wohlbefinden, fühlte sich allgemein sehr fit. Dennoch

klagte er über häufige Kopfschmerzen, besonders nach langen Stunden am Rechner im Büro. Auf meinen Ratschlag und den eines Kollegen hin ersetzte er Kaffee durch stilles Wasser und ging in den Mittagspausen gezielt ein Stück spazieren. Die Kopfschmerzen wurden deutlich besser. Er machte selbst die Erfahrung, dass der Kaffee ihm Flüssigkeit entzog und dadurch sein Blut ins Stocken kam. Durch einen besseren Flüssigkeitshaushalt ließ der Druck in seinem Kopf nach, und er war konzentrierter.

Nach etwa einem Jahr entschied er sich von selbst nach der Lektüre eines sehr guten Ratgebers für eine Amalgamsanierung seines Gebisses. Er trug bis dahin immerhin 14 Amalgamplomben, auf denen er seit beinahe 20 Jahren herumkaute. Der zahntechnischen Sanierung folgte eine mehrmonatige Quecksilberausleitung mit Heilerde und Selen.

Ein weiteres Jahr später tauchten wieder verstärkt Kopfschmerzen bei ihm auf. Daraufhin nahmen wir uns 10 Tage Urlaub, fuhren an die Ostsee, und mein Mann machte eine Heilerde-Fastenkur. Ich war zu dem Zeitpunkt schwanger und konnte nicht mit fasten, begleitete ihn aber auf täglichen Wandertouren und half mit Massagen und Einläufen. Teilweise waren die Entgiftungserscheinungen recht heftig. Das war Motivation, zuhause noch etwas besser – sprich: deutlich mehr roh zu essen. Wir fügten unseren Speisen Wildkräuter zu, wann immer wir konnten, und bemerkten erneut eine Steigerung von Wohlbefinden und Schaffenskraft.

Als ich zum ersten Mal schwanger wurde, stellte mein Mann sofort das Rauchen in unserer Wohnung ein. Es dauerte dann noch eine Weile, bis er ganz vom Nikotin loskam. Inzwischen haben wir jedoch drei gesunde Kinder miteinander und sind beide Nichtraucher (auch ich habe früher geraucht). Früher ging mein Mann am Wochenende in Kneipen, heute verabredet er sich mit Freunden zum Sport. Er spielt Beach-Volleyball und segelt. Regelmäßiges Training ist für uns beide unverzichtbar für unser Wohlbefinden. Wir streben in unserer Ernährung und Lebensweise immer weiter, haben den Rohkostanteil kontinuierlich erhöht, den Alkohol immer mehr eingeschränkt. Früher tranken wir häufig abends gemeinsam Wein. Bis wir feststellten, dass uns dieser schöngeistige Tropfen immerfort in einem Dämmerzustand sein lässt. Unser Denken wurde einfach nicht richtig wach, obwohl es selten mehr als zwei Gläser pro Person waren. Das ist ohne Alkohol ganz anders.

Ich habe meinem Mann nie das Fleischessen verboten, sondern lediglich gesagt, dass ich zuhause kein Fleisch zubereite für ihn. Wenn er welches möchte, muss er es im Restaurant essen gehen. Doch er ging nicht, sondern sagte, dass ihm mein Essen gut schmecke. Anfänglich kochte ich noch recht häufig, wobei ich zum Würzen zahlreiche Kräuter verwendete und alles ohne Salz zubereitete. Heute ist es so, dass mein Mann gesalzenes Essen ungenießbar findet. Er liebt alles pur – genau wie ich und unsere Söhne, die alle Mahlzeiten mitessen. Es ist übrigens gar nicht schwer, ein Kind zum Essen von Obst und Gemüse zu brin-

gen. Man muss es ihm nur täglich anbieten, voressen und mit Süßigkeiten gar nicht erst anfangen.
Hier sind wir auf wiederholte Schwierigkeiten bei der Familie gestoßen. Es ist undenkbar schwierig, stolzen Hausfrauen, die es gewohnt sind, für ihre Kochkünste von allen gelobt zu werden, klar zu machen, dass ein Salat ein Wunschessen sein kann und tatsächlich glücklich macht. Dass sie nicht für uns backen und braten oder für die Kleinen Kekse kaufen müssen. Das Verständnis für Rohkost oder Veganismus als ganzheitliches Ernährungskonzept ist sehr schwer zu übermitteln, automatisch sind wir immer wieder auf ein Denken in Ersatzstoffen gestoßen: Tofu statt Wurst, Margarine statt Butter, Sojamilch statt Vollmilch, Vollkornkeks statt Sandgebäck usw. Unsere Betonung von Frischkost, von unverarbeiteter Nahrung brauchte Jahre, um durchzudringen.
Lasst Euch nicht entmutigen! Fühlt selbst, was Euch gut tut und lebt konsequent danach. Auch wenn die Großeltern sagen, nach dem Krieg wären sie froh über Fleisch gewesen, so ist und bleibt Fleisch nun mal für den Menschen grundsätzlich widernatürliche, krankmachende Kost. An dem Tag, da Eure Großeltern die bunten Tabletten nicht mehr auf ihrem Frühstücksteller oder auf dem Nachtschrank liegen haben, da fangt wieder an, auf sie zu hören. Bis dahin sind sie kein nachahmenswertes Vorbild.
Übrigens: Sich in punkto Ernährung gegen die eigene Familie zu stellen, ist eine Sache. Eine andere Sache ist, sie weiterhin zu respektieren, zu lieben und ihnen für das Geschenk des eigenen Lebens dankbar zu sein.

2.6. Du bist schön!

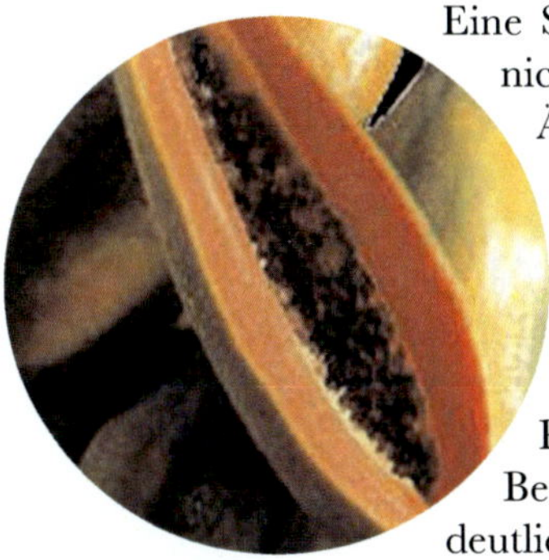

Eine Schwangerschaft ändert Dich – auch optisch - nicht nur wegen des anschwellenden Bauches. Die Änderungen – der Figur, der Haut, des Teints, der Haare – tragen zu einer weicheren Ausstrahlung bei, die von den meisten Frauen und Männern als sehr weiblich und sinnlich empfunden wird. Es ist die Blütezeit der Frau, Deine Blütezeit. Diese Blüte braucht kein Make-up und kein Parfüm. Deine empfindliche Nase, gerade zu Beginn der Schwangerschaft, warnt Dich doch deutlich vor allem Fremden und Unangebrachten. Dazu gehören auch Parfüms. Synthetische Duftstoffe gehen nachgewiesenermaßen in die Plazenta über und können noch Jahre später sowohl im Blut der Mutter als auch des Kindes nachgewiesen werden. Sie werden also nicht ohne weiteres wieder ausgeschieden. Eine Langzeitstudie über ihre Auswirkungen auf den Organismus gibt es bislang nicht. So viel ist trotzdem schon mal klar: Dein Körper weiß mit diesen Stoffen nichts anzufangen, er kann sie nicht einmal wieder loswerden. Trage grundsätzlich kein Parfüm, während Du schwanger bist oder stillst. Dazu gehören auch synthetische Waschmittel, parfümierte Weichspüler und stark riechende Lotions. Es gibt eine ganze Palette von biologischen Waschmitteln, mit denen die Wäsche prima sauber wird. Ich gebe zu, dass auch ich duftige Wäsche sehr mag. Dazu gebe ein paar Tropfen eines naturreinen ätherischen Öls, z.B. Rosengeranie, Zitrone oder Lavendel, in das Weichspülerfach der Waschmaschine oder lege Rosenblütenblätter-, Rosmarinblätter- oder Lavendelblütensäckchen in den Wäscheschrank.

Auf teure Cremes kannst Du getrost verzichten. Für eine gute Durchblutung und Spannkraft Deiner Haut wende die altbewährten Kneippgüsse an. Wenn Du Dich bis heute noch nicht mit kalten Duschen angefreundet hast, dann versuche es zuerst im Gesicht mit Waschungen mit abwechselnd warmem und kaltem Wasser.

Fühlen sich Deine Beine nach einem langen Tag abends schwer an? Dann probiere Heiß-Kalt-Fußbäder, einfach mit zwei nebeneinander stehenden 10-Liter-Haushaltseimern oder großen Schüsseln, in die Du abwechselnd hinein steigst. Erweitere die Kneippgüsse täglich. Nach dem Gesicht und den Unterschenkeln begieße die ganzen Beine, beziehe nach und nach die Handgelenke, Arme und Schultern mit ein und zuletzt steige einfach unter die kalte Dusche. Sehr wohltuend ist es, wenn Du die Beine oder den ganzen Körper (je nach Lust und Zeit) dabei massiert – mit den Händen oder einer Bürste. Das regt zusätzlich die Durchblutung des Bindegewebes an. Sei vorsichtig bei Saunabesuchen. Grundsätzlich sind sie sehr angenehm, jedoch sollte eine Schwangere sich nie zu sehr überhitzen. Steige lieber ins römische Dampfbad als in die finnische Hütte. Verzichte auf Lotions und Anti-Aging-Cremes. Es ist gleichgültig, ob es sich um eine fetthaltige oder eine Feuchtigkeitscreme handelt. Sie regulieren nicht das Gleichgewicht der Haut, sondern bringen es durcheinander. Du kannst es selbst spüren: Wenn Du Deiner Haut weniger Seife und Duschbad zumutest, verlangt sie von allein weniger Creme.

Wenn Du sehr auf Wellness-Programme stehst, dann probiere natürliche Rezepte aus:

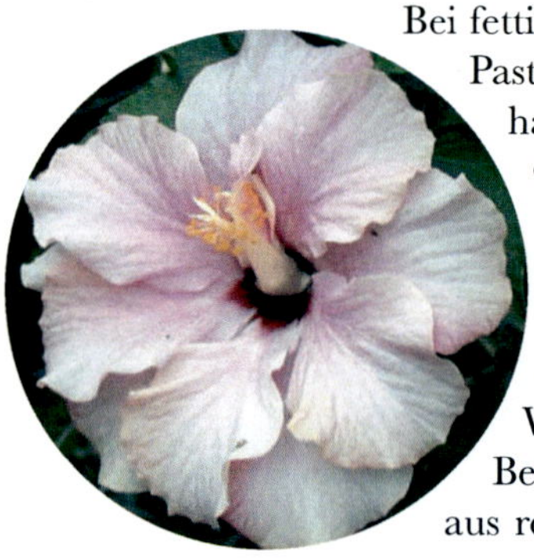

Bei fettiger, zu Unreinheiten neigender Haut rühre eine Paste an aus Heilerde (von Argiletz oder Luvos) und handwarmem Wasser. Trage die Paste auf Dein Gesicht auf, wobei Du die Augenpartie aussparst, und lasse die Erde antrocknen (ca. 20 Minuten). Anschließend spülst Du alles mit reichlich klarem, warmem Wasser ab und erfrischst die Haut zuletzt mit ganz kaltem Wasser.

Bei trockener, schuppiger Haut rühre eine Paste an aus reifer Avocado und wenig Honig. Nach Belieben

kannst Du frisches Mangopüree oder Gurkensaft mit dazugeben. Trage die Paste als Gesichtsmaske auf und lasse sie 20 Minuten einwirken. Abspülen wie oben.
Wenn Du gerne Vollbäder nimmst und auf einen Duft nicht verzichten möchtest, dann gieße einen starken Tee hinzu, z.B. aus Lavendelblüten, Rosmarinblättern oder Fichtennadeln. Bade nicht zu oft und zu lange, damit die Haut nicht ausgelaugt wird.
Make-up ist überflüssig. Geh täglich an die frische Luft, dann wird Dein Teint nie zu blass. Zusätzlich sorgt die stärkere Durchblutung in der Schwangerschaft für rosige Wangen. Das größere Blut- und Flüssigkeitsvolumen in Deinem Körper verleiht auch Deiner Gesichtshaut Spannkraft. Damit es nach der Schwangerschaft so bleibt, massiere Dein Gesicht regelmäßig. Vielleicht kannst Du Deinen Partner überreden, Dich liebkosend zu verwöhnen.
Übrigens sind Augenränder oft ein Anzeichen für Nährstoffmangel. Sehr dunkle Schatten lassen auf einen Eisenmangel schließen, tiefe rötliche Schatten ruft ein Selenmangel hervor. Tränensäcke sind ein Hinweis auf eine Schilddrüsenstörung. Meide jodiertes Salz. Augenrändern begegne nicht mit dem Abdeckstift, sondern am besten mit frischer, vitalstoffreicher Kost und ausreichend Schlaf bei offenem Fenster.
Eine gepflegte Frau hat immer ein Plus an Ausstrahlung. Das gilt nicht nur für die Haut, sondern auch für Deine Haare. Um die Haare vom Großstadtstaub zu reinigen, genügt eine gelegentliche Wäsche mit naturbelassener, sehr feinkörniger Heilerde.

Und: Bei einer konsequent biologischen, pflanzlichen Frischkosternährung wirst Du bald kein schnell fettendes Haar, Haarausfall oder Schuppen mehr kennen. Für glänzende und kräftige aussehende Haare schneide regelmäßig die Spitzen und bürste sie täglich ausgiebig mit Naturborsten.
Doch wie am besten den Versuchungen nach ewiger äußerer Jugend widerstehen? Welche junge Mama möchte schon gerne graue Strähnen tragen?
Die Kosmetikhersteller offerieren heute nahezu jede nur bekannte Farbe auch als Haarfarbe. Die meisten dieser Industrieprodukte sind jedoch reine Giftmischungen.
Die Grundbausteine des Haars sind die Elemente Kohlenstoff, Sauerstoff, Stickstoff, Wasserstoff und Schwefel. Die Hornsubstanz Keratin besteht aus Aminosäuren und Eiweißen. Beim Färben, Tönen, Dauerwellen greifen die Chemieprodukte in die Faserschicht – den Hauptteil des Haares – ein. Dort befinden sich die Pigmente, die Deine Naturfarbe bestimmen, und spielen sich alle wichtigen chemischen Prozesse ab. Mehrere schraubenförmige Eiweißstränge sind über chemische Schwefel-Brücken miteinander verbunden. Als Querverstrebungen sorgen diese dafür, dass die Keratinfaser stabil ist. Dennoch sind diese Brücken – wie es bei einer Dauerwelle geschieht – leicht zu lösen, und das Haar lässt sich drehen, wickeln, umformen.

1940 entwickelte der Amerikaner Everett McDonough die Kaltwelle, die bei Zimmertemperatur reagiert und sich alsbald gegenüber der Heißwelle durchsetzte. Heute gibt es verschiedene Verfahren für Dauerwellen, denen grundsätzlich der gleiche Trick zugrunde liegt: die Substanz Thioglykolsäure. Sie bricht die Schwefelbrücken im Haar auf, die es normalerweise stabil machen. Fehlen die Querverstrebungen, wird das Haar weich und formbar. Große, mittlere, kleine Wickler sorgen für unterschiedliche Lockengrößen. Damit die neue Krümmung der Haare bestehen bleibt, wird ein Fixiermittel aufgetragen, zumeist Wasserstoffperoxid, das neue Brücken knüpft. Das Dauerwellen kann neben einer tollen Frisur auch gegenteilige Resultate wie Haarausfall, Ekzeme auf der Kopfhaut oder sehr sprödes Haar hervorrufen. Was nützen die schönsten Locken, wenn sie stumpf und glanzlos sind? Erspare Deiner Kopfhaut und Deinem Haar diese Strapazen – wenigstens während der Schwangerschaft.
Wie ist das mit dem Färben? Käufliche Haarfärbeprodukte enthalten zwei Bausteine, die miteinander gemischt werden: ein Oxidationsmittel (meist Wasserstoffperoxid) und die Färbepaste für den gewünschten Farbton. Das Oxidationsmittel zerstört die natürlichen Farbpigmente und hellt das Haar auf. Dabei wird das schwarze Melanin stärker angegriffen als das rote. Deshalb stekken in den Produkten blaue Farbpigmente – sonst bekäme das Haar einen orangefarbenen Stich, also eher die Farbe einer Karotte. Die neue Haarfarbe entwikkelt sich erst in der Einwirkzeit. Der Farbstoff wird nicht als Ganzes zugesetzt, sondern er entsteht aus kleinen, farblosen Vorstufen. Sind die Mini-Moleküle in das Haar eingedrungen, findet eine Reaktion mit Wasserstoffperoxid statt. Danach sind die Farbmoleküle so groß, dass sie nicht mehr aus dem Haar heraus kommen – auch durch eine Haarwäsche nicht. Sie sind eingesperrt wie in einem Käfig. Das Haar ist dauerhaft gefärbt, wächst aber jeden Monat rund einen Zentimeter. Und das bringt den Ansatz mit dem natürlichen Farbton wieder zum Vorschein. Meist wird dann (allmonatlich) nachgefärbt, zumindest der Ansatz. Mal davon abgesehen, dass diese Prozedur für Haar und Kopfhaut ziemlich strapaziös ist, gelangen über die Kopfhaut chemische Substanzen auch in den Körper. Manche Stoffe in den Haarfärbemitteln gelten als Allergieauslöser, beispielsweise Resorcin, das laut Öko-Test Jahrbuch Kosmetik 2005, auch zu Leber- und Nierenschäden führen kann. Bei Versuchen mit Blutzellen führte Resorcin zu Chromosomenveränderungen. Der Friseur trägt während der Färbung Handschuhe und schützt sich, doch über Deine Kopfhaut kann keine Plastikplane gezogen werden. In verschiedenen Untersuchungen wurden bereits synthetische Farbpigmente nach der Geburt in der Plazenta gefunden. Jetzt kannst Du sagen, dann ist es doch gut, wenn der Mutterkuchen alles herausfiltert. Ist es wirklich notwendig, dass die Plazenta derartige allergieauslösende und erbgutschädigende Stoffe ausbremst?
Als allergieauslösend gelten auch aromatische Amine, die in manchen Produkten als Farbvorstufen enthalten sind. Frühe Untersuchungen mit Produkten aus den

60-er und 70-er Jahren offenbarten, dass die aromatischen Amine das Blasenkrebsrisiko steigern. Im Zuge der Neubestimmungen für die meisten Produkte innerhalb der EU wurden alle europäischen Hersteller von Haarfärbemitteln verpflichtet, ihre Produkte auf toxikologische Unbedenklichkeit prüfen zu lassen und sie gegebenenfalls vom Markt zu nehmen.

Am besten ist es, trotz Kontrollen und strengeren Gesetzen, zumindest während Schwangerschaft und Stillzeit die natürliche Haarfarbe zu akzeptieren. Wenn Du Dich so zu langweilig fühlst, experimentiere mit immer neuen Frisuren – ein anderer Schnitt, hochgesteckt oder radikal kurz, mit Schmuckperlen oder eingeflochtenen Strähnen. Wenn Du es gar nicht aushältst, ist die Naturfarbe Henna eine Alternative. Allerdings frischt Henna nur die Naturfarbe auf bzw. färbt Haare dunkler oder rot, die noch eigene Pigmente enthalten. Bereits ergrautes Haar nimmt die natürliche Farbe nicht mehr an.

Das chemische Renaturieren ist keine Alternative zum Färben. Bei diesem Verfahren werden in das graue Haar keine Farbstoffe eingelagert, sondern künstlich hergestellte Vorstufen des schwarz-braunen Melanins. Dazu enthalten viele Produkte Bleiacetat, das mit den Schwefelteilchen der Haarsubstanz sowie Luftsauerstoff reagiert und schwarze Bleisulfid-Pigmente bildet. Im Lauf der mehrwöchigen Anwendung lagern sie sich immer dichter an den Stellen im ergrauten Haar ab, wo sich die Lufteinschlüsse befinden. Mal davon abgesehen, dass dieses Verfahren nur für schwarze oder braune Haare funktioniert, da es weder künstliche Rot- noch Blondpigmente gibt, ist die Gefahr einer Vergiftung nach dieser Behandlung sehr groß. Toxikologen von der Universität Kiel fanden heraus, dass das giftige Schwermetall Blei als Bleiacetat über die Kopfhaut in den Körper gelangt. Es lagert sich in den Knochen ab und verursacht schwere Schäden am Nervensystem und im Blut. Was nützt es denn, wenn kleine Fortschritte wie bleifreies Benzin auf unseren Strassen erzielt werden, wenn die Kosmetikindustrie uns das giftige Schwermetall weiter verkauft?

Dass ich hier überhaupt so ausführlich über ergraute Haare schreibe hat einen Grund. Die jungen Mamas von heute sind oft schon Ende 30 oder 40 und Haarefärben ist nicht mehr nur Stylingthema für sie, sondern durchaus bereits Jungbrunnen.

Schöne Haare, Haut und Fingernägel sind gut sichtbare Merkmale eines gesunden Körpers. Neben den oben beschriebenen Nährstoffen wie Vitamin A, E oder essenziellen Aminosäuren (siehe Kap. 2.2.1.) sind die Stoffe Biotin und Coenzym Q10 als schönheitsförderlich bekannt. Daraus ergibt sich jedoch keinerlei Veranlassung, in die nächste Apotheke zu laufen und Biotin-Kapseln oder Q10-Creme zu kaufen. Die Kosmetik- und Nahrungsergänzungsmittel-Hersteller nutzen Deine Unwissenheit aus. Sie behaupten einfach, diese oder jene Substanz sei besonders selten in der Nahrung und müsse deshalb ergänzt werden. Und Du glaubst es, weil Du nicht darauf vertraust, dass die Natur Deine

Nahrung vollständig bereitstellt.
Übrigens: Das Kürzen der Fingernägel mit der Nagelfeile statt mit der Schere kräftigt sie. Das Feilen ahmt das natürliche Abwetzen der Nägel beim Klettern und Ausgraben essbarer Wurzeln nach. Je mehr wir wetzen, desto kräftiger wachsen die Nägel.
Gesunde Zähne gelten ebenfalls als Zeichen für Wohlstand, Gesundheit und gute Bildung. Und auch hier macht sich eine gute Ernährung bezahlt. Ohne die täglichen Genussgifte meidest Du unansehnliche Ablagerungen wie Teeränder oder Nikotinbelag, der Verzicht auf tierische Nahrung und Industriezucker verhindert eine Übersäuerung der Mundhöhle und somit Karies, das bewusste Kauen ballaststoffreicher, roher Nahrung regt die Durchblutung des Zahnfleisches an usw.
In der zweiten Schwangerschaftshälfte leiden viele Frauen an der so genannten Schwangerschafts-Gingivitis. Das Zahnfleisch ist dann gerötet und sehr schmerzempfindlich, außerdem können sich Ödeme bilden. Neue Untersuchungen belegen eindeutig einen engen Zusammenhang zwischen Zahnfleischentzündungen und Frühgeburten.
Du siehst: Keine Krankheit im Körper hat nur eine lokale Ursache (mit Ausnahme von Knochenbrüchen nach schweren Unfällen). Immer spielen mehrere Faktoren, der gesamte Stoffwechsel zusammen. Diese ganzheitliche Sicht sickert nur langsam in schulmedizinisches Denken durch. Eine Schwangerschafts-Gingivitis ist kein normales Schwangerschaftsleiden, sondern immer hausgemacht. Ödeme sind ein Zeichen mangelnder Durchblutung, schlechter Kost, geschwächter Nieren und oft auch von Übergewicht. Abhilfe schaffen kann Dir nur:

- eine ausreichende Aufnahme von Vitamin C,
- das Maßhalten beim Essen,
- das Meiden von Kochsalz (schließe jede unnötige Bindung von Wasser in Deinem Körper aus),
- das tägliche Essen von Heilerde (binde überschüssige Säure und Schlackenstoffe und scheide sie aus; nimm Mineralien und Spurenelemente auf),
- regelmäßige Bewegung an frischer Luft (kurbelt Blut- und Lymphkreislauf an).

Tipp: Bei sehr akuten Schmerzen hilft eine Ohrakupunktur.

Biotin (Vitamin B7) ist als Coenzym an verschiedenen Stoffwechselprozessen beteiligt und unterstützt wesentlich den Aufbau von Haut, Haaren und Nägeln. Es wird anteilig von Deinen Darmbakterien gebildet, muss jedoch auch anteilig aus der Nahrung aufgenommen werden. Biotin ist reichlich unter anderem in Soja und Nüssen enthalten.
Coenzym Q (Q10, Ubichinon) wird von Deinem Körper so reichlich syntheti-

siert, dass Dein gesamter Bedarf gedeckt wird. Seine Hauptfunktion ist das Abfangen freier Radikale, die zur vorzeitigen Hautalterung führen und karzinogene Zellveränderungen bedingen. Stelle Deinem Körper immer die notwendigen Bausteine zur Synthese bereit, dann ist ein Mangel ausgeschlossen. Q10-Bausteine sind beispielsweise: Phenylalanin, das in Möhren, Tomaten, Spinat, Roter Beete, Ananas und Äpfeln vorkommt, sowie Methionin, das in Kohl, Äpfeln, Haselnüssen und Meerrettich vorkommt. Investiere Dein Geld also in hochwertige Nahrung, dann brauchst Du es nicht für teure Kosmetik auszugeben – es heißt nicht umsonst: Natürliche Schönheit kommt von innen.

[1] HCG = Abkürzung für das Hormon Humanes Choriongonadotropin

3. Regelmäßige Bewegung erleichtert Dir das Frau-Sein!

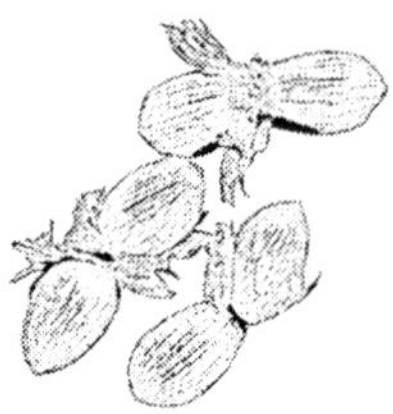

3.1. Körperliche Fitness und Selbstbewusstsein für Schwangerschaft, Geburt und Wochenbett.

Du darfst Dir Ruhe gönnen als Schwangere. Aber nicht nur! Du wirst schließlich Mutter und nicht Großmutter – und selbst als solche willst Du ja noch fit sein.

Es geht beim Sport in der Schwangerschaft nicht darum, eine Traumfigur zu behalten, sondern um Dein Wohlbefinden. Ich definiere Fitness als aktiv und schwungvoll leben, viel Sauerstoff im Blut haben, frisch aussehen, kräftig und belastbar sein, gerne lachen.
Als Schwangere benötigst Du sowohl aktive als auch Ruhephasen neben der Arbeit. Solange Du berufstätig bist, ist die Hauptherausforderung sicher die Organisation des Alltags:

Beginne Deinen Tag möglichst aktiv vor dem Frühstück mit einer Viertelstunde Gymnastik und Dehnungsübungen. Nimm danach eine Kneipp-Dusche (heiß-kalt) und begib Dich am besten zu Fuß oder mit dem Rad zur Arbeit. Während der Mittagspause mach einen kleinen Spaziergang. Am Nachmittag bzw. direkt nach dem Feierabend zieh Dich eine halbe Stunde zurück. Du kannst liegend Ruhen im Freien oder Zuhause, lesen, meditieren, singen, schlafen, Dein Gesicht massieren. Diese halbe Stunde ist nur für Dich. Selbst Telefonate mit der besten Freundin sind tabu. Anschließend bleibt noch genug Zeit für ein paar Erledigungen. Plane an mindestens drei Abenden in der Woche eine eineinhalbstündige Trainingsrunde ein! Am besten ist es, wenn Du Dein Training an der frischen Luft machst. So viel Mühe wird belohnt! Du fühlst Dich während der gesamten Schwangerschaft deutlich wohler und hast weniger Schwangerschaftsbeschwerden, als wenn Du den Feierabend vor dem Fernseher verbringst.

Warum so viel Training?
Weil unsere zivilisierte Lebensweise einen chronischen Bewegungsmangel mit sich bringt. Das führt zu einer schlaffen Muskulatur, schlechter Körperhaltung bis hin zur regelrechten Degeneration (Unterkiefer, diverse Gelenke). Das spürst Du selbst schon als junge Frau, wenn Du hochschwanger einen dicken Bauch zu tragen hast. Eine kräftige Stützmuskulatur (Bauch-, Rücken-, Gesäß-, Beckenboden- und Leistenmuskulatur) erleichtert Dir das Tragen des wachsenden Kindes in Deinem Bauch. Kräftige Muskulatur und ein aufgrund regelmäßiger Bewegung gutes Körpergefühl führen automatisch zu einer aufrechten Körperhaltung. Du brauchst nicht aus Deiner Achse zu fallen oder im Hohlkreuz zu laufen. Durch eine gute Körperhaltung beugst Du

Rückenschmerzen, verspannten Schultern und einer Schwangerschaftsischialgie vor. Außerdem hast Du ein besseres Gleichgewichtsgefühl. Ärzte raten in der fortgeschrittenen Schwangerschaft vom Fahrradfahren oder Skifahren ab. Sie geben einen Mangel an Gleichgewichtssinn und eine aufgeweichte Muskulatur als die Hauptgründe an. Doch wenn Du Dich regelmäßig bewegst, kannst Du Deine Bewegungen auch mit wachsendem Bauch noch sehr gut koordinieren. Für Deine Gebärmutter sind Rad- und Skifahren keineswegs gefährlich. Kennst Du Deinen Körper gut, dann kennst Du auch die Grenzen seiner Belastbarkeit und setzt Dich bei jeglichem Training keiner unnötigen Gefahr durch Selbstüberschätzung aus. Hab Spaß an der Bewegung und denke dabei immer an zwei!

Es ist eine Tatsache, dass mit fortschreitender Schwangerschaft die hormonelle Umstellung zu einer Aufweichung von Gelenken, Bändern und Muskeln führt. Ausdrückliches Krafttraining während Schwangerschaft und Stillzeit würde Deinem Körper entgegenarbeiten. Ideal ist ein leichtes Training, das Ausdauer und Muskelarbeit miteinander verbindet. Es sorgt für eine gute Durchblutung und Sauerstoffversorgung. Das verhindert Schwangerschaftsstreifen, Hämorrhoiden und Besenreißer-Spinnenäderchen. Kräftige Beine verhindern Venenschwäche und Cellulitis. Regelmäßige Bewegung massiert sanft Deine inneren Organe und unterstützt so ihre Arbeit. Sanfte Dehnungsübungen und ein Wringen des Körpers helfen den Mutterbändern sich auszudehnen. Du kannst die unter 3.2. beschriebenen Übungen auch anwenden, sobald es in Deinem Unterleib zieht.

Allerdings sollte der Bauch beim Training nicht hart sein.

Mit der Zeit weißt Du, wie sich eine Vorwehe und wie sich stark gedehnte Mutterbänder anfühlen.

Eine allgemein gute Kondition lässt Dich die Geburt besser durchstehen und erleichtert Dir die Erholung danach. Dein Kreislauf stabilisiert sich schneller. Deine Beckenbodenmuskulatur findet alsbald ihre Spannkraft wieder. Dein Gewebe ist zwar stark beansprucht und braucht etwas Zeit, aber Du fühlst Dich nicht völlig ausgelaugt, sondern kannst von Anfang an alle Freude über Dein Baby ausleben.

Nicht nur das Ungeborene im Bauch will gut gestützt und getragen sein, sondern auch ein Säugling möchte jeden Tag viele Stunden getragen werden. Wenn Du die Schwangerschaft mit gutem Aussehen und Wohlbefinden, die Geburt mit einer guten Kondition und ohne Komplikationen überstehst, ist das Balsam für Dein Selbstbewusstsein. Deshalb ist Sport oder zumindest regelmäßige gymnastische Bewegung an frischer Luft mindestens ebenso wichtig für Deine Gesundheit wie eine gesunde Ernährung. Besonders, wenn Du Kompromisse lebst und keine reine Rohkost isst, verschafft Dir Sport einen wichtigen Ausgleich. Bewegung wirkt einer Übersäuerung des Körpers entgegen und sorgt dafür, dass wortwörtlich alles im Fluss bleibt.

Übrigens gibt es inzwischen auch einen wissenschaftlichen Beweis für die positiven Auswirkungen von Sport in der Schwangerschaft auf die Entwicklung des Kindes. So fanden Forscher des Max-Delbrück-Centrums für molekulare Medizin in Berlin heraus, dass Sport neben dem allgemeinen Zellwachstum auch die Bildung von Nervenzellen im Hippocampus steigert und so frühzeitig Lernfähigkeit und Gedächtnis des entstehenden Kindes fördert (Quelle: Baby und Familie, Mai 2006). Du pfeifst Dir ein Liedchen und machst einen Waldlauf und obendrein bekommst Du noch ein kluges Kind.

3.2. Kurzanleitung: Natürliche Bewegung und Tanzen für Schwangere.

Natürliche Bewegung für Schwangere

Die natürliche Bewegung orientiert sich nicht an einer bestimmten Gymnastik,

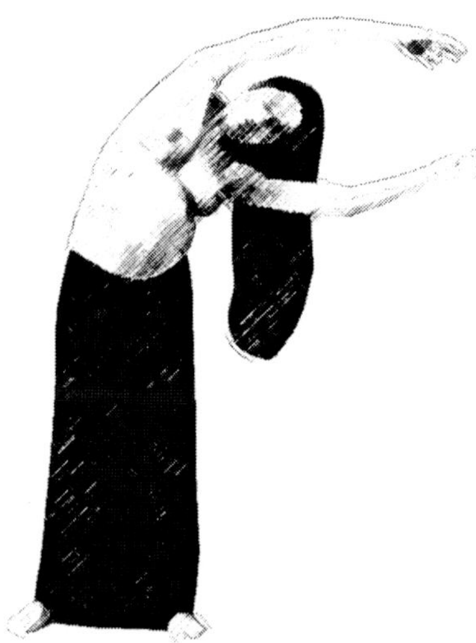

sondern an den Bewegungen, die Dir das Skelett und die Muskulatur Deines Körpers vorgeben: Welche Fortbewegungsarten beherrscht der Mensch, welche Muskelgruppen arbeiten zusammen, welche Bewegungsrichtungen erlauben die Gelenke, wie verhältst Du Dich in freier Natur, wenn nicht asphaltierte Wege und Rolltreppen, sondern zugewachsene Waldwege mit Büschen, Wurzelwerk und hohem Gras Deine Schritte lenken? Die folgenden einfachen Übungsbeispiele sind nur eine kleine Anregung für Dich. Sie verlangen weder viel Platz, noch eine besondere Fitness und Begabung, noch, dass Du dafür extra einen teuren Kurs besuchst. Die einzige notwendige Voraussetzung ist Deine Lust an der Bewegung.

Dehnen über die Seite. Hebe die Arme hoch über den Kopf, die Schultern bleiben dabei entspannt und werden nicht mit hochgezogen. Dann beuge den Oberkörper seitlich. Achte dabei darauf, dass Du Dich nicht verdrehst, sondern in einer Linie Deine Seite von den Schultern über die Taille bis zur Hüfte dehnst. Lass dabei einfach das Gewicht Deiner Arme wirken, ohne zu federn. Beim Wiederaufrichten spanne Deinen Beckenboden an!

Hänge Dich aus. Hänge Dich mit beiden Händen an eine Stange oder einen Ast. Du brauchst als Hochschwangere keine Klimmzüge mehr zu können, aber hangle Dich einige Male hin und her. Das kräftigt die Schultermuskulatur und entlastet die Wirbelsäule.

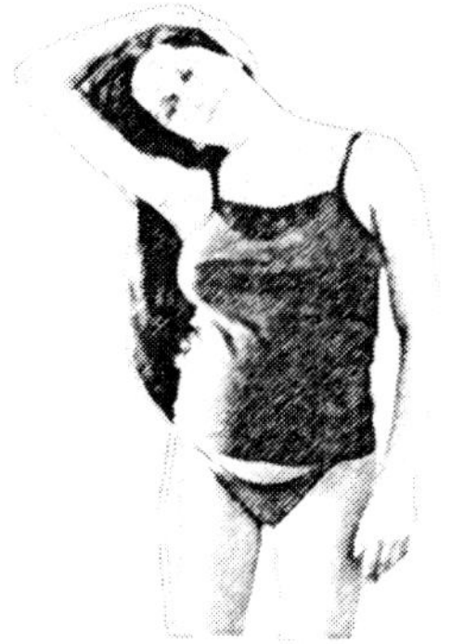

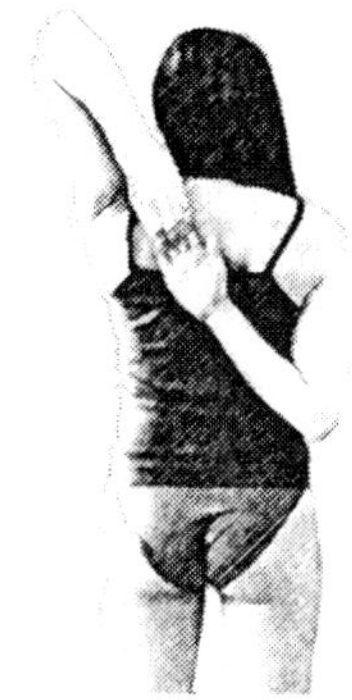

Auch wenn Bauch, Brüste und Becken während der Schwangerschaft sehr dominant sind, so bist Du doch noch mehr als das. Gegen einen verspannten Nacken und steife Schultern hilft regelmäßiges Dehnen. Lege dazu einen Arm seitlich über den Kopf. Neige den Kopf und lasse das Gewicht des Arms wirken, ohne zu federn. Der andere Arm bleibt dabei entspannt hängen und die Schulter fällt frei nach unten.
Mach die Schultern zuerst geschmeidig durch Anheben und Senken, Kreisen vor- und rückwärts, große Armkreise. Greife dann diagonal hinter dem Rücken nach Deinen Händen.

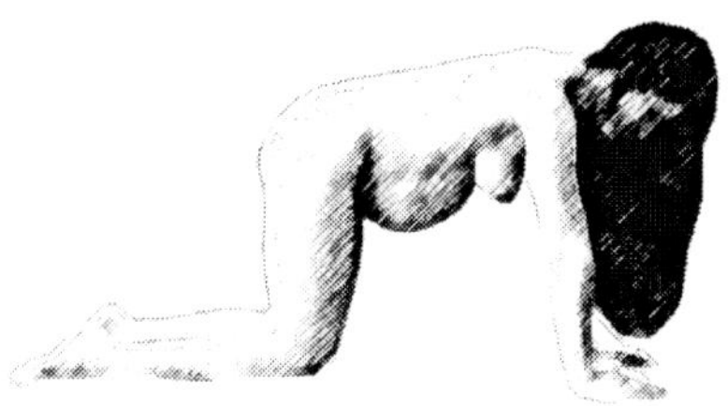

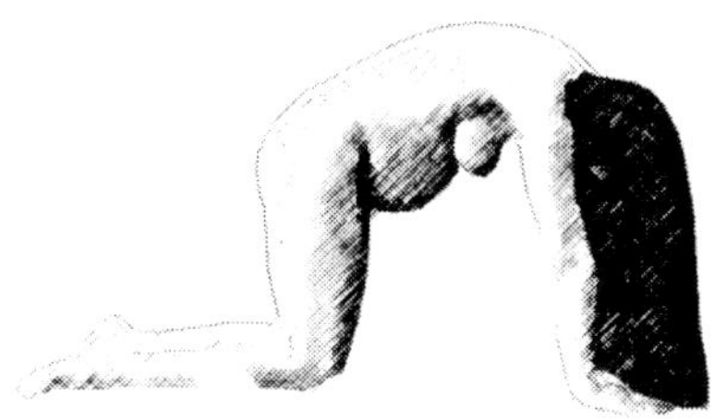

Begebe Dich in den Vierfüßlerstand. Runde Deinen Rücken und mach ihn wieder gerade. Geh mit fortgeschrittener Schwangerschaft nicht ins Hohlkreuz, sondern halte die Spannung. Ein gerader Rücken ist nicht gestreckt wie ein Stock, sondern leicht s-förmig. Recke und strecke Dich wie eine Katze.
Schau dann abwechselnd über Deine Schultern und die Seiten hinweg auf Dein Gesäß. Hebe anschließend ein Bein und strecke es lang nach hinten aus. Federe nun sanft mit dem Bein auf und ab (20-mal). Beuge dann das Bein mit einem rechten Winkel zwischen Ober- und Unterschenkel. Der Oberschenkel verlängert den Rücken und das Gesäß in einer Linie. Achte darauf, dass Du nicht ins Hohlkreuz gehst. Lass auch nicht Deinen Oberkörper zwischen den Schulterblättern einsacken. Halte eine Grundspannung im gesamten Körper. Nun federe mit dem gebeugten Bein nochmals 20mal auf und ab, mit leichter Betonung nach oben. Wiederhole alles mit dem anderen Bein.

Bleibe im Vierfüßlerstand und kreise Dein Becken. Das lockert verspannte Sacralgelenke. Das Beckenkreisen unterstützt die Eröffnungsphase der Geburt. Wenn Dein Muttermund sehr weich oder schon leicht geöffnet ist, dann verzichte auf das Kreisen.

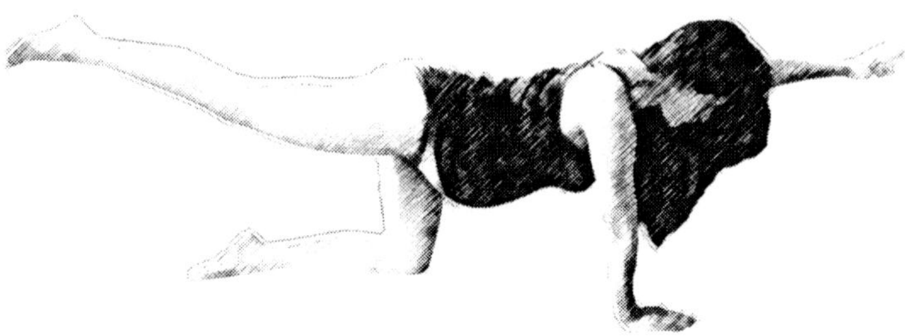

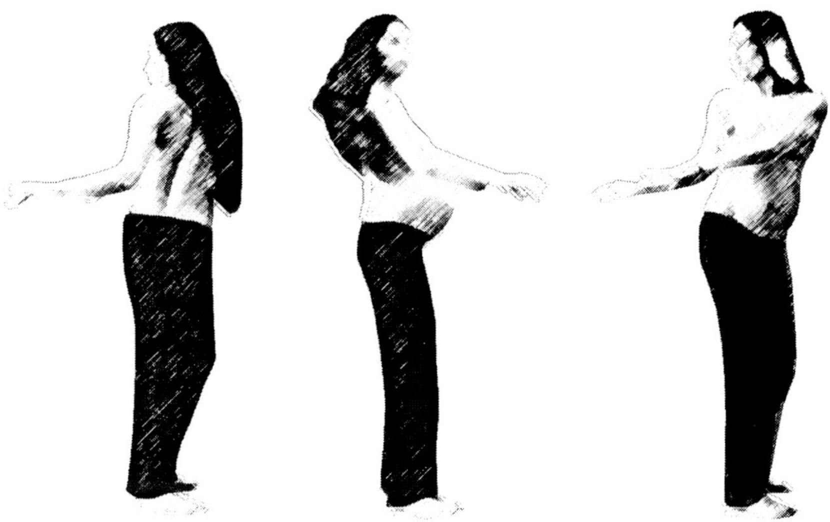

Spannungsübungen kräftigen Rücken- und Bauchmuskulatur. Schultern, Arme und Beine werden mit einbezogen. Halte die Stellung auf jeder Seite für etwa 2 Minuten.

Stell Dich aufrecht hin, mit leicht gebeugten Knien, die Füße hüftbreit auseinander, und *schwinge dann die Arme seitlich nach links und nach rechts*. Drehe dabei Deinen gesamten Oberkörper und schaue hinter Dich. Mit gebeugten Knie können die Kniegelenke nicht verdreht werden. Bleibe möglichst ruhig im Becken. So wringst Du Deine Rückenmuskulatur durch. Das ist angenehm, besonders wenn bestimmte Bewegungen mit einem großen Bauch nicht mehr machbar sind.

Geh in einen nicht zu großen *Ausfallschritt*.
Bei dieser Übung geht es nicht um Dehnung, sondern um Kräftigung der Oberschenkel. Verteile Dein Gewicht gleichmäßig auf beide Beine und beuge die Knie ungefähr im rechten Winkel. Federe nun jeweils mit dem linken und dem rechten Bein vorgestellt 20-mal auf und ab. Wiederhole die Übung jeweils dreimal pro Seite. Wenn Du magst, kreise die ausgestreckten Arme dabei. Dehne anschließend Waden und Oberschenkel.

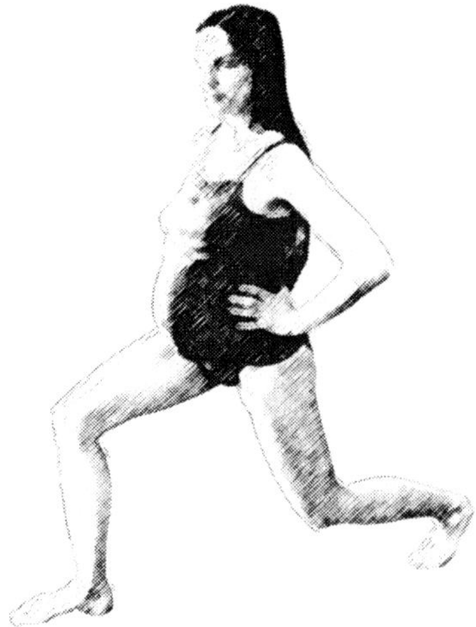

Mute ruhig Deinen Beinen eine zeitweilige Belastung zu. Ideal ist (*Berg-*)*Wandern*. Geh in einem Dir angenehmen Tempo. Atme tief. Wandern ist ein tolles Kreislauftraining. Die kräftige Durchblutung und Beanspruchung der Muskulatur, insbesondere der Waden beugt Krampfadern und Venenschwäche vor.
Neben der Kräftigung der Beine ist auch die der inneren Muskulatur wichtig. Mache dafür regelmäßig ein leichtes Lauftraining auf Waldboden: Beginne mit fünf Minuten zügigem Gehen. Anschließend laufe für etwa fünf Minuten. Dann gehe wieder. Führe diesen Wechsel dreimal wöchentlich für 20 bis 30 Minuten durch. Versuche, die Laufzeiten immer mehr zu verlängern und die Gehzeiten zu verkürzen. Die leichten Erschütterungen beim Laufen regen Deine innere Muskulatur dazu an, sich anzuspannen. Das ist gut für die Gebärmutter, die Durchblutung Deiner inneren Organe und trainiert die Mutterbänder.

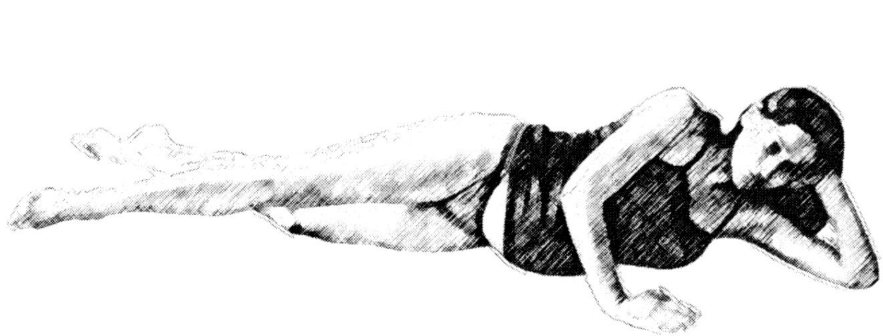

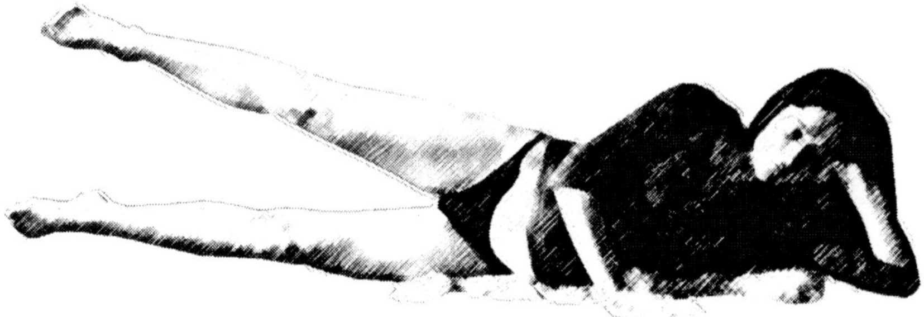

Die Beinschere beansprucht Deine seitliche Bein- und Pomuskulatur. Gleichzeitig muss der Körper über seine gesamte Rumpfseite Spannung halten. Spanne bei dieser Übung den Beckenboden mit an. Bewege beide Beine gleich einer Schere vor und zurück. Der Rest des Körpers bleibt dabei ruhig liegen. Hebe dann beide Beine leicht vom Boden ab und öffne und schließe sie in einer Auf- und Abwärtsbewegung ohne sie zwischendurch auf dem Boden abzusetzen.
Sportarten, die sehr stark Adrenalin ausschütten, wie beispielsweise Klettern, sind einer Schwangerschaft nicht zuträglich. Für eine Nicht-Schwangere ist Klettern optimal: Es beansprucht sämtliche Muskelgruppen und meidet dadurch eine einseitige Belastung, es fördert das Gleichgewichtsempfinden und die Koordination aller Glieder, es fördert Ausdauer und Schnellkraft. Die Stützmuskulatur wird hervorragend trainiert. Dazu bleiben die Glieder geschmeidig, eine Verkürzung irgendwelcher Muskeln ist quasi ausgeschlossen.
Obendrein führt Klettern jedoch dazu, dass der Körper jede Menge Adrenalin ausschüttet, sei es aufgrund der Höhe oder aufgrund des Schwierigkeitsgrads, den man sich zumutet. Nach einem Alltag im Büro wird diese Adrenalinausschüttung, die ja alsbald mit dem Sport wieder abgebaut wird, als sehr erfrischend empfunden. In der Schwangerschaft interpretiert der Körper das allerdings ganz anders. Jetzt ist Adrenalin in erster Linie ein Stresshormon. Es versetzt den Körper in Alarm-, ja geradezu in Fluchtbereitschaft. Als Schwangere fühlst Du Dich in Deiner Haut, am aktuellen Ort in luftiger Höhe, nicht mehr sicher – das Ergebnis ist ein harter Bauch. Deine Gebärmutter kontrahiert. Auch Sportarten, die sehr viel Sauerstoff verbrauchen, wie beispielsweise Tauchen, sollten in der Schwangerschaft nicht ausgeübt werden.

Tipp: Die Wehenübung
Der Name dieser Übung verrät bereits ihren Charakter. Jede kann sie machen, es braucht keinerlei besonderes sportliches Talent. Dennoch führt sie Dich an Deine Grenzen und stellt Dich vor die Aufgabe, mit diesen Grenzen körperlich und mental umzugehen. Du übst, nicht bei der ersten Anstrengung aufzugeben.

Setze Dich ganz aufrecht in den Schneidersitz. Strecke die Arme seitlich auf Schulterhöhe aus. Halte die Arme gerade in der Seite und verharre. Beginne mit vier Minuten und steigere Dich nach und nach auf acht Minuten. Konzentriere Dich auf Deinen Atem, atme tief in den Bauch zu Deinem Baby, atme tönend aus auf ein lang gezogenes Aaah. Probiere selbst, wie Du der zunehmenden Anstrengung am besten begegnen kannst: Schließe die Augen und geh in Dich, öffne die Augen und lenke Deine Gedanken mit Beobachtungen im Raum ab, spüre Deine Gesäßhöcker, öffne und schließe die Hände. Übe Dich in Gelassenheit.

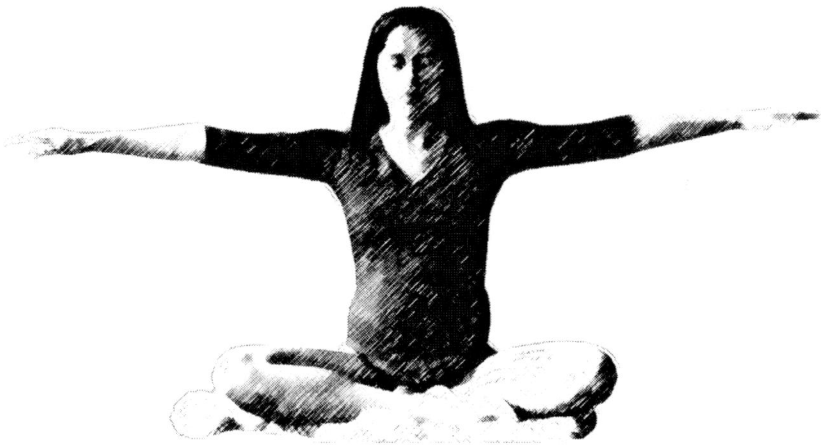

Aus dem Bauch heraus – Leben geben, dem Leben vertrauen

Sehr angenehme und hilfreiche Bewegungsformen finden sich im Tanz. Insbesondere in den Bauchtanz sind viele sehr alte Fruchtbarkeitsrituale und weibliche Bewegungsformen eingeflossen, die Dir nicht nur in der Schwangerschaft erlauben, Dich aus dem Alltag, der Hektik der Stadt, unserer Die-Frau-steht-ihren-Mann-Gesellschaft herauszunehmen und trotzdem ganz praktisch etwas für Dich, Dein körperliches und seelisches Wohlbefinden zu tun. Die fließenden Bewegungen, der kraftvolle Rhythmus und die bezaubernden Melodien ermöglichen innere Weite, Tiefe und Gelassenheit. Sanfte und stürmische Wellen fließen durch Dich hindurch und überfluten Dich, so dass Du Dich später vertrauensvoll den Wehen und dem Gebären hingibst. So entlässt Du Dein Kind freudig und selbstbewusst in die Welt.

Es gibt im Bauchtanz eine Vielzahl von Bewegungen, mit denen der Körper geschmeidig gehalten werden kann und die obendrein Deine Weiblichkeit umschmeicheln. Bauchtanz unterstützt die wechselnden Phasen der Schwangerschaft und die damit verbundenen körperlichen Veränderungen.

Deine Bauchmuskeln werden von Beginn der Schwangerschaft an beweglich gehalten und gestärkt. Sie müssen das Baby im Bauch stützen und während der Wehen Druck auf die Gebärmutter ausüben. Tanzend trainierst Du die für die Geburt wichtige Beweglichkeit des Beckens.
Regelmäßiges Tanzen bessert Deine Körperhaltung. Rückenschmerzen aufgrund von Hohlkreuz oder Verspannung entstehen gar nicht erst. Du kannst mit ganz sanften und langsamen Becken-, Oberkörper- und Armbewegungen die Muskeln trainieren und so ein gutes Körperbewusstsein entwickeln. Tanze, um Anspannungen im Oberkörper oder in den Schultern, die durch das ständige Gewicht des Babys entstehen können, zu lockern!
Während der Geburt gibt es häufig aufgrund von Müdigkeit, Schmerzen, Überreizung oder zu langer Wehen einen Moment, in dem eine Frau an ihre Grenzen kommt. Dann ist es besonders wichtig, dass Du in Dir ruhst, Dich konzentrierst auf Deinen eigenen Körper, die eigene Atmung und auf das Drängen des Kindes aus Deinem Schoß, dem es nachzugeben und das es zu führen gilt. Bauchtanz baut in Dir die seelische Kondition auf, eine Geburt durchzustehen.
Für das Tanzen während der Schwangerschaft gilt die allgemeine Regel: Jede horizontale, seitliche Bewegung entspannt; jede vertikale Auf-und-Abwärts-Bewegung regt die Wehentätigkeit an. Wenn Dein Bauch hart wird, verlangsame – wie bei jedem anderen Training auch – sofort die Bewegung! Höre gegebenenfalls auf und lege eine kleine Pause ein. Streichle und reibe Deinen Bauch sanft, atme tief und ruhig, löse durch bewusstes Ausatmen die Spannung. Wenn die Spannung nachgelassen hat, fange langsam und behutsam wieder mit der Bewegung an.

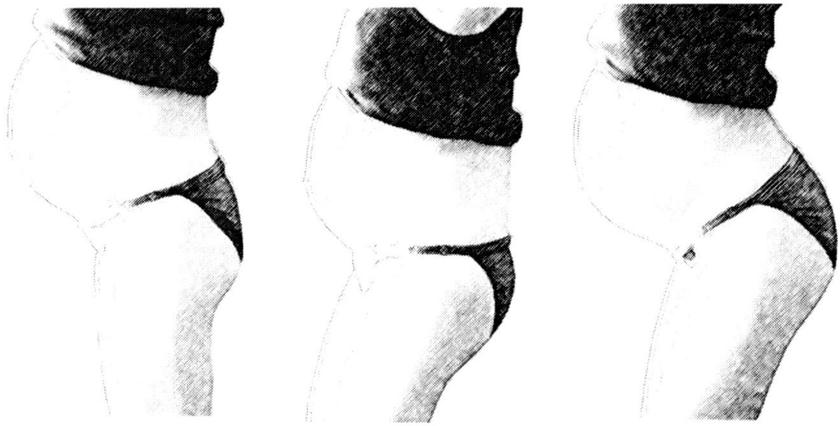

Achte stets auf eine gerade Grundhaltung Deines Beckens (links). So vermeidest Du im Alltag Rückenschmerzen. Lass den Bauch nicht nach vorn hängen, sonst kippt Dein Becken und Du bewegst Dich im Hohlkreuz (rechts). Das belastet Deine Lenden- und Kreuzbeinmuskulatur sowie die Bandscheiben.

Bei geraden Beinen, aufrechtem Brustkorb und Kopf, entspannten Gesäßmuskeln sowie einem gelegentlichen, bewussten Gebrauch der Beckenbodenmuskulatur fällt es Dir leicht, aufrecht zu laufen und zu sitzen – das Becken bleibt gerade und Deine Wirbelsäule entlastet.
Im Bauchtanz erhält das Becken seine Bewegungsfreiheit aus den Knien. Die Beinarbeit ist sehr wichtig. Erst durch ein leichtes Beugen der Knie können wir das Schambein nach vorn kippen (Mitte) oder das Becken nach hinten (rechts). Diese Vor-Rück-Bewegung des Beckens kann sehr akzentuiert und schnell ausgeführt wehenanregend wirken. Behutsam und geschmeidig kreisend kann sie aber auch eine sanfte Massage für den Sacralbereich sein.

- Entspannende und kräftigende Bewegungen

Der gerade Beckenkreis. Nimm hierzu eine entspannte Grundhaltung mit etwa hüftbreit geöffneten Füßen ein, die fest auf dem Boden stehen. Schiebe Dein Becken bei durchgedrückten Beinen nach links und nach rechts. Achte dabei darauf, dass das Becken waagerecht, sprich die vorderen Hüftknochen auf einer Höhe bleiben. Schiebe dann Dein Becken mit angespanntem, nach oben gezogenem Beckenboden gerade nach vorn. Löse Deinen Beckenboden und ziehe das Becken anschließend mit Hilfe der Lendenmuskulatur gerade nach hinten. Vermeide unbedingt ein Hohlkreuz oder ein gekipptes Schambein. Achte darauf, dass Dein Gesäß entspannt und locker bleibt. Wenn die seitlichen und die Vor-Rück-Bewegungen gut klappen, verbinde alle Richtungen zu einem Kreis. Kreise Dein Becken parallel, als läge es auf einem Teller auf. Erst wenn Du den geraden Beckenkreis ganz entspannt ausführen kannst, verlagere Dein Gewicht während des Kreisens seitlich von einem Bein aufs andere, ohne die Knie zu beugen. Wenn Du möchtest, massiere dabei Deinen Bauch unterhalb des Bauchnabels.

Die liegende Acht vorwärts und rückwärts. Neben einem waagerechten Kreis, kannst Du mit Deiner Hüfte auch eine Acht beschreiben. Dazu führe den linken vorderen Beckenknochen diagonal nach vorne, beschreibe anschließend einen Halbkreis über die linke Seite nach hinten. Jetzt kommt automatisch der rechte vordere Beckenknochen nach vorne. Schiebe ihn bewusst weiter und beschreibe einen Halbkreis über die rechte Seite. Führe diese Bewegung rückwärts aus, indem Du die Hüfte zuerst nach hinten nimmst und den seitlichen Halbkreis mit Betonung nach vorne beschreibst. Auch die liegende Acht wird mit entspannten Gesäßmuskeln und ruhigem Oberkörper ausgeführt. Diese Figur dient der Lockerung der

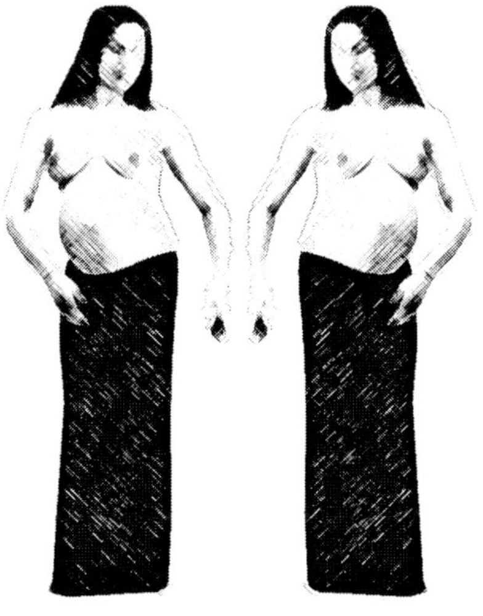

Sacralgelenke und hilft bei schmerzenden Mutterbändern. Die parallel zum Boden ausgeführten Schleifen schaukeln sanft Dein Baby.

Der große Hüftkreis. Diese Bewegung wird ebenfalls mit durchgedrückten Beinen ausgeführt. Es ist eine sehr ausladende kreisende Bewegung der Hüfte, bei der der gesamte Oberkörper mit eingesetzt wird. Schiebe Deine Hüfte deutlich nach links, dann nach hinten, wobei Du Deinen Oberkörper nach vorn beugst. Indem Du die Hüfte auf die rechte Seite schiebst, richte den Oberkörper wieder auf und schiebe anschließend die Hüfte nach vorn. Der Oberkörper neigt sich jetzt leicht zurück. Der Rücken bleibt während des Vorbeugens gerade. Während der seitlichen Bewegungen neigt sich der Oberkörper als Gegengewicht leicht zur jeweils anderen Seite. Diese Figur kräftigt Deine Rückenmuskulatur und ist eine angenehme Abwechslung zwischen dem geraden Hüftkreis und der liegenden Acht.
Wenn Du die beschriebenen Figuren auf der Stelle sicher beherrschst, übe sie nacheinander mit Schritten. Bewege Dich vor-, seit- und rückwärts durch den Raum.

Kamelgang. Eine Vorübung für den Kamelgang ist das Vor- und Rückschaukeln des Beckens. Stelle dazu ein Bein vor und beuge die Knie leicht. Das Becken wird gekippt, das heißt es arbeitet gleich einer Baggerschaufel. Strecke es nach hinten zum Entenpo, ziehe es in leichtem Bogen über unten nach vorn. Vorn kippe das Schambein und ziehe das Becken mit angespanntem Beckenboden und lockeren Gesäßmuskeln zurück.
Während hinten der Entenpo ist, strecke die Brust gerade nach vorn. Spanne Deine Lendenmuskulatur an. Nutze während der gesamten Bewegungsfolge Deine Bauchmuskulatur – abwechselnd nach vorn die untere, nach hinten die obere. Lass durch das Schaukeln des Beckens eine Längswelle durch Deinen gesamten Körper fließen. Auch die Beine folgen der Bewegung leicht nach, es entsteht eine Schrittbewegung auf der Stelle. Achte darauf, dass Du erst dann Schritte durch den Raum machst, wenn die Hüfte die Impulse der Bewegung gibt und diese durch die Arbeit aus den Knien und die Stützmuskulatur unterstützt werden. Die Beine oder Bewegungen der Schultern und des Kopfes sind ganz frei und unabhängig vom Becken.

Schlangenarme. Beschreibst Du nicht nur einzelne Figuren mit Deiner Hüfte, sondern bewegst Du geschmeidig und grazil die Arme dazu, tust Du nicht nur etwas für Deine körperliche Koordination, sondern auch für Deinen tänzerischen, weiblichen Ausdruck. Die Schlangenarme sind besonders schön. Gleichzeitig kräftigen sie Deine Schultern und halten Deine Arme geschmeidig. Nimm dazu beide Arme in die Seitenhaltung. Die Bewegung beginnt an der Schulter. Bewege eine Schulter nach vorn. Dadurch hebt sich automatisch der

Ellenbogen. Beschreibe mit der Schulter einen Kreis. Der Ellenbogen und das Handgelenk folgen in kreisenden Bewegungen nach. Stelle Dir dabei vor, Dein Arm würde auf einer Wasseroberfläche aufliegen und von dieser getragen werden. Deine Arme folgen der Länge nach einfach den Wellen des Wassers. Die Schulter setzt einen Impuls, die anderen Gelenke folgen nach und lassen in kreisenden Bewegungen im Arm eine Welle entstehen, die weich bis in die Fingerspitzen fließt. Führe die Schlangenarme wechselseitig aus, eine Seite beginnt, die zweite setzt ein. Achte bei dieser Figur darauf, dass die Arme lang bleiben und nicht wie gestutzte Flügel eingeknickt werden. Lass die Schultern unten, zieh sie nicht verkrampft zu den Ohren hoch. Verbinde die Schlangenarme immer wieder mit den Hüftfiguren. Stell Dir Deine Gelenke ganz durchlässig vor: Alle Bewegungen fließen und dienen Deiner elastischen, erhabenen Geschmeidigkeit.

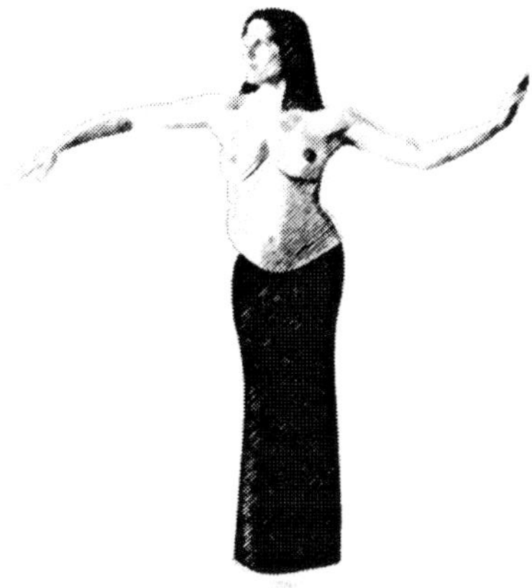

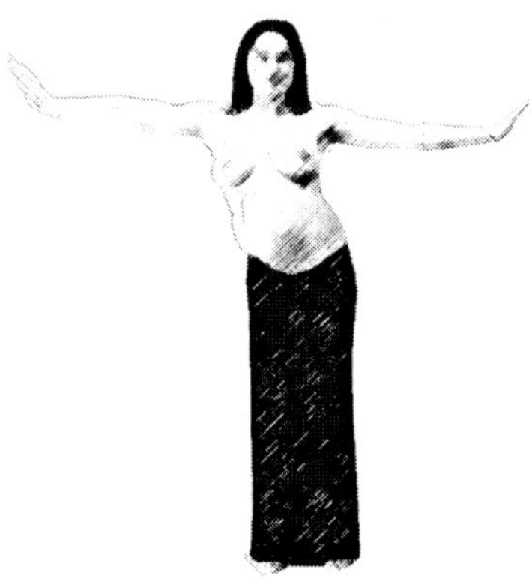

Das Brustkorbschieben. Es gehört ebenfalls zu den so genannten Isolationsübungen, bei denen der Rumpf nicht als steife Einheit betrachtet wird, sondern in Ober- und Unterkörper bzw. in Schultern, Brust und Becken gegliedert wird. Eine gute Vorübung ist ein Kreisen des Oberkörpers im Schneidersitz. Diese Bewegung lindert den Druck, der durch das Baby auf den Magen und später auf alle inneren Organe und die Rippen der werdenden Mutter ausgeübt wird. Stell Dich dazu in einfacher Grundhaltung auf, die Füße etwa hüftbreit auseinander. Spanne Deinen Beckenboden an, nimm die Arme in Seitenhaltung und schiebe nun den Brustkorb nach links und nach rechts. Die Schultern bleiben dabei entspannt und gerade. Hebe nicht die Schultern in eine Diagonale. Verlagere auch nicht Dein Gewicht von einer Seite zur anderen, sondern bleibe mit Deinem Gewicht auf beiden Füßen.
Wenn Du das Schieben sicher beherrschst, kannst Du auch ein Brustkorbkreisen probieren und dann zwischen Hüft- und Brustkorbkreisen abwechseln.

Tanze so oft und so lange Du magst rhythmisch nach Deiner Lieblingsmusik!

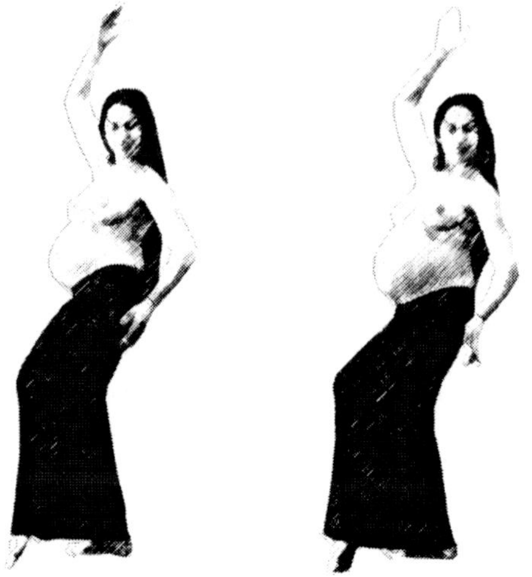

Hüftdrop: mit gebeugten Knien. Hüfte seitlich hochheben und fallenlassen. Klassischerweise bleiben dabei die Fußsohlen ganz auf dem Boden. Die Heben und Fallen der Hüfte erfolgt nur aus den Knien. Ich finde es etwas eleganter, wenn der vordere Fuß leicht aufgestellt wird.

- Bewegungen, die Du nur als geübte Tänzerin ausführen solltest

Der gekippte Hüftkreis gehört zu den technisch sehr einfachen Bewegungen. Du machst mit dem Becken einen Kreis und wechselst dabei permanent links und rechts Stand- und Spielbein. Probiere es einfach aus, indem Du Dich vor einen Spiegel stellst, ein Bein gerade lässt und das andere einknickst. Schon bemerkst Du, dass Dein Becken seitlich kippt. Beugst Du die Beine abwechselnd und spielst mit den Knien, dann vollführt Deine Hüfte automatisch die so genannte Wippe. Bei leicht gebeugten Knien erhält Dein Becken den nötigen Spielraum, um nach vorn und hinten (Entenpo) zu kippen. Verbindest Du jetzt die seitlichen mit den Vor- und Rückbewegungen, erhältst Du den gekippten Hüftkreis – Dein Becken rotiert wie ein Kreisel.
Diese Bewegung löst Verspannungen in den Beckengelenken (Sacralbereich) ähnlich einer leichten Massage und lockert die Knie. Du musst sie allerdings sehr behutsam ausführen. Stark akzentuierte Auf-und-Abwärts-Bewegungen (Vor-Rück-Kippe) des Beckens, so genannte Drops, können wehenauslösend wirken und Dir statt Entspannung und angenehmer Durchblutung einen harten Bauch verschaffen. Viele ungeübte Tänzerinnen verwechseln anfangs den gekippten mit dem geraden Hüftkreis. Der gerade Hüftkreis verlangt zunächst mehr Konzentration auf die Beckenboden- und die Lendenmuskulatur. Sobald Du jedoch ein gutes Gespür für die einzelnen Muskeln entwickelt hast, kannst Du

beide Figuren ganz nach Bedarf ausführen, je nachdem wie sie Dir gerade gut tun.

Shimmys. Das sind Zitterbewegungen der Hüfte oder des Oberbauches, die auf einer schnellen Beinarbeit aus den Kniegelenken heraus und einer gelösten Gesäßmuskulatur bzw. einer gelösten Zwerchfellmuskulatur beruhen. Shimmys gehören in die hohe Schule der Bauchtanzkunst. Sie sind technisch relativ anspruchsvoll und werden bevorzugt perfekt akzentuiert auf schnelle Trommelsoli getanzt. Wenn Du den Orientalischen Tanz beherrschst, kannst Du diese Bewegungen zur Weheneinleitung bei Geburtsbeginn einsetzen. Diese Bewegungen im Verlauf einer Schwangerschaft neu zu erlernen ist nicht zu empfehlen. Hingegen der schnelle Schultershimmy ist eine schöne Lockerungsübung für die Schultern.

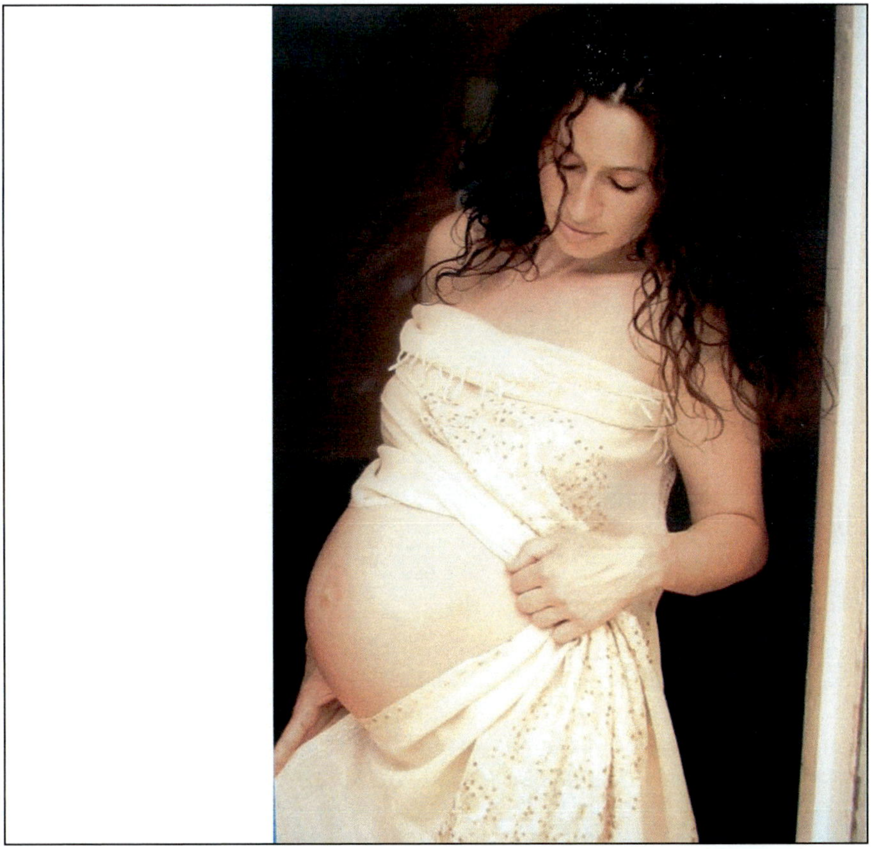

4. Sorge gut für Dich, so sorgst Du auch gut vor.

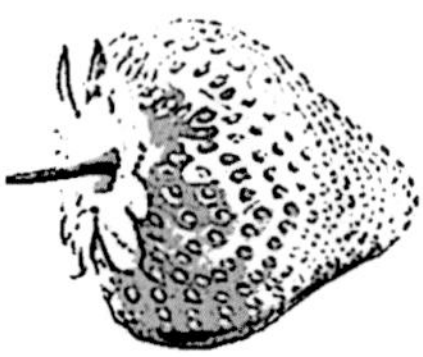

In Deutschland übernehmen die Krankenkassen für Schwangere regelmäßige Vorsorgetermine. Doch was genau bedeutet Vorsorge für Dich und Dein Baby? Eine Schwangerschaft ist doch ein Umstand freudiger Erwartung und kein pathologischer Zustand! Und dennoch bedarf es angeblich zahlreicher Früherkennungsuntersuchungen?

Deine Frauenärztin wird Dich auf eine Reihe möglicher Komplikationen aufmerksam machen, deren tatsächliches Eintreten fast immer mit Deiner Lebensweise, das heißt vor allem mit Deinem Ernährungs- und Gesundheitszustand zusammenhängt.

Eine sinnvolle Beratung und Aufklärung tut not, insbesondere für sehr junge Frauen, Frauen die rauchen, die übergewichtig sind oder einen niedrigen Bildungsstand haben. Doch statt einer sinnvollen Ernährungs- und Lebensberatung werden Ihnen etliche technische Untersuchungen und eine rein pharmazeutische Prophylaxe untergejubelt.

Wird mein Kind auch nicht behindert sein?

Warum taucht diese Frage überhaupt bei Dir auf? Gibt es behinderte Menschen in Eurer Familie, wenn ja: warum? Was habt Ihr Euch in Eurem bisherigen Leben zugemutet? Wurde das Baby eventuell unter starkem Einfluss von Alkohol nach einer Party gezeugt? Nimmst Du dauerhaft Medikamente ein?

Falls Du ein gesunder Mensch bist und Dein Partner auch, Ihr beide bisher einigermaßen vernünftig gelebt habt – welchen Grund für eine Behinderung sollte es geben? Die Natur ist immer für das Leben. Bei der Fortpflanzung geht es in erster Linie um die Erhaltung unserer Art – es würde keinen Sinn machen, grundlos behinderte Nachkommen in die Welt zu entlassen. Betrachten wir die Lebensweise in den industrialisierten Ländern, ist es doch eher erstaunlich, dass nicht viel mehr Behinderungen auftreten. Unsere Lebensweise wird zwar immer mit einem guten Versorgungsstand gleichgesetzt, aber tatsächlich leben die Meisten von hochgradig industriell aufbereiteter Nahrung. In den Städten herrscht Smog, viele Mütter rauchen, viele Jobs bringen Bewegungsmangel mit sich usw. Einerseits können wir der Natur dankbar sein, dass sie uns so sehr auf Überleben programmiert hat. Andererseits bekommen wir langsam und schleichend, von Generation zu Generation ein bisschen mehr die Folgen unseres widernatürlichen Lebenswandels anhand zunehmender Degenerierung zu spüren. Kieferrückbildung, Allergienzunahme oder Fruchtbarkeitsprobleme bei vielen Paaren sind da nur Beispiele.

Damit Dein Baby während Schwangerschaft und Geburt keinen Schaden nimmt, halte Dich an das natürliche Denken und Handeln! Du wirst sehen, wenn Du selbst gesund bist und natürlich lebst, fällt Dir auch das positive Denken und Zulassen uneingeschränkter Freude leicht.

4.1. Vorsorge oder Vor-Sorge-Untersuchung? Was ist notwendig?

Die Krankenkassen empfehlen bis zu drei Ultraschalluntersuchungen während einer Schwangerschaft. Viele Gynäkologen führen weit mehr als drei Ultraschalluntersuchungen durch. Es gibt Frauen, die ein ganzes Fotoalbum damit füllen können. Das ist nicht niedlich! Babys sind keine Puppen, die man drapiert und durch Angucken lieb hat. Es sind kleine Menschen, die Deiner praktischen und klugen Fürsorge bedürfen.
Diese Untersuchungen sind keine Pflicht! Du musst das nicht erlauben!
Ein Prominentenskandal, ausgelöst durch den Schauspieler Tom Cruise, liefert ein interessantes Beispiel. Demnach machten sich Mitarbeiter des American College Of Radiology große Sorgen, nachdem Tom Cruise ankündigte, dass er privat ein Ultraschallgerät gekauft hat um die Fortschritte seines ungeborenen Kindes nachzuvollziehen. Dr. Carol M. Rumack: „Hier geht es um die Sicherheit der Patienten. [...] Es gibt viele Anomalien, die vom ungeschulten Auge nicht erkannt werden. Außerdem stellt die Benutzung von Ultraschall eine unnötige Erhöhung der körperlichen Risiken für den Fötus dar, wenn es nicht medizinisch notwendig ist.“[1] Hier gibt tatsächlich ein Mediziner öffentlich zu, dass Ultraschalluntersuchungen ihre eigenen Belastungen mit sich bringen und keineswegs eine harmlose Methode zum schnellen Gucken sind (siehe Kap. 4.2.).
Immer wieder lassen Frauen nur deshalb diese Untersuchungen durchführen, weil sie es für eine Vorschrift halten. Die einzige Vorschrift, die es gibt, ist die der Natur: Gib Dein Bestes für die Entwicklung Deines Babys!
Übrigens: Die später angebotenen Vorsorgeuntersuchungen für Dein Kind (U1, U2, ..., U9) sind auch keine Pflichtveranstaltungen. Es sind Werbetermine für Impfstoffhersteller, um die Du einen weiten Bogen machen solltest.[2] Solange sich Dein Baby prima entwickelt, lass Dir von niemandem ein schlechtes Gewissen oder gar Fahrlässigkeit einreden, wenn Du derartige Untersuchungen ablehnst!

Bevor Du zu einer Vorsorgeuntersuchung gehst, frage Dich selbst ganz genau: Wozu will ich irgendwelche Tests durchführen lassen? Wie werde ich, wie werden wir als Eltern mit beunruhigenden Nachrichten zum Beispiel über Fehlbildungen umgehen? Was kann ich selbst aktiv tun, um ein gesundes Gedeihen meines Kindes zu gewährleisten?
Es ist schön, dass Du bereit bist, Dir die Zeit für eine Untersuchung zu nehmen, die Du für gut für Dein Baby hältst. Doch frage Dich mal: Kannst Du diese Zeit für Dein Baby nicht viel sinnvoller nutzen als dadurch, in einem Wartezimmer herumzusitzen? Ist es im Grunde genommen gar nicht die Sorge um das Wohl Deines Kindes, die Dich zur Untersuchung treibt, sondern reine Neugier? Was wird es wohl werden – ein Junge oder ein Mädchen? Ist die Beantwortung die-

ser Frage tatsächlich so wichtig, dass Du dafür eine Fehlgeburt oder Wachstumsstörungen in Kauf nimmst? Deine Bauchdecke ist nicht durchsichtig. Das Baby soll im Verborgenen reifen. Dein Egoismus, die unüberlegte Lust am Babyfernsehen, können einen sehr hohen Preis haben. Das hat nichts mit Übernahme von Verantwortung zu tun.
Frage Dich stets, wie läuft das in der Natur? Vertraue den Hinweisen, die Dir Dein Körper während der gesamten Schwangerschaft gibt. Hast Du einen stabilen Kreislauf oder lagerst Du zuviel Wasser ein, wie sieht es mit Übelkeit, Verdauung und Stuhlgang aus, bist Du sehr blass und abgespannt oder rosig und frisch, hast Du Zahnfleischprobleme, stumpfes oder kräftiges Haar usw.? Sorge durch regelmäßige Bewegung, frische Luft und unbehandelte Speisen dafür, dass Du Dich rundum wohl fühlst, dann geht es Deinem Kind auch gut!

Bei den gynäkologischen Vorsorgeterminen werden regelmäßig Urin- und Blutproben genommen. Eine Urinprobe, die meistens einfach mit einem Schnell-Teststreifen kontrolliert wird, ist eine tatsächlich harmlose Sache, die auch für Dich eine gute Möglichkeit der Selbstkontrolle darstellt. Bereits bei kleinen Anzeichen wie geringer Eiweißausscheidung kannst Du selbst reagieren und Deine Ernährung umgehend anpassen. Hier geht es beispielsweise vor allem darum, neben dem Meiden von tierischem Eiweiß und Zucker reichlich Vitamine und abwehrstärkende Stoffe zu essen. Weiterhin musst Du auf Deinen Flüssigkeitshaushalt achten: Vermeide Kochsalz, wo immer Du kannst! Trinke mineralarmes Quellwasser. Iss täglich Grüne Heilerde, die Dein Säure-Basen-Milieu ausgleicht.
Die Blutuntersuchungen dienen unter anderem Antikörpersuchtests. Der Nachweis von Antikörpern belegt, dass Dein Körper mit einer Infektionskrankheit konfrontiert war oder ist. Während der Schwangerschaft werden Röteln-Antikörpersuchtests durchgeführt und mit Deiner Zustimmung auch auf HIV.
Ob Du Dich schnell infizierst oder ob Du über eine starke Abwehr verfügst, hängt von Deinem allgemeinen Gesundheitszustand, Deiner Vitalität ab. Falls Du Angst hast vor Röteln und Schädigungen Deines ungeborenen Babys, dann ist nicht die Untersuchung beim Frauenarzt die notwendige Schutzmaßnahme, sondern das Stärken Deines Körpers durch rein pflanzliche Frischkost. Meide zusätzlich infizierte Personen. Vor den Erregern schützen Dich weder ein noch zwei Antikörpersuchtests – wie sie unverständlicherweise durchgeführt werden. Rötelnerreger können in Krankenhäusern, Kindergärten, Arztpraxen, diversen Heimen (z.B. Obdachlosenheim) sowie in armen Ländern mit schlechten Versorgungsverhältnissen vorkommen bzw. übertragen werden. Halte Dich lieber viel an der frischen Luft im Grünen auf.
Bereits bei der ersten Vorsorgeuntersuchung wird Dir nicht nur Angst um Dein Kind, sondern auch um Deine Gesundheit gemacht. Da ist die Rede von einem

zu weichen Muttermund oder zu kurzen Gebärmutterhals, einem zu großen oder zu kleinen Uterus, die Gewichtszunahme sei zu viel oder zu wenig, der arterielle Blutdruck sei nicht perfekt und so weiter. Deshalb müsse dringend eine Echografie durchgeführt werden. So sichern sich die Ärzte eine treue Patientin. Selbst mir ist es während meiner zweiten Schwangerschaft passiert, dass ich mich verunsichern ließ. Ich ging zu meiner Frauenärztin, um die Bescheinigung über den voraussichtlichen Entbindungstermin für die Beantragung von Mutterschaftsgeld bei der Krankenkasse ausstellen zu lassen. Meine Krankenkasse teilte mir mit, dass es einer ärztlichen Bestätigung des Termins etwa 6-8 Wochen vor der erwarteten Geburt bedarf. Heute weiß ich, dass diese Bestätigung auch Hebammen ausstellen dürfen. Bei meiner Frauenärztin musste ich mich gegen ein angeblich notwendiges CTG wehren, erneut über die Notwendigkeit von Ultraschall diskutieren, mir meine angeblich zu niedrigen Eisenwerte und letztlich meine angeblich viel zu geringe Gewichtszunahme vorrechnen lassen. Dazu muss ich sagen, dass ich gegenüber meiner ersten Schwangerschaft mehr zugenommen habe – sowohl an Gewicht als auch an Bauchumfang. Meine Frauenärztin war da anderer Meinung: Die Kurve in ihrem Diagramm sei zu flach. Letztlich habe ich ein Baby mit 3.750 Gramm auf die Welt gebracht, was keinesfalls mickrig ist, und hatte bis zum Ende meiner Schwangerschaft 12 Kilogramm zugenommen. Es war sicher nicht böse von der Ärztin gemeint, doch ich lasse es mir eine Lehre sein. Dazu möchte ich anfügen, dass ich die Herztöne meines Babys und sein Wachstum regelmäßig von meiner Hebamme kontrollieren ließ - einfach mit Hörrohr und Maßband. Die Vorsorge durch meine Hebamme seit dem 5. Schwangerschaftsmonat war eine schöne Zeit, die ein vertrautes Verhältnis zwischen uns entstehen liess.
Ein weiteres allgemeines Beispiel ist das routinemäßige Abtasten der Brust. Mitunter verwechseln auch langjährig praktizierende Ärzte die angeschwollenen Drüsen in Vorbereitung auf die Milchproduktion mit Knötchen von Brustkrebs. Lass niemals eine Mammografie durchführen. Das Verfahren der Mammografie beruht auf Röntgenstrahlen. Diese sind zu keinem Zeitpunkt gut für den Körper, im Gegenteil, sie erhöhen das Brustkrebsrisiko enorm. Röntgenverfahren dürfen während einer bestehenden Schwangerschaft nicht eingesetzt werden!
Warum sollten sich gerade jetzt, da Du schwanger bist und Deine Brüste sich mit auf diesen Prozess einstellen, Knoten in der Brust bemerkbar machen, die Du zuvor nicht bemerkt hast? Nur ein natürliches Verhalten und Respektieren Deiner Brüste als wichtige Organe, bietet Dir einen sicheren Schutz mit Langzeitwirkung: Stille Dein(e) Kind(er), meide die Einnahme künstlicher Hormone und Nikotin.
Nichtsdestotrotz werden Ärzte zunehmend mit Schwangeren konfrontiert, die bereits einen Krebs im Körper haben. Diese Entwicklung, besonders bei Spätgebärenden zu beobachten, erschreckt Patientinnen, Mediziner und Naturheilkundler gleichermaßen. Die Ärzte stehen dem ohnmächtig gegenüber,

reagieren mit noch mehr Kontrolluntersuchungen und einer Kampfansage an den Krebs. Leider beinhaltet das sehr umfassende und detailreiche Medizinstudium keinerlei naturgemäße Ernährungslehre. Die Ärzte können das Naheliegende gar nicht sehen, weil sie jahrelang an den Universitäten einer regelrechten Gehirnwäsche unterzogen werden und selbst häufig keine Paradebeispiele für eine gesunde Lebensweise sind.

4.2. Ultraschalluntersuchungen. Verwechslung von Verantwortung und Egoismus.

Ultraschall wird in der Gynäkologie bzw. zur Diagnostik und Therapie auch in anderen medizinischen Fachgebieten seit etwa 30 Jahren angewandt. Der vorgebliche Sinn der Ultraschalluntersuchungen während der Schwangerschaft ist die Überwachung:

- der Fruchtwassermenge,
- der Funktion des Mutterkuchens und
- der kindlichen Herzfrequenz.

Das kannst Du ausnahmslos auch ohne Ultraschall kontrollieren (lassen): anhand des zunehmenden messbaren Bauchumfangs, der wachsenden Fundushöhe, der Gewichtszunahme und Deiner Urinwerte, den Kindsbewegungen sowie dem Abhören der kindlichen Herztöne mit einem Holzrohr. Solange Dein Baby in einem gesunden Maß wächst und sich bewegt, Deine Gewichtszunahme ungefähr mit dem Schwangerschaftsstadium übereinstimmt und die Herztöne gut sind, geht es Deinem Kind auch gut. Versorgst Du Dich gut, versorgt auch die Plazenta Dein Baby bestens, auch wenn man das von außen nicht sehen kann. Der Sinn des Ultraschalls wird weiterhin mit der möglichen Früherkennung:

- einer Zwillingsschwangerschaft,
- von Missbildungen oder
- Wachstumsretardierungen

begründet.

Tatsächlich kann von Beruhigung keine Rede sein. Insofern nach einer Ultraschalluntersuchung ein Verdacht auf eventuelle Entwicklungsstörungen des Embryos besteht, werden weitere Untersuchungen wie eine Feindiagnostik oder eine Biopsie notwendig. Die Ultraschalluntersuchung reicht also nicht aus, um Deine Sorgen zu beseitigen, sondern fordert zu einer wahren Odyssee an Untersuchungen heraus, die alle ihre eigenen Risiken für die bestehende Schwangerschaft und Dein Kind in sich bergen! Wachstumsverzögerungen und eine Plazenta-Insuffizienz können auch durch einfache Untersuchungen wie oben beschrieben festgestellt bzw. ausgeschlossen werden. Ist der Embryo tatsächlich schwer missgebildet, geht er mit einer hohen Wahrscheinlichkeit von allein ab. Andere Missbildungen wie ein offenes Neuralrohr oder Hirnschäden kannst Du vor allem durch Dein Verhalten und Deine Ernährung beeinflussen, sprich: verhindern. Iss stets frisch, pflanzlich und möglichst viel roh. Nur so

erhält Dein Körper alle wichtigen Vitamine (unter anderem Folsäure). Vermeide parallel nervenschädigende Gifte (Alkohol, Nikotin). Für eine sinnvolle Prophylaxe hilft es nichts, dass jemand in Deinen Bauch hineinguckt, sondern Du selbst musst aktiv handeln. Der halbjährliche Besuch beim Zahnarzt, der in Deinen Mund schaut, macht Deine Zähne auch nicht weißer und gesünder. Das macht nur eine gute, artgerechte Ernährung und entsprechende Pflege.
Dieses Zitat von Dr. Mendelsohn, einem renommierten amerikanischen Arzt und Hochschullehrer für Medizin, betont etwas zynisch, doch mit dem berühmten Körnchen Wahrheit, mit welchem Schwerpunkt heutzutage Ärzte ausgebildet werden:

> „Ich sage meinen Studenten immer, wenn sie's in der Schulmedizin zu was bringen wollen, brauchen sie sich nur irgendein Spezialgebiet auszusuchen, das den Tod oder die Beschäftigung mit dem Tod fördert – und schon haben sie eine glänzende Karriere vor sich. Tod ist eine Wachstumsindustrie, jedenfalls was die Schulmedizin betrifft. Keine medizinische Fachzeitschrift, in der man nicht das Neueste liest über: Empfängnisverhütung, Abtreibung, Sterilisation, Gentechnik, Amniotomie (instrumentelle Sprengung der Fruchtblase zur willkürlichen Geburtseinleitung), Null-Bevölkerungswachstum, ‚Tod mit Würde', ‚Lebensqualität' und Euthanasie – alles nur Themen, die mit Verhinderung oder Beendigung des Lebens zu tun haben."[3]
>
> Und das verlangt in jedem einzelnen Fall durchaus fachliches Können...

Was geschieht bei einer Ultraschall-Untersuchung?
Bei dem verwendeten Schallkopf handelt es sich um einen piezo-elektrischen Kristall. „Piezo-elektrisch" heißt elektrisch durch Druck. Die ausgesendeten, hochfrequenten Schallwellen, die weit oberhalb des für den Menschen hörbaren Bereichs liegen, werden im Körper je nach Gewebeart unterschiedlich absorbiert oder reflektiert. Der Schallkopf ist dabei gleichzeitig Sender und Empfänger. Die reflektierten Schallwellen werden in elektrische Impulse verwandelt, verstärkt und auf einem Bildschirm als Videobild dargestellt.
Eine derartige Untersuchung ist keineswegs unbedenklich – auch wenn das mit Verweis auf die jahrelange Praxis immer wieder behauptet wird. Früher wurde das auch vom Röntgen behauptet. Bis den Röntgenärzten die Hände abstarben. Zum Ultraschall liegen zwischenzeitlich diverse Studien vor, es sind aber noch nicht alle entstandenen Fragen erforscht worden. Bekannte Risiken, die Du den vermeintlichen Vorteilen gegenüber stellen solltest, sind:

- Erwärmung des Fruchtwassers. Es ist bislang nicht abschließend erforscht, welche Auswirkungen diese messbare Erwärmung auf den Fötus hat. Du würdest Dich doch auch nicht freiwillig in eine Mikrowelle setzen, oder?
- Ultraschall kann eine Fehlgeburt auslösen (siehe dazu Berichte in den

Fachzeitschriften: Radiology 1989, 173 (2): S. 304-6 und Journal of Nurse Midwiferi 1984/29(4): S. 241-6).

- Abtötung des Fruchtwassers. In einer umfassenden Studie in den USA in den achtziger Jahren wurde schwangeren Frauen, sowohl solchen, die sich Ultraschalluntersuchungen unterzogen, als auch Frauen ohne bisherigen Ultraschall, Fruchtwasser entnommen. Das entnommene Fruchtwasser wurde in Petrischalen zur Zucht verschiedener Kulturen angesetzt. Die Proben der Frauen, die bereits mehrere Ultraschalluntersuchungen hatten durchführen lassen, waren tot – auf ihnen konnte sich kein Leben mehr entwickeln. Leider bleibt auch diese Studie eine Auswertung schuldig, was das für das ungeborene Kind bedeutet (siehe Mendelsohn, Männermacht Medizin. Wie Ärzte die Frauen beherrschen, Mahajiva-Verlag 1989).
- Erhöhtes Risiko für Kaiserschnitt (New England Journal of Medicine 1990/322: S. 588-93).
- Intrauterine Wachstumsretardierungen bzw. -anomalien. Das, was durch die Untersuchung frühzeitig erkannt werden soll, wird durch selbige überhaupt erst provoziert – ähnlich wie die Röntgenstrahlen der Mammografie in Deiner Brust zu entartetem Zellwachstum führen können. In einer Studie mit 2.834 Schwangeren, bei denen häufig geschallt wurde, traten etwa ein Drittel mehr Wachstumsstörungen während der Schwangerschaft auf als bei nicht sonographierten Föten. (Ärzte Zeitung, 181/16.10.1993/1)
- Auswirkungen auf die spätere psychische Entwicklung. Alfred Tomatis hat Studien zur Entwicklung des menschlichen Hörens und Horchens durchgeführt. Er verwendet in der Therapie von lern-, entwicklungs- oder verhaltensgestörten Kindern Aufnahmen der Mutterstimme oder klassische Musik, die er durch einen bestimmten Frequenzfilter schickt, so dass nur noch die sehr hohen, nahe am Ultraschallbereich liegenden Töne ins Unterbewusste der Kinder durchdringen. Diese sehr hohen Töne der mütterlichen Stimme kommen auch beim Baby im Bauch an. Was Ultraschall im Unterbewusstsein eines Ungeborenen auslöst, ist bisher nicht erforscht. Es ist jedoch durch Studien an der Mayo-Klinik in Rochester, Minnesota (USA), belegt, dass ein Fötus eine Ultraschalluntersuchung als ohrenbetäubenden Lärm wahrnimmt. Motafa Fatemi vom Forscherteam benennt folgende Störung der Geborgenheit im Mutterleib: Trifft das Schallsignal direkt den Kopf des Fötus, bringt das Klopfen des Ultraschall-Impulses die knöchernen Strukturen ein wenig zum Vibrieren und versetzt so das Gehör des Ungeborenen in Schwingungen, die sich wiederum als sehr lautes Geräusch auswirken. Die Lärmbelastung für das Baby ist mit bis zu 100 Dezibel messbar und entspricht damit dem Geräusch eines Presslufthammers in unmittelba-

rer Nähe! Die Föten nehmen den Lärm jedoch nicht wie das Geräusch eines Presslufthammers wahr, sondern wie einen sehr hohen Klavierton, der permanent im Staccato gehämmert wird. Dieser Krach im Mutterleib erklärt, warum die Babys sofort hellwach werden, sobald eine Ultraschalluntersuchung einsetzt. Sie strampeln herum und wehren sich, doch auf einem Bildschirm sieht das „niedlich" aus. Erspare Deinem Baby diese ätzende Belästigung, wenn es Dir irgend möglich ist.

- Mit Ultraschall wird heutzutage sogar Tumorgewebe behandelt und zerstört. Wie kann ein und dasselbe Verfahren gleichzeitig hartes Tumorgewebe zerstören und einem zarten Babykörper im Mutterleib nicht schaden? (Ärztliche Praxis 50/21.6.1994/11)

Noch ärgere Auswirkungen als eine normale Ultraschalluntersuchung hat die Doppler- Sonographie. Dabei handelt es sich um eine deutlich energieintensivere, spezielle Form der Ultraschalluntersuchung, mit der Informationen über die Durchblutung von Organen gewonnen werden. Neben nur eventuell hilfreichen Untersuchungsergebnissen schädigt die Doppler-Untersuchung ganz sicher Dein Baby, insbesondere in der embryonalen Wachstumsphase. Beispielsweise werden die Wachstumsfugen der unreifen Knochen beschädigt und so deren späteres Wachstum gestört. Du setzt mit dieser Methode Dein Kind bewusst einem Verfahren aus, dessen genaue Folgen niemand kennt, um etwas untersuchen zu lassen, das Du mit einer gesunden Lebensweise und einer guten Sauerstoffversorgung des Fötus selbst am besten beeinflussen kannst.

4.3. Ist pränatale Diagnostik sinnvoll?

Die moderne Medizin wendet verschiedene Methoden pränataler Diagnostik an. Das sind Untersuchungsmethoden, die während verschiedener Stadien der Schwangerschaft (pränatal = vor der Geburt) anhand von Spiegelungen, Ultraschall oder Blut-, Fruchtwasser- und Gewebeproben das Neugeborene auf Missbildungen untersuchen. Bitte sei nicht länger so gutgläubig, nutze Deinen gesunden Menschenverstand: Keine dieser Methoden kann als Fürsorge bezeichnet werden! Sie sind im Gegenteil gefährlich für die Schwangerschaft und das ungeborene Leben.

Lass mich ausführen, warum ich so vehement bin.
Besteht aufgrund einer vorangegangenen Ultraschalluntersuchung, eines fortgeschrittenen Alters der Mutter (über 35 Jahre) oder aufgrund einer Erbbelastung in der Familie der Verdacht auf eine chromosomale Schädigung des Kindes, wird eine Fruchtwasserpunktion angeraten. Mit einer Spritze wird durch Deine Bauchdecke hindurch Fruchtwasser aus der Gebärmutter entnommen, in der Regel um die 14.-15. Woche, manchmal auch später. Immerhin muss für diese

heikle Untersuchung eine medizinische Indikation vorliegen. Nach einer ausführlichen, sprich extra langen Ultraschall-Kontrolle (siehe Kap. 4.2.) wird die Einstichstelle desinfiziert, örtlich betäubt und unter andauernder Ultraschallsicht die Fruchthöhle an einer plazentafreien Stelle mit einer feinen Nadel punktiert. Es werden etwa 15-20 ml Fruchtwasser entnommen. Aus dem Fruchtwasser werden dann Zellen des Fötus auf einer Kultur angezüchtet, die etwa 10-14 Tage wachsen müssen und anschließend in einer bestimmten Teilungsphase untersucht werden. Die Chromosomen werden ausgezählt.
Ein Mensch besitzt 46 Chromosomen: 22 Chromosomenpaare und 2 Geschlechtschromosomen. Mit dieser Methode können derzeit 75 grobe Strukturanomalien bestimmt werden. Zusätzliche Nachweise wie der Gehalt an AFP (alpha-Fetoprotein) oder AChE (Acetylcholinesterase) liefern biochemische Parameter, um ein offenes Neuralrohr oder andere Spaltbildungen im Wirbelsäulenbereich zu erkennen. In der Praxis wird bei einer Fruchtwasserpunktion aufgrund der Vielzahl möglicher Nachweise immer nur ein bestimmter Verdacht überprüft. Eine freie Suche wäre bei der Vielzahl möglicher Nachweise für das Labor zu aufwendig.
Nicht gefunden werden bei einer Chromosomenuntersuchung alle diejenigen Erkrankungen, die nicht genetisch bedingt sind, beispielsweise Herzfehler, Lippen-Kiefer-Gaumenspalte oder bestimmte geistige Behinderungen ohne Chromosomenveränderung. Du wirst beunruhigt, anschließend mit aufwendigen Verfahren unkalkulierbaren Risiken ausgesetzt und hast am Ende doch keine Gewissheit, ob Dein Kind nun 100%-ig gesund ist oder nicht.
Mit einer hochauflösenden Ultraschall-Feinuntersuchung können teilweise nicht im Erbgut festgelegte Fehlbildungen entdeckt werden. Absolute, 100%-ige Sicherheit gibt es jedoch nie. Lass Dir die Zahlen mal auf der Zunge zergehen: allein 75 chromosomale Anomalien und zusätzlich noch ein ganze Palette möglicher organischer Schäden. Willst Du die tatsächlich alle ausgeschlossen wissen? Dann werden neun Monate Schwangerschaft wohl kaum ausreichen. Lass Dich nicht zum Hypochonder machen, nur weil Dir die Bezeichnungen von Krankheiten genannt werden, die Du zuvor nie gehört hast und die plötzlich für Dein Baby in Frage kommen könnten. Neben den bereits genannten Risiken kommt es durch eine Punktion Deiner Bauchdecke und der Fruchthöhle zu einem geringfügigen Blutaustausch zwischen Dir und Deinem Baby, der bei einer intakten Schwangerschaft nicht gegeben ist. Dadurch kann es zur Entwicklung von Antikörpern gegen das Blut Deines Kindes kommen, falls Du eine Blutgruppe mit der Eigenschaft Rhesus-negativ hast. Du gehst damit das Risiko von Gelbsucht bei Deinem jetzigen Baby und von Anämie für jedes weitere Baby ein. Die Schulmedizin bietet Dir dagegen eine Anti-Rhesusfaktor-Injektion (Anti-D) an, die ähnlich einer passiven Impfung funktioniert (siehe Kap. 9.2.12.). Du siehst, mit jedem Eingriff verbindet sich eine Folgeuntersuchung oder die Notwendigkeit zur Medikamenteneinnahme, die

diesen Kreislauf nur immer weiter fortsetzt. Die zugesicherte Sicherheit ist ein Bluff. Dabei bemerkst Du gar nicht, dass Du längst von diesem neurotischen Kontrollsystem abhängig bist und gar nicht mehr selbst Deine Schwangerschaft beeinflusst.

Ein Fehlgeburtsrisiko ist bei der Fruchtwasserpunktion zwar gegeben, aber tatsächlich relativ gering. Stattdessen provozierst Du eine Traumatisierung des Fötus. Das ist durchaus nicht übertrieben. Auch ein Fötus ist schon ein Menschlein, es kann große Angst haben und in einen Schockzustand geraten. Eine Nadel als Eindringling in seine Schutzhöhle kann ein pränatales Trauma auslösen, was wiederum über Ultraschall während des Eingriffs nachvollzogen werden kann – die kleinen Babys versuchen sich vor der Nadel zurückzuziehen oder winden sich in Abwehr. Ab dem 5. Schwangerschaftsmonat können Babys im Mutterleib sogar weinen. Ein australisch-amerikanisches Forscherteam reizte dazu Föten mit Nikotin, Kokain und sehr tiefen, vibrierenden Tönen. Gleichzeitig beobachteten sie die Reaktionen der Babys über Ultraschall. Auch Babys nicht-rauchender Mütter reagierten mit ängstlichem Weinen auf tiefe Töne. (Quelle: Archives of Disease in Childhood – Fetal and Neonatal Edition 90, 2005 – PROPRAXIS Gynäkologie: S. 415). Setze Dein Baby nicht solchen Ängsten aus, gib ihm stattdessen alle Geborgenheit des Mutterleibes, die es dringend braucht!

Als alternative Methode zur Früherkennung genetisch bedingter Erkrankungen wird in manchen Praxen die Chorionzottenbiopsie angeboten. Aus Chorionzotten bildet sich der Mutterkuchen. Anfänglich sind sie die äußere Begrenzung der Fruchthöhle. Dieser Test kann bereits ab der 10. Schwangerschaftswoche durchgeführt werden und liefert innerhalb von zwei Tagen Ergebnisse zu chromosomalen Störungen. Weitere Ergebnisse können innerhalb von zwei bis drei Wochen vorliegen. Auch hier wird unter Ultraschallsicht mittels einer dünnen Nadel eine Gewebeprobe aus der Fruchthöhle entnommen. Das Fehlgeburtsrisiko liegt bei 3%, sprich 3 von 100 Babys gehen nach dem Eingriff ab. Diese Methode ist nur dann eine Alternative, wenn man den menschlichen Körper als mechanischen, von Fleisch umgebenen Apparat betrachtet, an dem man einfach herumhandwerken kann.

Fruchtwasserentnahmen dienen nicht nur der vorgeburtlichen Diagnostik, sondern auch der Stammzellenforschung. Mit verschiedenen Berichten über Erfolge selbiger werden der allgemeine Fortschrittsglaube und eine Vorstellung vom reparablen Menschen genährt. Aus den im Fruchtwasser schwimmenden, vom Embryo selbst stammenden Zellen können sich eine Vielzahl von Gewebearten bilden, darunter Muskeln, Knochen, Knorpel, Fettgewebe und Sehnen. Amerikanische Forscher züchteten aus Fruchtwasserstammzellen trächtiger Schafe im Labor Luftröhrengewebe und implantierten es den ungeborenen Lämmern noch im Mutterleib. Die kleinen Schafe konnten nach ihrer Geburt trotz ihrer ursprünglichen Luftröhrenfehlbildung normal atmen. Nunmehr hoffen die Forscher auf eine Übertragbarkeit der Methode auf den Menschen. Sie wollen zukünftig maßgeschneiderte Transplantate züchten, die nicht vom Immunsystem abgestoßen werden (Quelle: ddp/wissenschaft.de). Glaubst Du wirklich, Heilung könne jemand anderes als Job ausüben, und wenn Du Deine Gesundheit durch Missachtung der natürlichen Regeln endgültig ruiniert hast, gehst Du einfach zum nächsten Doktor und holst Dir den entsprechenden Service ab?

Ist der Geburtstermin überschritten, wird oft eine Fruchtwasserspiegelung durchgeführt. Hierbei führt der Arzt ein Sichtrohr mit einer Lichtquelle durch die Scheide und den Muttermund an die durchsichtige Fruchtblase heran. Das ist nur bei bereits geöffnetem Muttermund schmerzfrei. Achtung: Falls Dein Muttermund noch nicht geöffnet ist, wird so eine Untersuchung sehr schmerzhaft sein! Der Eingriff reizt Deine Gebärmuttermuskulatur, was Dir Unterleibsschmerzen und wilde Wehen bringt.

Sinn der Untersuchung ist es, die Menge, Farbe und Bestandteile des Fruchtwassers zu beurteilen. Geht es dem Kind gut, ist das Fruchtwasser klar oder milchig-trüb. Die milchig-trübe Farbe kommt durch umherschwimmende Käseschmiereflocken zustande, die einen deutlichen Hinweis darauf geben, dass das Kind noch nicht übertragen ist, sondern noch Zeit hat. Eine gelb-bräunliche Verfärbung zeigt Bilirubin aus geschädigten roten Blutzellen des Kindes an (siehe Kap. 8.6.1.). Falls das Kind seinen Darminhalt im Mutterleib entleert hat, ist das Fruchtwasser grün verfärbt. Beides geschieht nur, wenn das Kind unter Sauerstoffmangel leidet oder gelitten hat: Zuviel Bilirubin entsteht aufgrund einer andauernden Sauerstoffunterversorgung, die das Baby mit einer verstärkten Produktion roter Blutkörperchen ausgleicht; Stuhlabgang ist ein Hinweis auf eine akute Stresssituation. Nimmt das Baby das verschmutzte Fruchtwasser durch Mund oder Nase auf, erleidet es eine Vergiftung mit Todesfolge. Bei jeder Fruchtwasserverfärbung wird die Geburt umgehend künstlich eingeleitet mittels Blasensprengung und Wehentropf. Es kommt immer wieder vor, dass durch die Untersuchung selbst ungewollt ein Blasensprung provoziert wird.

Es ist durchaus fraglich, warum diese Untersuchung überhaupt durchgeführt wird. Zum einen präsentiert ihr Ergebnis eine nur unklare Auskunft, da der Fruchtwasseraustausch innerhalb der Gebärmutter durch die Größe des Kindes gehemmt sein kann. Der Arzt kann durch sein Sichtrohr nur den unteren Teil der Fruchtblase einsehen, der oftmals zum Ende der Schwangerschaft gleich einem Polster durch den Kopf des Kindes abgeschlossen ist. Der Inhalt der übrigen Fruchtblase kann anders aussehen, beispielsweise kann das Wasser im unteren Teil abgeschlossen und klar sein während der Rest durch Kot grün verfärbt ist. Weiterhin ist es wieder nur ein Hineingucken, aber keine vorbeugende Handlung. Die Fruchtwasserspiegelung kann den Sauerstoffmangel Deines

Kindes nicht verhindern. Ist das Fruchtwasser grün, steht Dein Kind bereits unter Stress. Ebenso verhält es sich bei der Braunfärbung. Viel besser ist es doch, wenn Dein Kind immer gut versorgt wird – durch viel Bewegung und gesundes Essen nicht nur in den letzten Tagen um den errechneten Geburtstermin, sondern während der gesamten Schwangerschaft![4]

Besonders gravierend wirkt sich eine Kombination aus Präimplantationsdiagnostik (PID) und Pränataler Diagnostik (PNT) im Falle einer künstlichen Befruchtung aus. Der Begriff Präimplantationsdiagnostik bezieht sich dabei auf Untersuchungen einer befruchteten Eizelle auf Chromosomenschäden bzw. genetisch bedingte Krankheiten vor der Verpflanzung in den Mutterleib. Dazu wird dem achtzelligen Embryo im Labor eine Zelle entnommen. Diese wird genetisch untersucht und je nach Befund wird der Embryo vernichtet, aufbewahrt oder auf eine Frau übertragen. Mal davon abgesehen, was es für Auswirkungen hat, wenn einem nur 8-zelligen Organismus eine Zelle, entnommen wird, ist die PID mit dem deutschen Embryonenschutzgesetz nicht vereinbar. Deshalb ist sie zur Zeit in Deutschland nicht zugelassen, wird aber heftig diskutiert.[5]

Oberflächlich betrachtet klingt eine PID vernünftig, muss doch so später nicht über eine Abtreibung entschieden werden. Durch eine Vorab-Untersuchung mehrerer Embryos im Labor auf bestimmte erwünschte Merkmale ermöglichen die Ärzte eine so genannte positive Selektion. Ist es aber das, wonach Dein Mutterherz sich sehnt? Die Entscheidung über Leben und Tod Deines Kindes zu fällen anhand eines Katalogs bestimmter Eigenschaften?

Ich halte das für faschistoides Denken – wenn Eltern anfangen, sich ihr Kind aus einer Palette von bereits vorhandenen Embryos auszusuchen und den Rest einfach als Ausschuss betrachten, statt ihrem Erbgut zu vertrauen und jedes eigene Fleisch und Blut einfach zu lieben. Eine positive Seite kann ich einer derartigen Auswahl nicht abgewinnen. Zumal bestimmte Behinderungen erst im Verlauf der Schwangerschaft entdeckt werden können und die Reifung des künstlich gezeugten Babys, das nach einer solchen Entdeckung doch nicht mehr erwünscht ist, nachträglich doch noch künstlich wieder abgebrochen wird.

Der Mensch meint zwar, er kann Leben schaffen, aber er verfügt eben nicht über den notwendigen göttlichen Atem.

Bereits die Erfahrungen mit der Fruchtwasseruntersuchung und anderen Methoden der vorgeburtlichen Diagnostik sollten Dich aufmerken lassen. Sie sind zunächst als Angebot für Einzelfälle entwickelt worden und heute längst zu einem Bestandteil allgemeiner Schwangerenvorsorge geworden, mit dem jede schwangere Frau konfrontiert ist und durch unnötige Angstmache belästigt wird. Deshalb kannst Du leider nicht auf sinnvolle gesetzliche Regelungen hoffen, sondern musst Deinen eigenen Standpunkt entwickeln.

4.4. Konsequenzen für geschädigte Embryonen.

In den allermeisten Fällen kannst Du beruhigt nach Hause gehen und Dich weiter auf Dein Baby freuen. Das Untersuchungsergebnis lautete: Alles in Ordnung. Doch was löst ein Verdacht auf Missbildung bei Dir aus? Wie wirst Du mit den Informationen umgehen?

Mit zunehmenden technischen diagnostischen Möglichkeiten verschiebt sich leider das Denken immer mehr in Richtung: Wenn die Medizin gesunde Kinder machen kann, müssen auch die Eltern alle diese Möglichkeiten mitmachen, wollen sie nicht als verantwortungslos dastehen.

Es scheint, als ob heute alles möglich wäre: das Überleben extrem zu früh geborener Kinder, das Operieren von Missbildungen bereits im Mutterleib, medikamentöse Behandlung. Sei Dir dessen bewusst, dass alle angebotenen Behandlungen eigene Risiken mit sich bringen. Keine der angebotenen Untersuchungen und Therapien nehmen Dir die Verantwortung als Elternteil oder gar das Zusammenleben mit einem eventuell behinderten Kind ab!

Es gibt zwei Möglichkeiten: Erstens werden sehr häufig Missbildungen diagnostiziert, die keine sind. Die Mütter verleben eine Schwangerschaft in Sorge und Anspannung, um letztlich ein gesundes Kind zu gebären. Falls jedoch eine Missbildung vorliegt, ist die Wahrscheinlichkeit sehr hoch, dass Dein Kind auch mit einer Missbildung geboren wird – entweder mit der fetal angelegten oder mit einer anderen, durch einen Eingriff erzeugten. Es kann sein, dass sich durch einen medizinischen, womöglich chirurgischen Eingriff die Überlebenschancen Deines Babys um ein paar Jahre erhöhen. Doch sind ein paar Jahre mehr wirklich das, was Du willst und was Du für Dein Kind willst? Am Ende wird Dir die Trauer nicht erspart bleiben. Wie wirst Du damit leben, wenn Dein Kind gesund war und erst durch die Untersuchung geschädigt worden ist? Glaubst Du tatsächlich, dass Klagen auf Schmerzensgeld einen Ausgleich schafft oder dass Du durch die Möglichkeit, einen Arzt zu verklagen, Deine Verantwortung als Mutter auf diesen abwälzen kannst?

Sämtliche vorgeburtlichen Untersuchungen zielen auf die anmaßende Entscheidung über Leben und Tod. Ist Dein Baby behindert, erhältst Du die medizinisch begründete Erlaubnis, es abzulehnen. Abtreibung ist damit vor dem Gesetz auch nach Überschreiten der 12-Wochen-Frist kein Verbrechen mehr. Ist das wirklich Hilfe, ein behindertes Kind zu entfernen? Oder wäre eine Hilfe viel besser, die dafür sorgt, dass Dein Kind gar nicht erst behindert ist? Es bleibt dabei: Die Natur bestimmt über Leben und Tod und nicht der Mensch. Irgendeine Hilfe kannst Du Dir nur selbst geben. Dieses Buch zeigt Dir die ersten Schritte.

Alles zu tun, was in der eigenen Macht steht, ist nicht der regelmäßige Gang zur Vorsorge! Dort gibst Du nur Deine Verantwortung an einen Arzt ab und erschwindelst Dir damit ein reines Gewissen. Doch die Ärzte bekommen nicht Dein Kind. Besonders wenn Du bereits über 30 bist, halte Dich selbst gesund –

vor und während der Schwangerschaft – und zeuge ein Kind nur mit einem gesunden Partner. Seid Ihr beide gesund, erspart Euch das so manche Besorgnis. Sorge für Liebe, Sauerstoff, Vitalstoffe, Bewegung! Wenn Dein Kind dann immer noch mit einem schiefen Ohr geboren wird, dann ist es eben so. Umtausch ausgeschlossen.
Du hältst die hier geäußerten Ansichten für zu drastisch, fanatisch, fortschrittshemmend oder typisch öko? Dann sei hier auf die Stellungnahmen eines Berichtes der Enquete-Kommission „Recht und Ethik der modernen Medizin", die im März 2000 vom Deutschen Bundestag eingesetzt wurde, verwiesen.[6] Die Kommission hatte den Auftrag, „grundlegende und vorbereitende Arbeiten für notwendige Entscheidungen des Deutschen Bundestages zu leisten." Die deutliche Mehrheit der Enquete-Kommission hat sich dafür ausgesprochen, „...den inhaltlichen Gehalt des Embryonenschutzgesetzes zu bewahren und das Verbot der PID zu konkretisieren." Dem Leid einzelner Paare stehen der Schutz von Embryonen und die Folgen für Menschen mit Behinderungen und ihre Angehörigen gegenüber. Die Zulassung von PID würde den bestehenden Embryonenschutz aufweichen, zu einem regelrechten Verbrauch von Embryonen führen und diese langfristig der Verwertung und Manipulation zugänglich machen. In Anbetracht der wenigen tatsächlichen Hochrisikopaare und der trotz Diagnostik verbleibenden Risiken bei einer Schwangerschaft sprach sich auch der Deutsche Ärztetag gegen die PID in Deutschland aus. Wenn selbst schon Schulmediziner das Herz vor dem Profit entscheiden lassen, sollte das uns alle aufmerken lassen.

[1] World Entertainment News Network, November 2005.

[2] Zum Thema Impfen ist das gleichnamige Buch von Gerhard Buchwald sehr empfehlenswert.

[3] Dr. Robert S. Mendelsohn: Trau keinem Doktor! Bekenntnisse eines medizinischen Ketzers, Mahajiva-Verlag 1998.

[4] Ich bin durchaus nicht allein mit meiner kritischen Meinung zu dieser Untersuchung. Die erfahrene Hebamme und Erfolgsautorin Ingeborg Stadelmann formuliert in ihrem Buch Die Hebammensprechstunde einen ähnlichen Standpunkt.

[5] Mit dem aktuell gültigen Embryonenschutzgesetz übernimmt der Bund seine Gesetzgebungsverantwortung im Bereich der Fortpflanzungsmedizin. Doch das rasante Tempo von Genforschung und Gentechnik erfordern immer wieder Ergänzungen des Gesetzestextes, um die gegenwärtige Schutzfunktion zu sichern. Die Politiker, Ärzte und Wissenschaftler, die sich für die Zulassung der Präimplantationsdiagnostik aussprechen, argumentieren offiziell mit dem Leid der von vererbbaren Krankheiten betroffenen Paare. Insgeheim meinen sie aber die Öffnung des Embryonenschutzgesetzes für ihre allgemeinen Forschungsinteressen und die Konkurrenzfähigkeit des Wissenschaftsstandortes Deutschland zu einem unabsehbar hohen Preis.

[6] Der Schlussbericht und auch der Teilbericht zur Stammzellforschung kann kostenfrei bezogen werden: Deutscher Bundestag 14. Wahlperiode, Drucksache 14/9020 bzw. Drucksache 14/7546 (Stammzellbericht). Vertrieb: Bundesanzeiger Verlagsgesellschaft mbH Postfach 1320, 53003 Bonn, 0228/3820840; Fax: 3820844

5. Babys Entwicklung in Deinem Bauch.

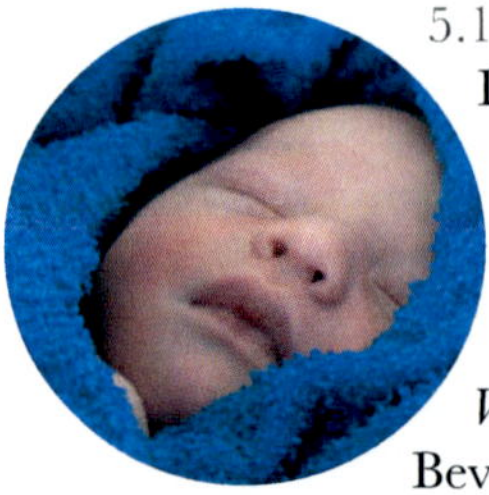

5.1. Der erste Lebensabschnitt. 1.-3. Monat.

Die ersten drei Monate einer Schwangerschaft sind eine Zeit des Neubeginns. Du als werdende Mama spürst deutlich die (hormonellen) Veränderungen in Deinem Körper.

Wie geht es der Mama?

Bevor überhaupt der wachsende Bauch zu sehen ist, machen sich die Brüste bemerkbar. Sie spannen und schwellen bereits zu Beginn der Schwangerschaft an. Schon jetzt bilden sich vermehrt Milchdrüsen und Gewebe für die spätere Milchproduktion. Die Brüste sind dadurch berührungs- und druckempfindlich. Der Austausch von Zärtlichkeiten bei sich änderndem Körpergefühl ist eine erste Herausforderung für ein Liebespaar, ohne dass deshalb gleich Spannungen in der Beziehung entstehen. Verständnis ist von beiden Seiten gefordert: Dein Partner kann nicht in Dich reingucken und ahnen, wo es gerade zieht. Nimm ihn liebevoll an die Hand und lass ihn teilhaben an den Veränderungen Deines Körpers.

Viele Frauen, vielleicht auch Du, leiden in den ersten Wochen unter *Übelkeit*, oft in Verbindung mit Erbrechen. Das Auftreten dieser Übelkeit ist nicht unabwendbar. Einerseits ist es sicherlich die hormonelle Umstellung selbst, die unter anderem zu einem veränderten Magensäurespiegel führt. Aber das allein genügt nicht, um das teilweise schon krankhafte Ausmaße annehmende Erbrechen mancher werdender Mütter zu erklären. Hier gibt der Körper das deutliche Achtungssignal, dass er nicht gut auf eine Schwangerschaft vorbereitet ist!

Häufiges Erbrechen oder mangelnder Appetit aufgrund von Übelkeit führen zwangsläufig zu einer Gewichtsabnahme. Diese wiederum setzt einen Entschlackungsprozess in Gang: Mit den purzelnden Pfunden scheidet der Körper auch eingelagerte Schadstoffe aus. Es ist unter diesen Umständen ganz und gar nicht positiv zu werten, dass die Schadstoffe in dieser Menge ausgeschieden werden, denn zuvor müssen sie ja noch einmal den Stoffwechsel- und Blutkreislauf passieren und gelangen somit auch in die Gebärmutter zum Baby. Doch gerade in den ersten Wochen werden die lebenswichtigen Organe und die Grundstruktur des Nervensystems angelegt, wo Du jede Beeinflussung durch Schadstoffe vermeiden solltest! Wir leben heute nicht mehr im reinen Paradies wie Adam und Eva, sondern sind in unserem Alltag ständig von Schadstoffen umgeben.

Bei manchen Frauen nimmt die Übelkeit ab, gerade wenn sie etwas essen, also dann, wenn die Entgiftungsprozesse des Körpers durch eine immer neue Anregung der Verdauung gestoppt werden. Doch lass die kleinen Snacks zwischendurch nicht zu Gelagen werden!

Die *Attacken verschiedener Gelüste* auf Süßes, Saures, Salziges können ausnahmslos als Hilferufe des Körpers verstanden werden, der versucht, auf den Säure-Basen-Haushalt zu achten, oder nach bestimmten Nährstoffen verlangt. In vielen Ratgebern wird dazu ermuntert, den verschiedenen eigenwilligen Gelüsten nachzugeben. Doch auch hier gilt uneingeschränkt: Traue nur der Natur! Stille Deinen Heißhunger auf etwas Süßes nicht mit fabrikzuckerhaltigem Naschwerk und Kuchen, sondern probiere einmal süße Früchte wie beispielsweise frische Datteln oder getrocknete Feigen. Achte beim Kauf darauf, dass die kostbaren Früchte nicht in Glucosesirup ertränkt oder geschwefelt, sondern unbehandelt sind. Feigen und getrocknete Aprikosen enthalten zudem viel Magnesium, ein in der Schwangerschaft wichtiges Mineral. Trockenfrüchte sind immer nur Nascherei und sollten nicht in Mengen verzehrt werden. Für Zwischenmahlzeiten bieten sich alle süßen Obstsorten an: Mangos, Ananas, Bananen, Äpfel, Mandarinen, Kaki, Cherimoya, Kirschen, Erdbeeren oder was immer die Jahreszeit gerade hergibt. Lass Dir in keinem Fall Ergänzungspräparate aufschwatzen! Magnesium ist reichlich auch in süßen Mandeln enthalten, die als Knabberei eine köstliche Alternative sind. Neben dem „Naschjieper" gibt es auch Gelüste auf Saures. Auch diesen kannst Du ruhigen Gewissens nachgeben, indem Du statt essig- oder milchsaurer Lebensmittel wie Senfgurken oder Sauerkraut auf Fruchtsäuren wie die in Zitrusfrüchten oder wilden Beeren enthaltenen zurückgreifst. Diese werden basisch verdaut und helfen damit, unangenehmes Sodbrennen zu vermeiden.

In keinem Fall ist es ratsam auf Ersatzstoffe auszuweichen wie beispielsweise Fruchtzucker statt Raffinadezucker in der Küche zu verwenden. Der eine isolierte Stoff würde durch einen anderen isolierten Stoff ersetzt werden – mit natürlicher Nahrung hat das nichts zu tun und hat deshalb in beiden Fällen schädliche Auswirkungen auf Deine Darmflora und Deinen Blutzucker (siehe Kap. 2.2.1.).

Auftretende Übelkeit kann auch seelischer Art sein. Manchmal kommt eine Schwangerschaft so überraschend, dass sich anfangs die Freude darüber in Grenzen hält. Stattdessen stehen Gefühle der *Überforderung oder Konflikte* mit dem Partner im Vordergrund. Die deutliche Sprache des Körpers fordert Dich dazu auf, die Schwangerschaft nicht zu verdrängen und so zu tun, als ob nichts wäre. Setze Dich bewusst mit dem gedeihenden Leben auseinander. Es besteht kein Grund zur Angst: Sicher ist die Erziehung eines Kindes anstrengend, - das ist der Rest des Lebens auch. Die Freude, die ein Kind Dir schenkt, das vermehrte Leben, das in ihm sichtbar wird, überwiegt am Ende immer! Es ist „nur man selbst", was sich da mehr geworden ist. Du bekommst bald Verstärkung!

In den ersten Wochen, insbesondere zwischen der 8. und 12. Schwangerschaftswoche, sind viele Frauen *häufig müde*. Der Körper verlangt auch tagsüber nach Pausen und insgesamt nach mehr Schlaf. Gerade berufstätigen Frauen, die sich wohl fühlen in ihrem Alltag und für eine feste Position in einem

Unternehmen hart gearbeitet haben, fällt es oft schwer, loszulassen von dem gewohnten Tempo oder den geplanten Lebenszielen. Der Körper verlangt jetzt sein Recht. Das Mutterwerden gibt seine eigenen Rhythmen vor, die nichts mit unserer zivilisierten Lebensweise zu tun haben. Die 40 Wochen währende Schwangerschaft schenkt Dir die Zeit zur Vorbereitung auf das Muttersein. Vorbereitung bedeutet nicht Strampler kaufen, Wickeltuchkurs besuchen und Kinderzimmer einrichten, sondern das Üben in Demut. Nein, nicht die Demut mit dem gesenkten Haupt. Gemeint ist eine dankbare Zurücknahme der eigenen Pläne. Kinder rufen jederzeit ihre Mama, sie wünschen sanfte und bestimmte Fürsorge.
Wichtig ist: Gönn Dir die Ruhe, die Dein Körper verlangt. Nicht die totale Zurücknahme Deiner Person ist notwendig, sondern nur ein neuer Rhythmus!

Parallel zu Deinem geänderten Appetit wirst Du einen deutlich *stärkeren Harndrang* bemerken, der Dich sowohl tagsüber als auch nachts häufig zur Toilette treibt. Auch die Umstellung der Nieren gehört zur Vorbereitung Deines Körpers auf eine bald einsetzende Zunahme an Körperflüssigkeiten – mehr Blut, mehr Wasser –, die eine intakte Ausscheidungsfähigkeit erfordern.

Was passiert derweil in Deinem Unterleib?
Die Rechtsprechung in Deutschland ermöglicht Abtreibungen legal bis zur 12. Schwangerschaftswoche. Embryonen besitzen in diesem frühen Stadium noch keine eigenen Rechte. Doch die Rechtsprechung ist nicht das Maß der Natur. Denn die Natur lässt hier bereits ein neues Leben wachsen. Und diese wunderbaren Prozesse, die die Grundlagen für ein gesundes Gedeihen des Embryos legen, sind doch sehr lebendig. Oder?
Die ersten drei Schwangerschaftsmonate, die auch als erstes Trimenon bezeichnet werden, stellen die entscheidende Entwicklungsphase des neuen Lebens dar. Auch wenn die äußere Form noch nicht sehr menschenähnlich aussieht, so ist doch bereits alles angelegt: Die meisten Organe sind vollständig entwickelt, Nerven und Muskeln arbeiten bereits, Reflexe sind vorhanden. Das kleine Herz pumpt täglich 30 Liter Blut durch den Kreislauf des winzigen Embryos, der sich bereits selbstständig bewegen kann.
Nach *acht Tagen* Zellteilung und Wanderung durch den Eileiter bis in die Gebärmutter gelangt die Blastozyte in ein gut vorbereitetes Milieu – die Schleimhaut der Gebärmutter ist hormonell darauf vorbereitet, das befruchtete Ei aufzunehmen. Während sich die Blastozyte einen geeigneten Platz zum Einnisten sucht – manchmal dauert das tagelang –, geben diverse Substanzen das Signal an Dein Immunsystem weiter, diesen mit fremden Eiweißen voll beladenen Zellklumpen nicht abzustoßen. Mitunter kommt es zu einer Abstoßung der befruchteten Eizelle aufgrund einer zu starken Immunreaktion der Frau. Meistens gelingt jedoch die Einnistung, und die Eierstöcke liefern prompt

Progesteron, das Gelbkörperhormon. Dieses wiederum sendet ein Signal an die Hirnanhangsdrüse, keine Menstruation einzuleiten. Das Gelbkörperhormon nimmt seinen Weg ins Gehirn über Deinen Blutkreislauf und kann bereits vor der erwarteten Regelblutung mit einem Schwangerschaftstest nachgewiesen werden. Geschafft – nun kann ein neues Leben wachsen.
Bereits in der *fünften Woche* erscheinen die Anlagen für das Gehirn und den Rückenmarksstrang. Das Spinalrohr beginnt sich zu entwickeln. Der Embryo ist jetzt stolze 12 mm lang und bereits mit bloßem Auge erkennbar.
Schon *eine Woche später* beginnt das Herz, das zu diesem Zeitpunkt nur eine einfache Röhre ist, zu schlagen und pumpt Blut durch den winzigen Organismus. In der Nabelschnur entwickeln sich Blutadern und stärken die Verbindung zwischen Mutter und Kind über den Mutterkuchen. Es sind bereits kleine Einbuchtungen für die Entwicklung von Mund und Augen vorhanden. Der Unterkiefer sowie Arm- und Beinknospen sind sichtbar. (Länge 15 mm)
In der *siebten Woche* entstehen die Einbuchtungen für Finger und Zehen. Die inneren Organe sind schon jetzt beinahe vollständig vorhanden. Auch die Lungen haben sich bereits gebildet, sind aber noch fest. Am Kopf entwickeln sich die Sinnesorgane unbeschreiblich schnell. Das Innenohr, die Augen und die Nasenlöcher wachsen. Wo bislang nur Knorpel waren, bilden sich nun Knochenzellen. Dieser Entwicklungsschritt markiert den Übergang vom Embryo zum Fötus. (Länge 25 mm).
Mit Beginn der *achten Woche* sind alle Organe endgültig an ihrem Platz. Obwohl Dein Fetus immer noch wie ein Shrimp ausschaut, sind doch sogar schon die Geschlechtsorgane vorhanden. Außerdem sind nun die Hauptgelenke von Schultern, Ellbogen, Hüften und Knien deutlich sichtbar. Seine Gehirnzellen nehmen ersten Kontakt zueinander auf. In jeder Minute entstehen 10.000 neue Nervenzellen. Bis zur Geburt werden es etwa 100 Milliarden werden. (Länge 3,5 cm)
In der *neunten Woche* formen sich der Mund und die Nase. Die Glieder, Hände und Füße, wachsen jetzt sehr schnell. Der Hörmechanismus des Innenohres ist voll ausgebildet.[1] Das Baby zappelt jetzt kräftig herum, auch wenn Du davon noch nichts spürt. (Länge 4 cm, Gewicht 2 g)
In der *zehnten Woche* beginnen die äußeren Teile der Ohren zu wachsen, die Augen sind geformt. An Händchen und Füßen sind durch Haut miteinander verbundene Finger und Zehen erkennbar. (Länge 4,5 cm, Gewicht 5 g)
Mit der *elften Woche* haben sich Eierstöcke oder Hoden gebildet sowie die äußeren Geschlechtsorgane. Das Herz pumpt jetzt Blut in alle Körperteile. Alle inneren Organe sind geformt und arbeiten bereits. (Länge 5,5, cm, Gewicht 10 g)
Ab diesem Zeitpunkt nimmt die Gefahr einer Schädigung durch äußere Einflüsse wie Infektionen, Chemikalien oder Medikamente ab. Das heißt jedoch nicht, dass keine Schädigungen mehr hervorgerufen werden können.

5.2. Ein Stadium des Wohlbefindens. 4.-6. Monat.

Das mittlere Schwangerschaftsdrittel, auch zweites Trimenon genannt, ist für Dich als gesunde Mutter eine Zeit des Wohlbefindens. Du fühlst Dich fit und agil, bist leistungsfähig, konzentrationsfähig, nicht mehr so müde, nicht mehr heißhungrig, Deine Brüste sind nicht mehr druckempfindlich, sondern angenehm weich und Du musst nachts nicht mehr auf die Toilette. Dein Essverhalten normalisiert sich, das heißt, dass Du mit kleinen Portionen bei drei bis fünf Mahlzeiten täglich gut zurechtkommst, ohne ständig etwas im Mund haben zu müssen. Die lästigen Stimmungsschwankungen lassen nach und machen einer allgemeinen Harmonie in Dir Platz. Du darfst dieses Gefühl in vollen Zügen genießen und Dich zusammen mit Deinem Partner auf Euer Baby freuen. Du wirst jetzt zu einem sprichwörtlichen Brutofen. Dir selbst ist selten kalt, selbst bei Frost nicht, stattdessen im Sommer eher zu warm mit Neigung zu stärkerem Schwitzen. Im Unterleib breitet sich ein wohliges Wärmeempfinden aus. Auch äußerlich wird allmählich sichtbar, dass Du schwanger bist, und irgendwann zwischen der 16. und 21. Woche wirst Du den Wechsel zur Umstandsmode als Erleichterung empfinden.
Es kann vorkommen, dass Du das Wachstum von Baby und Gebärmutter an einem ziehenden Gefühl im Unterleib, insbesondere in der Leistengegend bemerkst. Das sind die Mutterbänder, die die Gebärmutter an ihrem Platz halten und die während der Schwangerschaft enorm gedehnt werden. Dieser ziehende Schmerz kann unregelmäßig bis zum Ende der Schwangerschaft immer mal wieder auftreten. Zur Linderung massiere sanft Deinen Unterbauch in kreisenden Bewegungen, kreise Dein Becken und mache Sport; besonders Radfahren und Tanzen sind angenehm. Entspanne abends mit einer Wärmeauflage auf dem Unterleib und hochgelegten Beinen.

Ist das nicht unglaublich spannend?

Im zweiten Trimenon spürst Du erste Kontraktionen. Bis zu 10-mal täglich übt Deine Gebärmutter Wehen und sorgt so selbst für eine gute Durchblutung der Muskulatur. Treten diese Übungswehen 20-mal täglich und öfter auf, ist das ein Achtungssignal. Fahr einen Gang zurück. Unter Umständen kann sonst der Muttermund zu früh nachgeben. Beobachte genau, in welchen Situationen, bei welchen Belastungen Dein Bauch hart wird. Die Kontraktionen können durch langes Sitzen am Autosteuer genauso ausgelöst werden wie durch einen Job im Stehen, schnelles Radfahren bergauf oder Streitereien mit dem Partner. Löse private Probleme, suche ausgleichende Gespräche mit Deinem Partner. Meide zu langes Stehen (länger als 2 Stunden am Stück) und Sitzen (auch am Schreibtisch) sowie alle Bewegungen, die Dich stark außer Atem bringen, heftige Erschütterungen mit sich bringen (wie beispielsweise Rodeln auf unebenen Pisten) oder eine längere Anspannung der unteren Bauchmuskulatur erfordern. Frage Deinen Arbeitgeber, ob Du während der bleibenden Monate der

Schwangerschaft in Gleitzeit arbeiten darfst.
Im sechsten und siebten Schwangerschaftsmonat sitzt der Bauch recht hoch und drückt auf den Magen und das Zwerchfell. Das lässt Dich beim Treppensteigen mit Einkaufstaschen etwas kurzatmig sein. Du brauchst nicht zu erschrecken, auch diese kleine Beschwerlichkeit hält nicht lange an, sondern geht bald vorbei, wenn sich der Bauch etwas absenkt.
Nicht nur die Gebärmuttermuskulatur arbeitet, auch Dein Baby bewegt sich nunmehr so kräftig, dass Du es deutlich spürst. Es schlug schon viele Purzelbäume in den vergangenen Wochen. Und endlich sind seine Bewegungen so kräftig, dass sie deutlich durch die Bauchdecke zu fühlen sind. Wenn Du Dein erstes Kind erwartest, spürst Du seine Bewegungen um die 20. Schwangerschaftswoche herum.
In dieser Phase der Schwangerschaft erhöht sich der Scheidenausfluss. Das ist natürlich, es handelt sich um Zervixschleim. Die Schleimhäute in Deiner Scheide sind dicker und besser durchblutet als sonst und arbeiten auf Hochtouren. Ungesund sind extrem starker Ausfluss, unangenehmer Geruch und/oder Juckreiz (siehe Kap. 9.2.).

Und was passiert da im Geborgenen?
Dein Baby hat jetzt übrigens schon Haare und sogar Wimpern. Und es kann schon am Daumen lutschen.
Ab der *dreizehnten Woche* ist Dein Baby vollständig ausgebildet. Während der bleibenden Schwangerschaftszeit wächst es, damit die Organe bis zur Geburt voll ausgereift sind und es ihm ermöglichen, unabhängig vom mütterlichen Organismus zu leben. Neben den inneren Organen wird auch sein Bewegungsapparat noch weiter entwickelt. (Länge 8,5 cm, Gewicht 28 g)
In der *vierzehnten Woche* erfolgt ein starker Wachstumsschub. Die Hauptmuskeln des Babys werden jetzt aktiviert: Die Arme können sich an Ellbogen und Handgelenken beugen, das Baby kann die Finger anziehen und Fäuste machen. (Länge 10,5 cm, Gewicht 65 g)
Zwei Wochen später, in der *sechzehnten Woche* sind Glieder und Gelenke voll ausgebildet, die Muskeln werden allmählich kräftiger und damit auch die Bewegungen des Babys. Sein gesamter Körper ist mit feinem Haar, Lanugo genannt, bedeckt. Es ist nicht genau bekannt, ob dieser Ganzkörperflaum der evolutionäre Rest eines früheren Fells ist oder ob die Behaarung dafür sorgt, die schützende Käseschmiere am Körper zu halten und eine Auslaugung der Haut durch das Fruchtwasser zu meiden. (Länge 16 cm, Gewicht 135 g)
Zwanzigste Woche. Dein Baby wächst sehr schnell weiter. Seine Zähne bilden sich im Kieferknochen, die Kopfhaare und Augenbrauen wachsen, die Muskeln werden kräftiger. Jetzt kannst Du die Bewegungen Deines Babys deutlich spüren, sie fühlen sich an wie feine Wellen oder Blubberblasen, die von innen Deine Bauchdecke streicheln. Mit der flachen Hand auf Deinem Bauch kann auch der

Vater schon sein Kind spüren. Schon bald wirst Du deutlich unterscheiden können zwischen dem Po, dem Rücken, einem Fuß oder Händchen und dem Köpfchen Deines Babys. Es reagiert sogar auf Kitzeln, wenn es Dir seinen Fuß heraus streckt. Das Baby kann jetzt hören und nimmt sowohl das Gegurgel und Pulsieren in Deinen Gefäßen und inneren Organen wahr als auch Geräusche und Stimmen von außen. (Länge 25 cm, Gewicht 340 g)
Vierundzwanzigste Woche. Dein Baby trinkt Fruchtwasser und bekommt manchmal Schluckauf, was Du als zaghaftes Glucksen spüren kannst. Eifrig wächst der zarte Fetus weiter. (Länge 33 cm, Gewicht 570 g)
Achtundzwanzigste Woche. Allmählich haben Kopf und Körper ein besseres Größenverhältnis zueinander. Der gesamte Körper ist mit Haarflaum bedeckt und dick mit einer cremigen Käseschmiere überzogen. Dieser doppelte Schutz verhindert, dass Babys Haut vom Fruchtwasser völlig aufgeweicht wird. Die Ganzkörperbehaarung ist bis zur Geburt wieder weg. Die Lungen reifen jetzt. Das ist ein wichtiger Prozess, der eine Frühgeburt in diesem Stadium besonders gefährlich sein lässt. (Länge 37 cm, Gewicht 900 g)

5.3. Gemeinsam wachsen, auf die Geburt vorbereiten. 7.-9. Monat.

Im dritten Trimenon, dem letzten Schwangerschaftsdrittel, öffnet Dein Baby seine Lider und kann einen rötlichen Lichtschimmer durch die Bauchdecke wahrnehmen. Es ist schon recht groß und kräftig, hat dabei immer noch genügend Platz in der Fruchtblase zum Strampeln. Es boxt und tritt Dich in die Rippen und drückt manchmal auch schon nach unten auf den Gebärkanal. Gegen den Druck auf die Rippen hilft am besten eine aufrechte Haltung – sowohl im Stehen und Laufen als auch im Sitzen. Zur Unterstützung einer guten Haltung besorge Dir einen bequemen, ergonomisch geformten Stuhl oder einen Pezziball. Sitze nicht mehr mit übereinander geschlagenen Beinen. Stell sie einfach nebeneinander oder lass Dich in den Schneidersitz nieder. Mach regelmäßig Gymnastik (siehe Kap. 3.). Viele Frauen empfinden in den letzten Schwangerschaftswochen Radfahren angenehmer als Zu-Fuß-Gehen, da sie das Gefühl haben, dass das Baby bereits in den Schoß drückt. Ärzte warnen vor dem Radfahren, weil sie befürchten, Du als Schwangere könntest das Gleichgewicht verlieren. Doch bei gutem Körpergefühl und einem angemessenen Tempo ist gegen Radfahren wie gegen Sport im Allgemeinen nichts einzuwenden. Es liegt in Deinem Ermessen.
Was tun bei Schlafstörungen? Auf keinen Fall Beruhigungsmittel einnehmen (siehe Kap. 11.4.)! Ernähre Dich mit einem hohen Anteil an Früchten und Wildkräutern. Meide jegliches tierische Fett und Eiweiß sowie Getreideprodukte wie Brot, Nudeln oder Müsli. So eine Ernährung sorgt zuerst dafür, dass sich bei Dir nicht so viele Schlackenstoffe bilden, die Deine teilweise sowieso schon in Bedrängnis geratenen Blutgefäße verstopfen. Eine gute Durchblutung des Beckens, der Beine und natürlich des gesamten übrigen Körpers ist eine

Grundvoraussetzung für Wohlbefinden. Wirst Du nachts von Wadenkrämpfen oder juckenden Hämorrhoiden gequält, ist es vorbei mit der Entspannung. Stimmt Dein Nährstoffhaushalt, dann sorge auch für genügend Sauerstoffzufuhr und Bewegung. Schlafe ganzjährig bei offenem Fenster. Gegen Frost nehme eine zweite Decke hinzu, und erspare Dir stickige Luft während der nächtlichen Regeneration. Sorge für tägliche Bewegung und Beanspruchung – so dass Dein Körper tatsächlich abends nach Ruhe verlangt und nicht zu ausgeruht ist zum Schlafen. Iss nicht mehr zu spät abends, damit Dein Verdauungssystem zur Ruhe kommt. Vergiss den Schlummertrunk Milch mit Honig. Milch enthält zwar reichlich Tryptophan – einen Eiweißbaustein, der eine beruhigende Wirkung auf unser Gehirn hat. Gleichzeitig ist sie kein Lebensmittel für Erwachsene (siehe Kap. 9. und 8.8.). Sie ist stark schleimbildend und entzieht durch ihre säurebildende Verdauung dem Körper eher Kalzium, als dass sie es zuführt. Stattdessen sind Bananen als Bestandteil der letzten Mahlzeit oder als Abschlusssnack geeignet. Auch Bananen enthalten reichlich Tryptophan. Aus Tryptophan kann Dein Körper zusätzlich Niacin und Serotonin aufbauen. Niacin ist ein wichtiges Vitamin der B-Gruppe und Serotonin ist ein euphorisierendes Hormon. Gönne Deinem Geist einen entspannten Feierabend mindestens eine Stunde vor dem Zu-Bett-Gehen. Langes Liegen in Rückenlage ist jetzt häufig bereits unbequem und führt außerdem dazu, dass das Gewicht von Gebärmutter und Baby wichtige Blutbahnen neben der Wirbelsäule abklemmt. Am besten ist die Seitenlage. Falls das für Dich ebenfalls unbequem ist, stütze Dich mit einem Kissen zwischen den Knien, damit Du wirklich entspannen kannst und zur Ruhe findest.
Es ist bei allem jedoch einfach möglich, dass Dein Körper das nächtliche Wachwerden übt – ebenso wie er vieles andere auch übt während der Schwangerschaft.

Nach der 28. Woche wird das Baby vom Gesetz als lebensfähig betrachtet, d.h. es ist allein lebenstüchtig. Wenn Dein Baby jetzt geboren würde, hätte es unter klinischen Bedingungen gute Überlebenschancen. Besonders Atmungsstörungen und Schwierigkeiten, sich warm zu halten, müssten dabei behutsam behandelt werden. Das soll Dir jedoch nicht Trost sein, dass es wohl nicht so schlimm ist, wenn das Baby früher kommt. Doch – es ist trotzdem schlimm, denn jede Woche, die dem Baby zum Gedeihen und Reifen im Mutterleib fehlt, ist ein ernster Entwicklungsverlust. Achte weiterhin gut auf Dich und trage Dein Baby bis zum Schluss! Du brauchst nicht zur ängstlichen Glucke zu werden, aber falls Du Beschwerden hast, die auf eine Infektion hindeuten, oder einen schwachen Kreislauf oder häufige Vorwehen, so halte Dich unbedingt an eine natürliche Lebensweise und nimm nur die besten, Dich stärkenden Speisen zu Dir.
Bis zur Geburt nimmt das Baby im letzten Schwangerschaftsmonat etwa 200 Gramm wöchentlich zu – diese in der Unterhaut eingelagerte Fettschicht gibt dem Baby den nötigen Wärmeschutz nach der Geburt. Wenngleich die ausge-

dehnte Gebärmutter inzwischen stark auf die inneren Organe, besonders den Magen drückt und deshalb keine Riesenportionen mehr gegessen werden können, achte dennoch weiterhin auf vitalstoffreiche Frischkost! Durch sehr fettige, zuckrige und kalorienhaltige Kost nimmst nicht nur Du, sondern auch Dein Baby übermäßig viel zu. Ein sehr hohes Geburtsgewicht ist ebenfalls nicht nur unangenehm für Dich (drohender Dammriss), sondern hat Langzeitfolgen für die Gesundheit des Kindes.
Dein Bauch sitzt jetzt tiefer und Du kannst frei atmen. Bei sportlicher Betätigung kommst Du nicht mehr so schnell aus der Puste, bist aber trotzdem langsamer als nicht-schwangere Frauen. Dein Schneckentempo darfst Du mit Würde auskosten – die Hauptsache ist, dass Du überhaupt in Bewegung bleibst. Ich meine das so wie ich es schreibe. Bald schon wirst Du ein Kind gebären und dafür brauchst Du eine sehr gute Kondition und einen kräftigen Körper.
Zweiunddreißigste Woche. Die Proportionen aller Glieder sind jetzt so wie bei der Geburt. Dein Baby ist viel kräftiger geworden, seine Bewegungen sind deutlich spürbar und auch sehr gut von außen sichtbar. Die Plazenta gewährleistet weiterhin seine Versorgung mit Sauerstoff und Nährstoffen sowie den Abtransport von Schlackenstoffen. Dein Kind schluckt gelegentlich Fruchtwasser und testet sein Verdauungssystem. Im Fruchtwasser schwimmen abgestoßene Fötuszellen umher sowie Nährstoffe, die für die Reifung der Lungen notwendig sind. Wenn der Fötus in das Fruchtwasser uriniert, wird es alsbald ausgetauscht. Es ist stets eine sterile Lösung.
Grundsätzlich gilt: Solltest Du in diesem Stadium länger als 24 Stunden keine Kindsbewegungen spüren, suche Deine Hebamme auf. (Länge 40,5 cm, Gewicht 1,6 kg)
Sechsunddreißigste Woche. Das Babyfell, sprich: die Lanugohaare, fallen aus. Vereinzelt können noch Haarpartien an Beinen, Armen, Schultern und den Hautfalten zurück bleiben.
Eine grünlich-schwarze, zähklebrige Masse, die aus Rückständen von Zellen und Fett aus dem Fruchtwasser, Lanugohaaren, Schleim und Gallenflüssigkeit besteht, lagert sich in Babys Gedärmen ab. Diese Masse wird Kindspech oder auch Mekonium genannt, das sozusagen als erster Stuhl in den ersten Tagen nach der Geburt ausgeschieden wird.
Das Baby hat noch kein eigenes Immunsystem. Deine Antikörper schützen es gegen alles, wogegen auch Du immun bist.
Derweil schlägt das Kind Purzelbäume in Deinem Bauch. Manche Babys nehmen jetzt schon ihre Geburtsposition ein, mit dem Kopf nach unten. Andere lassen sich damit Zeit.
Achtunddreißigste Woche. Mittlerweile wird der Platz in der Gebärmutter recht eng. Mitunter setzen jetzt bereits erste Senkwehen ein. Du spürst sie als Ziehen in der Gebärmutter und Herabsenken des Bauches. Und Du spürst bereits, wie das Baby tief in Deinen Schoß drängt. Für Dich heißt das: behutsam sein beim Sport

und beim Sex, nicht über die eigene Kondition hinausschießen, und auch nicht auf der Couch sitzend lahmarschig werden.

Vierzigste Woche. Die Käseschmiere ist zurückgegangen, so dass sich in den Hautfalten nur noch Reste befinden – besonders um den Hals herum, in den Achselhöhlen und in der Leistengegend. Der Mutterkuchen ist auf einen Durchmesser von 20 bis 25 cm gewachsen. Er ist ca. 3 cm dick und wiegt etwa 500 Gramm.

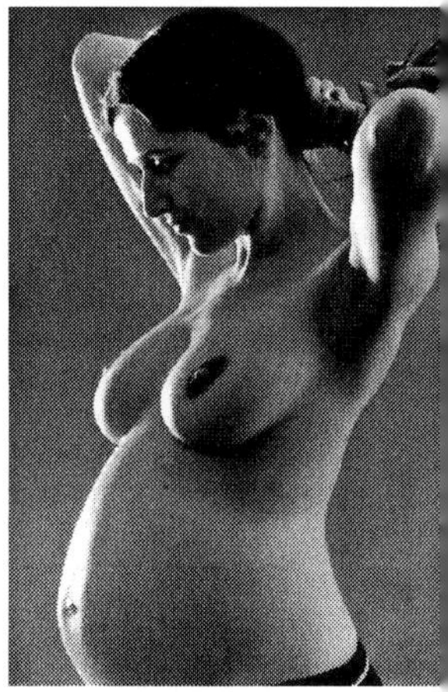

Dein Baby hat richtig lange Fingernägel. Es öffnet die Augen, wenn es wach ist und schließt sie zum Schlafen.

Meistens befindet sich der Kopf in Schädellage und ist bereits einige Zeit vor dem errechneten Termin in die Beckenöffnung eingetreten. Bei Erstgebärenden findet das bereits einige Wochen vor der Geburt statt, bei Mehrfachgebärenden lässt sich das Baby mitunter bis wenige Stunden vor der Geburt damit Zeit. Aus diesem Grund überlege Dir gut, ob Du Dich auf einen geplanten Kaiserschnitt einlässt, der Dein Kind ein bis zwei Wochen vor dem Termin auf die Welt holt. Dem Kind fehlt die abschließende Reifung im Mutterleib, und Du bringst Dich um die Chance einer schönen Geburt, die selbst bei einer Beckenendlage möglich ist (siehe Kapitel 6.5.). In den Tagen vor der Geburt produziert Dein Baby Kortison. Das ist ein Hormon der Nebennierenrinde und bereitet die Lungen auf den ersten Atemzug vor. Mit dem ersten Atemzug wird das gesamte Blut des Babys eigenständig durch die Lunge strömen, um den Austausch von Sauerstoff und Kohlendioxid in Gang zu bringen.

Jetzt ist es Zeit, alle Vorbereitungen abzuschließen und dem Willkommen-Heißen des Babys gelassen entgegen zu blicken. Den Anstoß zur Geburt gibt das Baby:

> Erstens sendet es Botenstoffe an den mütterlichen Organismus. Diese signalisieren, dass die Lunge reif ist für eine eigene Atmung.
> Zweitens sendet das Baby Stresshormone aus, wenn ihm die Versorgung der Plazenta nicht mehr genügt und es Hunger bekommt.
> Sowohl die Stresshormone als auch die Botenstoffe der Lunge können das Startsignal für die Geburtseinleitung sein.

Alle Gewichts- und Längenangaben in diesem Kapitel sind Mittelwerte. Sie dienen der groben Orientierung und Veranschaulichung, sie sind kein bindender Maßstab.[2]

[1] Alfred Tomatis beschreibt in seinem Buch Der Klang des Lebens sehr eindrucksvoll, wie das Hören sehr früh (direkt nach dem Bewegungssinn) im Mutterleib ausgebildet wird und mit allen anderen Sinnen ein synästhetisches Potenzial ausbildet. Traumata, die durch eine Trennung von Mutter und Kind direkt nach der Geburt, beispielsweise in einer Klinik, verursacht wurden, können über eine spätere Hörtherapie behandelt werden, bei der das Kind dem Hören von Geräuschen aus der Gebärmutter der eigenen Mutter und veränderten Aufzeichnungen ihrer Stimme ausgesetzt wird.

[2] Einige faktische Daten und Maßangaben zur Kindsentwicklung habe ich dem Buch der Gynäkologin Miriam Stoppard, Das große Ravensburger Buch der Schwangerschaft, Urania, Stuttgart 1999 entnommen.

6. Entbundenwerden oder Gebären?

6.1. Pioniere der alternativen Geburtsmethoden.

Es ist paradox im Zusammenhang mit natürlicher Geburt von Methoden zu sprechen. Wie kann denn ein natürlicher Ablauf mit einer Entbindungs*methode* oder *-technik* verknüpft werden?

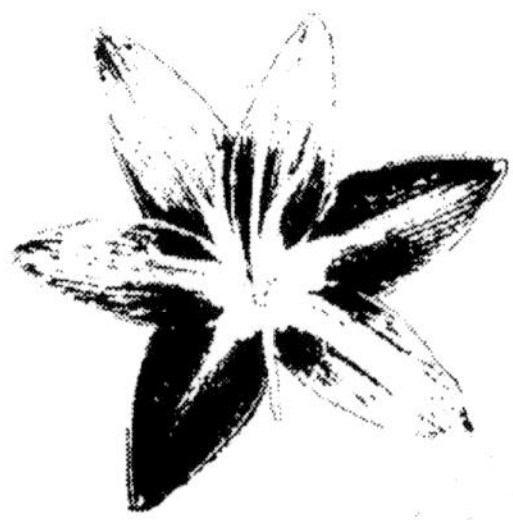

Doch betrachten wir die Begriffe zunächst unvoreingenommen und sehen wir, welche Ansätze sich dahinter verbergen. Immerhin gab es im vergangenen Jahrhundert auch unter den Gynäkologen und Geburtshelfern solche, die an den klinischen Methoden Kritik übten und einige wichtige Beobachtungen publizierten, die anschließend in so genannte alternative Geburtsvorbereitungsmethoden und -techniken einflossen.

Erstaunlicherweise waren diese Reformer überwiegend Männer. Geburtshelfer, die es sich erlaubten, nicht immer eingreifen zu müssen, sondern die einfach nur Gebärende beobachteten. Sie verknüpften daraufhin ihre Beobachtungen mit ihrem jeweiligen Wissensstand.

Wenngleich die daraus entstandenen alternativen Konzepte der gebärenden Frau schon viel näher kommen und dem Kind einen natürlicheren Lebensstart ermöglichen als die technisierten klinischen Entbindungen, so durchzieht sich doch durch alle derselbe Denkfehler: die Vorstellung, dass eine Frau das Gebären erst lernen müsse. Das Selbstbewusstsein, unser Bewusstsein vom Selbst, unser Ich, spielt uns einen Streich. Wer bringt denn unserem Magen das Verdauen bei? Oder ein deutlicheres Beispiel: Woher lernt denn die befruchtete Eizelle das Einnisten in die Gebärmutter und woher kann diese eine Plazenta bilden und Fruchtwasser in einer Fruchtblase tragen und pünktlich anfangen zu wachsen? Die Schwangerschaft verläuft nach einem festgelegten Programm der Natur, das die Geburt als Höhepunkt einschließt. Die Wehenarbeit der Gebärmutter ist ein unwillkürlicher Vorgang, der einfach einsetzt, wenn es erforderlich ist.

Wieso kann unsere Gebärmutter eine komplette Schwangerschaft aushalten, aber für den Abschluss – die Geburt – benötigt sie dringend Unterstützung von außen?

Weil unser Verstand uns sagt, wenn die Gebärmutter loslegt und das Kind nach außen strebt, dann tut es weh. Es ist ein evolutionärer Vorsprung und Strafe zugleich, dass der Mensch Schmerzen voraussehen kann und deshalb im Vorhinein Ängste entwickelt. Zugegebenermaßen ist eine Geburt auch mit Angst verbunden – wer hat schon gerne Schmerzen? Andererseits haben Schmerzen immer eine wichtige Funktion: Ein gestauchtes Gelenk soll eben stillgehalten und nicht weiter belastet werden, ein überreizter Magen fordert zum Fasten auf,

bis er seine Schleimhaut regeneriert hat. Es ist unser Verstand, der etwas akzeptieren, nicht unser Körper, der Wehenarbeit lernen muss!
Die Schmerzen während einer Geburt sind sicher die stärksten und wichtigsten, die Du als Frau in Deinem Leben auszuhalten hast. Sie lösen komplexe biochemische Abläufe aus wie:

- die Ausschüttung körpereigener Opiate, die Dir helfen, Dich in den Wehenpausen zu entspannen,
- die Ausschüttung von Endorphinen, die Dein Durchhaltevermögen und das Glücksgefühl über das Neugeborene steigern und zur Entwicklung der Mutterliebe beitragen,
- die Signale für die hormonelle Umstellung von Schwangerschaft auf Stillzeit.

Die Gebärmutter als Organ macht diese Arbeit selbstverständlich nicht allein, sondern ist in einen komplexen Zusammenhang aus von verschiedenen Organen produzierten Hormonen, Herz-Lunge-Kreislauf etc. eingebunden (siehe Kap. 10.3.).
An einer komplikationsfreien Schwangerschaft und Geburt ist ein gesunder Organismus ablesbar – der die lebenserhaltenden Prozesse klugerweise unwillkürlich steuert, statt dem menschlichen Bewusstsein zu trauen.

Was bisher geschah... Die Entwicklung der alternativen Geburtshilfe im 20. Jahrhundert.
In den vierziger Jahren des 20. Jahrhunderts beobachtete Grantly Dick-Read sehr genau das Verhalten von Frauen während einer Geburt, und gilt aufgrund der abgeleiteten Überlegungen als ein Pionier der alternativen Geburtstechniken.
Sein Motto: Gib Dich hin, lass los – wenn Du während der Geburt locker und gelassen bleibst, tun die Wehen weniger weh. Gelassenheit, Entspannung und der richtige Atemfluss helfen tatsächlich, Schmerzen besser zu ertragen. Das ist eine allgemeine Tatsache, die immer gültig ist, wenn Menschen – also Männer, Frauen, Kinder – Schmerzen haben. Bei Kopfschmerzen kannst Du das genauso gut ausprobieren wie bei einem verstauchten Gelenk: Entspanne, löse Schonhaltungen auf, atme nicht stockend und verkrampft, sondern frei und gleichmäßig. Dann lassen die Schmerzen nach oder werden zumindest subjektiv nicht mehr so stark empfunden. Dick-Read spricht von einer bewussten Annahme des Schmerzes.
Zu der Geburt Deines Kindes gehört ein bewusster Umgang mit Schmerzen, doch in erster Linie geht es darum, ein Leben zu schenken. Und das verlangt Konzentration. Eine Geburt verlangt von Dir innere Sammlung, die mentale Stärke, *mit dem*, nicht *gegen den* Schmerz zu arbeiten. Spüre das Vorwärtsdrängen Deines Kindes und unterstütze es dabei! Atme!
Lass Dich intensiv und bewusst von Deinem Körper und seinen Anweisungen leiten, und nicht andersherum!

Die Vorbereitungskurse nach Grantly Dick-Read versuchen, durch umfassende Informationen die Angst vor der Geburt abzubauen. Sie versuchen, über Deinen Verstand auch Dein Vertrauen in den eigenen Körper zu entwickeln.
Macht so ein Kurs wirklich Sinn?
Die Schwangerschaft bietet Dir neun Monate lang die Möglichkeit, Deinen Körper spüren und ihm trauen zu lernen, Dich auf die Geburt und die Mutterrolle innerlich einzustellen. Und diese Zeit soll nichts wert sein im Vergleich zu einem Geburtsvorbreitungskurs, der einmal wöchentlich für ein bis zwei Stunden an zehn Terminen stattfindet? Das in einem Kurs übermittelte Wissen, seien es Entspannungs- oder Atemtechniken oder Informationen über den Geburtsablauf, ist immer nur ein Teil des eigentlichen, in Dir bereits vorhandenen Körperwissens.
Insbesondere Erstgebärende wünschen sich, alles richtig zu machen. Doch was ist richtig? Sich an eine bestimmte Entbindungstechnik zu halten, an die Inhalte eines Geburtsvorbereitungskurses, die man in der kurzen Zeit, die ein solcher Kurs bietet, gar nicht verinnerlichen kann?
Eine gesunde Frau kann allein gebären. Die einzige Vorbereitung, derer Du bedarfst, ist, Dich gesund zu erhalten und Deinem gesunden Körper mehr zu trauen als irgendwelchen klinischen Gerätschaften.

In den fünfziger Jahren beobachtete der französische Geburtshelfer Ferdinand Lamaze russische Frauen, die während der Geburt eine Entspannungs- und Atemmethode benutzten, die Psychoprophylaxe genannt wird.
Zusätzlich beschäftigte er sich mit den Theorien von Iwan Pawlow (Du weißt schon, der mit den Hunden, der Glocke und dem Fressnapf) und schlussfolgerte aus diesen Studien, dass konditioniertes Lernen bei der Schmerzbewältigung sehr wertvoll sei. Auch nach Lamaze ist Entspannung der Kern jeder Geburtserleichterung. Die wesentlichen Komponenten seiner Kurse sind:

- Abbau von Ängsten durch umfangreiche Information und Verständnis der Vorgänge,
- das Erlernen der bestmöglichen Entspannung und genauer Übungen für die Geburtsarbeit,
- Ablenken der Gedanken von den Schmerzen durch kontrolliertes, rhythmisches Atmen während jeder Wehe. Für die verschiedenen Phasen sind unterschiedliche Atemmuster vorgesehen.

Die Vorbereitung nach Lamaze ist deutlich zeitaufwendiger, seine Übungen müssen während der gesamten Schwangerschaft trainiert werden. Dein Körper soll sie verinnerlichen – Du wirst konditioniert wie ein Pawlowscher Hund.
Bei Lamaze soll obendrein der Vater des Babys als Trainer fungieren, Dich als Schwangere emotional unterstützen und bei vorgegebenen Konditionsübungen mit Dir zusammenarbeiten. Während der Geburt kontrolliert er den Wehengang und gibt Dir Anweisungen zum richtigen Atmen.

Natürlich ist es toll, wenn der Vater teilnimmt an der Schwangerschaft und das Ins-Leben-Treten seines Kindes begleitet. Doch auf welche Art und Weise?
Du solltest in der Schwangerschaft unbedingt in Bewegung bleiben mit umfassendem gymnastischem Training, Tanz, Spazieren an der frischen Luft, Schwimmen. Eine Geburt ist keine sanfte Initiation in die tieferen Geheimnisse des Frau-Seins und sie ist auch keine Wellness-Veranstaltung bei der eine Frau nur für sich bleiben, atmen und entspannen kann. Eine Geburt fordert Mutter und Kind einiges an Kondition ab. Dazu ist es wichtig, den Körper während der gesamten Schwangerschaft mit reichlich Sauerstoff zu versorgen.
Dein Training sollte Dich nie so stark beanspruchen, dass Du deutlich außer Atem kommst, denn dann brauchst Du selbst zu viel Sauerstoff und es kommt nicht mehr viel bei Deinem Kind an (siehe Kap. 3.). Bewege Dich so intensiv, dass Du die gute, wärmende Durchblutung Deines Körpers beim Training von den Haarwurzeln bis in den kleinen Zeh spürst.
Jede Frau hat einen anderen Geschmack – manche bewegen sich gerne rhythmisch nach Musik, manche toben sich im Wasser aus, manche lieben Gruppensport, manche schalten den vollen Kopf ab bei einem einsamen Waldlauf. In jedem Fall ist abwechslungsreiche und regelmäßige Bewegung wichtig und gesund. Und warum solltest Du die nicht ab und zu gemeinsam mit dem Partner machen, Euch gemeinsam fit halten? Dein Liebster kann dabei durchaus motivierend wirken und er lernt auch die sich ändernde Belastbarkeit seiner schwangeren Frau kennen und weiß, wo Rücksicht und wo Ermunterung wirklich angebracht sind, anstatt in einem Kurs eine Geburtssituation zu simulieren. Bei regelmäßigem (gemeinsamem) Sport findet automatisch eine Sensibilisierung für den Körper statt. Es bedarf keiner künstlichen, von außen angeleiteten Übungen mehr, um sich zu spüren. Dem Mann die Aufgabe eines Geburtstrainers, der auch während der Geburt der Frau den Atemtakt vorgibt, zuzudenken, ist für den Mann eine willkommene Ablenkung, und vollkommen überflüssig. Für die Frau da sein und ihr seine Nähe zeigen, dafür gibt es schönere, zärtlichere Wege innerhalb der gesamten Partnerschaft. Mit den eigenen Ängsten und der eigenen Unzulänglichkeit in einer Geburtssituation muss der werdende Vater einen eigenen Umgang finden. Ganz im Ernst, auch für den Mann bedeutet eine Geburt Stress – ist er doch von der Natur als Beschützer seiner Miniherde bestimmt. Jeder Fremde, der seiner Frau derartige Schmerzen zufügen würde, hätte es längst mit ihm zu tun bekommen. Und nun kommen diese Wehen, und die geliebte Frau windet sich und er kann gar nichts tun. Das ist für die praktischen und problemlösungsorientierten Männer sehr schwer auszuhalten. Da gibst Du ihm am besten schon vorher etwas zu tun (siehe Kap. 7.1. bis 7.3.). Er kann gegebenenfalls der Trainer für die älteren Kinder sein, aber nicht für Dich als Gebärende.
In der öffentlichen Beschreibung der angebotenen Kurse heißt es, die Geburtsphilosophie nach Lamaze stelle die Frau in den Mittelpunkt, ihre innere

Weisheit führe sie. Das ist doch ein Widerspruch in sich! Eine Frau, deren Verhalten gezielt konditioniert wird und deren Geburtsverständnis durch rationale Aufklärung geprägt ist, folgt dem Gelernten, nicht ihrer inneren Weisheit. Sehr aktive, kopfgesteuerte Frauen schätzen diese Methode, da sie ihnen das Gefühl gibt, selbst am Steuer zu sein.
Du bist als Frau sowieso am Steuer – es sei denn, Du lässt Dich gehen und gerätst in Panik oder lässt Dir freiwillig Betäubungsmittel verpassen. Dass die Geburt ein unwillkürlicher Vorgang ist, bedeutet nicht, dass Du ihn unbewusst vorbeigehen lassen kannst. Die eigentliche Steuerung der Geburt leiten die Hormone. Es ist vergleichbar mit dem weiblichen Monatszyklus. Ob die Regelblutung einsetzt oder ein Eisprung stattfindet, ist hormonell bedingt. Und ob eine Blutung sehr stark oder nur ganz schwach, schmerzhaft und belastend oder einfach ist, darauf hast Du als Frau durch Deine gesamte Lebensweise sehr wohl großen Einfluss.

Einen weiteren Schritt hin zu einer natürlichen Geburt ging der französische Geburtshelfer Frédéric Leboyer in den siebziger Jahren mit seinem Konzept der „Sanften Geburt". Leboyer stellt nicht Dich als Frau, sondern das Kind in den Mittelpunkt. Er ist der Erste, der an das Baby denkt. Noch zu Beginn des 20. Jahrhunderts galten Säuglinge als unfertige Menschen. Erst ab 1905 setzte, ausgehend von fortschrittlichen Geburtshelfern in Dresden, ein allmählicher Umdenkprozess ein. Doch es dauerte Jahrzehnte bis die Babys gezielt beobachtet wurden. Leboyer will dem Kind vor, während und nach der Geburt unnötige Belastungen ersparen. Deshalb wird es nicht untersucht, gewogen und gemessen, sondern sofort nach seiner Ankunft auf den Bauch der Mutter gelegt. Das Baby darf sich langsam eingewöhnen, während es den trauten Herzschlag der Mutter hört und ihre Wärme spürt, zum ersten Mal an der Brust der Mutter trinkt. Es ist übrigens inzwischen bewiesen, dass das Baby in dieser Lage, mit dem Gesicht auf Mamas Bauch, seine Atemwege besser von Schleimresten reinigen kann als dies durch ein Absaugröhrchen möglich ist. Es ist nicht nötig, dass eine Hebamme seine Atemwege reinigt.
Die Nabelschnur wird bei Leboyer erst durchtrennt, wenn sie aufgehört hat, zu pulsieren. Entgegen der üblichen Klinikroutine haben so Baby, Mutter und Vater Gelegenheit, die Intimität ihres ersten Zusammenseins ausgedehnt zu nutzen.
Dass dieses Begrüßen des Babys in der Welt und in der Familie als Konzept überhaupt erst formuliert werden musste, belegt die Entmündigung der Mütter in Kliniken. Jede Mutter hat das Bedürfnis, ihr Kind direkt in die Arme zu nehmen und zu betrachten. Es ist Deine Frucht – die ist vollkommen, wie sie ist, und muss nicht erst gewaschen und formell bestätigt werden.
Dass Mütter glauben, die ersten klinischen Untersuchungen geschähen zum Besten ihres Kindes und es deshalb freiwillig hergeben, auf die ersten wichtigen(!) gemeinsamen Minuten verzichten – eben das ist der Beleg ihrer Entmündigung. Statt einer Fürsorge vollzieht sich nur eine Störung der psychi-

schen Entwicklung des Babys, das nicht in Geborgenheit schenkende Arme und an wärmende, vertraut riechende Haut darf, sondern in ungewohntem Licht von fremden Händen gehalten wird. Folge Deinem Instinkt, nimm Dein Baby direkt zu Dir! Um das zu wissen und vor allem zu spüren, benötigst Du keinen Kurs und keine Erlaubnis von einem Arzt.
Auch die Vorstellungen von Leboyer gehen nicht über die kulturelle Grenze hinaus zurück zur eigentlichen natürlichen Geburt. So bezeichnet er die Mutter als bedrohliches Ungeheuer für das Baby. Das ist nicht wahr! Es ist zwar eine Tortur für den kleinen Körper, sich durch den Geburtskanal zu zwängen. Diese Tortur erfüllt aber eine Reihe wichtiger physiologischer Funktionen. Denke zum Beispiel an das Auspressen des Fruchtwassers aus den Lungen und die Ausschüttung von Adrenalin für die Sauerstoffversorgung (siehe Kap. 7.3.2.). Es ist auch nicht angebracht, das Neugeborene direkt in warmes Wasser zu tauchen. Auch das widerspricht seiner physiologischen Anpassung. Das Baby braucht den Kontakt zu frischer Luft, die kälter ist als die eben verlassene Fruchthöhle, um die Lungenarbeit und die eigene Blutzirkulation in Gang zu bringen. Leboyer meint es gut, doch seine Beobachtungen sind nicht zu Ende geführt. Seine Ableitungen wollen dem Baby einen gemütlichen Empfang bereiten. Die Natur ist nicht gemütlich, sie ist aktiv.
Das zu beherzigen ist sehr wichtig. Nicht nur viele Geisteswissenschaftler, sondern auch zunehmend mehr Naturwissenschaftler warnen vor den Folgen der Verweichlichung der überzivilisierten Menschen für ihre Gesundheit und das gesamte Ökosystem Erde.[1]

> Die Leboyer-Methode wird ergänzt durch Yoga. Die Yoga-Übungen helfen, der Angst zu begegnen. Yoga ist grundsätzlich sehr empfehlenswert für die körperliche und mentale Ertüchtigung und Balance. Da es sich jedoch nicht um reine Turnübungen handelt, sondern eng mit Meditation und der Einhaltung bestimmter Abläufe verbunden ist, die jahrelange Praxis erfordern, eignet es sich nicht unbedingt für einen Schwangerenkurs zwischendurch und auch nicht für eine instinktive Geburt. Yoga sollte auch nicht aus einem Übungshandbuch für Asanas (Körperhaltungen) selbst gelernt werden, sondern nur unter Anleitung. Bestimmte Asanas wirken derart auf die körperlichen Leitbahnen, dass durchaus Wehentätigkeit oder eine frühe Öffnung des Muttermundes ausgelöst werden können.

Ebenfalls in den siebziger Jahren ging der Geburtshelfer Michel Odent in einer eigenen Privatklinik in Pithiviers (Frankreich) andere Wege als die damals übliche Kreißsaalgeburt.
Seine Beobachtungen brachten ihm die Erkenntnis, dass eine Frau sich unbeobachtet fühlen muss, um sich tatsächlich von allein natürlich zu verhalten. Verhält sich jemand offensichtlich wie ein Beobachter oder gibt Anweisungen, ist das ein

Störfaktor des Geburtsprozesses. Jeglicher Augenkontakt während der Geburt wirkt den Geburtskräften entgegen.
Diese Beobachtungen bestätigen, dass Du allein gebären sollst und kannst. Du bist die Expertin der Geburt und benötigst keinen Arzt, der Deine Vagina kontrolliert, oder einen Partner, der Dir den Atemrhythmus vorgibt.
Odent hat das Rückzugsbedürfnis der Frau, das Höhlenbedürfnis, auf die Bedingungen seiner Geburtsklinik übertragen:

- Die hormonellen Steuerungsvorgänge hängen stark vom seelischen Zustand der Gebärenden ab, beeinflusst durch Gefühle wie Geborgenheit, Stress, Angst oder Scham. Er dunkelt das Geburtszimmer ab, da man sich im Dunkeln weniger beobachtet fühlt.
- Ein gewisser Grad an Unordnung schafft Geborgenheit, entgegen der sterilen Atmosphäre eines Kreißsaals, in welchem schon diverse Instrumente zur Einmischung parat liegen. Du kannst zu Hause einfach ein paar Kissen oder Decken lose herumliegen lassen.
- Es ist einfacher, in einem kleinen Zimmer ein Kind zur Welt zu bringen, als in einem großen. Nicht nur das Baby, auch Du als Gebärende brauchst Geborgenheit, um sich hingeben zu können.

Da nicht alle Frauen nach Frankreich in seine Klinik kommen können, sind die Ideen von Odent auch als Vorbereitung für Hausgeburten sehr beliebt geworden.

Eine Hausgeburt gibt Dir ein Maximum an Würde und Selbstbestimmung. Leider sind heute Hausgeburten in Deutschland selten. Von knapp 700.000 Geburten jährlich finden ca. 2.000 zu Hause statt. Noch 1950 wurden in Deutschland 50% aller Babys zu Hause geboren. Bei Hausgeburten kommt es nachweislich zu viel weniger Komplikationen. Die Sterbequote ist bei Klinikgeburten nicht niedriger. Die angeblich höhere Sicherheit durch OP-Saal und Kinderstation nebenan wird aufgehoben durch die teils lebensbedrohlichen Komplikationen, die Gebärende allein durch den Stress der invasiven Krankenhaus-Geburtshilfe erleiden müssen. Schon die Tatsache, dass Du eben überhaupt nicht allein bist in einer Klinik, sondern mindestens eine Schwester, eine Hebamme, ein Gynäkologe und ein Narkosearzt Dich unter den Wehen aufsuchen – bringt immer wieder Unruhe, reißt Dich aus Deiner konzentrierten Innenwelt, fordert die Mitarbeit Deines bewussten Gehirns, wodurch alles in allem die Drüsenarbeit und damit die Hormonausschüttung gehemmt wird. Es kann allein deshalb, weil fremde Menschen einfach Deine Geburtshöhle betreten, zu einem Aussetzen der Wehen kommen. Dadurch dauert die Geburt viel länger, Du wirst durch einen Schichtwechsel mit noch mehr fremdem Personal konfrontiert und am Ende heißt es, Dein Muttermund gehe nicht auf oder das Baby litte an Sauerstoffmangel und ein Schnitt oder Medikamente seien unumgänglich.

Echte Geburtskomplikationen sind dagegen selten.

Odent ermutigt Frauen, laut zu singen, damit sie sich trauen, bei der Geburt laut zu schreien. Lautes Schreien mildert den Schmerz und fördert angeblich die Wehentätigkeit, so dass die Geburt weniger lange dauert. Das ist allerdings eine sehr subjektive Empfindung. Manchen Frauen hilft schreien, manche Frauen werden stumm und in sich gekehrt, wenn sie starke Schmerzen haben, manche werden durch das Schreien regelrecht hysterisch oder panisch und verausgaben sich völlig allein durch das Schreien. Das wiederum kann eine Geburt deutlich verlängern. Es ist richtig und notwendig, Beklemmungen oder anerzogene Scham während der Geburt abzulegen. Dafür kann lautes Singen eine gute Übung sein. Das bedeutet jedoch nicht, dass jede Geburt von stundenlangem Schreien begleitet sein muss, so dass Du hinterher drei Tage heiser bist.
Auch Odent betont die Bedeutung der Vormilch für das Neugeborene und fördert das erste Stillen nach der Geburt. Ist das Baby auf der Welt und ruht auf Mamas Bauch von den Geburtsstrapazen aus, darf es sofort das erste Mal allein trinken.

Die englische Geburtshelferin und Soziologin Sheila Kitzinger ist eine Ausnahmeerscheinung in dieser Reihe. Sie ist in erster Linie Feministin und verfolgt neben der sozialpsychologischen Arbeit auch spirituelle Leitpfade. Sie befürwortet ebenfalls eine Geburt ohne Schmerzmittel und operative Eingriffe. Das Baby ist wichtig, nicht die Schmerzen.
Ihr eigentlicher Ansatz gründet jedoch auf sozialem Engagement. Die Übungen bei der Methode von Sheila Kitzinger sind immer auf beide werdenden Eltern abgestimmt, damit die Geburt für beide ein unverwechselbares Erlebnis wird. Ihre Kurse dienen jedoch eher der Vorbereitung auf die Änderungen des Lebens als Paar bzw. auf die Elternzeit als der Geburt. Bei dieser Methode gibt es keinen genauen Plan für Atem- und Entspannungstechniken. Jedes Paar kann seinen eigenen Weg gehen. Die Kurse sind quasi so eine Art Mediation für werdende Familien. Sie sind für manche Paare gewiss hilfreich, besonders wenn aufgrund eines zeitaufwendigen Berufslebens selbst während einer neunmonatigen Schwangerschaft nicht genug Zeit bleibt, sich mit den anstehenden Änderungen gemeinsam auseinander zu setzen. Sie ersetzen nicht die eigentliche Geburtsvorbereitung durch eine natürliche Lebensweise. Und sie ersetzen auch nicht die Annahme der Verantwortung, die Du mit der natürlichen Lebensweise bereits anerkennst und praktizierst.
Laut Sheila Kitzinger ist Geburt heute kulturell geprägt, und kein rein natürlicher Vorgang mehr. Obwohl das erstmal dem Ansatz dieses Buches widerspricht, hat sie zugegebenermaßen Recht. Alles, was sich mit den Vorstellungen über Familiengründung, Schwangerschaft und Verhalten einer Schwangeren, Entbindung und Verhalten einer jungen Mutter verbindet, ist kulturell bedingt

und unterliegt einer gewissen sozialen Kontrolle. Soziale Kontrolle ist normalerweise etwas Gutes und Wichtiges – sie stellt unter anderem unsere Wertvorstellungen und unser Gewissen dar. Stell Dir mal vor, wie das wäre, wenn der eine Nachbar Dir auf die Mütze haut, und der andere Nachbar ignoriert das einfach. Die soziale Kontrolle schützt uns, und andererseits werden wir dadurch manipulierbar. Bei den derzeitigen Vorstellungen der Meisten von einer Geburt als etwas, wozu es unbedingt medizinisch geschulter Hilfe und Überwachung bedarf, gerät jede natürlich denkende und eigenverantwortlich handelnde werdende Mutter unter den Druck, für das Ausbrechen aus den Wertvorstellungen der sozialen Gemeinschaft verfemt zu werden.
Lass Dir hier Mut zusprechen! Du bist diejenige, die sich in der Schwangerschaft wohl fühlen muss, die ihr Gewissen ertragen muss, die die Geburt bewältigen und mit dem Kind anschließend leben muss. Du bist auch diejenige, die unter den Schmerzen eines Dammschnitts monatelang oder mit einem ängstlichen, weinerlichen Kind jahrelang zu leiden hat. Deshalb lass Dir nicht reinreden, solange Du das sichere Gefühl hast, dass alles in Ordnung ist! Traue Deinen Wahrnehmungen und hole Dir nur Hilfe bei Personen, die Dein natürliches Denken teilen oder zumindest tolerieren. Dann darf Geburt wieder einfach sein. Und wenn Du erst ein gesundes, hübsches Baby hast, beruhigen sich die Gemüter umher auch wieder.

Recht populär ist derzeit die Zilgrei-Methode, benannt nach der italienischen Geburtshelferin Adriana Zillo und dem Chiropraktiker Hans Greising. Die beiden verstehen Atemübungen und Entspannungsübungen nicht als zwei Techniken, sondern kombinieren sie miteinander. Dafür soll die Frau bei der Geburt nicht stundenlang liegen, sondern sich ständig ruhig und rhythmisch in Übereinstimmung mit dem Atemfluss bewegen, um Schmerzen zu lindern. Die Übungen der Zilgrei-Methode sind so einfach und so leicht nachzuvollziehen, dass sie nicht großartig einstudiert werden müssen, sondern direkt auf Anweisung ausgeführt werden können.
Diese Übungen leiten sich in erster Linie aus der Beobachtung gebärender Frauen ab. Sie stellen also kein Spezial-Wissen dar, sondern gehören zum natürlichen Verhalten, das den Frauen bei dieser Methode nur bewusst gemacht oder in Erinnerung gerufen wird. Manchmal ist es hilfreich, von außen daran erinnert zu werden, die Position mal zu wechseln. Besonders, wenn Du sonst passiv in einer Stellung verharrst, die Dir die Wehen erträglich erscheinen lässt. Bewegung ist hilfreich. Sie hilft dem Baby, den Weg in den Geburtskanal besser zu finden und nicht von den Beckenknochen aufgehalten zu werden. Außerdem wirst Du selbst bemerken, dass sanftes Beckenkreisen oder Hüftkippen Dir helfen, die Schmerzen zu tragen und die Führung zu behalten. Im Grunde genommen erinnern Dich die Hinweise nach Zilgrei nur an Dein Körperbewusstsein. Die beiden haben sich die Mühe gemacht, das natürliche Verhalten von

Gebärenden zu analysieren und anschließend eine Methode mit ihrem Namen daraus zusammengesetzt. Das ist gut für Frauen, die sich standhaft gegen alles Natürliche und vor allem gegen regelmäßige Bewegung wehren. Die müssen daran erinnert werden, und dann ist es gut, wenn das Leute tun, die einfache Bewegungen genau anleiten können.
Doch hast Du das nötig?
Du weißt und kannst das alles schon, Du musst Dir nur trauen, es Dir zutrauen! Die Bewegungen mit der Hüfte sind nicht vulgär. Sie gehören zu Deinem weiblichen Körper dazu, Du darfst sie anwenden. Denk immer daran, jedes Kind wünscht sich eine starke Mama.

Im Grunde genommen formulieren alle benannten alternativen Konzepte nur das, was Gebärende und kluge Hebammen bei Hausgeburten schon immer praktizieren. Die Tatsache, dass so einfache Regeln wie freies Bewegen während der Wehen, direkter Körperkontakt zwischen Mutter und Kind nach der Geburt usw. in der klinischen Praxis überhaupt revolutionär wirken können, sollte Dir zu denken geben.

6.2. Medizinische Interventionen – überflüssige Einmischung.

Es ist so erschreckend, erzürnend und traurig, welch anmaßende Einmischung im Namen der Sicherheit, Fürsorge und Rechtsprechung stattfindet, dass mir fast der Atem wegbleibt.

6.2.1. Wehenschreiber (CTG).

Nicht nur während der Schwangerschaft, sondern auch bei der Geburt in einer Klinik werden Verfahren wie das CTG (Cardiotokogramm, oder auch Wehenschreiber genannt) oder Ultraschall eingesetzt. Auch das CTG-Gerät arbeitet auf der Basis von Ultraschallwellen.
Es hält die Wehentätigkeit der Mutter und die Herzfrequenzmuster des Kindes auf einem Papierstreifen fest. Die Aufzeichnungen sollen Hinweise auf mögliche Gefährdungen des Kindes im Mutterleib geben. Der schriftliche Nachweis der Untersuchung dient dabei jedoch nicht der Sicherheit der Untersuchungsergebnisse, sondern lediglich der juristischen Absicherung des Arztes. Dafür, also zugunsten des Klinikpersonals, nicht zu Deinem eigenen Wohl oder dem Deines Kindes, musst Du während der Wehen auf dem Rücken liegen und darfst nicht frei die Geburtsposition wählen. Mancherorts wird eine Frau richtiggehend dafür missachtet, wenn sie sich frei gebährdet. Wie kann die sich nur so gehen lassen? Das hat frau davon, wenn Fremde Geburtshilfe leisten.
Zwischen den einzelnen Vorsorgeterminen überprüft auch wochenlang niemand den Gesundheitszustand des Kindes. Du bist mit Deinem wachsenden Bauch allein. Wer unterschreibt dafür?
Viele Babys wehren sich durch kräftiges Strampeln gegen die Schallwellen.

Kinder benötigen viele Jahre, um Gefahren durch logisches Denken zu erkennen. Bis dahin nutzen sie ausschließlich ihre Intuition und ihre Instinkte. Bitte nimm das Strampeln Deines Kindes ernst. Ob es dem Kind gut geht und die Geburt gut vorangeht, kann auch manuell festgestellt werden, mit einer flach auf dem Bauch aufliegenden Hand, anhand von Form und Härte der Gebärmutter und mit einem einfachen Holzhörrohr oder dem klassischen Stethoskop.
Der Einsatz von Wehenschreibern führt zu einer 3- bis 4-fach erhöhten Häufigkeit von Kaiserschnitt-Geburten gegenüber dem Abhören der Herztöne mittels Stethoskop.
Du wunderst Dich wie das zusammenhängt?
Die Kontrolle erfolgt nicht nur über die Bauchdecke der Gebärenden, sondern auch über während der Geburt am Kopf des Babys befestigte Elektroden. Zur Befestigung der Elektroden muss die Fruchtblase aufgestochen werden. Bereits dieser Eingriff löst eine sofortige Minderung des kindlichen Herzschlags aus. Diejenigen Kinder, die unter elektronischer Überwachung zur Welt gekommen sind, zeigen in späterer Kindheit bis zu 65% mehr Verhaltens- und Entwicklungsstörungen. Ganz zu schweigen von den Folgen einer künstlich eingeleiteten Geburt. Willst Du wirklich, dass Dein zartes Baby mit Elektroden am Kopf auf die Welt kommt?
Während der Wehen ist nichts für Dich so wichtig wie Geborgenheit, das Abgeschirmtsein von der Alltagswelt ringsum. Die permanente elektronische Überwachung des Fötus während der Geburt schafft immer wieder dieses Aufmerken – „Ist da etwas, könnte da vielleicht etwas schief laufen?" Ein ganzes Dutzend an internationalen Studien ist im Laufe der letzten 15 Jahre zu immer demselben Ergebnis gekommen: Entweder werden Kurven falsch ausgewertet oder der Fötus reagiert sensibel auf die Überwachung, so dass sich sein Herzschlag ändert. Und dann wird häufig übereilt ein Kaiserschnitt durchgeführt.
Du sollst beim Gebären nichts Rationales denken, bemerkst aber zwangsläufig die Überwachung. Dieses Geschehen spricht immer wieder Dein Gehirn an und behindert so den Geburtsverlauf. Und das ermöglicht der Klinik gut bezahlte, operative Geburtshilfe.
Ich meine das nicht böse gegen die Ärzte an sich. Mir ist nur in zahlreichen Gesprächen immer wieder aufgefallen, dass die Ärzte ihr eigenes, gelerntes Tun nicht hinterfragen. Ihnen fällt auf, dass es zu diesen oder jenen Komplikationen während einer Geburt kommen kann. Sie sorgen sich um die Frauen und möchten helfen. Doch sie kommen nicht eine Minute lang auf die Idee, das die Komplikationen aufgrund ihrer permanenten „Hilfe", besser Einmischung, überhaupt erst auftreten. Sie vertrauen ihren Geräten und den gelernten Eingriffsmöglichkeiten, sie trauen nicht den Frauen, der Natur, den Babys.

6.2.2. Dammschnitt, Wehentropf und Co.

Die klinische Geburtsvorbereitungsprozedur ist in erster Linie eine Tortur für Dich und Arbeitserleichterung für das Klinikpersonal. Heute wird immer noch in vielen Kliniken, zum Glück nicht mehr in allen, die Scham vor der Geburt rasiert. Diese Rasur hat nur den einen Grund: den Geburthelfern das Nähen eines Dammschnitts zu erleichtern, wenn keine kräuselnden Haare die Sicht behindern. Das heißt, es wird von vornherein eine prophylaktische Maßnahme getroffen, nicht um Dich vor einem Dammschnitt zu schützen, sondern um diesen dann wieder reparieren zu können. Für Dich bedeutet das in erster Linie unnötige Schmerzen. Das Rasieren selbst ist nicht schmerzhaft und für Frauen, die sich aus ästhetischen oder erotischen Gründen sowieso rasieren, ist es auch nicht besonders unangenehm. Jedoch bei Frauen, die sich normalerweise nicht rasieren, fangen die nachwachsenden Schamhaare nach zwei bis drei Tagen an zu pieken, kratzen und jucken. Dieses unangenehme Gefühl hält bis zu einer Woche an. Vor allem schmerzt jedoch die Naht des Dammschnitts selbst. Das Brennen der Naht und das Stechen der nachwachsenden Haarstoppeln verstärken sich gegenseitig, so dass Du in der ersten Woche Beschwerden beim Wasserlassen, Sitzen und Gehen bekommst. Frage Dich doch selbst einmal: Wozu brauchst Du eine schöne gerade Naht an der Scham? Die Narbe befindet sich schließlich nicht im Gesicht, wo sie jedermann als unschön empfindet. Dammschnitte werden durchgeführt, weil angeblich ein Schnitt besser heilt als ein Riss. Das ist nachgewiesenermaßen nicht der Fall. Bei einem Schnitt können wichtige Gefäße und Leitbahnen verletzt werden, die so nicht wieder zusammen wachsen und Dir monatelang Schmerzen oder ein unangenehmes, fremdes Gefühl im Genitalbereich hinterlassen. Manche Frauen erleiden lebenslange Einbußen in ihrem sexuellen Empfinden. Forscher der Universität von North Carolina bestätigten in jüngsten Studien, dass bei einem Dammschnitt das Risiko einer Stuhlinkontinenz in den ersten drei Monaten nach der Geburt doppelt so hoch ist wie ohne Dammschnitt.

Hinzu kommt, dass der Schnitt gekonnt genäht sein muss. Wird der Faden zu straff gezogen und dadurch das Gewebe an der Narbenstelle leicht aufgewulstet, heilt es sehr schlecht und kann monatelang bis zu einem Jahr Schmerzen bereiten. Das stört am Ende Euer Beziehungsleben. Gerade im ersten Jahr, wenn Du stillst und Ihr Euch erst daran gewöhnen müsst, jetzt Liebespaar und Eltern zu sein, ist so eine zusätzliche Belastung zu meiden. Sollte die Dehnung während der Geburt tatsächlich zu stark werden, so dass Deine Schamlippen oder der Damm der Spannung nicht standhalten können, ist es besser das Gewebe reißen zu lassen. Auch ein Riss ist schmerzhaft und brennt einige Zeit beim Wasserlassen oder Geschlechtsverkehr. Aber Du kannst sicher sein, dass das Gewebe nur soviel reißt wie wirklich nötig ist, damit Dein Baby hinausschlüpfen kann. Außerdem werden die Gefäße durch die Anpassung des Risses an die Gewebestruktur nicht verletzt. Nachdem alles verheilt ist, kehrt Dein

Empfindungsvermögen vollständig wieder zurück. Sei gewiss: Normalerweise reißt der Damm nicht. Dein Gewebe ist extra von der Natur so geschaffen, dass es extrem dehnbar ist (siehe Kapitel 7.4.).
Gründe für eine Überlastung des Damms können sein:

- Ein sehr großer Kinderkopf – wenn Du während der Schwangerschaft viel Zucker und tierische Eiweiße isst, wird das Baby sehr groß werden. Insbesondere Zucker lässt die Feten abnorm schnell wachsen. Bei einem Kind ab 4000 Gramm Geburtsgewicht kann Dein Gewebe schon mal überfordert sein.
- Beckenendlage – kommt Dein Kind mit dem Steiß zuerst auf die Welt, ist ebenfalls das Gewebe mehr beansprucht als bei einer Geburt in Schädel-/Scheitellage. Es wird vermutlich, aber es muss nicht reißen. Ich kenne sogar eine Frau, deren zwei Söhne beide in Steißlage natürlich geboren wurden, ohne Dammverletzungen.
- Entbindung in Rückenlage – so Du Dein Kind auf dem Rücken liegend bekommst, wie es ebenfalls in Kliniken oftmals üblich ist (da allein wegen der angeschlossenen Geräte wie Wehenschreiber, Wehentropf, ggf. Antibiose etc. Deine Bewegungsfreiheit eingeschränkt ist), wirkt der Druck des Kindes bzw. seines Köpfchens durch die Schwerkraft nach unten auf den Damm. Wähle eine aufrechte Geburtsposition (Sitzen, Hocken, Stehen) bei der die Schwerkraft die Geburt unterstützt, anstatt sie zu erschweren. Falls Du allein schon sehr erschöpft bist, bitte Deinen Partner, Dich zu stützen.

Wenn Du Dir den Vergleich schlecht vorstellen kannst, dann überlege kurz, was tut mehr weh und heilt langsamer – eine tiefe Schnittwunde am Finger (zum Beispiel durch ein Küchenmesser) oder eine Schürfwunde am Finger (zum Beispiel von Gartenarbeit)?
Doch nicht nur, dass der Dammschnitt insgesamt schmerzhafter ist und langsamer heilt als ein Riss – die Schmerzen stören Dich zusätzlich stark beim Halten und Tragen Deines Babys. Du hast Schwierigkeiten, im Sitzen eine gute Position zu finden. Die Schmerzen stören beim Stillen, die durch das Saugen ausgelösten Kontraktionen der Nachwehen, machen sich bis zum Schnitt hin bemerkbar. Deine Beckenbodenmuskulatur ist lange Zeit beeinträchtigt, viele Frauen leiden lange Zeit unter Harn- und Stuhlinkontinenz.
Hast Du jemals eine Katze oder eine Affenmama gesehen, die nach der Geburt ihrer Jungen solche Schmerzen leiden muss und ihr Pipi nicht mehr halten kann? Was tun wir Menschen uns nur gegenseitig an?
Sheila Kitzinger befragte 2.000 Frauen zu den unterschiedlichen Schmerzempfindungen und der jeweiligen Heildauer, die die obigen Hinweise belegen. Sie erhielt in ihrer Studie folgende Auskünfte zu einem Dammschnitt und dem damit verbundenen ärztlichen Pfusch:

- Zwei Drittel der Frauen hatten während der Schwangerschaft von ihren Gynäkologen nie Informationen zum Dammschnitt erhalten, obwohl einige nachgefragt hatten.
- Bei etwa der Hälfte der Frauen wurde der Damm geschnitten, bevor dieser ausreichend gedehnt war, was langwierige Verletzungen der Gefäße mit sich brachte.
- Mehr als die Hälfte der Frauen wurde in der Austreibungsphase angewiesen fortlaufend zu Pressen, anstatt in den Wehenpausen die Scheiden- und Beckenbodenmuskulatur zu entspannen. Erst dadurch wurde ein Schnitt notwendig, weil das Gewebe sonst aufgrund des übertriebenen Pressens gerissen wäre. Bitte vertraue: Nicht die Hebamme legt fest, wann mit dem Pressen begonnen wird! Das macht Dein Körper. Sobald Dein Muttermund weit genug geöffnet ist, setzen von allein die Presswehen ein. Die sind so deutlich, dass Du sie nicht verpassen kannst, und die inneren Kontraktionen Deiner Muskulatur musst Du nur mit unterstützen, solange die Wehe anhält, und zwischen den Wehen mit Pause machen. Das ist alles, was notwendig ist.
- Etwa einem Viertel der Frauen war nicht gesagt worden, während der Geburt des Köpfchens nicht mit zu pressen. Die Scheide muss sich in dieser Phase von selbst dehnen, zusätzlicher Druck kann auch die Labien reißen lassen. Die Kraft der Gebärmutter allein reicht aus, um den Körper des Babys zu gebären. Konzentriere Dich auf Deinen Atem und die geeignete Position, in der Du stabil bist, und lass Deine Gebärmutter arbeiten. Das ist ein sehr starkes Organ, das jetzt endlich mal zeigen darf, was in ihm steckt. Du vertraust doch auch darauf, dass Dein Herz immer weiter pumpt und dass Dein Magen die Nahrung aufspaltet. Die Gebärmutter weiß genauso wie alle anderen inneren Organe auch, was sie zu tun hat, und wird, wenn Du sie lässt, Wehe für Wehe Dein Kind herausschieben.
- Mehr als einem Drittel der Frauen wurde nach der Geburt keine Begründung für den Dammschnitt genannt. Es ist für viele Ärzte bereits ein Routineeingriff geworden, der ohne zu Überlegen durchgeführt wird, so wie man sich eben vorher die Hände wäscht. Diese Tatsache macht mich über die Maßen wütend.
- Manche Frauen hatten während des Nähens Schmerzen. Als sie darüber klagten, wurde ihnen fälschlicherweise gesagt, dass es in diesem Bereich keine Nervenenden gäbe. Wenn es sich nur um ein bis drei Stiche handelt, sind die sicher schneller ohne Betäubung durchgeführt, als wenn man erst eine Spritze gäbe. Aber oftmals bedarf es acht bis zwölf Stiche für das Nähen eines Schnitts, und das direkt nach einer Geburt ohne örtliche Betäubung durchzuführen, ist barbarisch!

Nach wie vor ist die gesamte medizinische Entbindungspraxis von Berührungsängsten vor dem weiblichen Körper geprägt. Nach Angaben des Bundes Deutscher Hebammen wird in Deutschland bei 60 Prozent der vaginalen Entbindungen ein Dammschnitt vorgenommen. Deshalb habe ich hier so ausführlich darüber geschrieben. Ich möchte Dir keine Angst machen. Ich möchte Dich stark machen, Dir Argumente geben zum Für und Wider eines Dammschnitts, falls Du auf einen Arzt oder eine Hebamme triffst, die meinen sie müssen schneiden. Nein, müssen sie nicht! Sie sollen sich bitteschön Mühe geben und wirkliche Gebursthilfe leisten und Deinen Damm schützen! Frage den Arzt, ob er seine eigene Frau auch schneiden würde oder eine Hebamme eine Kollegin.
Du bist als Frau ganz besonders ausgestattet, um die Erhaltung unserer Art zu gewährleisten. Das ist eine wichtige und respektable Aufgabe. Lass Dich nicht wie ein Stück Fleisch behandeln! Besprich das vorher deutlich mit dem Klinikpersonal und bitte Deinen Partner, Dich zu unterstützen, indem er die Diskussionen für Dich führt, während Du Wehen hast.
Oder besser, begib Dich erst gar nicht in eine Klinik, sondern empfange Dein Kind da, wo es hingehört – zu Hause.

Wie ist das weibliche Gehirn für eine Geburt angelegt?
Das menschliche Gehirn besteht aus dem stammesgeschichtlich älteren Teil (Hypothalamus, Hirnanhangsdrüse etc.) und einem jüngeren Teil, der Großhirnrinde (Neokortex). Die Ausschüttung der für eine Geburt wichtigen Hormone obliegt dem älteren Teil. Die Steuerung einer Geburt ist ein archaischer Vorgang. Der Neokortex und mit ihm das bewusste, rationale Denken hat jetzt Pause. Jede Stimulierung stört den Geburtsverlauf. Du als werdende Mutter kannst Dich nicht fallen lassen, Dich nicht in die Wehenarbeit und die Vorgänge in Deinem Körper zurückziehen, sondern wirst von außen gezwungen präsent zu bleiben – statt des Körpers soll der Willen die Geburt steuern. Das ist Unsinn! Eine Geburt ist Teamwork zwischen Dir und Deinem Baby – bei Euch beiden werden die gleichen Hormone ausgeschüttet. So seid Ihr auf einer Wellenlänge und verhaltet Euch instinktiv richtig. Irgendwelche anderen Teams haben hier nichts verloren!
Sonst ist die Folge zu häufig ein Kaiserschnitt. Elektronische Überwachung führt nicht dazu, dass die Geburt Deines Kindes sicherer verläuft, sondern dass Ihr beide sicherer auf dem OP-Tisch landet. Oder Deine Wehen setzen aus, was wiederum den Einsatz des Wehentropfs zur Folge hat.

Wie wirkt der Wehentropf?
Über einen Wehentropf wird Dir synthetisches Oxytozin zugeführt, das die Wehentätigkeit in Gang bringt. Diese künstliche Dosierung von Oxytozin, einem Hormon, das sobald Du Dich entspannst und auf den Geburtsvorgang einlässt,

von selbst produziert wird, greift nachhaltig in den gesamten Ablauf ein und macht eine permanente Überwachung durch CTG nötig. Das wiederum setzt nur die Spirale fort und entfernt Dich immer mehr von einer spontanen, natürlichen Geburt.
Eine viel simplere, zuverlässige und ungefährliche Methode ist das Stimulieren der Brustwarzen. Bevor Du synthetische Hormone in Deinen Körper lässt, bitte lieber Deinen Partner darum, Deine Brustwarzen zu liebkosen. Ihr könnt solange die Hebamme hinausschicken, ohne kräftige Wehen hat sie eh noch nicht viel zu tun.
Seitdem immer mehr Frauen in Kliniken einen Wehentropf ablehnen, werden verstärkt Scheidenzäpfchen eingesetzt, die das ebenfalls wehenauslösende Gewebshormon Prostaglandin enthalten. Diese verstärkte Anwendung ist ärztlicher Ungeduld und mangelnder Aufklärung der Frauen zuzuschreiben. Wenn Dein Körper nicht nach „Vorschrift" funktioniert, wird eben nachgeholfen, man hat ja schließlich nicht ewig Zeit. Dabei wird den Schwangeren oftmals verschwiegen, dass die Scheidenzäpfchen nicht genau dosiert werden können. Sind sie einmal verabreicht, musst Du mit dem zurechtkommen, was sie auslösen. Und das ist sehr häufig eine extrem kurze Geburtsdauer, die Dein Gewebe stark belastet, begleitet von entsprechend heftigen Wehenschmerzen. Dein Gewebe dehnt sich dann nicht mehr in einem Tempo wie Du es gut aushältst, sondern die erzwungene Geburt gibt diesen Zwang an Dich zurück, indem sie Dich wortwörtlich vor eine Zerreißprobe stellt.
Auch hier liefert die Natur wieder alles, was Du brauchst, um ohne die synthetischen Doppelgänger der natürlichen Hormone auszukommen. Der männliche Samen enthält Prostaglandine. Wenn Du also bereits dringend auf Dein Kind wartest, dann versuche es nach der Formel: So wie es hinein kommt, so kommt es auch wieder heraus. Geschlechtsverkehr um den errechneten Geburtstermin hat schon so manche Geburt eingeleitet.

Erlaube keine künstliche Sprengung der Fruchtblase, es sei denn es handelt sich tatsächlich um einen Notfall. Lange Zeit war das Öffnen der Fruchtblase in der Geburtshilfe allgemein untersagt, weil das Kind sich dann viel schneller verkeilen kann als mit Fruchtwasser. Solange sein Köpfchen vom Fruchtwasser gestützt wird, kann es diesen drehen und so den Geburtskanal einfacher finden. Das Fruchtwasser polstert auch die Wehen ab und lässt so die Kontraktionen weicher erscheinen. Vielleicht ist das auch ein Grund, weshalb bei Hausgeburten so gut wie keine Schmerzmittel eingesetzt werden. Mit geöffneter Fruchtblase ist Dein Baby einer enorm erhöhten Infektionsgefahr ausgesetzt. Leider haben sich in den letzten Jahren trotzdem Ärzte in Kliniken auch über dieses alte Gebot der Geburtshilfe hinweggesetzt, was immer wieder zu komplizierten Geburten (mit Einsatz von Wehentropf, Zange, Antibiose etc.) führt.
Die Fruchtblase wird oftmals aus reiner Ungeduld künstlich geöffnet mit Hilfe

von Oxytozin. Dieses Hormon wird von der Hypophyse produziert und erfüllt eine Vielzahl von Funktionen, unter anderem löst es Wehen aus. Wenn Du, von womöglich sogar wechselndem Personal, immer wieder gestört und befragt wirst, kann Dein Gehirn nicht zurückfahren, Deine bewusste, mitdenkende Aufmerksamkeit ist permanent verlangt. So hemmst Du die körpereigene, notwendige Hormonproduktion, um die Geburt in Gang zu bringen. Wenn Du merkst, dass es noch dauert, oder Du Dich in einer Klinik unter Druck gesetzt fühlst und nicht entspannen kannst, dann begebe Dich schleunigst nach Hause! Du musst keine Angst haben. Jede Geburt hat ihr eigenes Tempo und jedes Kind bestimmt selbst, wann es zur Welt kommen möchte. Du trägst allein die Verantwortung dafür, dass Dein Kind gesund und ohne Beeinflussung durch zahlreiche Medikamente zur Welt kommen darf. Nimm diese Verantwortung wahr! Begebe Dich an einen Ort, wo Du Dich geborgen fühlst und in Ruhe Dein Kind bekommen kannst. Das ist wichtig, nicht irgendeine Überwachung und Einmischung von allen Seiten.

Mir sind zwei Frauen bekannt, die zu Hause waren, als die Wehen einsetzten. Sie begaben sich innerhalb von zwei Stunden in die nächste Klinik und hatten dort bei Ankunft einen geöffneten Muttermund von acht bzw. sogar schon neun Zentimetern. Beide waren guter Dinge und dachten, wenn das Geburt ist, schaffe ich das prima. Doch dann begannen die Untersuchung und die Begrüßung durch Dr. Sowieso und Hebamme Sowieso und Schwester Sowieso, und dann setzten die Wehen aus und es ging keinen Schritt mehr voran. Medikamente wurden nötig, ein Desaster. Ähnliches habe ich auch immer wieder von Hebammen gehört. Ich bin ganz sicher, dass die beiden jungen Frauen innerhalb von drei bis vier Stunden ihre Babys in Armen hätten halten können, wären sie zu Hause geblieben. Der Gang in die Klinik, das wiederholte Ansprechen und Nicht-Abschalten des Hirns haben zu einem Wehenstopp geführt, der für Mütter und Babys sicher nicht schön war.

Mit einer Geburt in einer trauten, entspannten Atmosphäre, ohne Hektik und Druck von außen, bannst Du die Gefahr von Wehenrückgang und Steckenbleiben des Kindes im Geburtskanal. Dadurch beugst Du auch einem Sauerstoffmangel während der Geburt vor.

Wenn Du selbst nicht unter Betäubungsmitteln stehst und die Wehen durch aktive Muskelarbeit unterstützt, beugst Du außerdem einer Zangen- oder Saugglockengeburt vor und verringerst so das Verletzungsrisiko für Dein Baby.

Der folgende Erfahrungsbericht ist nur ein Beispiel von jährlich zigtausenden Frauen, die diese Respektlosigkeiten erleben und das meistens für normal halten: „Mein erstes Kind war ein lang ersehntes Wunschkind, so dass ich mich bereits ca. drei Monate vor der Schwangerschaft durch Fasten und nachfolgende Ernährungsumstellung auf Rohkost darauf vorbereitete. Die Schwangerschaft war geprägt von den Gedanken an eine natürliche Lebensweise mit

Rohkosternährung, viel Bewegung und Hausgeburt. Andererseits wollte ich mein damaliges Klavierstudium so weit wie möglich vorantreiben, damit ich nach der Geburt ruhigen Gewissens etwas pausieren konnte. Insgesamt war die Schwangerschaft erfüllt von Aktivität und viel Energie meinerseits.
Als ich ca. in der 25. Woche war, suchte ich mir eine Hebamme, und sie kam zum ersten Hausbesuch. Ich schilderte ihr meine Vorstellung hinsichtlich der Geburt, die auf jeden Fall zu Hause stattfinden sollte. Auf gar keinen Fall wollte ich mich einem Arzt ausliefern, der in die Geburt eingreift und so meinem Baby schaden könnte. Die Geburt ist Angelegenheit der Mutter, und es ist von der Natur so vorgesehen, dass sie es allein schafft. Die Hebamme war sehr überrascht über meine extreme Einstellung, obwohl sie ausschließlich Hausgeburten durchführt. Sie gab mir den Rat, die Sache nicht so fanatisch zu betrachten und die Schulmedizin nicht so sehr abzulehnen. Denn wenn man etwas so sehr ausschließt, tritt es sehr häufig ein.
Wie gesagt, sprudelte ich über vor Energie, und mein Mann und ich hatten während der Schwangerschaft ein recht aktives Sexualleben. Jedoch spürte ich schon bald, dass sich mein Beckenboden sehr früh senkte. Etwa sechs Wochen vor dem Geburtstermin begab ich mich nach einem langen Prüfungstag und abendlichen Klaviervorspiel am Konservatorium in Linz auf eine lange Autofahrt nach Potsdam, um meine Schwester im Krankenhaus zu besuchen. Sie hatte einen schweren Unfall gehabt und ich wollte unbedingt sicher sein, dass es ihr gut geht. Doch am Tag nach der Ankunft bekam ich Blutungen, so dass ich nun doch ins Krankenhaus ging. Dort wurden Geburtswehen festgestellt und starke Blutungen aus der Gebärmutter unerklärbarer Ursache, darüber hinaus ein sehr hoher Entzündungswert im Blut. Ich bekam ein Antibiotikum verabreicht, dazu natürlich Wehenhemmer. Schließlich waren es noch 6 Wochen bis zum Termin. Die Wehen ließen sofort nach. Entlassen wurde ich jedoch nicht, mit der Begründung das Kind würde garantiert in den nächsten Tagen kommen. Am Tag darauf hatte sich mein Entzündungswert verzehnfacht, was die Ärzte dazu veranlasste, das Antibiotikum zu erhöhen. Ich schlussfolgerte jedoch eine Überreaktion auf das bei der Einweisung verabreichte Antibiotikum und nahm die bereitgestellten Medikamente nicht mehr ein.
Ca. 12 Stunden später war der Entzündungswert wieder normal. Ich glaube, jeder hat ein sehr gesundes Empfinden für seinen eigenen Körper, wenn er nur den Mut hat, auf ihn zu hören.
Doch die Geburt ließ sich nur zwei Tage aufhalten. Bei neuerlichem Weheneinsatz zeigte der Wehenhemmer keine Wirkung mehr und es wurde beschlossen, das Kind nun zu bekommen. Jedoch mein Kind lag noch in Steißlage, ich war in der 34. Woche, ich hatte starke Blutungen und ich war Erstgebährende. Dies sind vier gute Gründe, die jeden Schulmediziner selbstverständlich zu einem Kaiserschnitt veranlassen. Mein Mann und ich zeigten uns jedoch wenig einsichtig, dass dies der einzige Weg sein sollte, unser Kind zu

bekommen. Also diskutierte mein Mann mit dem diensthabenden Arzt an meinem Bett, während sich meine Konzentration auf das Veratmen der Wehen beschränkte und ich somit an dem Gespräch nicht mehr teilnehmen konnte. Der Arzt wollte auf gar keinen Fall auf normalem Weg entbinden, und nur das Argument, dass jeder mit seinem Gewissen allein fertig werden muss, hat ihn dazu bewogen, unserem Drängen nachzugeben. Also kam ich in den Kreißsaal, es war ca. 23.00 Uhr. Die Hebamme war mir wenig sympathisch, es war alles so unpersönlich und steril in einem gekachelten Zimmer. Ich kann mich erinnern, dass ich zweimal auf die Toilette musste. Dann musste ich mich auf den Rücken legen, da der Arzt den Puls des Babys per Monitor überwachte. Ich kann mich nicht so genau erinnern, was in meinem Körper vor sich ging, auch nicht an den Wehenschmerz. Ich kann mich nur an das Personal erinnern. Es waren recht viele: der Oberarzt, der die Geburt leitete und dem der Angstschweiß auf der Stirn stand, ein Kinderarzt, zwei bis drei Assistenzärzte, eine Hebamme, die sich jedoch völlig zurückhielt, da die Geburt allein von dem Arzt geleitet wurde, und hin und wieder noch jemand. Einer von den Assistenzärzten, eine Frau, sagte irgendwann, dass man mir ein Schmerzmittel geben sollte, mein Mann lehnte ab. Dann meinte der Oberarzt, er bräuchte eine Blutprobe von dem Baby, um den Sauerstoffgehalt zu überprüfen. Hierzu wurde mir ein Rohr eingeführt und dann dem Baby im Po Blut abgenommen. Es war natürlich alles in Ordnung. Als es dann dem Ende zuging, meinte der Arzt, er würde jetzt den Dammschnitt setzen. Wir waren völlig verblüfft, weil dies nicht abgesprochen war. Nach meiner Vorstellung war es überhaupt kein Problem, ein so kleines Baby auch in Steißlage völlig normal zu bekommen. Der Arzt meinte jedoch nur, entweder Kaiserschnitt oder Dammschnitt und dann schnitt er ohne Betäubung. An den Schmerz kann ich mich erinnern, ebenso an den Schmerz, als er das Rohr einführte. Kurze Zeit später war meine Tochter geboren, sie wog 2030 g und war 45 cm groß. Ich durfte sie einige Minuten halten, bevor sie auf die Frühgeborenenstation gebracht wurde. Dann bekam ich eine örtliche Betäubung und der Schnitt wurde genäht. Mir wurde gesagt, es sei ein sehr großer Schnitt, welcher bei Steißlagen prophylaktisch so gemacht werde. Mittlerweile war es 3.00 Uhr, ich war hellwach und hatte keine Ahnung, wo die Zeit geblieben war. Für mich war es vorbeigegangen wie im Flug. Es war, als wäre es nicht mein Körper, der dies erlebt hat. Ich war wie aus einem Traum erwacht. Die Geburt wurde übrigens auch medikamentös begleitet, zunächst bekam ich Wehenhemmer, damit das Baby nicht so schnell kommt und das Gewebe ausreichend Zeit hat, sich zu dehnen. Während der Austreibung bekam ich Wehenbeschleuniger, damit die Wehen stark genug sind und der Kopf nicht stekken bleibt. Ich frage mich nur, wozu dann noch der Dammschnitt notwendig war.
Meine Tochter und ich verbrachten die nächsten zehn Tage im Krankenhaus, sie auf der Frühgeborenenstation im Wärmebett, ich auf der Wöchnerinnenstation.

Ihre Ernährung erfolgte über eine Nasensonde, da sie nicht allein trank. Hierfür pumpte ich alle vier Stunden Milch ab, welche ich meistens persönlich auf der Frühchenstation abgab. Nach und nach bekam sie die Milch auch aus der Flasche, dann aus der Brust mit Stillhütchen bis sie schließlich allein ohne Hütchen aus der Brust trank. Dies dauerte zehn Tage. Ich kann mich sehr genau erinnern, als sie das erste Mal richtig an der Brust saugte. So einen starken Sog hatte ich niemals erwartet. Ich konnte den ganzen Tag bei meiner Tochter sein, konnte sie auf dem Bauch halten, sie wickeln, füttern, versuchen zu stillen. So hatten wir beide einen sehr intensiven Kontakt und ich ein wirklich entspanntes und erholsames Wochenbett. Mein Mann nahm sofort Urlaub und umsorgte mich täglich mit allem, was mein Herz begehrte.

Die medizinische Nachbetreuung bestand aus Tablettenverabreichung (Eisen und noch etwas) ohne Kontrolle, ob diese auch tatsächlich notwendig seien. Ich habe sie nie genommen. Die Schmerzen von dem Dammschnitt waren allerdings so stark, dass ich mir fünf Tage meinen Stuhlgang verkniff, bis ich um ein Abführmittel bat. Das Stuhlproblem war gelöst, die Schmerzen hielten jedoch an. Verkehr war ca. acht Monate unmöglich, ich hatte das Gefühl, total aufzureißen. Danach ging es wieder, allerdings mit Schmerzen, welche erst ca. zehn Monate später nachließen. Der Dammschnitt ist ein sehr drastischer Eingriff. Ich habe mich als Frau sehr verletzt gefühlt. Und wenn ich dazu noch bedenke, dass er nur als reine Vorsichtsmaßnahme durchgeführt wurde, könnte ich richtig wütend werden, wenn es etwas nutzen würde. Jedoch habe ich keine Lust auf einen Feldzug gegen die Schulmedizin, ich suche einfach nach Alternativen.

Wenn ich da an meine zwei nachfolgenden Geburten denke, kann ich nur meiner Hebamme meinen Dank aussprechen. Sie hat beide Geburten als Hausgeburten begleitet und meinen Damm so gut geschützt, einfach nur mit heißem Wasser und Öl, dass ich bei der Geburt meines zweiten Kindes nur einen kleinen Labienriss hatte und bei der Geburt meines dritten Kindes völlig unversehrt war. Es ist ein großes Glücksgefühl und es hat mich auch sehr mit Stolz erfüllt.

Meine erstgeborene Tochter hat im Krankenhaus ohne mein Wissen Vitamin K, Vitamin D und Eisen bekommen und die Muttermilch wurde mit Kalorien angereichert. Das habe ich erst auf dem Entlassungsbericht gelesen. Ich setzte die Vitamin-D- und Eisengaben zu Hause noch zwei Tage fort, bis ich so ein Gefühl in der Magengegend bekam. Ich rief meine Hebamme, die ich ja nun nicht gebraucht hatte, und einen Homöopathen an, welche mir beide bestätigten, dass dies völlig unnötig und überholt sei.

So hatte meine erste Hebamme also Recht behalten. Bei mir hatte sich alles ins Gegenteil gekehrt, was ich mir so harmonisch ausgemalt hatte. Eine Geburt, wie ich sie mir schlimmer nicht vorstellen konnte, nicht bezüglich körperlicher Schmerzen, sondern gerade wegen fehlender Schmerzen und wegen totaler gefühlsmäßiger Teilnahmslosigkeit. Mein Körper hatte sich gewehrt mit

Ausschaltung jeglicher Geburtsempfindungen.
Doch mein Mutterinstinkt wurde nicht ausgeschaltet. Die Natur ist wirklich ein Phänomen, alle negativen Erfahrungen werden einfach ausgelöscht.“ Von Mira Koller, Wien.

Dieser erschütternde Bericht beschreibt deutlich, wie der Wille einer Mutter vollkommen übergangen wird. Beide Eltern und die anwesende Hebamme waren während der Geburt komplett entmündigt. Und das nur, weil den Ärzten die Erfahrung bzw. Ausbildung im Entbinden von Steißlagen gefehlt hat. Weil sie sich nicht vorstellen konnten und wollten, dass eine Frau freiwillig Schmerzen aushält, um ihrer Verantwortung gerecht zu werden. Weil sie ihr stattdessen noch größere Schmerzen zufügen mussten. Dadurch, dass permanent sechs bis sieben fremde Personen im Raum waren, konnte das Bewusstsein der Gebärenden nicht eine Sekunde abschalten. Von Geborgenheit konnte keine Rede sein. Der Dammschnitt und die ungefragte Medikamentengabe an das Neugeborene waren schlichtweg Körperverletzung. Daran, dass die Gebärende den Dammschnitt so schmerzhaft gespürt hat, ist erkennbar, dass der Arzt nicht lange genug gewartet hat. Das Gewebe war noch nicht genug gedehnt. Daran, dass das Gewebe noch nicht genug gedehnt war ist wiederum ableitbar, dass es vom Dammriss weit entfernt war und dass das Baby auch ohne Verletzung durchgepasst hätte. Den Ärzten war eine Frau, die so resolut jede unnötige Einmischung ablehnt suspekt. Dass es dagegen in Deutschland kaum eine rechtliche Handhabe gibt, ist hanebüchen. Der einzige Ausweg, der bleibt, ist sich von Kliniken so fern wie nur irgend möglich zu halten, um in Ruhe sein Kind zu bekommen. (Das rate ich, auch wenn diese Frühgeburt aufgrund von Überforderung der Mama kein Beispiel für eine Hausgeburtsempfehlung ist. Es gibt Kliniken, die Beckenendlagen natürlich entbinden, ohne prophylaktische Schnitte. Siehe Adressen im Anhang).
Das Beispiel zeigt noch mehr. Der Beckenboden war insgesamt zu weich für die Schwangerschaft aufgrund von zu wenig Sport lebenslänglich. Drei Monate Ernährungsumstellung sorgen nicht für Wunder, sondern nur für bessere Bedingungen. Überforderung, überzogener Ehrgeiz und Dauerspannung können dafür sorgen, dass das eigentliche Körpergefühl überlagert wird. Trauen in den eigenen Körper ist gut, nicht blindes Vertrauen. Achte immer auf die Signale Deines Körpers. Nehme ihn wirklich ernst und suche nicht den eigenen Willen und Wunschdenken darüberzusetzen.

Der Umgang der Ärzte mit dieser Beckenendlage war kühl und die typische schulmedizinische Kampfansage: Geschütze durchladen, wir werden siegen! Ziemlicher Quatsch. Doch in die Notsituation hat sich die junge Mama leider selbst gebracht. Dass es auch anders geht - mit mehr Ruhe - zeigen ihre beiden späteren Geburten. (siehe Kap. 7)

6.2.3. Kaiserschnitt.

Ein Kaiserschnitt (Sectio caesarea) bezeichnet eine operative Entbindung. Mittels eines Schnitts in die mütterliche Bauchdecke und Gebärmutter, wird das Kind durch den Arzt herausgehoben. Du als Frau bist dabei völlig passiv. Noch vor 30 Jahren waren Kaiserschnittgeburten sehr selten. Heute betragen sie in den USA, Deutschland und Kanada etwa 20% aller Entbindungen. Das bedeutet, dass jedes fünfte(!) Baby per Kaiserschnitt zur Welt kommt. Dabei handelt es sich bei weitem nicht immer um Notfälle, sondern es gibt tatsächlich etliche, an die Grenze der Perversion stoßende Wunsch-Kaiserschnitte. Die Eltern maßen sich an, das Geburtsdatum ihres Babys festzulegen, nur weil es sich aus einer Schnapszahl zusammensetzt (6.6.2006) oder hübsch klingt – ungeachtet der Folgen für die Entwicklung ihres eigenen Sprösslings. Dank perfekt planbarem Wunschkaiserschnitt und der wirtschaftlichen Aufgeschlossenheit der Kliniken für eine Entbindungsbuchung steht dem punktgenauen Entbindungstermin nichts im Weg. Immerhin bringt eine Kaiserschnittentbindung der Klinik doppelt so hohe Einnahmen wie eine natürliche Geburt.

Vielleicht hast Du Recht und ich bin voller Vorurteile gegen diese Eltern. Ich kann nachvollziehen, dass manche Frauen einen Kaiserschnitt aufgrund von Angst vor den Schmerzen oder vor dem Kontrollverlust während der Geburt in Erwägung ziehen. Doch ich halte es für eine weitere traurige Folge unserer irrigen Gesellschaft, in der alles unter Kontrolle bleiben muss.

Länder wie beispielsweise Japan oder die Niederlande können auf eine Kaiserschnittrate von weniger als 7% verweisen[2]. Diese Länder haben sehr niedrige Todesraten bei Säuglingen, demgegenüber jedoch sehr viele Hausgeburten. In den Niederlanden verhält es sich sogar so, dass Hausgeburten als vollkommen selbstverständlich und als Teil der Vorfreude auf das Baby angesehen werden. Hingegen Frauen, die aufgrund von erwarteten Komplikationen in einer Klinik entbinden müssen, werden von ihrem Bekanntenkreis bedauert, so wie es eigentlich normal ist: Jeder andere, der ins Krankenhaus muss, wird nämlich von Freunden und Verwandten bemitleidet, nur eine Gebärende nicht.

Ich möchte nicht ungerecht gegen die Frauen erscheinen, die ungewollt einen Kaiserschnitt erlebt haben. Viele Frauen sind erst während der Geburt, in der Klinik durch diesen Eingriff überrascht worden und leiden seelisch stark darunter. Ich bitte um Verständnis, dass der Rahmen dieses Buches nicht für eine entsprechende Seelsorge ausgelegt ist und möchte den Betroffenen die Kontaktaufnahme mit einer Selbsthilfegruppe nahe legen (siehe Anhang).

Die Befürworter des Kaiserschnitts loben die kurze und schmerzlose Entbindung. Doch was nützt Dir eine schmerzlose Entbindung, wenn Du hinterher eine erhebliche Belastung durch die OP-Narbe hast, die einige Zeit benötigt, um zu heilen? Jede OP inklusive Schnitteingriff und Vollnarkose birgt etliche Risiken in sich, die Dich danach erstmal zur Erholung zwingen. Du kannst nicht

einfach den Arzt Dein Baby holen lassen und danach zufriedene, unbelastete Mutti spielen.
Die angebliche Sorge, dass das Kind bei einer vaginalen Geburt geschädigt werden kann, dass bei der Frau eine Stuhl- und Harninkontinenz auftreten könnte, oder einfach die bessere Planbarkeit der Entbindung sind Gründe für die ansteigende Kaiserschnittrate.
Durch eine natürliche Geburt wird Dein Kind nicht geschädigt, sondern genau dafür ist es von Natur aus angepasst!
Schäden nimmt das Kind nur durch Einmischung in den Geburtsablauf durch Medikamente, Überwachungsgeräte, künstliche Fruchtblasensprengung oder Instrumente wie Zange und Saugglocke. Eine Inkontinenz droht Dir vor allem nach einem Dammschnitt, insbesondere nach einem voreilig ausgeführten, wenn Dein Gewebe noch nicht ausreichend gedehnt war. Die kleineren Eingriffe richten wohl noch nicht genug Schaden an, dass Du glaubst, Du müsstest es beim großen richtig drauf ankommen lassen?
Übrigens bewahrt Dich ein Kaiserschnitt nicht vor einem überdehnten Beckenboden. Er verhindert einzig die Belastung während der Wehen. Das Gewicht des Babys während der letzten Schwangerschaftsmonate musst Du dennoch aushalten, und eine Entschuldigung für nicht regelmäßig durchgeführtes Training gibt es auch nicht.
Der Verharmlosung von Kaiserschnittentbindungen stehen eine Reihe tatsächlich gegebener Risiken gegenüber. So landen diese Mütter und Babys wesentlich häufiger auf der Intensivstation als Mütter und Babys natürlich eingeleiteter Geburten. Die Müttersterblichkeit ist bei Kaiserschnitten 26-mal höher als bei Vaginalentbindungen.
Wusstest Du, dass ein vorangegangener Kaiserschnitt der häufigste Grund überhaupt für Kaiserschnittentbindungen ist? Wenn Du einmal leichtfertig einen operativen Eingriff zulässt, kann es dir obendrein passieren, dass Du für alle eventuell folgenden Kinder nicht mehr einer natürlichen Geburt fähig bist. Es ist zwar möglich, nach einem Kaiserschnitt ein weiteres Kind spontan zu gebären, doch jedes hundertste Kind erleidet dann während der Geburt einen Sauerstoffmangel oder stirbt, weil die alte Narbe in der Gebärmutter reißt und es zu hohen Blutverlusten und gehemmter Wehenkraft kommt. Die damit verbundenen inneren Blutungen können auch für Dich als Mutter lebensgefährlich werden. Laut einer Studie der Universität Cambridge ist das Risiko einer Totgeburt bei einer einem Kaiserschnitt nachfolgenden Schwangerschaft doppelt so hoch wie ohne Kaiserschnitt. Möglicherweise werden bei der ersten OP Gefäße der Gebärmutter verletzt, so dass bei der erneuten Schwangerschaft die Blut- und damit Nährstoffversorgung des ungeborenen Kindes gestört ist. Doch damit nicht genug. Bei jeder weiteren Schwangerschaft besteht ein erhöhtes Risiko, dass die Plazenta vor den Ausgang der Gebärmutter rutscht oder mit deren Muskulatur verwächst. Auch dadurch werden starke Blutungen ausgelöst,

die Dich und das Kind in Lebensgefahr bringen können. Insgesamt werden Frauen nach Kaiserschnitten seltener wieder schwanger und haben bis zu 10-mal häufiger Thromboseerkrankungen.
Wenn Du freiwillig solche Eingriffe zulässt, entfernst Du Dich von Deiner natürlichen Weiblichkeit – das wird Dich auf Dauer nicht glücklich machen.

Und wie wirkt sich ein Kaiserschnitt auf Dein Baby aus? Ein Kind, das durch künstliche Fruchtblasensprengung oder per Kaiserschnitt zur Welt kommt, zeigt als Neugeborenes etwa dreimal häufiger Atemprobleme, die vor allem daher rühren, dass die Lungen noch Fruchtwasser enthalten und dass die Kinder etwa zwei Wochen vor dem errechneten Geburtstermin geholt werden. Während einer normalen Entbindung in dem engen Geburtskanal werden die kleinen Lungen stark zusammengepresst. Dadurch werden Reste des Fruchtwassers, das in den Lungen ist, vollständig absorbiert und die Bronchialkanäle für ihre Funktion vorbereitet. Ein Kaiserschnitt erspart Deinem Baby die Tortur des engen Geburtskanals und bürdet ihm dafür die Tortur eines Lebensstarts mit Beatmungsgeräten auf. Um den Beginn von Wehen auf jeden Fall auszuschließen, wird eine verfrühte Entbindung durchgeführt. Deinem Baby wird ganz bewusst Reifezeit im Mutterleib gestohlen. Während des Kaiserschnitts zeigen sich auf dem CTG drastische Abweichungen der Herztöne als Notsignale des frühgeburtlichen Herausgeschmissenwerdens. Es ist eine Tatsache, dass die Kinder häufig schlafend ins grelle Licht des OP-Saals geholt werden und in den ersten Tagen bis Wochen auffallend schreckhaft sind.
Im Falle einer operativen Entbindung kann es eine Weile dauern, bis sich Muttergefühle bei Dir entwickeln. Du bist von Deinem Kind nach einem Kaiserschnitt zunächst getrennt. In den ersten Tagen fällt Dir das Versorgen des Kindes durch die Schmerzen der Naht schwer. Durch die Vermeidung von Wehen hat Dein Körper vergleichsweise wenig Oxytozin und Prolaktin ausgeschüttet. Du kannst also zusätzlich Stillprobleme bekommen. In manchen Geburtsvorbereitungsbüchern wird Schwangeren bereits vorsorglich eingetrichtert, dass ihnen nach einem Kaiserschnitt ein schweres Trauergefühl nicht erspart bleibt.
Das Bindungshormon Prolaktin und das Liebeshormon Oxytozin sorgen gemeinsam mit den glücklich machenden Endorphinen für das sofortige Löschen der unangenehmen Schmerzerfahrung nach der Niederkunft. (Michel Odent hat diese Begriffe, die ich sehr passend finde, in seinem Buch “Die Wurzeln der Liebe” eingeführt.) Die Geburt ist einerseits mit Schmerzen verbunden, andererseits an einen geradezu verklärenden Gedächtnisverlust und ein starkes Glücksgefühl gekoppelt. Während bei spontan Gebärenden die anstrengende Geburt schnell in Vergessenheit gerät und Freude und Stolz überwiegen, erinnern sich Kaiserschnittfrauen häufig an die ungemütliche Atmosphäre im OP-Saal.

All diese Faktoren stören die frühe Mutter-Kind-Beziehung. Dein Kind wird zusätzlich gestraft mit mehr Wachstums- und Entwicklungsstörungen sowie einem deutlich erhöhten Allergierisiko im späteren Leben gegenüber natürlich geborenen Kindern. Es wird vermutet, dass durch den Kaiserschnitt eine allergiepräventive frühe Besiedlung des kindlichen Darmes mit Darmkeimen der Mutter verhindert wird (Quelle: Welt-Allergie-Kongress München, 2005).

Richtig, wir sind keine Urmenschen mehr und wir leben auch nicht mehr im Mittelalter. Doch deshalb brauchen wir nicht alle Regeln der Natur zu verdammen und uns über die Mechanismen hinweg zu setzen, die uns seit Menschengedenken die Fortpflanzung ermöglicht haben. Wenn Dir jemand erzählen möchte, dass es heutzutage doch absolut nicht mehr notwendig sei, die qualvollen Schmerzen einer Geburt zu ertragen, den frage mal, ob er überhaupt eine Vorstellung davon hat, was er mit seinem Gerede alles anrichten kann. Nur weil etwas technisch machbar ist, heißt das doch noch lange nicht, dass es deshalb auch sinnvoll ist und bei jeder Gelegenheit damit herumgespielt werden muss. Dein Körper lässt Dich nicht im Stich, er bürdet Dir nur so viel Schmerz auf, wie Du ertragen kannst und wie notwendig ist, um zügig weitere Hormone, Opiate etc. auszuschütten (siehe Kap. 7.3.). Je feingliedriger Dein Körper ist, desto empfänglicher bist Du gewiss für die Wirkung Deiner körpereigenen Endorphine. Lass Dir keine Angst einreden!
Das Muttersein fordert Kraft von Dir – nicht nur für die Geburt, sondern für die nächsten Jahre. Dein Kind will seine Mama, das ist sein Recht. Deshalb ist es besser, von Anfang an eine positive Einstellung zur Zähigkeit zu entwickeln und zu sagen: Ja, ich will und werde eine starke Mama sein, und mein gedeihendes Kind wird es mir lohnen!
Aus handwerklicher und ökonomischer Sicht läuft in Deutschland momentan alles gegen die natürliche Entbindung.
Doch eins ist sicher: Wer die Natur beherrschen will, muss ihr zuerst gehorchen.

6.2.4. Entbindung unter Schmerzmitteln. Wieso willst Du ein Kind haben, wenn Du die Wucht des Lebens nicht auszuhalten glaubst?

Du merkst schon, ich provoziere Dich mit dieser Frage. Ich möchte Dich immer wieder dazu bewegen, meine Argumente gegen Informationen von anderer Seite abzuwägen. Die Folgen einer Schmerzmitteleinnahme oder gar Narkose für einen operativen Eingriff sind zahlreich. Unter Wehen bzw. während der Geburt verabreichte Schmerz- bzw. Narkosemittel dringen in die Plazenta ein (siehe Kap. 11.4.). Solange das Kind durch die Nabelschnur mit Mutter und Plazenta verbunden ist, erreichen es alle im Blutkreislauf der Mutter befindlichen Stoffe sehr schnell. Der Entbindungsprozess unter Medikamenten dauert sehr viel länger als ohne, weil Du die Wehen nicht mehr so gut spürst und Deine Muskulatur nicht mehr vollständig kontrollieren kannst. Du kannst nicht mehr mithelfen. Selbst die Kontraktionen der Presswehen kannst Du nicht mehr so gut unterstützen wie ohne diese Medikamente. Und Dein Baby wird nicht in vollem Wachzustand geboren, wie es natürlich und sinnvoll wäre, um alle Lebensfunktionen richtig anzuregen. Es befindet sich stattdessen in einem schläfrigen Zustand, reagiert sehr langsam bis schlecht. Als Folge können Atemprobleme oder Störungen im Trinkverhalten häufiger auftreten.[3]

Sehr oft wird eine Rückenmarksnarkose (PDA) eingesetzt. Von einer PDA behaupten Ärzte, dass sie wahrscheinlich keinen Einfluss auf den Fötus habe. Was heißt wahrscheinlich?

Die Wirkung einer PDA, bei der das Betäubungsmittel direkt in den Rückenmarkskanal geleitet wird und von dort den gesamten Unterleib schmerzfrei macht, dauert ungefähr zwei Stunden an. Du bleibst währenddessen bei vollem Bewusstsein. Nach zwei Stunden muss sie gegebenenfalls verlängert werden – was meistens der Fall ist, weil eine Geburt unter PDA länger dauert als ohne, da Du Deine Muskulatur im gesamten Unterleib nicht mehr steuern und so die Wehen nicht mehr unterstützen kannst.

Neben der Hohlnadel, die das Betäubungsmittel in Dein Rückenmark leitet, werden Dir eine Braunüle für ein eventuell notwendiges Kreislaufmittel bei fallendem Blutdruck und ein Blasenkatheter zum Entleeren der Blase gelegt. Auch den Harndrang kannst Du nicht mehr spüren und steuern. So mit Schläuchen und prophylaktischen Anschlüssen versehen, wird ein freies Wählen der Geburtsposition unmöglich gemacht. Du musst zwangsläufig entbunden werden, Ärzte übernehmen die Leitung der Geburt. Der Narkosearzt muss während der gesamten Geburt anwesend sein.

Eine PDA ist von vornherein die perfekte Narkose für Frauen, die krank und schwach sind. Sie schafft alle Voraussetzungen für eine Notfallversorgung, auf die Du jedoch als gesunde Gebärende gar nicht angewiesen bist. Falls Du bisher mit dem Gedanken gespielt hast, eine PDA bei Dir legen zu lassen, hast Du hier zur gründlichen Abwägung eine Checkliste aller Eigenschaften:

- Die PDA verlangsamt die Geburt.
- Die örtliche Betäubung für eine eventuelle Zangen- oder Saugglockengeburt entfällt.
- Im Falle eines Kaiserschnitts bist Du wach und kannst Dein Baby trotzdem gleich sehen.
- Eine PDA wirkt blutdrucksenkend. Das ist hilfreich für Gestose-Frauen, ruft jedoch bei einer Gesunden Schwindel und Übelkeit hervor.
- Die PDA verringert den Arbeitsaufwand Deiner Lungen. Das ist dann positiv falls Du eine Herz- oder Lungenerkrankung hast.
- Weiterhin wird die Muskelarbeit der Beine verringert. Das wiederum ist ein Vorteil für Diabetes-Frauen, deren Insulin- und Glukosebedarf

dadurch leichter ausgeglichen werden kann (weil bewusste Muskelarbeit viel Zucker braucht).

- Nach Nachlassen der Betäubungswirkung setzen oft Kopfschmerzen ein. Mit stundenlangen Kopfschmerzen nach der Geburt kannst Du die Freude über Dein Baby nicht wirklich genießen.
- Eine PDA erhöht die Wahrscheinlichkeit eines Dammschnitts und einer Zangengeburt. Wird das Betäubungsmittel zu hoch dosiert, verlierst Du Deine Muskelkraft und jegliche Wehenempfindung komplett. Das verlängert die Austreibungsphase und macht Dich zu 100% von den Anweisungen der Hebamme abhängig (pressen, nicht pressen). Selbst eine erfahrene Hebamme kann sich nicht vollends in Deinen Körper hineinversetzen. Schätzt sie die Wehen falsch ab, kann es sein, dass Du im ungünstigen Moment presst und Dein Damm reißt. Das ist jedoch nicht die Schuld der Hebamme, wenn Du Dir freiwillig eine PDA legen lässt und darauf vertraust, dass Andere schon irgendwie Dein Kind auf die Welt holen werden. Dauert die Austreibungsphase zu lange (erkennbar beispielsweise an nachlassenden Herztönen des Babys), wird mit einer Zange oder Saugglocke nachgeholfen. Bei Zangengeburten kann es zu einer Schädelverletzung beim Baby kommen.
- Lässt die Betäubungswirkung nach, bevor die Geburt abgeschlossen ist, werden Dir die Wehenschmerzen doppelt so stark vorkommen Vielleicht gerätst Du in einen Schockzustand.

Ich behaupte bewusst provokativ: Eine PDA ist nur hilfreich für Frauen, die im Grunde genommen zu schwach sind zum Gebären. Eine solche Beurteilung ist hetzerisch und anmaßend, meinst Du?
Ja, sie ist hart. Doch immer den schwachen Gemütern gut zureden, anstatt sie zur Selbsthilfe und tatsächlichen persönlichen Verantwortungsübernahme aufzufordern, führt zu fortschreitender Degenerierung von einer Generation zur nächsten. Dabei sind viele der betroffenen Frauen nicht körperlich zu schwach oder gar krank. Die Schranke sitzt in den Köpfen. Ich hoffe sehr, dass ich mit diesem Buch helfen kann, Deine Ängste zu mildern und Dich zu motivieren, Dich ganz bewusst und mit allen Sinnen der Herausforderung zu stellen, Leben zu schenken.

6.3. Die Ankunft.

„Mein Bauch gehört mir.“ Mit solchen und ähnlichen Slogans hat die Frauenbewegung ihrerzeit einiges durchgesetzt – gut gemeint und engagiert für die Rechte der Frau. Die Resultate waren und sind, dass Frauen ungewollte Kinder abtreiben können und nicht zwingend etwas daraus lernen müssen, während der Schwangerschaft weiter rauchen, weil es ja ihr Körper ist und da keiner Vorschriften zu machen hat, oder direkt nach der Entbindung wieder die Pille einnehmen, ohne über die Folgen für ihren eigenen Rückbildungs- und den

Stillprozess nachzudenken. Diese Entwicklungen haben die Frauen weit mehr entmündigt als es ihnen je eingefallen wäre. Der Egoismus, nicht Gebärmaschine zu sein, sondern unbedingt die volle Kontrolle über die Lebens- und selbstverständlich auch die Karriereplanung haben zu wollen, hat die Frauen so sehr von ihrer natürlichen Aufgabe und Veranlagung ihres Körpers entfernt, dass sie tatsächlich oft nicht mehr in der Lage sind, eine Geburt allein durchzustehen. Welche Deiner Freundinnen wäre in der Lage, Dich helfend zu begleiten?

6.3.1. Der Geburtsort. Hier kommt Dein Kind auf die Welt.

Meiner Meinung nach, wäre es eine wirklich lohnenswerte Frauenbewegung, die Geburt wieder zur eigenen Sache zu machen. Und dazu gehört neben der natürlichen Lebensweise und gesunden Einstellung auch die Wahl des Geburtsortes. Warum glaubst Du, dass eine Klinik der geeignete Ort für Dein Kind sei, um das Licht der Welt zu erblicken? Eine Klinik heißt nicht umsonst Krankenhaus. Doch weder eine Schwangerschaft noch Wehen sind ein pathologischer Zustand. Du hoffst, dass die versprochene Sicherheit in einer Entbindungsklinik Dich beruhigt, Dir die nötige Geborgenheit für die besondere Herausforderung einer Geburt gibt: Schließlich bist Du dort nicht allein, und für den Ernstfall ist alles an medizinischem Gerät vorhanden, um lebensrettende Maßnahmen einzuleiten.

Doch wie sieht die Realität aus? Seit Beginn der Industrialisierung im 19. Jahrhundert und der massenhaften Verstädterung, die jeder natürlichen Lebensweise widersprach, wurden Geburten immer mehr in Krankenhäusern unter der vermeintlichen Obhut der Ärzte anstatt zu Hause durchgeführt. Zigtausende Wöchnerinnen starben dort, bevor Ignaz Semmelweiß die Übertragung des Kindbettfiebers durch ungewaschene Hände entdeckte. Dieser Mangel – nicht an Wissen über die Infektionsgefahr, sondern an Respekt vor den Gebärenden, der den Ärzten noch nicht einmal den Anstand brachte, sich die Finger zu waschen, bevor sie von der Sezierung einer stinkenden Leiche zur Geburt eines duftenden Babys gingen – ist den meisten von ihnen auch heute noch eigen. Nein, nicht weil sie alle schlechte Menschen sind, sondern weil der Berufsalltag in einer Klinik zwangsläufig verroht.

Jetzt magst Du sagen, das ist doch lange her und die Ärzte haben seitdem viel dazugelernt.

So sehr ein einzelner Arzt seinen Beruf auch mit Hingabe ausführen möchte, so unterliegen Kliniken immer auch ökonomischen Interessen. Jeder Eingriff, sei es eine Untersuchung, eine Blutabnahme, das Verabreichen eines Medikaments usw. wird abgerechnet. Wenn Du dort einfach nur liegst und keine Behandlungen zulässt, dann besetzt Du ein Bett und bringst nichts ein. Darüber hinaus können die dort behandelnden Ärzte nur nach dem handeln, was sie wissen bzw. wissen wollen. Heute wird den computergesteuerten Geräten mehr vertraut als dem gesunden Menschenverstand. Kaum ein Arzt hat neben den vielen

Berichten, die er in einer Klinik täglich zu schreiben, hat auch noch die Muße, ein Tagebuch zu führen über die detaillierte Entwicklung einer Schwangerschaft nach so und so vielen Ultraschalluntersuchungen oder anderen Eingriffen (siehe Kap. 4.2.). Die meisten Mediziner vertrauen dem Gelernten und nicht den Schlüssen, die sie aus der täglichen Praxis ziehen sollten. Sie führen selbstverständlich und routiniert Untersuchungen durch, nicht etwa um für Dich das Bestmögliche zu tun, sondern um im Notfall belegen zu können, alle Daten erhoben zu haben. Sie sichern sich selbst de jure ab, nicht etwa Dich und Dein Baby.

In sehr vielen industrialisierten Ländern ist es normal, dass eine Frau zur Entbindung in die Klinik geht. Jahrtausendelang praktizierte Hausgeburten erscheinen als undenkbar riskantes und unmöglich ohne medizinische Hilfe zu bewältigendes Wagnis. Doch wenn die Fortpflanzung des Menschen eine derart komplizierte Sache wäre, wäre unsere Art längst ausgestorben. Der Mensch leidet leider unter einem kollektiven Vergessen. Die Zeiträume sind immer kürzer geworden, in denen gutgläubige Mütter sich zum angeblichen Wohl ihrer Kinder haben freiwillig entmündigen lassen. Noch 1950 bekamen 50% aller Frauen ihre Kinder zu Hause (in Deutschland). Heute werden von vornherein 70-80% aller Schwangerschaften als risikoreich eingeordnet, teilweise ohne genaue Definition, und fallen damit auch in die Gruppe erwarteter Geburtsrisiken. Die Ängste, die das bei Frauen auslöst, und die Entfremdung von ihren eigenen Körperwahrnehmungen werden dabei nicht behandelt.

Sicher sind im Mittelalter viele Frauen bei der Geburt gestorben. Die genauen Lebensumstände dazu müsste man untersuchen. Unter anderem ist es doch ein wesentlicher Unterschied, ob eine Frau bei guter Ernährung im Leben nur ein oder zwei Kinder zur Welt bringt oder ob sie bei einseitiger Ernährung und minderen hygienischen Bedingungen acht oder neun Kinder gebiert. Und Zigtausende(!) sind eben erst in den Kliniken des 19. Jahrhunderts gestorben, mit Aufkommen der modernen Geburtshilfe. Deshalb ist das Argument, dass die klinische Betreuung das Säuglingssterben verhindert, in meinen Augen geschönte Propaganda. Anfang der siebziger Jahre war es noch gänzlich unüblich, eine Ultraschallvorsorge durchzuführen. Ein großer Teil der Kinder jener Generation gehört zu denen, die aktuell ihre Kinder bekommen. Diese Eltern von heute existieren, obwohl ihre Mütter, wenn überhaupt, dann nur in seltenen Ausnahmen Ultraschalluntersuchungen geschweige denn Feindiagnostiken haben durchführen lassen. Innerhalb von nur 30 Jahren gilt es bereits als verantwortungslos, diese angebotenen Vorsorgemaßnahmen nicht in Anspruch zu nehmen!

Der Mensch zeichnet sich durch eine unstillbare Gier aus: Er will erforschen, verstehen, wissen. Er will die eigenen Grenzen kennen lernen. Das wäre großartig – wenn es die maßlose Arroganz und die unkontrollierte Aggressivität gegen die eigene Art nicht gäbe. Bisher war es sicher ein evolutionärer Vorteil, das menschliche Aggressionspotential zu entfalten. Durch eine gezielte Einmischung und Störung der körperlichen Vorgänge bei einer Geburt ließ sich die Entwicklung der Liebesfähigkeit unter Kontrolle halten und dadurch wiederum ließen sich Menschen besser zu Machtzwecken instrumentalisieren. Doch wir brauchen Liebe zueinander und Respekt vor der Natur, wollen wir und unsere Kindeskinder weiter auf diesem Planeten leben. Leider maßt sich der Mensch zunehmend an, perfekter zu sein als die Natur und macht sich selbst und dem gesamten Biosystem Erde damit nur Ärger.

Die Natur ist komplex, nicht kompliziert:
Denke und handle stets einfach und natürlich – so bleiben Du und Deine Kinder gesund!

Wenn eine Frau mit Wehen ins Krankenhaus kommt, sollte sie sofort das Zimmer belegen können, in welchem sie ihr Kind zur Welt bringen wird. Ein Wechsel des Ortes während der Geburt führt häufig zu einer Geburtsverzögerung. Wenn Du beispielsweise eine Klinik als eventuellen Entbindungsort besichtigst, dann erkundige Dich genau, wie viele Geburten pro Tag stattfinden, wie viele Zimmer die Station hat und wie viele Plätze im Kreißsaal bzw. wie viele Geburtszimmer vorhanden sind. Wenn Du einen Kreißsaal besichtigst, lass Dich nicht von schön anzuschauendem Mobiliar und einer großen Badewanne beeindrucken. Viele Krankenhäuser haben heute sehr ansprechende Entbindungszimmer eingerichtet. Doch viel wichtiger ist der Ablauf in einer Klinik und die tatsächliche Aufgeschlossenheit des Personals. Was nützt es denn, wenn eine Klinik beispielsweise Akupunktur mit auf der Liste alternativer Behandlungsmöglichkeiten stehen hat, wenn sie damit nur dem aktuellen Trend, einer Nachfrage auf dem Markt folgt und im Grunde genommen alle Frauen, die auf naturheilkundliche Angebote Wert legen für naiv oder im schlimmsten Fall für verachtenswerte Ökos hält. Versuche, Dir nicht Dich unter Wehen auf dem großen Bett mit der orange-roten Decke vorzustellen, sondern versuche Dir vorzustellen, was alles passiert, wenn Du unter Wehen am Eingang der Klinik ankommst. Lass mich versuchen, ein Szenario für Dich zu entwerfen:

Zu Hause setzen Deine Wehen ein. Du begibst Dich zur Aufnahme ins Krankenhaus, füllst unter Wehen Formulare aus. Danach kommst Du auf die Entbindungsstation, wo Du den diensthabenden Ärzten begegnest. Diese schließen Dich an ein CTG an, tasten Deinen Muttermund ab, befragen Dich ein wenig und erstellen einen Befund. Hier verbringst Du den längsten Teil der Eröffnungsphase. Wenn beispielsweise der Kreißsaal nur vier Plätze hat, dann können dort nicht alle Gebärenden zehn Stunden verbringen. Ist dann endlich Dein Muttermund etwa sechs bis acht Zentimeter weit auf, darfst Du in den Kreißsaal. Dort wiederum empfängt Dich eine Hebamme, die Dich erneut untersucht und mit Dir die Geburt Deines Kindes bestreiten wird. Du hast diese

Hebamme vielleicht noch nie zuvor gesehen, sie kennt Deine Reaktion auf Schmerzen und Deine Einstellung zur Geburt nicht. Aber sie kennt den Belegungsplan der Station und weiß, dass nach Dir am selben Tag noch drei bis sechs weitere Frauen entbinden wollen. Sie lässt Dir also etwas Zeit, um die Austreibung zu vollbringen. Funktioniert Dein Körper nicht nach Plan, hilft der Wehentropf oder die Geburtszange. Dammschutz macht Arbeit und verlangt Mitfühlen. Ein Schnitt ist schneller. Nebenbei bekommst Du eine Spritze, die die Nachgeburt schnell austreibt, damit Du ja nicht länger als unbedingt erforderlich den teuren Platz belegst.
Warum willst Du als wehende Frau überhaupt erst den Weg in die Klinik antreten? Das ist bereits der erste Ortswechsel, der ein Einlassen auf die Eröffnungsphase behindert. Jetzt ist bereits Zeit, sich in die eigene Welt der Geburt zurückzuziehen, das rationale Denken auszuschalten, unnötige Adrenalinausschüttung zu unterbinden. Bist Du stattdessen noch auf dem Weg in die Klinik in Eile, auch ja nichts vergessen, schnell noch zur Aufnahme, dann steht Dein Körper unter Stress. Dieser Stress setzt sich im Kreißsaal fort. Du bist von grellem Licht umgeben, unter ständiger Beobachtung, Gefühle des Ausgeliefertseins und der Hilflosigkeit können aufkommen. Dein Körper wird zwangsläufig Adrenalin ausschütten. Eine klinische Entbindung kann uneingeschränkt als subtile Gewalt bezeichnet werden, die häufig körperliche und seelische Narben im Selbstwertgefühl der Frau hinterlässt. Erspar Dir diese Risiken!

> Wirkungen von Adrenalin in der Eröffnungsphase:
> Die Wehen können nicht einsetzen, solange Du Dich gefährdet fühlst, sprich solange Du entweder die eigene Angst vor der anstehenden Geburt nicht überwinden kannst oder von belastendem, organisatorischem Aufwand gefordert wirst. Adrenalin sorgt für einen hohen Muskeltonus, der jede Entspannung unmöglich macht.

Wenn Du dennoch in einer Klinik entbinden möchtest, erkundige Dich zuvor genau nach:

- der Häufigkeit von Dammschnitten und Kaiserschnittgeburten,
- der Häufigkeit des Einsatzes von Schmerzmitteln bzw. einer PDA,
- der Häufigkeit einer künstlichen Weheneinleitung oder Fruchtblasensprengung,
- der Häufigkeit von Oxytozin-Spritzen während der Geburt,
- der Häufigkeit von Zangen- bzw. Saugglockengeburten.
- Kannst Du während der Geburt jederzeit Deine Körperhaltung frei wählen?
- Werden Steißlagen (Beckenendlagen) natürlich entbunden oder zwangsläufig ein Kaiserschnitt durchgeführt? Wie sieht es bei Zwillingen aus?
- Ist ein 24-Stunden-Rooming-In möglich?

- Ist die Klinik pro Stillen eingestellt und fördert sie dies durch freie Stillrhythmen und Beratung?
- Welche Medikamente werden Neugeborenen gegeben? Achte darauf, dass Dein Baby keine Augentropfen (Silbernitrat), keine Kunstvitamine (K und D) und keinen Traubenzucker bekommt.

Nimm Dir wenigstens die Zeit, mehrere Kliniken zu besichtigen, und liefere Dich nicht bei der ersten Adresse einfach ab.

Kompromiss Geburtshaus

In zahlreichen Städten bieten sich Geburtshäuser als Alternative zur Klinik an. Zum einen gibt es nicht überall Beleghebammen, mit denen Du bereits während der Schwangerschaft ein trautes Verhältnis aufbauen kannst. Zum anderen sind die Hebammen in einem Geburtshaus freiberuflich tätig. Sie unterstehen nicht den Weisungen irgendeines Arztes, sondern begleiten Dich nach eigenem Ermessen. Hebammen, die sich vom Krankenhausdienst abwenden und ein Geburtshaus eröffnen, um Dir eine Alternative zu bieten, bei angenehmer Atmosphäre und geschulter Betreuung Dein Kind zu gebären, sind meistens sehr aufgeschlossen. Sie achten Dich als Frau und die Natur der Fortpflanzung. Ein Geburtshaus mag für Dich als Erstgebärende eine willkommene Adresse sein: Die Zimmer sind sehr ansprechend eingerichtet, sie erlauben Dir volle Bewegungsfreiheit. Du hast zu Hause keinerlei Vorbereitungsaufwand. Es gibt keine formale Aufnahme wie in einer Klinik. Die Hebamme ist Deine Begleiterin während Schwangerschaft, Geburt, Wochenbett und Stillzeit. Die lange Zeit des Kennenlernens ermöglicht es Dir, alle Deine Fragen und Wünsche zu besprechen. In einem Geburtshaus gibt es von vornherein kaum Apparate. Doch meistens sind ein CTG und ein transportables Ultraschallgerät für die Herztöne vorhanden. Du kannst beides ablehnen. Für die Hebammen ist die manuelle Untersuchung und Kontrolle der Herztöne mit dem Holzrohr die Grundlage ihrer Arbeit, es verlangt von ihnen keine Umstellung. Du kannst mitteilen, dass Du keine Schmerzmittel, kein CTG und keinen Dammschnitt wünschst, dass Dein Baby zuerst zu Dir kommt und in Ruhe abgenabelt wird etc. Eine aufgeschlossene, liebevolle Hebamme übernimmt eine regelrechte Mutterrolle für Dich. Übrigens sind die Herztöne mit dem bloßen Ohr am besten zu hören. Lass Deinen Partner einmal sein Ohr an Deine Bauchdecke legen, dann hört er exakt den schnellen Herzschlag Eures kleinen Schatzes klopfen. Hebammen sind aus hygienischen Gründen verpflichtet ein Hörrohr zu nutzen, sie dürfen ihr Ohr nicht einfach bei jeder Frau an den Bauch halten.

Für manche Frauen ist es eine Erleichterung im Geburtshaus einfach frei schreien zu können, was sie sich zu Hause wegen der Nachbarn eventuell nicht trauen würden.

Der Aufenthalt im Geburtshaus ist meistens ambulant. Du triffst Deine Hebamme nach dem deutlichen Einsetzen der Eröffnungswehen (Vor- und

Senkwehen gelten nicht). Und innerhalb einer Stunde, nachdem die Geburt und Erstversorgung abgeschlossen sind, werden Mutter und Baby (bzw. die gesamte junge Familie) nach Hause geschickt. In der ersten Zeit nach der Geburt ist Dein Adrenalinspiegel von der Austreibungsphase her noch sehr hoch. Du bist wach und begrüßt Dein Kind aufmerksam. Ist jedoch alles überstanden, inklusive der ersten Stillmahlzeit, dann sinkt dieser Adrenalinspiegel zügig ab. Die verbleibenden Endorphine leiten eine verzückte Entspannung ein, die in Dir alsbald ein Schlummerbedürfnis auslöst. Die Hebammen eines Geburtshauses verfügen jedoch weder über genügend Pflegepersonal noch über genügend Betten, um alle Frauen erstmal dazubehalten. Deshalb wirst Du nach Hause geschickt, solange Dein Adrenalinspiegel noch hoch genug, sprich Du noch wach genug für den Weg bist. Einige Stunden später, nachdem Du mit Deinem Baby ein erstes Schläfchen gehalten hast, kommt die Hebamme Dich noch einmal zu Hause besuchen. Seit dem 1.1.2006 werden die Kosten für eine Betreuung in einem Geburtshaus vollständig von den Krankenkassen getragen. Du musst lediglich die Kosten für die 6-wöchige Rufbereitschaft der Hebamme privat übernehmen.

Zuhause ist es am schönsten

Der natürlichste Ort, ein Kind zu bekommen, ist das eigene Zuhause. Dort, wo das Kleine dann auch aufwächst und eine Familie haben wird (siehe Kap. 7.).

6.3.2. Vertraue Deinen Instinkten und Deiner mentalen Stärke.

Während der Wehen ist nur Dein archaisches Gehirn tätig. Dabei handelt es sich um die stammesgeschichtlich ältesten Hirnstrukturen, die als endokrines System arbeiten. Mögliche hemmende Einflüsse gehen immer von dem jüngeren Hirnteil aus, der bei uns Menschen so hoch entwickelt ist, dem Neokortex (Großhirnrinde).

Diejenigen, die bereits einer natürlichen Geburt ohne medikamentöse Beeinflussung beigewohnt bzw. diese selbst erlebt haben, wissen, dass es einen Moment während der Eröffnungsphase gibt, in dem die Frau den Bewusstseinszustand wechselt.

Du kapselst Dich dann total von der aktuellen Umgebung ab und ziehst Dich in Deine eigene Wahrnehmungswelt zurück. Mein Mann erzählte mir nach der Geburt unseres ersten Sohnes, ich hätte mich teilweise nahezu animalisch benommen, doch das sei ihm ganz normal vorgekommen.

Es wäre fatal für Deinen weiteren Geburtsverlauf, Dich jetzt rational anzusprechen und Dein Bewusstsein wieder mit sachlichen Fragen zu beschäftigen.

Viele Frauen gehen von selbst in den Vierfüßlerstand. Das bewirkt zweierlei: Es unterbindet eine Notsituation für Dein Baby, da eine optimale Blutversorgung gewährleistet bleibt gegenüber der beklemmenden Rückenlage, bei der wichtige Blutgefäße in der Nähe der Wirbelsäule gedrückt werden. Der Vierfüßlerstand ist außerdem eine Voraussetzung für die Drosselung der bewussten Aktivität

Deines Hirns und für die erhöhte Ausschüttung der Hormone. Es ist mehr als nur ein Symbol, dass Du als gebärende Frau die aufrechte menschliche Haltung vorübergehend aufgibst. In diesem Punkt ist Gebären ein bisschen wie Sex. Beim Sex ist es auch nicht gut, wenn Du nebenbei an Termine und Alltagserledigungen denkst, sondern wenn Dein Hirn einfach mal schweigt. Die Ausschüttung der gleichen Hormone (Oxytozin, Endorphine) weist auf die gemeinsamen Aspekte von Orgasmen, Gebären und Stillen als Bezugsmomente der Liebe hin.
Allerdings: Wenn Du stillst, ist Dein Prolaktinspiegel hoch. Dieser sorgt dafür, dass Deine Lust auf Sex gesenkt wird. Du bist jetzt mit einem Säugling besetzt, eine erneute Paarung soll ein bisschen warten.

6.3.3. Kontrollneurosen und Finanzinteressen helfen weder Mutter noch Kind.

Du bist Du, und die Geburt Deines Kindes ist ein ganz eigenes Ereignis. Nicht mit Zweifeln und voller Sorgen, sondern mit diesem Selbstbewusstsein lies die Statistiken über Geburtskomplikationen. Du kannst nicht für jede Eventualität vorsorgen – sonst dürftest Du auch nicht mehr jeden Tag aus dem Haus, hinaus in den Verkehr gehen. Lass Dir nicht jeden medizinischen Eingriff als Notwendigkeit, Prophylaxe oder Unterstützung einreden. Die meisten heute möglichen Untersuchungen wurden ursprünglich für bestimmte Notfälle entwikkelt. Heute sind sie Standards einer jeden Entbindungsklinik. Wie konnte das passieren? Frauen, die eben noch freudiger Erwartung waren, werden nunmehr mit einseitigen Informationen über Schwangerschafts- und Geburtskomplikationen in Schrecken gesetzt, um anschließend freiwillig die technische Überwachung zu fordern. Mehr noch, sie nehmen sie dankbar an und fühlen sich gut umsorgt. Dabei bemerken sie nicht, dass sie längst zur Patientin degradiert wurden.
Viele Kontrollen schaden oder hemmen den Geburtsablauf, denk nur an die elektronische Überwachung des Babys per Wehenschreiber und die aufgrund dessen erhöhte Zahl der Kaiserschnittgeburten. Dennoch bleiben diese Geräte im Routineeinsatz. Alternative Untersuchungsmethoden werden mehr und mehr aus der Ausbildung von Schwestern, Hebammen und Gynäkologen gestrichen. Dabei ist der massive Einsatz elektronischer Apparate auf den Entbindungsstationen wesentlich teurer als es eine Rundum-Betreuung durch eine Hebamme wäre, an der leider gespart wird.
Besonders die ganz modernen, gut ausgestatteten Kliniken, beispielsweise Universitätskliniken, stehen nach wie vor im Ruf, beste Sicherheits- und Behandlungsbedingungen anzubieten. Das gilt nur für echte, seltene Notfälle!
Lass mich nur einen dafür wesentlichen Grund schildern. In einer Universitätsklinik werden junge Nachwuchsärzte ausgebildet. Dafür wird Material benötigt. Du als Gebärende bist in erster Linie Lehr- und Übungsmaterial für Studenten und Nachwuchsärzte. Deshalb muss fast zwangsläufig irgend

etwas mit Dir gemacht werden – also mindestens ein CTG angeschlossen sein. Ansonsten gibt es ja nichts zu lernen. Es geht ja schließlich nicht darum zu lernen, wie eine Geburt abläuft, sondern was bei einer Geburt so gemacht wird. Die Ausbildung ist sehr stark auf Notfallversorgung ausgerichtet. Und dadurch, dass in einer großen Klinik deutlich mehr Notfälle landen, als in einem Geburtshaus oder bei Hausgeburten, verankert sich die Vorstellung, dass eine Geburt gefährlich ist für das Leben von Mutter und Kind, fest in den Köpfen bereits junger Ärzte und Ärztinnen. Ihnen, die bereits viel Blut und Leid bei Entbindungen gesehen haben, kommt es zwangsläufig fahrlässig vor, nicht in einer Klinik zu entbinden. Dabei bemerken sie nicht die allmähliche Entstehung ihrer eigenen Neurosen und ihres anmaßenden Kontrollzwangs, der alles Natürliche überhaupt nicht mehr gelten lässt. Es ist schade, dass junge motivierte Studenten nicht in der Geburtsbegleitung durch Nicht-Einmischung unterwiesen werden, dass Ärzten, die heilen sollten, das Trauen in die Natur aberzogen wird und das Zufügen von Schmerz als Berufshandwerk beigebracht wird.

Bedenke stets, dass eine große Klinik mit moderner Ausstattung auch sehr teuer zu unterhalten ist. Frage mal nach, wie hoch ein Kaiserschnitt bei Deiner Krankenkasse abgerechnet wird und was dagegen eine spontane Geburt kostet. Für die Klinik ist es einträglicher, mit Hilfe von Überwachungstechnik und Medikamenten Dein Kind schnellstmöglich auf die Welt zu zwingen, als wenn sie Dich über den Schichtwechsel von Personal betreuen lassen.

6.3.4. Wenn der Geburtstermin sich verschiebt. Die Natur ist toleranter als unser Terminkalender.

Eine menschliche Schwangerschaft wird mit 40 Wochen angegeben bzw. 38 Wochen insofern der genaue Zeugungstermin bekannt ist. Doch der Mensch ist kein Roboter. Wie alle anderen Werte auch, seien es Blutwerte, Gewichtsangaben oder Wachstumsnormen, dient der errechnete Entbindungstermin nur der Orientierung. Letztlich sucht sich Dein Baby seinen Geburtstag selbst aus. Der allgemein tolerierte Spielraum beträgt vier Wochen. Das Kind kann bis zu 14 Tage vor oder nach dem errechneten Geburtstermin auf die Welt kommen, und das ist völlig in Ordnung. Für Dich als wartende Mutter ist ein Überschreiten des Termins zwar eine Geduldsprobe mehr, aber wenn Dein Kind noch etwas Zeit braucht zum Reifen, dann soll es sie bekommen.

Also: Falls Dein Baby den errechneten Termin überschreitet, kommt es höchstwahrscheinlich innerhalb von zwei Wochen nach dem errechneten Termin auf die Welt. Es will einfach noch ein bisschen wachsen.

Deutliche Zeichen dafür, dass das Kind übertragen ist, sind aufgeweichte Waschfrauenhändchen und -füßchen sowie das Fehlen jeglicher Käseschmiere bei der Geburt. Diese hat sich dann bereits komplett zurückgebildet. Falls Dein

Kind ein paar Tage nach dem ET geboren wird und noch etwas Käseschmiere an ihm ist, so ist es genau richtig geboren.
Das kann zum Beispiel daran liegen, dass der Zeugungstermin nicht genau bekannt war. Die Berechnung erfolgte anhand Deiner letzten Regel. Dein Eisprung kann sich jedoch um ein bis drei Tage verschoben haben. Die Sicherheitsspannen für natürliche Verhütungsmethoden gehen von mindestens elf fruchtbaren Tagen im Monat aus (siehe Kap. 8.9.). Allein da sitzen schon eineinhalb Wochen Spielraum drin. Solche Verschiebungen können immer mal vorkommen, besonders wenn Du gerade von einer Fernreise wiedergekommen bist oder im Schichtdienst arbeitest, erst kürzlich die Pille abgesetzt oder kürzlich abgestillt hast oder aus anderen Gründen zur Zeit der Befruchtung keinen regelmäßigen Zyklus hattest.
Es kann aber auch sein, dass sich bestimmte Symptome aufgrund einer oberflächlichen Behandlung im Verlauf der Schwangerschaft umkehren. Zum Beispiel kann es sein, dass Dir aufgrund frühzeitiger Senk- oder häufiger Vorwehen Magnesium verordnet wird. Die überzogene, hochdosierte und vor allem andauernde Einnahme von Magnesium führt dann dazu, dass Deine Gebärmutter überhaupt nicht mehr kontrahiert und die Geburtswehen erst sehr spät einsetzen.

Wenn bei Dir alle körperlichen Faktoren auszuschließen sind, kann das Übertragen auch seelische Ursachen haben. Frage Dich selbst:

Hast Du sehr große Angst vor der Geburt? Suche Dir einen Weg, mit Schmerzen und mit Angst umzugehen. Vielleicht hilft Dir bewusstes Tönen und tiefes Atmen oder lautes, befreiendes Schreien, die Nähe Deines Partners oder ein paar Akupunkturnadeln. Übe täglich die Wehenübung und überschreite Deine Grenzen. Mute Dir etwas zu! Dein Körper kann das, auch wenn es ihm weh tut. Entwickle den Willen, da durchzugehen!

Sitzt die Angst, das Kind zu verlieren aufgrund einer vorangegangenen Fehlgeburt so tief, dass Du dieses Kind einfach nicht loslässt? Sprich darüber mit Deinem Partner oder mit der Hebamme, vielleicht mit beiden gemeinsam. Sprich viel zu dem Baby in Dir. Nimm Kontakt zu ihm auf. Sag ihm, dass Du ihm ein glückliches Leben schenken willst und dass Du ihm vertraust, dass es zum richtigen Zeitpunkt schlüpft. Dein Baby entscheidet, wann es bereit ist für die Welt – traue ihm, es ist Dein Kind! Das Sprechen kann Dir Deine innere Öffnung erleichtern.
Es gibt eine ganze Reihe Tricks, um bei überschrittenem Termin die Geburt einzuleiten:

- Sex mit Deinem Liebsten liefert natürliche Prostaglandine.
- Eine Brustwarzenstimulation löst eine Oxytozinausschüttung aus.
- Fasten regt verschiedene (Ausscheidungs-)Prozesse im Körper an. Ein bis zwei Tage genügen.

- Ein Einlauf regt über den Darm die Gebärmuttermuskulatur an.
- Hebammen wenden manchmal auch Kräutergebräue (Verbenentee mit Zimt, Nelken, Ingwer und Cardamom), den bekannten Rhizinus-Cocktail (Rhizinusöl mit Fruchtsaft und wenig klarem Schnaps), Akupunktur oder homöopathische Arzneien an.

Wende die letztgenannten Mittel auf keinen Fall vorschnell an oder aus reiner Neugier, ob sie auch funktionieren, sondern nur, wenn sich anders eine Klinikeinweisung nicht mehr umgehen lässt. Eine Intensivüberwachung beim Frauenarzt kannst Du Dir sparen. Achte immer gut darauf, ob Du noch Kindsbewegungen spürst. Sobald Du länger als zwölf Stunden keine Bewegungen spürst, geh umgehend zu Deiner Hebamme.

6.4. Eins, zwei, drei, vier,... viele. Es gibt immer mehr Mehrlinge.

Zwillinge sind von jeher etwas Besonderes – insbesondere die eineiigen Paare fallen durch ihre Ähnlichkeit auf. Natürliche Zwillingsschwangerschaften sind relativ selten, Drillingsschwangerschaften eine absolute Ausnahme. Wenn Du mehr als ein Kind erwartest, bedeutet das ein großes Glück! Du erwartest gleich zwei süße Babys, die Dir Lebensfreude schenken werden. Das ist eine gewaltige und ganz tolle Aufgabe.
Jetzt ist es besonders wichtig, dass Du gut auf Dich Acht gibst. Mach keine Kompromisse, sondern lebe nur vom Feinsten! Iss täglich frische, heimische und tropische Früchte. Die heimischen Früchte versorgen Dich mit Mineralien, Vitaminen, Fruchtsäuren und Flüssigkeit. Die tropischen Früchte sind obendrein reich an Enzymen, Spurenelementen und wertvollen Fruchtzuckern. Iss zu den Hauptmahlzeiten reichlich Blattgrün: saisonale Salate mit Gemüse angereichert, Wildkräuter, Gartenkräuter, Sprossen. Kaufe nur biologisch erzeugte Produkte. Lass nur gesunde Sachen in Dich hinein, dann werden Dein Gewebe und Dein Kreislauf die Doppel-Belastung ohne Probleme aushalten.

Wie unterscheiden sich eineiige und zweieiige Zwillinge?

Eineiige Zwillinge entstehen durch die frühe Teilung einer einzelnen befruchteten Eizelle. Warum sich die Eizelle in seltenen Fällen in diesem frühen Stadium teilt, ist unbekannt. Da sich die beiden Embryonen aus nur einer Ei- und einer Samenzelle entwickeln, besitzen eineiige Zwillinge identische Erbanlagen. Sie sind gleichgeschlechtlich und sehen sich sehr ähnlich. Haare, Augenform und -farbe sowie die Blutgruppe sind identisch. Lediglich die Fingerabdrücke unterscheiden sich minimal. Eineiige Zwillinge machen jedoch nur etwa ein Viertel aller Zwillinge aus. Die Mehrzahl ist zweieiig.
Meistens teilen sich eineiige Zwillinge eine Plazenta. Dabei können sie sowohl eine als auch zwei Fruchthöhlen haben. Mitunter können zwischen den Kindern Gefäßkurzschlüsse bestehen, die eine ungleiche Versorgung bewirken. Dabei

gibt einer der Föten alle zu seinem Wachstum und seiner Entwicklung notwendigen Stoffe an den anderen ab. Diese Komplikation wird als twin-twin transfusion syndrome (TTTS) bezeichnet. Die Rückbildung eines Zwillings durch Eintrocknen und Absterben ist relativ häufig und meist ohne Risiko für das überlebende Kind.

Zweieiige Zwillinge sind gleichaltrige Geschwister, die gleich- oder verschiedengeschlechtlich sein können und zur Hälfte unterschiedliches Erbmaterial besitzen. Hier laufen eigentlich zwei Schwangerschaften gleichzeitig ab. Sie entstehen aus zwei Eizellen, die von je einer Samenzelle befruchtet werden. Während eine Eizelle reift, verhindern Hormone eigentlich, dass ein weiteres Ei gleichzeitig zur Reife kommt. Setzt dieser Unterdrückungsmechanismus einmal aus, entwickel sich zwei Eizellen gleichzeitig, die beide befruchtet werden.
Zweieiige Zwillinge können bis zum Ende des zweiten Schwangerschaftsdrittels einen Größenunterschied von ein bis zwei Wochen haben. Dieser gleicht sich danach jedoch bei einem normalen Verlauf bis zur Geburt weitestgehend aus. Die Kinder im Mutterleib, auch Einlinge, entwickeln sich und wachsen immer in Schüben, so dass eine einmalige Untersuchung nicht gleich Grund zur Besorgnis sein sollte. Zwillinge können durchaus unterschiedliche Wachstumsschübe vollziehen, sie müssen sich nicht zwangsläufig komplett zeitgleich entwickeln. Wenn ab der 25. Schwangerschaftswoche deutliche Größenunterschiede auffallen, wird üblicherweise die Durchblutung der Plazenta untersucht. Du kennst meine Antwort darauf sicher schon: Die Messung allein hilft Deinen Kindern nicht weiter. Sorge dafür, dass genug Sauerstoff und Vitalstoffe bei beiden Babys ankommen, indem Du reichlich frische pflanzliche Kost isst und Dich regelmäßig an der frischen Luft bewegst. Meide alles, was Deinem Körper Sauerstoff entzieht: Aufenthalt in stickigen, verrauchten Räumen, Alkohol, tierische Eiweiße, Bewegungsmangel!

Es gibt eine weitere Kategorie von zweieiigen Zwillingen, bei der sich eine einzelne Eizelle *vor* der Befruchtung teilt und erst dann von zwei unterschiedlichen Spermien befruchtet wird. Diese Zwillinge sind sich ähnlicher als zweieiige Zwillinge, und nicht so gleich wie eineiige.
Übrigens ist immer noch nicht ganz klar, ob die Wahrscheinlichkeit, Zwillinge zu bekommen, erblich ist. Man geht davon aus, dass die Fähigkeit, zwei befruchtungsfähige Eier zu produzieren, geerbt werden kann, aber nur mütterlicherseits. Dazu gibt es bislang keinen wissenschaftlichen Beweis.

Junge-Junge		Junge-Mädchen	Mädchen-Mädchen	
Eineiig	Zweieiig	Zweieiig	Eineiig	Zweieiig
1/6	1/6	2/6	1/6	1/6

Geschlechterverteilung bei Zwillingen

Zwillings- und sogar Drillingsschwangerschaften nehmen in sämtlichen Industrienationen der westlichen Welt zu. Vorreiter ist aktuell Belgien. Dort gibt es derzeit etwa 20 Fruchtbarkeitszentren, die regelrecht ‚medical shopping' anbieten. Derzeit kommt in Deutschland eine Zwillingsgeburt auf 85 Geburten.

Wieso nehmen Mehrlingsschwangerschaften zu?
Die Frauen lassen sich mit dem ersten Kind immer mehr Zeit. Eine erstgebärende Enddreißigerin ist durchaus nichts Außergewöhnliches mehr. Doch mit zunehmendem Alter nimmt die Fruchtbarkeit ab. Die Rhythmen unserer Gesellschaft haben sich gewandelt: Job-Hopping, Stadtnomaden, WG-Leben statt Kleinfamilie usw. Seien wir ehrlich. Uns allen fällt das Erwachsenwerden, das Loslassen vom Jugendlich - sprich ungebundensein schwer. Und dann muss es auf einmal ganz schnell gehen: Ein Kind muss her, wenn es der Lebensplan gerade erlaubt. Dabei besteht bei einem normalen gesunden Paar die Chance, innerhalb eines Jahres auf natürliche Art ein Kind zu zeugen. Der Mensch ist unter den Säugetieren am wenigsten fruchtbar: Pro Zyklus liegt die Zeugungswahrscheinlichkeit nur bei etwa 25%, und ab 35 Jahren sinkt sie sogar auf 15% oder weniger. Deshalb zweifle nicht voreilig, insofern Du bereits seit einiger Zeit versuchst, schwanger zu werden!
Immer häufiger nehmen Paare Fruchtbarkeitsbehandlungen in Anspruch. Inzwischen hat sich daraus ein eigener Wirtschaftszweig entwickelt. Daher fordern die Menschen manchmal geradezu eine Behandlung als Dienstleistung. Weigert sich eine Stelle, gehen sie einfach zur nächsten.
Und das ist der eigentliche Grund, warum immer mehr Zwillinge und Drillinge geboren werden. Bei natürlichen oder spontanen Mehrlingsschwangerschaften ist demgegenüber keine Zunahme festzustellen. Natürliche Mehrlinge sind nach wie vor eine seltene Laune der Natur, die für Dich eine besondere Herausforderung ist, die Dich jedoch doppelt oder gar dreifach beschenkt.
Alles ist heute planbar – Verhütung, Zeugung, Bausparvertrag. Was hat das noch mit Freiheit zu tun, wenn sich alles berechenbaren Rhythmen unterordnet?
Eine Mehrlingsschwangerschaft kann sich sowohl aus einer künstlichen Befruchtung als auch durch eine Hormonbehandlung oder die Verabreichung von Hormonspritzen ergeben. Deshalb werden bei der künstlichen Befruchtung höchstens zwei bis drei befruchtete Eizellen in die Gebärmutter eingeführt. Die Kontrolle geht dabei soweit, dass eine Entstehung von Drillingen oder Vierlingen trotz begrenzter eingepflanzter befruchteter Eizellen als Misserfolg betrachtet wird. Derart unerwartet viele Embryonen können aus einer frühzeitigen Teilung der Zellen hervorgehen. So entstehen in der Natur eineiige Zwillinge. Falls Du vor lauter Verzweiflung über einen unerfüllten Kinderwunsch eine Hormonbehandlung gegen Unfruchtbarkeit durchführen lässt, können sich innerhalb eines Zyklus drei oder mehr Eizellen entwickeln und zeitgleich befruchtet werden. Die Ärzte lassen Dir die Wahl, ob Du den Prozess

fortsetzen und die Eizellen komplett befruchten oder ob Du abbrechen lässt. Doch bevor Du eine künstliche Befruchtung durchziehst und damit Deine Sehnsucht nach Mutterglück erfüllen willst, informiere Dich sehr genau in alle Richtungen – nicht nur über Erfolge, sondern auch über Risiken. Nicht nur über Risiken für Dich und die Schwangerschaft, sondern insbesondere auch über Spätfolgen für die Gesundheit der so gezeugten Kinder.
Wieso leidest Du unter hormonellen Störungen? Lies dazu bitte in den Kapiteln 2.3., 12.1. und 14. Wenn Dein Körper bereits mit Unfruchtbarkeit reagiert, ist es sehr wichtig, dass Du entgiftest. Trinke keinen Kaffee, iss weder Fleisch, Eier, Milchprodukte noch Gesalzenes und bewege Dich unbedingt viel und regelmäßig. Allein durch die Anstrengungen moderner Forschung kannst Du kein gesundes Baby bekommen. Das belegt die hohe Rate zu früh und behindert geborener Zwillinge nach einer künstlichen Befruchtung.
Eine gesunde Lebensweise ist ganz einfach, und doch ist sie es nicht. Es klingt gegenüber dem Aufwand, der in der Forschung getrieben wird, unverhältnismäßig einfach, pflanzlich zu essen und alles wird gut. Doch tatsächlich fällt es uns viel leichter, einen Termin in einer Klinik zu machen und dann andere für uns denken zu lassen, als alltäglich den zahlreichen Verführungen durch Kaffeehäuser und Grillstuben zu widerstehen. Ich habe am eigenen Leib erlebt wie gut es sich anfühlt, für ein aktives Leben belohnt zu werden.

Warum gelten Mehrlingsschwangerschaften grundsätzlich als Risikoschwangerschaften?
Vor allem das Gewicht der Babys, das mit der Zeit aufgebaut wird und höher ist als bei einem Einling, und die damit einhergehende extreme Dehnung der Gebärmutter führen relativ häufig zu Problemen. Manchmal werden frühzeitige Wehen ausgelöst. Auch der Muttermund hat eine hohe Belastung auszuhalten. Mitunter öffnet er sich vorzeitig, auch ohne Wehen. Das alles kommt bei Mehrlingsschwangerschaften häufiger vor als sonst, doch es muss nicht eintreffen!!
Zwillinge werden gleich oft früher und auch pünktlich zum Termin geboren. Meistens ist ein Baby leichter als das andere. Für eine ausreichende Entwicklung sollte die Schwangerschaft mindestens die 36. Woche erreichen. Eine natürliche Geburt ist möglich, wenn der erste Zwilling mit dem Köpfchen nach unten liegt und beide Babys mindestens 2.000 Gramm wiegen.
Ein Kaiserschnitt wird immer durchgeführt, wenn

- die Babys untergewichtig sind,
- beide in Beckenendlage liegen,
- die 34. SSW noch nicht abgeschlossen ist oder
- der Gewichtsunterschied zwischen den Föten mehr als 500 Gramm beträgt.

Es gibt auch Fälle, in denen der erste Zwilling spontan geboren wird und dann der zweite Zwilling per Kaiserschnitt auf die Welt kommt.

Bei einer Geburt auf natürlichem Weg werden den Frauen zumeist Beinstützen gegeben, die die Frau wiederum in die Rückenlange zwingen. Das ist nicht notwendig! Die Rückenlage provoziert ein Absinken der Herztöne der Kinder durch Sauerstoffmangel. Lehne es ab und ziehe Bewegungsfreiheit vor. Bitte die Hebamme um den Einsatz all ihrer Künste für Deinen Dammschutz. Lehne einen prophylaktischen Dammschnitt ab.
Das erste Kind kommt meist relativ zügig zur Welt, das heißt, es benötigt nicht wesentlich länger als bei einer Einlingsgeburt. Bei der Geburt des zweiten Kindes können Schwierigkeiten auftreten, wenn die Gebärmutter noch sehr stark geweitet ist und dadurch der Druck der Wehen nicht ausreichend auf das Baby wirkt. Die große, gedehnte Gebärmutter und der kleine Zwilling – das passt bei einer Austreibung schlecht zusammen. Deshalb ist es ratsam, Zwillinge mit zwei erfahrenen Hebammen zu gebären. Eine spontane Geburt von Mehrlingen außerhalb einer Klinik ist in Deutschland verboten. Du wirst keine einzelne und auch keine zwei Hebammen finden, die ihre Zulassung für Dich bei einer Hausgeburt riskieren. Doch wenn Du in einer aufgeschlossenen Klinik bist, dann geht es auch mit einer erfahrenen Hebamme und einem Arzt. Es werden einfach mehrere Hände benötigt, die durch gekonnte Griffe und Druck von außen auf Deinen Bauch die Wehenarbeit unterstützen und das Baby mit herauspressen helfen. Während der Geburt des zweiten Babys, solange Du als Mutter noch in den Wehen bist, muss Dein Partner das erste Baby gut versorgen. Gib es nicht in fremde Hände. Hab keine Angst, die Geburt von Zwillingen ist sicher sehr anstrengend, und es ist zu schaffen! Sogar bei Drillingen ist eine natürliche Geburt oft möglich. Sie hängt von folgenden Faktoren ab: Lage der Kinder, mögliche Komplikationen oder Beckenverengung der Mutter, Vorgeschichte der Mutter und Dauer der Schwangerschaft.

Um die Last und den sehr großen Bauch gut zu tragen, brauchst Du festes, geschmeidiges Gewebe. Manche Frauen, deren Gewebe durch zuviel Wasser, schlechte Durchblutung, mangelhafte Nährstoffversorgung und Verschlackung schwach ist, bekommen einen Leistenbruch. Bei einem sehr starken Leistenbruch besteht das Risiko einer Einklemmung der Föten. Das muss nicht passieren.
Hier einige kurze Informationen, falls es bei Dir zu spät ist zur Vorsorge und Du bereits einen Leistenbruch hast:
Allein ein Leistenbruch stellt kein erhöhtes Risiko einer Frühgeburt dar. Er kann rein theoretisch auch während der Schwangerschaft chirurgisch behandelt werden, ohne dass die Schwangerschaft beendet werden muss. Solange eine OP gemieden werden kann, meide sie! Es ist nicht automatisch notwendig, dass Du Bettruhe hältst und Dich nur noch schonst. Das hängt vom Schweregrad des Bruchs ab.
Ein Leistenbruch allein ist auch keine Indikation für einen Kaiserschnitt.

Ein Leistenbruch ist fast immer harmlos und macht in der Schwangerschaft und bei der Geburt fast nie Probleme. Bei bestimmten Vorkehrungen, zum Beispiel Kompression, kannst Du Deine Kinder auf natürlichem Wege gebären.
Beuge einem Leistenbruch vor durch regelmäßige Gymnastik und Bauchmassagen. Meide eine zu starke Gewichtszunahme und Wassereinlagerungen! Iss ganz bewusst: pflanzlich, frisch und salzfrei. Wenn Du während der Schwangerschaft starke Dehnungsschmerzen im Unterleib hast, begib Dich zur Entspannung in die Embryonalstellung.
Suche Dir beizeiten, spätestens im sechsten Monat, eine Klinik bzw. einen Arzt, der Mehrlingsschwangerschaften natürlich entbindet und sprich mit ihm Deine Wünsche durch. Gib Dich auch in diesem Fall nicht einfach an die erste Adresse ab, sondern wähle den Geburtshelfer gut aus.

6.5. Au Backe – Mein Kind kommt mit dem Po voran! Die Steißlage.

Eine Beckenendlage (BEL, Steißlage) ist nicht gerade die Idealvoraussetzung für eine einfache Geburt. Doch bisweilen kommt es eben vor, dass die Kleinen sich nicht in die Schädellage drehen und sich mit dem Po voran auf die Welt schieben wollen.
Vielerorts ist eine Steißlage automatisch eine Indikation für einen Kaiserschnitt. Es gibt nur wenige Kliniken, genauer nur sehr wenige Ärzte, die eine Steißlage natürlich entbinden. Dabei ist das durchaus möglich.
Wenn Dein Kind sich nicht rechtzeitig drehen sollte, dann lass Dir keine Panik machen. Zunächst einmal gibt es immer die Chance, dass das Kind sich wirklich erst kurz vor der Geburt dreht. Lass Dich auf keinen Fall zu einem vorgezogenen Kaiserschnitt überreden. Übe stattdessen täglich die indische Brücke. Dazu lege Dich auf den Rücken, stelle die Beine angewinkelt auf und setze die Handflächen neben Deinem Kopf ab. Stemme Dich nun mit Armen und Beinen so weit nach oben wie Du kannst. Diese Position hat schon viele Babys zur spontanen Drehung veranlasst.
Am besten ist es, wenn Du rechtzeitig nach einem Arzt Ausschau hältst, der bereit ist, Dich bei einer natürlichen Entbindung zu betreuen.
Hausgeburten oder Geburten im Geburtshaus sind in so einem Fall in Deutschland verboten. Du wirst also sicher keine Hebamme finden, die sich auf Derartiges einlässt, denn falls doch etwas passiert, ist sie ihre Berufszulassung los. In konventionellen Krankenhäusern sind es häufig die Ärzte der älteren Generation, die sich auf eine natürliche BEL-Entbindung verstehen und mitunter auch noch geburtshilfliche Handgriffe beherrschen, die das Kind gegebenenfalls drehen können oder zumindest eine Saugglocke verhindern. Die jüngeren Ärzte werden vorrangig für chirurgische Eingriffe ausgebildet und sind bei BEL aufgrund mangelnder Erfahrung selbst unsicher. Daneben gibt es alternativ eingestellte Kliniken, beispielsweise anthroposophische Kliniken, die Beckenendlagen natürlich entbinden.

Meistens setzen die Ärzte die Frauen unter Druck und verlangen bei Verzicht auf einen Kaiserschnitt einen prophylaktischen Pflichtdammschnitt. Bei einem großen Kind kann es zu einer heftigen Belastung für Deinen Damm kommen, genau wie bei einem großen Kind in Schädellage auch. Bei einem zierlichen oder normal großen Kind kann es immer noch vorkommen, dass Dein Damm reißt, aber das ist kein Muss. Versuche in jedem Fall wenigstens, den Arzt davon zu überzeugen, dass kein prophylaktischer Routineschnitt durchgeführt, sondern nur im absoluten Notfall geschnitten wird. Triff dazu gegebenenfalls eine schriftliche Vereinbarung mit ihm, in der Du den Schnitt bewusst ablehnst. Damit nimmst Du ihm den juristischen Druck ab. Sehr viele Frauen berichten davon, bei der Geburt ein sicheres Gefühl gehabt zu haben und sich eine spontane Entbindung ohne Eingriff zugetraut zu haben. Erst der Schnitt führte zu Schmerzen, die monatelang anhielten. Mir sind jedoch auch Frauen bekannt, die ihr Baby aus der Beckenendlage spontan geboren haben ohne jegliche Verletzung.

Leider ist die klinische Geburtshilfe zunehmend von Ungeduld geprägt. Wenn die Frau nicht beim ersten Versuch schwanger wird, wird künstlich nachgeholfen, kommt das Kind nicht schnell und pünktlich genug, wird ebenfalls eingegriffen.

Es ist zwar theoretisch richtig, dass ein Kind in Beckenendlage in Sauerstoffbedrängnis kommen kann, sei es aufgrund einer um den Hals gewikkelten Nabelschnur, sei es aufgrund eines langen Feststeckens im Geburtskanal und zu schwacher Wehen. Das kann alles auch bei einer Schädellage vorkommen. Diese Komplikationen sind nicht spezifisch für Beckenendlagen. Das Köpfchen ist etwas länger im Geburtskanal. Ich empfehle Dir andere Frauen, die Beckenendlagen geboren haben. Deren Auskünfte sind authentisch. Viele besorgte Fragen zeugen oft von falschen Vorstellungen einer Geburt überhaupt.

Auch hier gilt, was grundsätzlich für Schwangerschaft und Geburt gilt:

- Ernähre Dich so natürlich und reichhaltig wie möglich, damit Du selbst vital bist und Dein Baby sich gesund entwickelt.
- Treibe regelmäßig und kontinuierlich Sport. Halte Deinen Kreislauf stabil und Deine Muskulatur gut durchblutet, insbesondere die Stützmuskulatur an Bauch und Rücken sowie den Beckenboden, dann wird Dein Gewebe Dich unterstützen und nicht zu schlaff sein für das Gewicht des Kindes und nicht so schnell reißen.
- Entwickle im Kopf und im Bauch eine gesunde, gelassene Einstellung zur Geburt und zu den dazugehörigen Schmerzen. Schalte jeden überflüssigen Stress und Diskussionen während der Wehen möglichst frühzeitig aus, damit Du Dich auf Deine Wehen konzentrieren kannst. So unterbindest Du auch, dass die Wehen während der Geburt aussetzen
- Lass Dir keine Medikamente geben! Nur so kann Dein Körper alle

wichtigen Hormone zum richtigen Zeitpunkt in der richtigen Menge ausschütten und damit eine zügige Geburt gewährleisten, die Deinem Baby jede Bedrängnis erspart.

- Achte gerade in dieser besonderen Geburtssituation darauf, dass Du Dich frei bewegen darfst. Lehne einen Daueranschluss an ein CTG ab. Erinnere Dich, dass die Herzkurven der Babys allzu häufig fehlinterpretiert werden.
- Wenn eine Klinik nicht bereit ist, dieses Minimum an Vertrauen in die Natur aufzubringen, dann wende Dich an eine andere Adresse.

Eine Beckenendlage ist keine Hiobsbotschaft. Sie ist eine Herausforderung, die schon viele Frauen gemeistert haben, und darüber sind sie sehr froh.

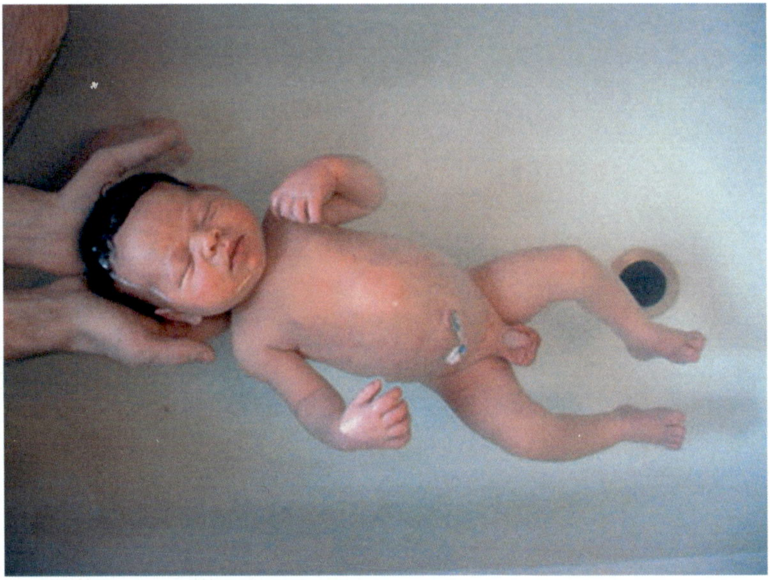

Ein Schwebebad am 5. Tag nach der Geburt. Zur Säuglingspflege siehe S. 163 f.

[1] Ich empfehle dazu unter anderem das Buch: Die acht Todsünden der zivilisierten Menschheit des berühmten Verhaltensforschers Konrad Lorenz, Piper Verlag, München 2005 (1973). Lorenz beschreibt unter anderem sehr einleuchtend die Folgen der sozialen Überforderung im städtischen Leben, des Abreissens der Traditionen und Brüche mit den eigenen Eltern sowie die Zusammenhänge von Liebe und Aggression.

[2] Siehe Studie von: Samuels & Samuels, 1996.

[3] Siehe Studie von: Cox & Schwartz, 1990

7. Die Hausgeburt.

7.1. Vorbereitung einer Hausgeburt.

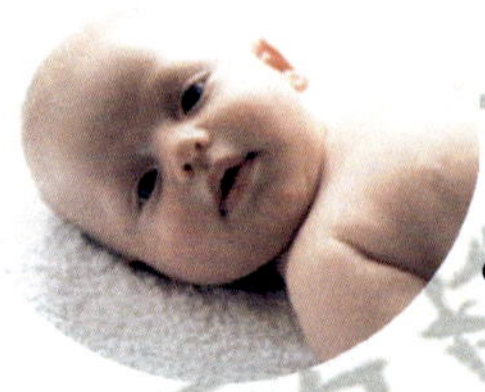

Vor einer Geburt die genaue Situation festzulegen, ist unsinnig. Jede Geburt läuft anders ab, deshalb kann selbst eine mehrfach gebärende Frau nur begrenzt auf ihre Erfahrungen zurückgreifen.

Damit dennoch alles entspannt abläuft, können folgende Vorbereitungen hilfreich sein:

- Wichtig ist ausreichend Platz zum freien Bewegen. Auf- und Ablaufen unterstützt die Wehen während der Eröffnungsphase. Doch auch der Vierfüßlerstand oder ein entspanntes Liegen sowohl auf einem Bett als auch auf dem Boden müssen möglich sein (siehe Kap. 7.3. und Kap. 7.4.).
- Das Licht im voraussichtlichen Geburtszimmer darf gemütliches Schummerlicht oder Tageslicht sein. Es sollte vorsorglich sowohl am Tage als auch nachts eine gute Lichtquelle vorhanden sein, nur für den Fall, dass genäht werden muss. Erschrick nicht, wenn ich „voraussichtlich" schreibe. Damit meine ich nur, dass manche Frauen schon ein extra kuscheliges Lager im Wohnzimmer gebaut haben und das Baby dann in der Badewanne geboren wurde oder andersherum. Man weiß es halt nie...
- Heize das Geburtszimmer gut, eine Raumtemperatur von 25°C ist empfehlenswert. Für Babys Empfang ist eine warme Temperatur angenehm. Und falls die Geburt länger dauert, frierst auch Du nicht so schnell. Zieh Dir ruhig ein Paar warme Socken über. Verabrede mit Deinem Partner, dass er zwischendurch immer wieder gut lüftet. Haltet eine vorgewärmte rote Decke oder ein Tuch in Rottönen bereit, um das Baby darin einzuwickeln. Die Rottöne erinnern an die traute Atmosphäre im Mutterleib, denn schon durch Deine Bauchdecke nimmt das Baby Licht wahr. Lässt Du die Sonne auf Deinen Bauch scheinen oder bist Du nackt in einem hell erleuchteten Zimmer, ist es auch in der Fruchthöhle erhellt.
- Je nach Belieben und Deinen Vorstellungen kannst Du Mobiliar vorbereiten: ein gut zugängliches Bett, einen Hocker für eine eventuelle Hockergeburt, einen stabilen Stuhl für den Vater, der Dich dann gut abstützen kann, einen Pezziball, einen Tisch oder eine andere Ablagemöglichkeit für die Utensilien der Hebamme.
- Wenn Du eine Hebamme in Anspruch nimmst, frage sie, ob sie Vor- und Unterlagen für die Geburt mitbringt. Viele Geburtshäuser, die

Hausgeburten betreuen, bieten diesen Service an, jedoch manche freie Hebammen nicht. Eine Unterlage vor dem Bett als Knieschoner oder zur Wärmeisolation bei kaltem Boden (Isomatte, Schlafsack, altes Unterbett oder Wolldecke) kannst Du zusätzlich ausbreiten, das ist aber kein Muss.

- Sehr praktisch ist das Einziehen von wasserfesten Unterlagen unter das Bettlaken (Wachstuchtischdecke, Malerplane), da man nie genau weiß, wann und wie viel Fruchtwasser auf einmal abgeht. Eine Unterlage wird für die Matratze auf dem Bett, eine für den Boden davor benötigt. Wenn Du ein Bettlaken darüber ziehst, kannst Du das ebenfalls schon einige Tage vor dem Termin vorbereiten.
- Stelle einen Abfalleimer oder Müllsack für gebrauchte Vorlagen, Haushaltstücher, Unterlagen bereit.
- Stelle eine saubere Schüssel oder eine Tüte für die Plazenta bereit.
- Wer kümmert sich um die älteren Kinder, sowohl während der Geburt als auch in den ersten Wochenbettstagen? Falls Dein Partner keinen Urlaub bekommt und auch keine Oma Zeit hat, beantrage beizeiten eine Haushaltshilfe für das Frühwochenbett. Die Kosten dafür übernimmt zum größten Teil die Krankenkasse. Eine Verordnung für die ersten sechs Tage nach der Geburt kann Dir eine Hebamme ausstellen. Danach wird ein ärztliches Rezept benötigt.
- Wenn Du ein etwas ängstlicher Typ bist, lege eine Notruftelefonnummer bereit. Auch wenn es jeden medizinischen Eingriff zu meiden gilt, ist es gut, wenn Du für Dich die Atmosphäre schaffst, die Dir die größtmögliche Geborgenheit gibt.
- Denk auch an eine Uhr für die Geburtsstunde und an den Mutterpass. Du benötigst diese Formalien später zur Beantragung der Geburtsurkunde. Du bzw. Dein Partner oder eine von Dir bevollmächtigte Person muss die Amtswege innerhalb einer Woche ab dem Geburtstermin erledigen. Im Krankenhaus wird alles automatisch erledigt.
- Für Dich halte bereit: große, weiche Wöchnerinneneinlagen (Flieseinlagen ohne Gummierung), große Schlüpfer, die nirgends klemmen, vorsichtshalber einen Eisakku im Gefrierfach zur Kühlung der geschwollenen Vulva oder eines eventuellen Risses / Naht.
- Für das Baby lege bereit: Windel, Strampler, Mütze, Decke, saubere Tücher, Jäckchen und Söckchen aus Leinen, Seide, Baumwolle oder Wolle - je nach Jahreszeit.
- Wenn Du zur Entspannung gerne badest, kannst Du Badesalz für die Eröffnungsphase bereithalten. Es geht jedoch nicht darum, stundenlang in der Wanne im warmen Wasser zu liegen, sondern maximal 20-30 Minuten! Wenn Du es auch während der Eröffnungswehen als

sehr angenehm und entspannend für die Rückenmuskulatur empfindest, so stelle Dir nur einmal vor, Du müsstest genau so in einem See oder Bach oder im Meer liegen, wo die Wassertemperatur maximal 20°C beträgt. Würdest Du da auch stundenlang drin bleiben? Das Wasser hebt etwas die Schwerkraft auf und wirkt deshalb angenehm lindernd auf den Wehenschmerz der Eröffnungsphase. Ist es allerdings bereits so weit, dann ist es allerhöchste Zeit, aus der Wanne auszusteigen! Denn der eigentliche Sinn des warmen Wassers liegt darin, Deine Wehen anfangs überhaupt erst in Gang zu bringen Während der Austreibungsphase erschwert der Druck des Wassers die Arbeit der Presswehen. Dadurch kann es länger dauern als notwendig.

- Und vorsorglich – damit nicht überraschend ein Wochenende dazwischen kommt – halte Quark oder einen Weißkohlkopf im Kühlschrank für den Milcheinschuss bereit.
- Im Sommer, wenn es schön sonnig und warm draußen ist, kannst Du Dein Kind auch unter freiem Himmel gebären. Da hast Du dann sicher genug Bewegungsfreiraum und vielleicht auch einen Ast, an den Du Dich hängen kannst während der Wehen, und Dein Baby wird an frischer Luft in einem weichen Wiesenbett empfangen.

Übrigens: Wenn Du im Sommer schwanger bist und Deinen nackten Bauch regelmäßig der Sonne aussetzt, dringen die Strahlen durch die Bauchdecke zu Deinem Baby und es kommt schön gebräunt auf die Welt.

Das ist dann auch schon alles, was vorzubereiten ist. Du benötigst keinen Wehenschreiber, kein Ultraschallgerät neben Deinem Bett, keine Medikamente (am besten Du schaffst vorher alle Schmerzmittel aus dem Haus!) und auch kein ganzes Team an fremden Leuten, die Dir ungeduldig in den geöffneten Schritt schauen, obwohl Du sie zuvor weder begrüßt noch gesprochen hast.
Das Wichtigste überhaupt ist Deine feste Überzeugung, dass Du gebären kannst, dass Du Dein Kind allein auf die Welt bringen kannst, dass Du das schaffst! Nicht um der Welt etwas zu beweisen, um trotzig gegenüber Ärzten zu sein, sondern um einfach Deine Verantwortung als Mutter voll zu übernehmen und Deiner natürlichen Aufgabe als Frau zu begegnen. Die Geburt eines Kindes darf ein wahrhaft beglückendes familiäres Ereignis sein und keine Situation, in der man nur darum bangt, dass alles gut geht.
Leider ist derzeit in Deutschland eine Hausgeburt etwas Exotisches, das mit Misstrauen und Vorurteilen beäugt wird. Dabei ist Verantwortungslosigkeit noch einer der harmloseren Vorwürfe, denen Du ausgesetzt sein kannst. Wie absurd das ist, zeigt ein Vergleich mit der derzeitigen Klinikroutine: Ein Wunschkaiserschnitt wird heute mit Selbstbestimmungsrecht begründet, doch eine Hausgeburt nicht.

Abgesehen davon, dass den Menschen hierzulande das selbständige, eigenverantwortliche Denken systematisch aberzogen wird, ist es beinahe verständlich, wenn die meisten Schulmediziner argwöhnisch sind. Sie gehen automatisch von einem Risiko oder einer Komplikation aus, weil sie ansonsten nur mit Patienten, mit Kranken zu tun haben, eben nicht mit Gesunden. Eine Geburt ist etwas ganz Gesundes. Deshalb suche Dir eine geburtshilfliche Begleitung, die vom Gesunden ausgeht.

Mütter, die sich für eine Hausgeburt entscheiden, werden auch oft als mutig angesehen. Den Mut verlangt jedoch nicht die Geburt an sich, sondern vor allem der Widerstand gegen den sozialen Druck – seitens der eigenen Verwandten, der Nachbarn, Kollegen, Gynäkologen. Bespreche dazu eine gemeinsame Haltung mit Deinem Partner.

Beantworte folgende Fragen für Dich während der Schwangerschaft:

Bist Du bereit, die Wehenschmerzen auszuhalten, auch wenn es lange dauert?

Wirst Du das Mehr an Eigenverantwortung übernehmen oder gibst Du Dich lieber ab? Kannst Du den Druck von außen aushalten?

Traust Du Deiner Hebamme? Achte auf ihre Hände, sind sie sicher und ruhig bei allen Untersuchungen und ertasten das Baby genau? Behält sie auch in Stresssituationen die Nerven oder ruft sie doch bei der ersten Komplikation den Notarztwagen? Kennt sie dennoch ihre Grenzen? Schließe die Verlegung in eine Klinik nicht komplett und stur aus – aus rein psychologischen Gründen, damit Du nicht allein deshalb verkrampfst.

7.2. Wer führt eigentlich die Geburt durch?

7.2.1. So steht die Hebamme Dir bei.

Hebamme ist nicht gleich Hebamme. Dieser schöne Beruf steht heute unter dem absoluten Einfluss klinischer Medizin. Er wird in schulmedizinischen Krankenhäusern und daran angeschlossenen Hebammenschulen ausgebildet. Und so gibt es Hebammen, die selbst außer Dienstvorschriften und Klinikroutine nichts kennen. Und es gibt Hebammen, die den vorgeschriebenen Ausbildungsweg absolvieren und anschließend eigene naturheilkundliche und an der Fähigkeit der Frauen orientierte Wege gehen.

Suche Dir von Anfang an eine Hebamme, die bereits seit einiger Zeit freiberuflich arbeitet, einer natürlichen Lebensweise gegenüber aufgeschlossen ist und Erfahrungen mit Hausgeburten hat.

> Die gesetzliche Krankenversicherung gewährt jeder Versicherten einen Anspruch auf Hebammenhilfe, der in dem § 195 RVO seine Grundlagen findet. Die Vergütung einer freiberuflich tätigen Hebamme richtet sich nach der Hebammen-Gebührenverordnung, die nach § 134 SGB V über das Bundesministerium für Gesundheit geregelt wird.

Nenne der Hebamme direkt Deine Ansprüche – dass sie nämlich möglichst gar nicht eingreifen soll, sondern vor allem zur mentalen Unterstützung da ist. So hat auch sie eine Chance, Stellung zu beziehen und sich auf Dich und Deinen Partner sowie auf eine natürliche Geburtshilfe durch Nicht-Einmischung einzulassen – oder eben nicht. Falls sie damit nicht zurechtkommt, müsst Ihr eben weitersuchen. Diese Mühe im Vorhinein erspart Euch auf jeden Fall Diskussionen während der Wehen.

Eine erfahrene Hebamme wird sich nur mit sparsamen, klaren Worten an Dich wenden, um sich bei ihrem Eintreffen nach Deinem Befinden zu erkundigen. Sie wird gelassen ihre Utensilien bereitlegen – ihr Holzhörrohr, Unterlagen, die das Fruchtwasser und Blut aufsaugen, Nähzeug für den Notfall, Schere und Klemmen für die Nabelschnur bis zu einer kleinen Sauerstoffflasche – auch nur für den Notfall. Währenddessen wird sie Dich beobachten – den Rhythmus Deiner Wehen und Deiner Atmung, Deine Haltung. Sie hält sich zurück, solange Du instinktiv alles richtig machst. Es ist hilfreich, das vorher mit ihr abzusprechen. Vielleicht bist Du jemand, der bei Schmerzen gern berührt wird und Nähe braucht: eine feste haltende Hand, ein sanftes beruhigendes Streicheln oder einen Arm zum Hineinkrallen. Vielleicht bist Du jemand, der unter Schmerzen gerade gar nicht gern berührt wird und lieber für sich allein in der Konzentration für die momentane Aufgabe bleibt. Gib Deiner Hebamme und Deinem Partner dazu einen kurzen Hinweis.

Während der gesamten Geburt richtet sich die Hebamme bevorzugt in den Wehenpausen mit ruhiger Stimme und deutlichen Worten an Dich. Sie gibt Dir Auskunft über das Voranschreiten der Geburt: Ist das Baby zu tasten?, Sind seine Herztöne ok?, Ich kann es jetzt schon sehen! Eine erfahrene Hebamme braucht keine Muttermundsuntersuchung durchzuführen. Sie erkennt an Deiner Atmung und Körperhaltung den Stand der Geburt. Falls sie sich nicht sicher ist, stellt sie Dir Fragen wie: Drückt es im Kreuz, wird Dir übel? Bei manchen Frauen kann der Übergang von der Eröffnungs- in die Austreibungsphase so stark sein, dass das Pressen einen Brechreiz mit auslöst. Sie gibt Dir eventuell Anregungen für eine hilfreiche Änderung der Position. Ist der Kopf erst im Geburtskanal, spürst Du selbst deutlich das Drängen des kleinen Wesens. Es geht voran.

In der Austreibungsphase beginnt die Hebamme Deinen Damm zu massieren. Du solltest vorher mit ihr besprechen, ob sie dazu ein zusätzliches Mittel anwendet oder nicht. Viele Hebammen schwören auf mit verschiedenen ätherischen Ölen versetztes Johanniskrautöl. Geeignet ist auch sehr feine Grüne Heilerde, da sie entgegen der aromatherapeutischen Lehre eben gerade nicht parfümiert ist und Dein Baby so seine Mama pur zu riechen bekommt. Der Dammschutz ist eine der wichtigsten Hebammenaufgaben Dir gegenüber, denn dazu hast Du besonders als Erstgebärende oftmals nicht die Kraft oder die Erfahrung durchzugreifen.

Eine gute Hebamme wird Dir niemals die Körperhaltung, in der Du Dein Kind zur Welt bringst, vorschreiben. Allerdings kann sie Dir eine Anregung geben,

wenn sie aus ihrer Erfahrung heraus abschätzen kann, wie schnell oder langsam Dein Baby kommt, in welcher Position Dein Gewebe der extremen Dehnung am besten Stand hält: Vierfüßlerstand, Hocke, Stand, Seitenlage. Zwischendurch wird sie ab und zu die Herztöne kontrollieren und Dir darüber Auskunft geben. Dein Partner kann auch die Herztöne abhören und Dir durch seine freudige Erregung Kraft geben. Das ist ein tolles, motivierendes Gefühl – Du bekommst gerade ein Kind und sein kleines Herz schlägt kräftig. Die Lage des Kindes kann währenddessen gut ertastet werden. Versuch selbst, ob Du das hart anzufühlende, runde Köpfchen tief im Becken erspüren kannst.
Falls nicht das Köpfchen, sondern die Beine oder der Steiß unten liegen sollten, dann lege Dich mit angezogenen Beinen auf den Rücken und drücke Gesäß, Schultern und Bauch so weit wie Du kannst hoch zur Decke, in die Brücke. Diese altindische Methode wirkt etwas bizarr - so manches Baby hat sich ohne größeren Eingriff nach dieser „Gymnastik“ spontan gedreht.
Falls Du etwas erschöpft bist, wird Dir Deine Hebamme Ermunterungen zusprechen wie „Das Köpfchen ist schon zu sehen“ oder „Jetzt sind die kleinen Haare da, fass doch mal selbst an“. Diese Ermunterungen können natürlich auch von Deinem Partner kommen. Trinke einen Schluck Wasser zwischendurch, wenn Du magst.

Sollte die Nabelschnur um den Hals des Babys liegen, ist ein zügiger und beherzter Griff notwendig, der sie über den Kopf des Kleinen wegzieht. Keine Angst, sie ist lang genug!
Ist das Kind erst geboren, kannst Du oder Dein Partner es auf den Arm nehmen, am allerbesten direkt auf nackte Haut.
Dann kommt alsbald die Nachgeburt. Das kann unterschiedlich lange dauern. Bei manchen Frauen schlüpft die Plazenta direkt mit den nächsten zwei bis drei Wehen dem Kind hinterher. Manchmal dauert es auch eine gute Stunde, bis sie sich löst. Hab nur Geduld, sie kommt ganz bestimmt heraus. Ungeduldiges auf die Uhr Schauen hilft da nicht viel. Die Wehen während der Nachgeburt sind deutlich schwächer als beim Herauspressen des Kindes. Wichtig ist in jedem Fall, dass nicht zu stark an der Nabelschnur gezogen wird, da es leicht zu Verletzungen der Plazenta kommen kann, die sehr stark bluten. In Kliniken wird häufig nachgeholfen durch Ziehen an der Nabelschnur oder eine routinemäßige Ergometrin-Injektion, die bereits während der Austreibungsphase gespritzt wird, um die anschließenden Nachgeburtswehen zu beschleunigen (ein künstliches Hormon, das anstelle des körpereigenen Oxytozins wirken soll).
Diese Spritze ist völlig überflüssig!
Dein Körper beginnt mit der Oxytozinausschüttung, sobald Du Dein Baby siehst, es berührst und das erste Mal stillst. Allein dadurch zieht sich die Gebärmutter so stark zusammen, dass die Plazenta ausgestoßen wird. Die zusätzliche und prophylaktische Gabe von Oxytozin dient wieder mal nur der

Beschleunigung. Schließlich weiß während der Austreibungsphase noch niemand, wie schnell Dein Körper reagiert und die Nachgeburt einsetzt. Warum muss eine Geburt im Eiltempo ablaufen? Die Natur hat für jeden Prozess ein eigenes Tempo vorgegeben: Es dauert eben so und so lange bis Du überhaupt geschlechtsreif bist, dann dauert eine Schwangerschaft 40 Wochen, danach dauert es mehrere Monate bis Jahre bis Dein Kind Zähne bekommt, laufen lernt, spricht usw. Lass der Geburt ihr eigenes Tempo, es hat seine Richtigkeit.

Sag Deiner Hebamme, dass sie bei Dir nicht an der Nabelschnur ziehen soll, sondern dass Du erstmal abwarten möchtest. Wenn es bei Dir länger dauert, stille in der Zeit Dein Baby. Wenn die Nabelschnur auspulsiert hat (und erst dann), kann sie vom Kind getrennt werden. Das Abnabeln kann eine Gemeinschaftsarbeit von Hebamme und Vater sein. Dein Partner kann es auch allein versuchen, wenn er möchte.
Die Nachgeburt kann dann immer noch in Ruhe kommen.
Die Hebamme kontrolliert mit geübtem Blick die Plazenta auf Vollständigkeit und achtet darauf, dass bei Dir keine starken Blutungen auftreten. Während einer Geburt sind etwa 200-400 ml Blutverlust normal. Jede stärkere Blutung muss sofort gestillt werden.
Erst wenn die Begrüßung des Babys auf der Welt und in der Familie abgeschlossen ist, nimmt die Hebamme die ersten Untersuchungen an ihm vor. Manche möchten es schon früher machen, erlaube es auf keinen Fall. Das Messen ist niemals wichtiger als der erste Kontakt zwischen Mutter und Kind.
Die üblichen Untersuchungen sind Wiegen, Messen der Körperlänge und des Kopfumfangs, Untersuchungen auf äußere Missbildungen, Überprüfen mehrerer Reflexe.

7.2.2. Geschichte der Geburtshelferinnen.

Hebammen, im Sinne von Frauen, die anderen Frauen bei der Geburt helfen, gibt es schon so lange wie die Menschheit. Ursprünglich hat es sich weniger um einen Beruf als um naturbedingte Aufgaben gehandelt. Die Bezeichnung Hebamme stammt aus dem Althochdeutschen und wandelte sich von hevianna über hevanna (9. Jh.) zu hevamma (12. Jh). Das Wort ist zusammengesetzt aus ana = Großmutter/Ahnin und heben. Hebamme bedeutet also soviel wie Großmutter oder alte Frau, die das Neugeborene aufhebt. Wenn Du bereits geboren hast, weißt Du, wie schnell die kleinen, nassen Babys heraus gleiten können – da ist es gut, wenn sichere, warme Hände sie aufheben. Es leuchtet auch ein, dass sich Frauen innerhalb der Familie einst halfen. Heute sind leider die meisten Mütter und Großmütter kaum mehr in der Lage, selbst natürlich zu denken, und können entsprechend auch keine Hilfestellung mehr geben.
Im englischen Sprachraum heißt die Hebamme Midwife, was soviel bedeutet wie „Frau, die mitgeht“, „Begleiterin der Frau“. Und im Französischen nennt

man sie Sage-femme. Das bedeutet „weise Frau".
Diese volkstümlichen Bezeichnungen lassen den Respekt und die Dankbarkeit gegenüber den kundigen Frauen erkennen, die Frauen bei der Geburt helfen. Dieser Respekt bestand einst in beide Richtungen. Leider ist davon im modernen Klinikbetrieb nichts mehr zu spüren. Eine Hebamme leitet die Geburt, doch ein Arzt kann ihr jederzeit diese Befugnis entziehen und das Zepter übernehmen. Anhand von Tabellen und einer Stoppuhr, verlassen diese sich dabei auf die Apparate und ihre Kenntnis diverser Pharmazeutika, statt auf die natürlichen Rhythmen zu achten.
Jahrhundertelang waren es die weisen Frauen einer Dorfgemeinschaft und Hebammen, die werdenden Müttern bei der Geburt eines Kindes zur Seite standen. Diese Frauen hatten keine akademische Bildung. Sie hatten nur ein eigenes Körperbewusstsein, die mündliche Überlieferung und jede Menge praktische Erfahrung. Zu ihrem Instrumentarium gehörten neben den Händen diverse Kräuter, Scheren, um die Nabelschnur zu durchtrennen, Schwämme, Messerchen und Öl sowie ein Gebärstuhl.
Schon im Altertum gaben einige Hebammen ihr praktisches Wissen um die Frauengeheimnisse an Ärzte weiter. Nur selten gestanden diese ein, wem sie ihr Können verdankten. Die wechselvolle Geschichte um das Ansehen der Hebammen ist seitdem eng mit der Aufzeichnung und der Weitergabe ihres Wissens verbunden.
Über die Geburtshilfe zu prähistorischen Zeiten ist sehr wenig überliefert. Lediglich Felsmalereien und einige Statuen zeugen von Geburten. Die Einfachheit geburtshilflichen Handelns lässt sich jedoch aus den Sitten und Gebräuchen der Naturvölker ableiten, wie sie noch heute praktiziert werden.
Die erste schriftliche Erwähnung einer Hebamme findet sich 5700 vor Chr. im Talmud. Ihr wurde erlaubt, auch am Sabbat zu einer Gebärenden zu gehen, obwohl Geburten am Sabbat nicht gut geheißen wurden.
Pharao Ramses II. forderte laut dem Alten Testament um 1250 vor Chr. alle Hebammen auf, sämtliche männlichen jüdischen Neugeborenen zu töten. Die Hebammen versuchten abzuwehren: „Die hebräischen Weiber sind nicht wie die ägyptischen. Sie sind harte Weiber. Ehe die Hebamme zu ihnen kommt, haben sie geboren." (2. Mose 1, 19)
Noch im alten Rom genossen die Hebammen hohes Ansehen, galten sie doch als der Pharmazie und Chirurgie kundig. Dieses Wissen ging mit dem Zerfall des Römischen Reiches im frühen Mittelalter größtenteils verloren.
Mit dem Ausklingen des frühen Mittelalters brachen die finsteren Jahrhunderte an, die geprägt waren von ungezügelter Leidenschaft und hetzendem Kampf, überschlagender Dekadenz und lammnaiver oder heuchlerischer Frömmigkeit. Über Europa brachen Elend, Kriege und Pestilenz herein, die nicht zuletzt zur Unterdrückung und Gewalt gegen Frauen führten sowie zu strengen Sanktionen bis zur Ermordung jener, die die Heilkünste ausübten. Diese blutige Entwicklung

begann um 1300 n. Chr. und endete erst mit dem 17. Jahrhundert. Oft wurden die Hebammen ausdrücklich ihrer medizinischen und geburtshilflichen Fähigkeiten wegen angeklagt. Die katholische Kirche warf den weisen Frauen vor, allzu wissenschaftlich zu arbeiten, weil sie bestimmte Griffe bei schwierigen Kindslagen beherrschten oder Kräuter kannten, die Schmerzen linderten und Blutungen stoppten. Angeblich verließen sie sich zu wenig auf Gott und seine natürlichen Gebote, obwohl sie sogar die Kinder taufen durften. Doch der Gebrauch von Kräutern war den Kirchenvätern suspekt und erschien ihnen Anmaßung gegen Gottes Willen zu sein. Ihrer Interpretation nach war das Weib seit dem paradiesischen Sündenfall mit den Schmerzen der Geburt bestraft. Die drei Hauptanklagepunkte der Kirche waren entsprechend: die weibliche Sexualität, die Organisation unter den Hebammen und das Verfügen über heilendes oder schädigendes Wissen. Hebammen, die so genannten Hexen-Ammen, galten der Inquisition unter allen Hexen als die grausigsten. Ihnen wurde unterstellt, mit eigenmächtigem Zauber die Empfängnis zu verhindern, Fehlgeburten herbeizuführen und Neugeborene dem Satan zu opfern. Die letzten Inquisitionsgesetze in Europa wurden erst 1952(!) in Großbritannien aus den Gesetzesbüchern gestrichen.
Die Hebammen, die das einfache Volk betreuten, galten als gotteslästerliche Hexen, doch zeitgleich zogen sich die herrschenden Klassen ihre eigenen weltlichen Heilkundigen heran: Ärzte mit Universitätsausbildung. Ein Jahrhundert vor dem Beginn des Hexenwahns im 13. Jahrhundert setzte sich in Europa die Heilkunde als weltliche Wissenschaft und als Beruf durch. Die neu etablierten Mediziner waren aktiv an der Ausschaltung der weiblichen Heilkundigen beteiligt – zum Beispiel an ihrer Aussperrung von Universitäten. Parallel zu der Fernhaltung von Bildung wurden die Frauen oft sogar unter Folter gezwungen, ihr anatomisches und geburtshilfliches Wissen weiterzugeben. Die Folterer hielten die Aussagen schriftlich fest und verboten den Frauen die weitere mündliche Überlieferung. Trotz der folgenden teilweise fanatischen Hexenjagden starben die Heilkundigen der unteren Schichten nicht vollends aus. Doch seitdem hingen ihnen der Leumund des Aberglaubens und der bösen Absicht nach.
Die meisten Frauen konnten nicht lesen, schon gar nicht Latein. Somit war ihnen der Zugang zu den Schriften fast unmöglich, bis 1513 das erste deutsche geburtshilfliche Werk erschien, das sich an Frauen richtete, die des Lesens kundig waren. Die 1690 veröffentlichte Schrift „Die Chur-Brandenburgische Hoff-Wehe-Mutter", eine Niederschrift jahrzehntelanger Berufserfahrungen von Justina Siegemund, gilt ebenfalls als eines der ersten Lehrbücher. Der darin abgebildete doppelte Handgriff für die manuelle Wendung eines Kindes auf die Füße bei recht komplizierter Lage wird noch heute angewandt.
Die Hebammen durften fortan nur unter dem Diktat der Ärzte weiter arbeiten. Jene bestimmten Art und Umfang der Ausbildung sowie den genauen Aufgabenbereich und die Kompetenzen. Ebenfalls 1513 findet sich dazu die

erste schriftliche Eintragung im Bernischen Eidbuch: „Man soll vier, fünf oder sechs bewährte Hebammen in der Stadt Bern haben. Sie sollen durch die Stadtärzte und einige ehrbare weise Frauen auf ihr Wissen, ihre Persönlichkeit und körperliche Verfassung geprüft werden..."
Normale Geburten fanden auf Gebärstühlen oder in Gebärbetten statt, wie sie die „Chur-Brandenburgische Hoff-Wehe-Mutter" Justina Siegemund 1690 beschrieb. Die weiteren Instrumente, die Hebammen bis ins 17. Jahrhundert hinein benutzten, glichen zum großen Teil jenen der Bader oder Wundärzte. Eucarius Rößlin beschrieb im selben Jahr in „Der Swangern Frauwen und hebammen Rosegarten", was die Hebamme tun sollte, wenn das Kind im Mutterleib gestorben war. Falls austreibende Medikamente nicht wirkten, hatte sie Haken, Zange und Schere aus Eisen zu Hilfe zu nehmen. Lag das Kind mit dem Kopf zum Ausgang der Gebärmutter, konnte es mit den Haken am Kopf gefasst und herausgezogen werden. War die Lage ungünstiger, mussten die Glieder abgetrennt und einzeln herausgeholt werden. Wenn das tote Baby einen sehr großen Wasserkopf hatte, hatte die Hebamme mit Lasseisen oder einem scharfen Messer einzugreifen. Später benutzte der Arzt für diese Zwecke Perforatorien. Rößlins Buch galt in den Hebammenordnungen des 17. Jahrhunderts ebenfalls als Lehrbuch. Um genaue Vorstellungen von der Form des Beckens der Gebärenden zu erhalten, wurde es gemessen. Jean Louis Baudeloque (1746-1810) entwickelte einen Beckenzirkel, der zur äußeren Beckenmessung angewandt wurde. Aus den Messwerten wurden Aussagen über den wahrscheinlichen Geburtsablauf abgeleitet, was völlig absurd und dennoch bis heute üblich ist. Es gibt bekanntermaßen sehr zierliche Frauen, die auf natürlichem Wege mehrere Kinder zur Welt bringen, und üppige Frauen mit dem vermeintlichen „gebärfreudigen" Becken, die eines Kaiserschnitts bedürfen, aus welchen Gründen auch immer.
Die Hebammenordnung von Passau aus dem Jahre 1595 gab vor, dass bei Tod der Mutter, aber noch lebendem Kind die zum Kaiserschnitt befugten Ärzte zugezogen werden sollten. Nur falls ein solcher nicht erreichbar war, hatten die Hebammen das Recht und die Pflicht, den Kaiserschnitt an der Toten selbst vorzunehmen.
Seit dem 16. Jahrhundert schließlich mussten die Hebammen endgültig bei schweren Geburten einen Arzt herbeirufen. Geburtshilfliche Zangen wurden zwar bereits in der Antike benutzt, jedoch nur zum Herausziehen eines toten Kindes. Nun setzten sie die Geburtshelfer auch bei einer nicht spontan ablaufenden Geburt eines lebenden Babys ein. Seit jener Zeit ist auch eine Narkosemaske Bestandteil von geburtshilflichen Bestecken. Und trotz gerätetechnischen und methodischen Fortschritts nahm mit diesem Wandel die Säuglings- und Müttersterblichkeit drastisch zu. Wen wundert das, benahmen sich doch die selbst ernannten Geburtshelfer wie Fleischer.

Heute sieht die Gesetzesregelung für Hebammen Folgendes vor: § 4 Vorbehaltene Tätigkeiten, Hinzuziehungspflicht des Arztes: (1) Zur Leistung von Geburtshilfe sind, abgesehen von Notfällen, außer Ärztinnen und Ärzten nur Personen mit einer Erlaubnis zur Führung der Berufsbezeichnung „Hebamme“ oder „Entbindungspfleger“, sowie Dienstleistungserbringer im Sinne des § 1 Abs. 2 berechtigt. Die Ärztin und der Arzt sind verpflichtet, dafür Sorge zu tragen, dass bei einer Entbindung eine Hebamme oder ein Entbindungspfleger zugezogen wird.(2) Geburtshilfe im Sinne des Abs. 1 umfasst Überwachung des Geburtsvorgangs von Beginn der Wehen an, Hilfe bei der Geburt und Überwachung des Wochenbettverlaufs.

Du siehst, das einfache Denken ist systematisch verpönt und der natürliche Umgang mit Geburt den Frauen kontinuierlich abgewöhnt und ausgeredet worden. Die Ärzte haben die letzte Entscheidungshoheit und Eingriffsvollmacht bei einer Geburt, obwohl sie bei ihrem Studium lediglich für eine Art Notfallmedizin ausgebildet werden. Es finden sich tatsächlich kaum Gynäkologen, die überhaupt mit den Händen eine Schwangere untersuchen können. Ohne ihr Ultraschallgerät stehen sie blind und ahnungslos da. Weiterhin erlernen die so genannten Geburtshelfer heutzutage auch keine Handgriffe mehr, die zum Beispiel zur Drehung eines Kindes bei komplizierter Lage angewandt werden können. Den Kaiserschnitt beherrschen dagegen alle auch im Schlaf. Es gibt sogar Mediziner, die zugeben, dass sie so sehr auf ein technisches Eingreifen wie permanentes Monitoring, Dammschnitt, Anästhesie oder Kaiserschnitt hin ausgebildet werden, dass sie es tatsächlich nicht aushalten, bei einer Geburt nur begleitend, passiv anwesend zu sein. Sie stehen so sehr unter dem Druck, nützlich sein zu müssen, dass sie am Ende allein deshalb – also im Grunde genommen aus purem Egoismus – eingreifen und damit unzählige Geburten sinnlos verlängern und verkomplizieren. Und solchen „Helfern“ möchtest Du Dich im Ernst anheimgeben?

Mit dem Übergang von der Spätrenaissance zum Barock kam eine neue Mittelschicht auf. Bei jenen Leuten standen die einfachen Hebammen so tief im Ansehen, dass die männlichen Ärzte im 17. und 18. Jahrhundert die letzte Domäne weiblicher Fürsorge – die Geburtshilfe – endgültig übernahmen. Fortan wandelte sich die Geburtshilfe, die bis dahin ein freundschaftlicher Dienst unter Nachbarn war, zu einem lukrativen Geschäft innerhalb des Mittelstandes.
Im 18. Jahrhundert wurde eine geregelte Ausbildung der Hebammen eingeführt, und zwar durch autorisierte Geburtshelfer, die zunächst nichts weiter als spezialisierte Wundärzte waren. Diese so genannten Geburtshelfer erfanden – vor allem aus Scheu und Berührungsängsten vor dem weiblichen Körper – eine Vielzahl von Instrumenten. Obwohl das anatomische und physiologische Wissen

um den Geburtsvorgang seit dem 16. Jahrhundert enorm zugenommen hatte (nicht zuletzt, weil die hohe Müttersterblichkeit das Sezieren hochschwangerer Leichen ermöglichte), wurde der weibliche Körper bis ins 19. Jahrhundert hinein weiterhin als suspekt und unrein behandelt.
1778 wurde die erste Hebammenschule der Schweiz in Yverdon gegründet und am ersten Dezember 1781 die Schule Bern. Anfänglich dauerte die Ausbildung drei Monate und wurde im Lauf der Jahre kontinuierlich verlängert. Seit 1973 dauert sie drei Jahre. Kurz nach Einführung einer offiziellen Hebammenausbildung entstanden um 1800 die Gebäranstalten, vor allem für arme und ledige Mütter. Beengte und miserable hygienische Verhältnisse ließen Infektionen wüten, vor allem das Kindbettfieber. Um die 40% der Wöchnerinnen, sprich fast jede Zweite, starben in diesen Anstalten. Die Ärzte, welche in den Anstalten gleichzeitig ausgebildet wurden, trugen die Keime sezierter Leichen in die Gebärsäle und zu den Wöchnerinnen, bis Ignaz Phillip Semmelweis erste hygienische Maßnahmen einführte, wie z.B. Händewaschen, Auskochen der Instrumente und Desinfektion. Dadurch sank die Sterblichkeit und ließ die Gebäranstalten im Volk als sicher gelten. Mit diesem erhöhten Ansehen wurde die stationäre Entbindung auch für reiche Bürgerinnen attraktiv. Und so verlagerte sich auch das Arbeitsfeld der Hebammen zusehends in die Klinik bis zum vorläufigen Höhepunkt der Klinikentbindung in den sechziger und siebziger Jahren des 20. Jahrhunderts. Die Geburt war immer weniger Sache der Frau und immer mehr eine technisierte, ärztliche Angelegenheit, die unter sterilen Bedingungen stattfand. Die Hebamme gehörte bestenfalls zum begleitenden Hilfspersonal. Seit den neunziger Jahren des 20. Jahrhunderts ist diese Entwicklung leicht rückläufig. Vor allem zahlreiche psychologische Studien haben offenbart, dass ein derart künstlicher Umgang mit Geburt den Neugeborenen einen nicht wieder gutzumachenden Schaden zufügt, der sich im gesamten späteren Sozialverhalten auswirkt. Auch die Störung oder gar Verhinderung der natürlichen Säuglingsernährung brachte Langzeitfolgen wie Zunahme von Allergien, Neurodermitis und Übergewicht mit sich.
In der Freiberuflichkeit, als selbständiger nichtärztlicher Heilberuf, kann die Hebamme ihren Beruf am besten ausüben, selbigen eigenverantwortlich gemäß ihren Fähigkeiten und gemäß ihrer eigenen Belastbarkeit einteilen. Der Arbeitsbereich einer Hebamme umfasst die Familienplanung, kontinuierliche Schwangerenvorsorge, individuelle Beratung und Betreuung der Schwangerschaft, die Begleitung der Geburt sowie die Betreuung von Mutter und Kind im Wochenbett bis zum Ende der Stillzeit. Viele Hebammen bieten Kurse zu Geburtsvorbereitung, Säuglingspflege und Rückbildungsgymnastik an. Angestellte Hebammen in Deutschland arbeiten je nach Arbeitgeber zu sehr unterschiedlichen Bedingungen und stoßen mit einem ganzheitlichen Ansatz oft an Grenzen. Ihr Tätigkeitsfeld wird durch den Krankenhausträger und die ärztliche Leitung der Abteilung bzw. Station bestimmt. Die von Frauen und

Hebammen erwünschte langfristige persönliche Betreuung von der Schwangerschaft bis zum Wochenbett wird aufgrund vorgeschobener Sparzwänge im Krankenhaus momentan verweigert.
Sparzwänge – so ein Quatsch! Der eigentliche Grund heißt zwanghafte Profitgier! Nicht die Bezahlung der Hebammen kostet viel Geld, sondern der übertriebene Einsatz von Überwachungsgeräten und Medikamenten während einer Entbindung. Der Dammschnitt ist der mit Abstand häufigste operative Eingriff bei Frauen in Deutschland überhaupt, wobei dazu gesagt werden muss, dass anwesende Hebammen diesen häufig vergeblich versuchen zu verhindern!

7.2.3. Entbindung ohne Hebamme.

Falls Du eine Hebamme findest, die den ursprünglichen Ansatz ihres Berufes – die selbstverständliche Hilfe von Frau zu Frau – wahrnimmt und die dabei die ganz einfachen, natürlichen Handgriffe anwendet, so nimm ihre Geburtshilfe dankbar an. Wenn es jedoch in Deiner Wohngegend keine Hausgeburtshebamme gibt, brauchst Du nicht zu verzweifeln. Du kannst eine Hausgeburt auch gänzlich ohne fremde Hilfe durchführen. Das fordert natürlich einigen Mut, ein gutes Körperbewusstsein und vor allem Vertrauen von Dir, besonders wenn es Dein erstes Kind ist. Gut ist es, wenn Dein Partner Dir beisteht.
Das ist doch völlig verrückt, ja nahezu fahrlässig, meinst Du?
Warum benötigst Du immer jemanden, der Dir alles erklärt, obwohl Du selbst doch genau spürst, was in Dir vorgeht? Bei jeder gynäkologischen Untersuchung läufst Du Gefahr, dass ein Risiko benannt wird, das mit hoher Wahrscheinlichkeit auf Dich nicht zutrifft, aber um der Sicherheit willen abgeklärt werden muss und Dir so wieder einige Tage einen sorgenschweren Kopf bereitet und die unbeschwerte Vorfreude auf Dein Baby raubt. Entspricht solche Hilfe tatsächlich Deinen Wünschen? Wie viele Babys werden unversehens in einem Taxi, einem WC, einem Fahrstuhl, einem Flugzeug oder anderswo geboren, ohne Wehenschreiber, Muttermunduntersuchung, Apparate, Medikamente, Saugglocke oder Dammschnitt?
Vielleicht kennst Du das aus anderen Lebenssituationen: Solange Du auf Dich gestellt bist, kannst Du alles, und sobald jemand hinzukommt, an den Du Dich abgeben kannst, erlöschen dieses Selbstvertrauen und die nötige Energie. Wenn Du bei der Geburt Deines Kindes von vornherein auf Dich gestellt bist, erwartest Du keine Anleitung von außen, sondern überlässt Dich spontan der Führung durch Deinen Körper und Deine Instinkte. Das ist das Beste, was Dir und Deinem Baby passieren kann!
Die folgenden Tipps können Dir helfen, Dein Kind ganz frei von Einmischung auf die Welt zu bringen: Wichtig ist, dass Du Dir von niemandem reinreden lässt. Du nimmst immer die Position ein, die in der augenblicklichen Geburtsphase am bequemsten für Dich ist.

Für Dich	Für Deinen Partner
Wandere während der Geburtseinleitung ständig herum, bleib in Bewegung, räkle und strecke immer wieder Deinen Körper.	Stimuliere die Brustwarzen Deiner Liebsten, wenn die Wehen nicht so recht in Gang kommen wollen - solange es ihr angenehm ist.
Hab keine Angst! Tu nur, was Dein Körper verlangt.	Schaff' alle Schmerzmittel aus dem Haus. Gib Deiner Frau nichts, auch nicht wenn sie jammert.
Zur Schmerzlinderung kannst Du immer wieder Dein Becken auf allen Vieren kreisen lassen. Atme tief in den Bauch.	Massiere ihren Rücken, wenn sie das mag. Lüfte regelmäßig das Geburtszimmer.
Bekleide Dich so, dass Du nicht frierst. Atme so, wie Du es für richtig hältst. Aber hechle Dich nicht in Panik.	Gib Deiner Frau von Deiner mentalen Kraft, strahle Ruhe aus.
Wähle eine Position, die Dir angenehm ist. Wenn Du kräftig genug bist, vollziehe die Austreibung im Stehen. Schalte den Kopf ab, so kann Dein Körper seinen tollen Hormoncocktail ausschütten, der die Schmerzen lindert und gleichzeitig die Presswehen fördert.	Halte die gesamte Außenwelt von Deiner Frau fern. Stütze sie auf Verlangen im Stand oder in der Hocke. Dauert die Eröffnungsphase länger und Deine Liebste ist erschöpft, lass sie zur Stärkung auf eine dünne Scheibe frischen Ingwer beißen.
Du brauchst niemanden, der Dir sagt, wie weit Dein Muttermund schon geöffnet ist. Den Übergang von der Eröffnungs- zur Austreibungs-phase spürst Du ganz deutlich durch das plötzlich aufkommende Bedürfnis zu Pressen und die veränderte Wucht der Wehen.	Sei einfach fürsorglich, wenn Deine Partnerin das wünscht: Reich ihr etwas Wasser, streichle sie, sprich ihr aufmunternd zu... oder halte Dich still im Hintergrund. Falls es Deiner Partnerin hilft, massiere ihren Damm - mit unparfümiertem Öl oder mit feuchter Grüner Erde.
Breite eine Decke unter Dir aus. Am besten kannst Du Dein Baby in der Hocke, im Knien, oder indem Du auf einem Bein kniest und das andere aufstellst, in Empfang nehmen.	Du kannst Deine Frau stützen, damit sie besser die Balance halten und das Baby aufnehmen kann. Wascht Euch vor der Geburt mit warmem Wasser gründlich die Hände. Parfümierte Seife oder gar Gummihandschuhe sind überflüssig.
Nimm Dein Baby gleich nach der Geburt zu Dir auf den nackten Bauch und wärme es. Lass es sich allein zu Deiner Brust hocharbeiten. Streichle dabei seinen Rücken, das hilft ihm beim Atmen. Dein Baby braucht dazu Deinen natürlichen Duft, dusche zuvor auf keinen Fall mit parfümiertem Duschbad und Lotion.	Sorge für ausreichende Wärme bei Ankunft des Babys (ca. 25°C). Falls Dein Kind die Nabelschnur um den Hals haben sollte, greife beherzt und zügig zu und zieh sie ihm über den Kopf!
Stille Dein Baby alsbald mit der wichtigen Vormilch. Hülle es in wärmende Tücher ein. Waschen ist überflüssig. Die Käseschmiere ist nicht nur Wärme-schutz, sie enthält auch wichtige Immun- und Nährstoffe, die das Neugeborene über die Haut aufnimmt. Keine Sorge, Babys duften immer wie Pfirsiche - die Käseschmiere fängt sicher nicht an zu riechen.	Trenne die Nabelschnur laut nachfolgender Anleitung durch, nachdem sie vollständig auspulsiert hat. Das kann bis zu 45 Minuten nach der Geburt dauern, aber auch viel schneller gehen.
Für die Nachgeburt benötigst Du weitere 2-4 Wehen. Falls es nötig ist, bitte Deinen Partner, das Baby solange zu halten - ebenfalls auf nackter Haut. Kontrolliere die Plazenta auf Vollständigkeit, und ob keine starken Blutungen auftreten. Etwas Blut ist normal.	Wasche die Plazenta, sobald sie ausgestoßen ist und gib Deiner Liebsten davon zu essen, damit sie sich schnell wieder erholt.
Ruh Dich aus, genieße die Ankunft Deines Babys, lass die Nachwehen wirken - nachdem Du Dein Kind gestillt und von der Plazenta gegessen hast, spürst Du umgehend das Zusammenziehen der Gebärmutter. In ein paar Stunden kannst Du aufstehen und Deinem Kind sein neues Zuhause zeigen.	Hilf der Liebsten, indem Du ihr eine Vorlage bringst und eventuell einen Kühlakku, der in ein sauberes Tuch eingeschlagen ist, für die Vulva.

Für das Abnabeln verwende eine Mullbinde, einen festen Bindfaden oder eine Plastikklemme, wie man sie zum Verschließen von Gefriertüten benutzt. Von Mullbinde oder Bindfaden schneide zwei etwa 10-15 cm lange Stücke ab. Schlinge sie fest um die Nabelschnur, ca. 6 cm und 4 cm vom Nabel des Babys entfernt. Verknote sie gut. Durchtrenne sie mit einem scharfen Messer oder einer Schere zwischen den zwei abgebundenen Stellen. Den abgebundenen Rest klebe mit einem Pflaster am Bauch des Babys fest. Die Nabelschnur wird nicht direkt über der Bauchdecke abgeschnitten. Der kleine verbleibende Stumpf trocknet in den nächsten Tagen und fällt meistens von allein ab (siehe Kap. 7.6.).

Ängste und Unsicherheiten vor einer Hausgeburt:

- Sauerstoffmangel während der Geburt, wenn die Nabelschnur um den Hals liegt:

Sehr oft haben mein Mann und ich aus dem Bekanntenkreis die Befürchtung gehört, dass es doch gefährlich sei, wenn das Kind die Nabelschnur um den Hals hat.
Wir befragten dazu unsere Hebamme, die diese Befürchtung nicht teilte. Tatsächlich wickeln sich etwa die Hälfte aller Babys im Bauch bzw. während der Geburt in die Nabelschnur. In den allermeisten Fällen bekommen die Eltern bzw. die Gebärende davon gar nichts mit, weil ein zügiger Griff der Hebamme, sobald das Köpfchen geboren ist genügt, um das Kind zu befreien. Die Nabelschnur ist lang genug, um nicht sofort unter Druck zu geraten und das Kind in Bedrängnis zu bringen. Der Rekord in einem Berliner Geburtshaus lag bei fünf(!) Umwicklungen des Halses bei einem Baby. Ein weiteres, sehr seltenes Phänomen ist in dem Geburtshaus in zehn Jahren bereits zweimal aufgetreten: In der Nabelschnur war ein Knoten. In jedem der drei besonderen Fälle konnte das Baby natürlich und gesund entbunden werden, ohne Verlegung in eine Klinik. Ein Knoten kann entstehen, wenn das Baby bereits im frühen bis mittleren Stadium der Schwangerschaft, wenn es noch reichlich Bewegungsplatz im Bauch hat, derart durch die Nabelschnur taucht, dass sich ein Knoten bildet. Erstaunlicherweise scheinen diese Babys das zu bemerken, denn sie bewegen sich von allein so vorsichtig, dass sie den Knoten nicht zu fest zuziehen. In sehr seltenen Fällen kann ein Knoten ein Ungeborenes durchaus in eine gefährliche Lage bringen. Das ist eine Laune der Natur, die leider eine Hausgeburt unmöglich macht.
Es kommt auch vor, dass eine Schlaufe der Nabelschnur um den Hals und eine oder gar mehrere um einen Arm oder ein Bein gewickelt sind. Das ist alles solange nicht gefährlich, wie die Nabelschnur noch lang genug ist, um dem Baby den Geburtsweg zu ermöglichen. Unter den Bedingungen zu Hause nicht mehr handelbar wird es erst, wenn sich das Baby mit dem gesamten Körper derart gefesselt hat, dass es trotz starker Wehenarbeit nicht aus dem Bauch heraus kann. Dann muss eine Hausgeburt in die nächste Klinik verlegt werden.

Immer dann, wenn es so weit kommt, dass die Nabelschnur noch im Bauch zu straff wird, unter Zug gerät und so dem Baby die Sauerstoffversorgung entzogen wird, kann eine erfahrene Hebamme das sofort an einer spezifischen Änderung der Herztöne erkennen – auch ohne CTG. Es genügt das Abhören der Herztöne mit dem Hörrohr. In so einem Fall ist es nicht immer möglich, das Baby zu Hause zu gebären. Doch auch jetzt besteht noch immer kein Grund panisch zu werden. Das Baby gerät nicht sofort in akute Not, sondern es gibt einen gewissen zeitlichen Spielraum von einer halben bis zu einer Stunde – abhängig von den Herztönen –, um zu einer Notfallversorgung zu gelangen. Sollten die Wehen zu stark sein und so die Gefahr bestehen, dass sich der Zug an der Nabelschnur noch verstärkt und das Baby so stranguliert würde, spritzt die Hebamme wehenhemmende Medikamente, so dass ein weiterer Zug auf die Nabelschnur unterbunden wird.
In anderen, ebenfalls sehr seltenen Fällen wird die Nabelschnur während der Geburt des Köpfchens so straff gezogen, dass sie nicht mehr einfach per Hand über den Kopf hinweggestreift werden kann. Dann ist ein Noteingriff nötig: Die Hebamme klemmt die Nabelschnur direkt ab und durchtrennt sie. Das ist zwar nicht so ideal, als wenn diese gemächlich auspulsieren könnte, aber bevor dem Baby der Sauerstoff wegbleibt, ist das eben die rettende Maßnahme.
Nabelschnurwicklungen treten sehr häufig auf. Sie stellen jedoch nur in Ausnahmefällen einen Notfall dar.

• Unerwartete Blutungen:
Bei einer normalen Geburt treten keine unerwarteten Blutungen auf. Ein Blutverlust von bis zu 400 ml ist normal. Ein Risiko besteht, wenn Du bereits einmal einen Kaiserschnitt gehabt hast. Die Gebärmutter kann dann an der Stelle der alten Narbe reißen. Das kann Dein Baby und Dich in Lebensgefahr bringen! Ein weiteres Risiko besteht darin, dass sich die Plazenta nicht auf einmal vollständig ablöst und daher durch Zug an der Nabelschnur von außen nachgeholfen wird. Lehne einen derartigen Eingriff ab. Lehne auch die Gabe von wehentreibenden Mitteln zur Auslösung der Nachgeburt ab. Gib der Plazenta die Zeit, die sie benötigt, um sich von Dir zu trennen.

• Dammriss oder Verletzungen der Scham:
Es ist durchaus nicht so, dass Du als Frau wehrlos ausgeliefert bist und eine Geburtsverletzung unvermeidlich ist. Es gibt jedoch Frauen, deren Gewebe eher am Damm, und solche, die eher zur Klitoris hin empfindlich sind. Hier einige Tipps, wie Du ein Reißen des Gewebes während der Geburt verhindern kannst:

- Ernähre Dich frisch, pflanzlich und vitalstoffreich, und meide in jedem Fall Zucker. So sorgst Du für ein gesundes Gedeihen Deines Babys im Bauch und schließt übermäßiges Wachstum aus, denn ein besonders großes Baby ist eine unnötige

Belastung für Dein Gewebe.

- Bereite Deinen Damm ab der 36. SSW durch regelmäßige Massage auf die Geburt vor. Nutze dafür vorzugsweise angefeuchtete Grüne Erde oder ein duftneutrales Öl (z.B. Mandelöl oder Johanniskrautöl). Übrigens: Die natürlichste und beste Dammmassage ist immer noch Sex.
- Wechsle während der Wehen häufig die Position, bis Du eine gefunden hast, die Dir bequem erscheint. Meide die Rückenlage, denn durch die Schwerkraft würde der Druck des Köpfchens auf den Damm unnötig erhöht werden.
- Nutze stattdessen die Schwerkraft. Lass sie in einer aufrechten Haltung gemeinsam mit der Kraft der Wehen wirken.
- Presse nicht in den Wehenpausen!
- Lehne jede Form von Medikamenten ab. Schmerzmittel nehmen Dir Dein Körpergefühl, wehentreibende Mittel können die Geburt derart beschleunigen, dass Dein Gewebe überfordert wird, und wehenhemmende Mittel bringen das natürliche Tempo ebenfalls durcheinander. Lass Deinem Gewebe die Zeit, die es braucht, um die enorme Dehnung zu meistern.
- Atme intensiv! Begegne dem Schmerz mit Deiner Atmung und lass Dein Baby behutsam, nach und nach hinaus gleiten.
- Bitte entweder Deine Hebamme darum, das Köpfchen zu bremsen, oder greife selbst mit einer Hand in den Schritt und übe sanften Druck auf das Köpfchen aus. Wird der Druck auf den Damm oder die Scham zu stark, kannst du es behutsam jeweils in die entgegengesetzte Richtung drücken. Zusätzlich kannst Du mit Deiner Körperhaltung den Druck des Köpfchens beeinflussen, indem Du Dich vor oder zurück neigst oder ganz aufrecht bist.

Ein derart aktives Gebären kann vielleicht nicht alle Schürfwunden verhindern, aber ganz sicher größere Verletzungen. Solltest Du kleinere Risse erlitten haben, dann gönne Deinem Gewebe einige Tage Pause. Ruhe viel im Liegen. Halte die Beine stets übereinander geschlagen. Bei Hausgeburten wird üblicherweise nicht jeder Riss genäht, sondern kleinere Risse bleiben unversorgt. Erfahrungsgemäß heilen sie sehr schnell.

• Das laute Schreien und die eigene Befangenheit:

Manche Frauen erzählten mir, dass sie ihr Kind nicht zu Hause bekommen möchten, weil sie sich nicht richtig gehen lassen könnten aus Sorge, die Nachbarn durch zu lautes Schreien zu belästigen.

Diese Sorge teilte ich bei meinen Geburten überhaupt nicht. Doch jede Frau reagiert anders auf Schmerzen. Eine Geburt kann ganz still verlaufen und sie darf

laut sein.
Ich habe bei den Geburten meiner Kinder deshalb nicht viel und laut geschrieen, weil ich befürchtete, dadurch zuviel Kraft zu verlieren. Ein intensiver, kurzer Schrei kann zusätzliche Kräfte freisetzen. Stundenlanges Schreien beansprucht die Kräfte unnötig und man gerät in Hysterie – so dachte ich. Mein Mann und meine Hebamme erklärten mich für verrückt. Sie meinten, ein rationaler Kopf hätte bei einer Geburt gar nichts verloren.
Das ist richtig. Doch es ist ein Unterschied, ob man völlig technisch denkt und einem Kontrollzwang erlegen ist oder ob man die Geburt bewusst steuert. Auch wenn Du ganz bewusst auf Deinen Körper hörst, kann er Hormone produzieren und die Geburt prima ablaufen. Wichtig ist, dass Du alles zulässt, Deinen Körper arbeiten lässt und nicht krampfst. Lass Deinen Körper agieren, Dein Ich reagieren.

Meine Hebamme erzählte auch, dass sie häufig Frauen erlebt, die völlig panisch werden und beinahe pausenlos schreien. Sie versucht dann, diese Frauen durch klare Worte zu beruhigen. Manchmal sind sie beinahe unansprechbar und in einer völligen Trance und machen dennoch alles instinktiv richtig. Sie nehmen instinktiv die richtige Stellung ein, bremsen selbst das Köpfchen und nehmen das Kind mit eigenen Händen in Empfang. Später können sie sich kaum daran erinnern, was sie alles gemacht haben – Tatsache ist, dass die Geburten problemlos ablaufen und die Kinder gesund auf die Welt kommen.
Du siehst: Für eine Geburt gibt es keine allgemeingültige Verhaltensfibel. Du bist die Expertin für die Geburt Deines Kindes. Es ist also ganz gleich, ob Du still bist und bewusst in Dich reinhorchst oder lauthals aus Dir herausgehst – Hauptsache, Du traust Dir selbst dabei.
Falls Du jedoch Sorge um die nächtliche Ruhe Deiner Nachbarn hast, ist vielleicht ein Geburtshaus eine gute Alternative für Dich.

- Ekel vor dem Essen der Plazenta:

Das Essen der Plazenta ist etwas, das bei den meisten Leuten, einschließlich den eigenen Verwandten, das größte Befremden, ja gar Entsetzen hervorruft. An dieser Stelle kann ich nur auf den Bericht über die Geburt meines zweiten Sohnes verweisen (siehe Kapitel 7.4.). Aus eigener Erfahrung kann ich dazu sagen: Es ist ein Unterschied wie Tag und Nacht, ob man sich tagelang mit unangenehmen Nachwehen und wochenlang mit dem Wochenfluss herumplagt oder ob die Gebärmutter sehr schnell wieder klein und fest wird und die Blutungen zügig abklingen. Es ist zugegebenermaßen eigenartig, einen Teil von sich selbst zu essen. Dabei hilft der wieder aufgenommene Mutterkuchen der Heilung und Erholung ungemein.

- Wo bleiben die älteren Geschwister?

Immer wieder haben wir darüber nachgedacht, was wir mit unserem Erstgeborenen machen sollten, wenn die Geburt beginnt. Eigentlich wollten wir ihn rund um den errechneten Termin für einige Tage zur Oma geben. Der Geburtstermin war jedoch von vornherein sehr vage, da ich nur ein einziges Mal meine Regel hatte, bevor ich wieder schwanger wurde. Meinen großen Sohn habe ich dreizehn Monate voll gestillt und während dieser Zeit keinen Zyklus gehabt. Deshalb konnten wir nicht davon ausgehen, dass ich sofort wieder einen 28-Tage-Zyklus als Berechnungsgrundlage anwenden konnte. Wir entschieden uns deshalb dazu, den „Großen" bei uns zu behalten.

Den längsten Teil der Geburt seines Brüderchens verschlief er und wurde in dem Moment wach als das Köpfchen geboren wurde. Mein Mann holte ihn zu uns und er sah zu wie sein Brüderchen auf die Welt schlüpfte. Dabei war er ganz still, mit von Staunen geweiteten Augen und offenem Mund wunderte er sich über das Geschehen. Unsere Befürchtung war zuvor, dass er weinen und erschreckt reagieren könnte, besonders wenn er Mama unter Schmerzen sieht. Doch die kleinen Kinder sind noch ganz nah dran und noch nicht durch Erziehung verbogen. Manche Scham und Sorge der Erwachsenen ist ihnen fremd. Sobald der Kleine geschlüpft war, kam er sogleich herbeigelaufen und freute sich über alles über das Baby. Immer wieder rief er staunend: „Oh Mama, Baby, Baby!" und wollte den nassen, schreienden Winzling streicheln. Dieses wahrhaft familiäre Ereignis, die Unterstützung durch meinen Mann einerseits und die geteilte Freude mit Mann und Sohn andererseits, stärkte mein Glück über die Maßen.

7.3. Die verschiedenen Geburtsphasen – ein verlässliches Programm der Natur.

7.3.1.Die Eröffnungsphase. Das Leben kennt den Weg.

Der Muttermund und der Gebärmutterhals schließen fest die Gebärmutter während der Schwangerschaft. Um das leisten zu können, ist der Muttermund sehr zäh. Für die Geburt des Kindes muss er sich zunächst öffnen. Dieser Prozess dauert meistens mehrere Stunden, bei der ersten Geburt länger als bei folgenden Geburten.

Hab keine Angst, wenn Du von Geburten hörst, die 10 oder 15 Stunden oder gar noch länger gedauert haben. Hier spielen mehrere Hormone und auch Dein ganz individueller Typ eine wichtige Rolle. Jede Frau bekommt das Tempo, das sie (bzw. ihr Gewebe) aushalten kann. Stell Dir nur einmal vor, Deine Bauchdecke hätte keine 40 Wochen Zeit gehabt, sich allmählich auszudehnen, sondern wäre von heute auf morgen so dick und rund geworden. Die Schmerzen und Geweberisse wären wohl furchtbar. Also lass nun auch die Eröffnungswehen im individuellen Tempo ihre Arbeit machen. Gib Dich ganz hinein. Je mehr Du einfach im Moment bist, ohne an jemanden oder etwas Anderes zu denken als die Geburt, die nächste Wehe und das Loslassen Deines Kindes, desto mehr vergisst Du die Zeit und jeden Druck von außen.

Falls Deine Wehen noch sehr schwach sind, wandere herum. Laufe auch Treppen hinauf und hinunter oder eine Runde durch den Garten. Die Bewegung regt die Wehen an und erleichtert die Öffnung. Dein Körper schüttet bereits jetzt Oxytozin aus. Synthetisches Oxytozin ist in vielen wehentreibenden Mitteln enthalten, obwohl Dein Körper es doch selbst produzieren kann. Insgesamt wird Dein Gehirn einen perfekt gemixten Hormoncocktail ausschütten, nicht nur die wenigen bisher genannten Substanzen: Neben Oxytozin spielen auch Endorphine, ACTH, Katecholamine, Prolaktin u.a. eine Rolle.
Zur Not hilft ein Einlauf. Diese Prozedur bedeutet zwar einen gewissen Aufwand, aber Du hast ja Zeit. Der Einlauf erfüllt dabei mehrere Zwecke: Erstens entleert er Deinen Darm, besonders den Enddarm, so dass Dein Kind mehr Platz hat. Ein voller Darm sorgt für zusätzliche Enge im Beckenausgang. Außerdem brauchst Du nicht mehr zu befürchten, dass durch das drängende Köpfchen eventuell etwas Stuhl mit herausgepresst wird. Übrigens, selbst wenn das passiert, ist es wirklich nicht schlimm. Die Ausgänge für unsere Ausscheidungen liegen nun mal alle eng beieinander.
Die Spülungen eines Einlaufs und das zügige Entleeren des Darms haben eine anregende Wirkung auf die Gebärmuttermuskulatur. Eben genau weil der Darm direkt neben der Gebärmutter verläuft.
Das allmähliche seitliche Verdrängen des Gebärmutterhalses, bei dem die Muskulatur immer dünner wird, heißt Verstreichen. Wenn der Kanal ganz verstrichen ist, drängt das Köpfchen weiter nach draußen und weitere Wehen öffnen nun den Muttermund an sich. Durch eine vaginale Untersuchung kannst Du die Öffnung des Muttermundes ertasten. Insgesamt wird sich Dein Muttermund 10 cm weit öffnen, damit das Köpfchen hindurchpasst. Bis dahin werden die Öffnung, und damit der Fortschritt der Geburt, in Zentimetern angegeben. Durch den halbgeöffneten Muttermund kann das Köpfchen bereits gespürt werden. Während dieser ersten Phase nehmen die Wehen kontinuierlich zu. Je schneller sie anfangs zunehmen, desto kürzer wird die Eröffnungsphase sein und umgekehrt.
Nach einigen Wehen kannst Du genau spüren was passiert – zuerst kündigt immer die Kontraktion der Gebärmuttermuskulatur die neue Wehe an – ein kräftiges Zusammenziehen, das Menstruationsschmerzen nicht unähnlich ist, jedoch sehr viel heftiger! Dann folgt während der Wehe der innere Dehnungsschmerz, der den Muttermundkanal verstreichen, das heißt zu den Seiten hin nachgeben und dabei dünner werden und sich öffnen lässt. Solange Du das spürst, läuft alles prima. Atme ruhig und tief in den Bauch! Versuche Dich nicht gegen den Schmerz zu verkrampfen, lass ihn einfach wirken, die nächste Wehenpause gönnt Dir eine kurze Erleichterung.
Bereits 1979 wurde nachgewiesen, dass der weibliche Körper während der Geburt Endorphine ausschüttet. Dabei handelt es sich um morphinähnliche Hormone, die sowohl schmerzlindernd wirken als auch Glücksgefühle auslösen.

Übrigens schüttet auch Dein Baby während seiner Geburt Endorphine aus. Nach überstandener Geburt seid Ihr beide, Mama und Baby, voller Opiate, die Euch erlauben, die Freude übereinander zu genießen und die gerade überstandenen Anstrengungen sogleich zu vergessen.
Nochmals: Für die gesamte Geburt gilt, es gibt keine Vorschriften bezüglich der Stellung. Die Körperhaltung, die Dir komfortabel erscheint, ist die richtige. Wenn Du stets in Bewegung bleiben und umherlaufen möchtest, ist das genauso in Ordnung, wie wenn Du Dich zwischendurch hinlegst und ausruhst. Erfahrungsgemäß ist die Rückenlage nicht dauerhaft bequem. Das Gewicht des Babys drückt dann aufgrund der Schwerkraft zu sehr auf wichtige Blutbahnen im Rücken, auf die Wirbelsäule und das Kreuzbein, was Du als regelrechte Beklemmung empfindest. Sehr entspannend ist dagegen der Vierfüßlerstand. Kreise Dein Becken, recke und strecke Dich gleich einer Katze, geh hinunter auf die Hände, wenn eine Wehe Dich zu sehr mitnimmt. Probiere aus, in welcher Haltung und mit wie viel Bewegung Du Dich am wohlsten fühlst. Aber erstarre nicht vor den Schmerzen, das kann Dich unnötig verspannen! Bleib aktiv.

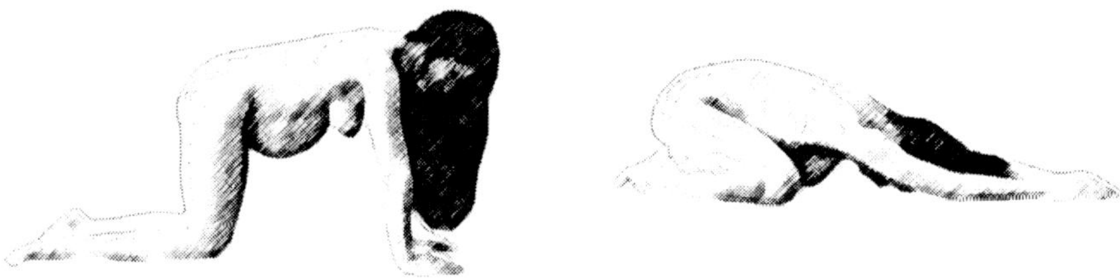

Viele Frauen empfinden die Embryonalstellung (rechts) zwischendurch als sehr entspannend. Lege den gewölbten Bauch zwischen den geöffneten Oberschenkeln ab und mache Rücken und Arme lang. Dabei öffnet sich gleichzeitig Dein Becken.

Wenn es Dir hilft, dann töne beim Ausatmen, befreie Dich mit einem Aaah. Bleibe dabei innerlich gelassen. Du allein leitest die Geburt – ganz gleich, wer daneben steht. Wenn Du in Panik gerätst, verlierst Du schnell die Kontrolle. Dann bist Du nicht mehr in der Lage, die Wehenarbeit allein zu leisten, und bringst Dich und Dein Baby womöglich sehr schnell in eine Notsituation.
Bedenke immer, selbst wenn die Geburt Deines Kindes sehr lange dauert, so hast Du sie doch innerhalb nur eines Tages Deines Lebens vollbracht. Was ist ein Tag gegen das Leben Deines Kindes, das durch eine Störung seines natürlichen Geburtsvorgangs doch dauerhaft beeinflusst sein kann?
Zwischen den Wehen fällst Du womöglich immer wieder in einen Schlummer oder fühlst Dich benommen. Das kommt daher, dass der größte Teil des Sauerstoffs in Deinem Körper jetzt von der Gebärmutter und dem Baby ver-

braucht wird. Ist der Muttermund vollständig geöffnet, folgt eine kurze Übergangsphase. Es kann sein, dass Du jetzt unruhig wirst oder anfängst zu frieren. Es ist schwierig, in der Übergangsphase eine angenehme Position zu finden, andererseits wirst Du Dich nicht mehr viel bewegen wollen. Manche Frauen müssen sich vor lauter Anstrengung, Kontraktionen und innerer Unruhe übergeben. Deshalb ist es ratsam, nicht allzu viel vor einer Geburt zu essen. Trinke klares Wasser, wenn Dein Mund trocken ist. Sei gewiss, Dein Baby wird jetzt bald geboren. Bleib geduldig, der längste Teil der Geburt ist geschafft.

7.3.2. Die Austreibungsphase. Du bist die Expertin der Geburt.

Die zweite Phase der Geburt, die Austreibungsphase, ist deutlich kürzer als die Eröffnung. Lass Dir Zeit, Du brauchst nicht wie verrückt und schon gar nicht am Stück zu pressen.

Wenn Frauen ungestört sind, zeigen sie oft kurz vor Beginn der Presswehen auf mehr oder weniger direkte Art Angst. Falls es dann keine Einmischung von außen gibt und Du diese Angst ohne Hemmungen ausdrücken kannst, bauen sich die starken Kontraktionen der Presswehen ganz plötzlich auf und arbeiten so effektiv wie möglich. Ein plötzliches Bedürfnis, sich irgendwo festzuhalten oder hineinzukrallen und dabei in die Hocke zu gehen, sind so typische Anzeichen dafür, dass das Baby alsbald kommt, dass sich jede vaginale Untersuchung erübrigt. Deine Pupillen sind vollständig erweitert.

Drängt Dein Baby dann sichtbar nach außen, schwellen zuerst der After und der Damm an. Mit jeder Wehe erscheint der Kopf des Babys etwas mehr. Er kann zwischen den Wehen wieder leicht zurückweichen. Doch ist das Köpfchen erst erschienen, wird es innerhalb der nächsten zwei Wehen geboren werden. Die durch das hinausdrängende Köpfchen hervorgerufene extreme Dehnung ruft einen stechenden oder brennenden Schmerz hervor. Jetzt ist noch einmal Deine bewusste Führung erforderlich. Spüre nach, ob Dein Gewebe (Vulva, Damm, Labien) noch mehr Druck aushalten, sprich: ob Du weiter pressen kannst oder ob Du behutsam sein musst und lieber die nächste Wehe abwartest. Im letzteren Fall nimm Deine Anstrengung zurück, löse Dich. Dem stechenden Schmerz kannst Du mit hechelnder Atmung begegnen. Diese schmerzhafte Herausforderung dauert nur kurz: Das Scheidengewebe wird bei der Dehnung durch den Kopf des Babys so dünn, dass die Nerven blockieren und den Schmerz natürlich betäuben. Die Kraft der nächsten Wehe wird den Kopf vollständig gebären. Jetzt folgt eine etwas längere Wehenpause als zwischen den vorangegangenen Presswehen. Diese benötigt das Baby meistens, um sich wie ein kleiner Tunneltaucher in eine gute Lage zu drehen. Schon ein bis drei Wehen später wird der gesamte Körper geboren sein. Bei manchen, sehr raschen Geburten werden Kopf und Körper sogar gemeinsam in einer einzigen Wehe geboren.

Die Austreibungsphase dauert maximal 2 Stunden, durchschnittlich beim ersten

Kind etwa eine Stunde und bei jedem weiteren Kind etwa 15-20 Minuten. Suche Dir eine angenehme Geburtsposition. Es ist ganz gleich ob Du im Stehen, in der Hocke, auf Knien, im Sitzen oder im Vierfüßlerstand gebärst. Die einzige ungünstige Position ist die Rückenlage, weil sie die Nutzung der Schwerkraft behindert. Während die Eröffnung eine eher passive Phase des Geschehenlassens und Loslassens war, ist die Austreibung eine sehr aktive Phase. Die mit den Presswehen einsetzende Adrenalinausschüttung lässt Dich vollkommen wach sein. Bei den verschiedenen Geburtspositionen kann Dein Partner Dich stützen, z.B. unter den Achseln oder in der Umarmung.

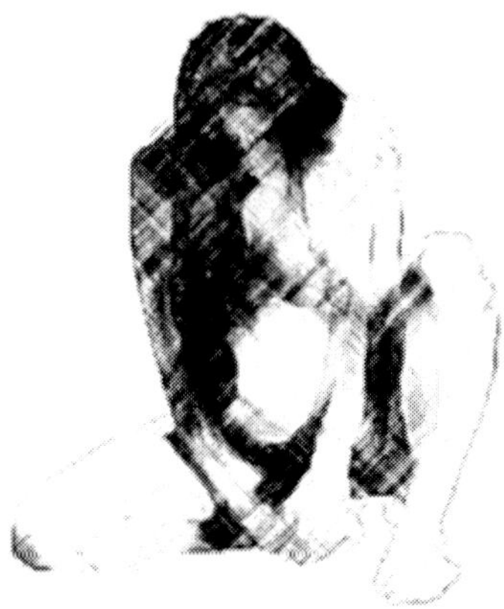

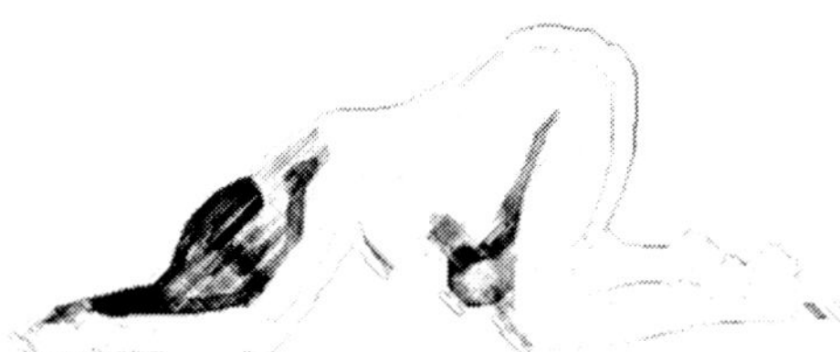

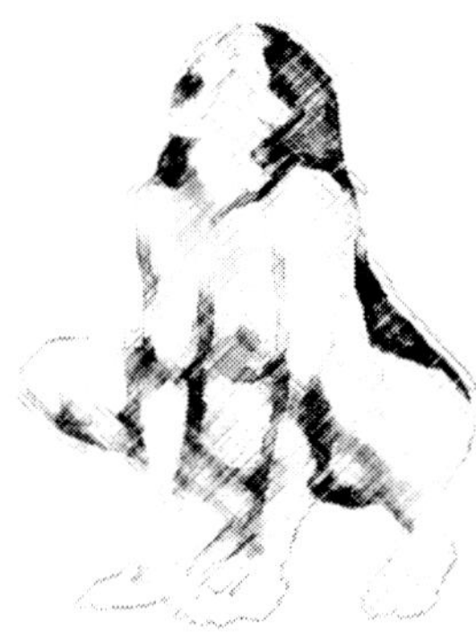

Lass Dich nicht wegen angeblich wichtiger Messungen in Rückenlage an ein Bett binden! Nur wenn Du Dich in Deine Welt begeben kannst und frei bist in der Wahl der Geburtsposition, kann Dein Körper optimal arbeiten und so Deinem Baby einen gesunden Start in ein Leben voller Urvertrauen ermöglichen.

Kurz vor den letzten Presswehen und der endgültigen Geburt des Kindes erreicht die Adrenalinkonzentration in Deinem Blut den Höhepunkt. Du bist voller Tatendrang und fokussiert. Durch das Adrenalin kannst Du Deinem Baby sogleich hellwach begegnen, auch wenn stundenlange Eröffnungswehen oder Schmerzen beim Pressen Dich bereits etwas mitgenommen haben. So hast Du die notwendige Energie dafür, Dein Baby direkt nach der Geburt zu Dir zu nehmen, es zu halten, zu wärmen und zu stillen. Es ist also ganz und gar nicht not-

wendig, dass jemand Dir Dein Kind abnimmt und zu irgendwelchen Untersuchungen schleppt.
Dein Baby selbst leistet während seiner Geburt ganze Arbeit. Jede einzelne Wehe drosselt durch die Kontraktionen der Gebärmutter – und mit ihr kontrahieren auch Plazenta und Nabelschnur – die Sauerstoffzufuhr zum Baby. In dieser Phase produzieren Drüsen in den Nebennieren des Babys große Mengen Adrenalin und Noradrenalin. Diese Hormone erhöhen die Frequenz seiner Herzschläge und steigern so die Pumpfähigkeit seines kleinen Herzens. Sie sorgen für eine gute Durchblutung des Gehirns und heben den Blutzuckerspiegel an. Dadurch wird das Kleine vor Sauerstoffmangel geschützt, während es sich durch den engen Geburtskanal kämpft. Dein Baby kommt mit weit geöffneten Augen mit geweiteten Pupillen darin zur Welt und ist hellwach. Es möchte nun Dir, seiner Mama begegnen. Vielleicht ist deshalb dieser erste Blickkontakt zwischen Dir und Deinem Baby so besonders – weil ihr beide durch die Ausschüttung der verschiedenen Hormone in einem besonderen, einander verbindenden biochemischen Zustand seid.
Das Adrenalin stoppt weiterhin die Bildung von Lungenflüssigkeit, die während des gesamten Wachstums in der Schwangerschaft wichtig war, um die Luftwege des Babys zu weiten. Nunmehr muss die Lunge zügig auf das Leben außerhalb der schützenden Fruchtblase vorbereitet werden. Das restliche Fruchtwasser wird ebenfalls durch den engen Geburtskanal aus den kleinen Lungen herausgepresst. Kaiserschnittgeburten erleiden allein aufgrund des Mangels an Enge frühzeitige Atemnot!
Nie wieder im gesamten Leben werden derartige Mengen der beiden als Stresshormone bekannten Stoffe ausgeschüttet. Geboren werden ist äußerste Anstrengung.
Verstehst Du: In dieses intelligente System durch die Einnahme jedweder Medikamente hineinzupfuschen, ist im Grunde durch nichts entschuldbar (siehe Kap. 11.4. und Kap. 6.2.4.).

7.3.3. Die Nachgeburt. Dem Leben trauen.

Mit der Austreibung des Kindes ist die Geburt noch nicht abgeschlossen. Erst wenn auch der Mutterkuchen ausgestoßen ist, ist endgültig alles geschafft. Nachdem das Kind geboren ist, setzt häufig eine 5- bis 10-minütige Wehenpause ein. Anschließend wird mit zwei bis drei Presswehen, die jedoch nicht so stark und weit weniger schmerzhaft sind als bei der Geburt des Kindes, die Plazenta ausgestoßen. Doch auch hier gibt es keine zuverlässige Zeitvorgabe. Meistens dauert die Nachgeburtsphase zwischen 15 Minuten und einer Stunde. Die Plazenta kann auch direkt nach dem Kind, innerhalb von zwei bis drei Minuten ausgestoßen werden oder sogar zwei bis drei Stunden auf sich warten lassen. Nur eines ist gewiss, heraus kommt sie.
Behandle dieses Organ, das so lange Dein Baby genährt hat, mit Respekt und

nicht wie ein Stück Müll, das eben noch schnell entsorgt werden muss. Die Plazenta ist etwas ganz Besonderes, und ihre Aufgabe ist erst abgeschlossen, wenn sie auch für Dich als Mutter noch etwas Gutes getan hat.

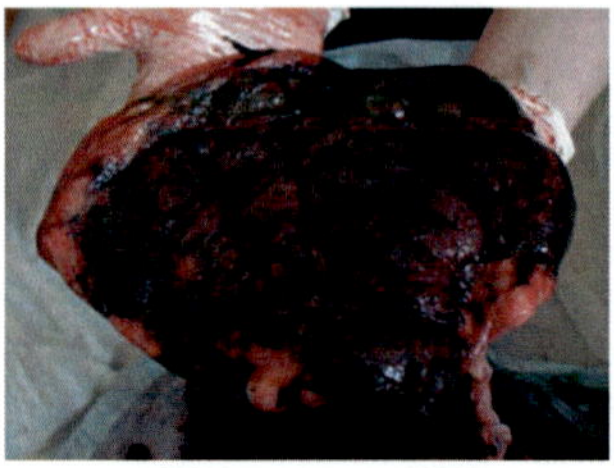

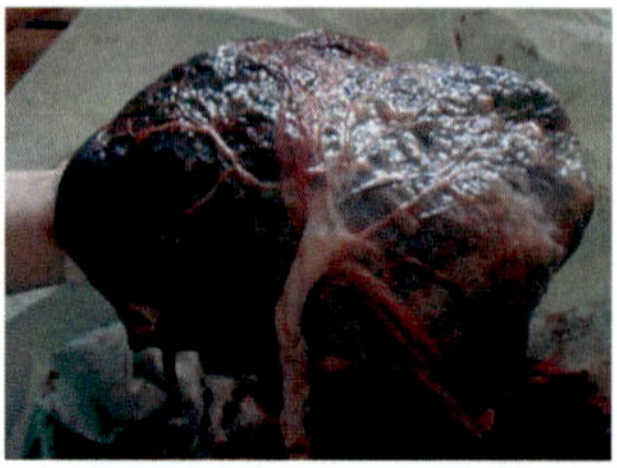

Die linke Abbildung zeigt die mütterliche Seite der Plazenta. An dieser Seite sind der Mutterkuchen und die Gebärmutter miteinander verwachsen. Entsprechend groß, in dem gezeigten Beispiel zwei ganze Hände voll, ist die Wunde, welche die Nachgeburt in der Gebärmutter hinterlässt. Die rechte Abbildung zeigt die kindliche Seite der Plazenta. Die Häute der Fruchtblase und die Nabelschnur, die während der Schwangerschaft Nährstoffe und Sauerstoff über das Blut vom Mutterkuchen zum Baby transportiert, sind gut erkennbar.

7.3.4. Was geschieht mit der Plazenta?

In der Natur essen alle Säugetiere ihre Plazenta. Die einzige Ausnahme scheint der Wal zu sein. Rohes Mett aufs Brot essen sehr viele Menschen (sofern sie sich nicht vegetarisch ernähren). Doch rohes menschliches Fleisch zu essen, löst meistens Befremden oder gar Ekel aus.

Solange Du Dich nicht in der Geburtssituation befindest, ist vieles Spekulation. Wenn es heutzutage heißt, im Kürbiskern sind wertvolle Stoffe zum Schutz der Prostata, dann knabbern nicht etwa die Männer nebenbei Kürbiskerne, sondern ihre Frauen kaufen das beworbene Präparat aus der Apotheke.

In der Plazenta steckt eine Vielzahl wichtiger Hormone: Choriongonatropin, Aktogen, Östrogen, Progesteron. Auch Gammaglobulin ist reichlich enthalten. Doch die Männer geben ihren Frauen nicht von der frischen Plazenta zu essen, sondern bezahlen lieber die teuren Hormonkosmetika, die doch nichts anderes enthalten, nur in bereits verfälschter Form. Viele Kliniken verkaufen die Nachgeburten aus dem Kreißsaal an gut zahlende Kosmetikhersteller. Das Natürliche, Unverarbeitete selbst anzunehmen, fällt uns modernen, überzivilisierten Menschen zunehmend schwerer.

Erstaunlicherweise berichteten mir Hebammen, dass Frauen in einer Hausgeburtssituation durchaus öfter bereit sind und sogar von selbst nachfragen, ob sie von der Plazenta essen können. Dabei handelt es sich um ganz normale Frauen, die weder einen „Öko-Tick“ noch kannibalistische Anlagen haben. Nachdem die Plazenta heraus ist, wäscht sie der Partner kurz mit Wasser, nimmt einen Teller und schneidet am besten mit einer Schere von der mütterlichen

Seite kleine Stücke ab. Eine Vielzahl von Müttern hat den Geschmack von roher Plazenta als trauben- oder kuchenähnlich beschrieben. Bereits nachdem ein kleines Stück Mutterkuchen roh gegessen wurde, zieht sich der Uterus innerhalb von zwei Minuten zu einem sehr festen Ball zusammen. Das Becken schließt sich und der Bauch bildet sich faltenlos zurück. Durch diese spontane Kontraktion schließt sich die mehr als handtellergroße Wunde, die die Plazenta an der Stelle ihrer Ablösung in der Gebärmutter hinterlassen hat.
So ermöglicht Dir die Wiederaufnahme Deiner Plazenta eine Art natürliche Blutungskontrolle, denn wenn Dein Uterus fest ist, verhindert das lange Blutungen. Darüber hinaus wirst Du als frischgebackene, erschöpfte Mutter wieder aufgefüllt und bist energiegeladen, wenn Du nach den Strapazen der Geburt von dem Mutterkuchen isst, der so lange Dein Kind ernährt hat. Du wirst nicht nur mit einem gesunden, entspannten Baby und schneller Rückbildung belohnt, sondern kannst noch am selben Tage aufstehen und fühlst Dich äußerst rege. Ebenso scheint die Milchbildung angeregt zu werden. Außerdem entgehst Du dem Austausch mit kindlichem Blut, was bei Rh-negativen Müttern zu einer Antikörperbildung führen könnte (siehe Kap. 9.2.12.).
Ärzte geben häufig nach Ausstoßung der Plazenta eine Spritze mit Pitocin oder Ergotra, um das Zusammenziehen des Uterus zu veranlassen. Wozu willst Du künstliche Präparate injizieren lassen, wenn Du doch von der Natur so hervorragend alles zur Verfügung gestellt bekommst?

7.4. Schöne Erinnerungen.

Die Geburt meines ersten Kindes:
„Ich erwachte am Morgen des 18. Mai 2004 aufgrund eines ganz zarten Plops in meinem Unterleib. Es war tatsächlich ein kleines Plop, das ich spürte. Zuerst war ich unsicher, und dachte dann, vielleicht war das die Fruchtblase. Der Muttermund ist ja mit einem Schleimpfropf verschlossen, der sich bei Geburtsbeginn löst. Ich ging zur Toilette und tatsächlich ging etwas Fruchtwasser ab. So zog ich ein Höschen an, legte eine Vorlage ein und ging zurück in mein Bett, um noch etwas auszuruhen. Das hatte meine Hebamme mir geraten – es kann dauern, bis eine Geburt beim ersten Kind richtig losgeht, mach Dich nicht verrückt, sondern sammle Deine Kräfte. Na gut, dachte ich, sammle ich halt Kraft und warte mal ab. Das war gegen 6.00 Uhr in der Früh. Ich war jedoch hellwach, an ein Wiedereinschlafen war nicht zu denken. Also stand ich auf und machte Frühstück. Währenddessen fingen die Wehen an. Ganz behutsam: zusammenziehen – – wieder lösen – – zusammenziehen – – wieder lösen. Gegen 7.00 Uhr rief ich meine Hebamme an und teilte ihr mit, dass die Fruchtblase geplatzt, und noch alles recht ruhig sei. Ich solle später mal im Geburtshaus vorbeikommen, meinte sie. Gegen 8.00 Uhr weckte ich dann meinen Mann und teilte ihm mit, dass er heute nicht ins Büro zu gehen bräuchte. Seinen Urlaub hatte er mit einem flexiblen Anfangsdatum vereinbart. Er war

ebenfalls sofort hellwach und dachte aufgeregt, er hätte schon alles verpasst. Doch erstmal frühstückten wir in Ruhe. Gegen 9.00 Uhr wollten wir uns auf den Weg zum Geburtshaus machen für eine manuelle Untersuchung. Ich wollte zu Fuß gehen, um die Wehen anzutreiben. Doch noch während des Schuheanziehens wurden die Wehen plötzlich so stark, dass ich meinem Mann sagte, ich würde nirgendwo mehr hingehen. Gegen 9.45 Uhr kam die Hebamme zu einem ersten Besuch und untersuchte kurz den Öffnungsstand des Muttermundes – bis dahin 3 cm. Ihre Reaktion daraufhin war: Sie hätte noch eine Wöchnerin in unserer Strasse zu betreuen und würde eben nach ihr sehen und später wiederkommen. Daraufhin ging sie wieder. Die Eröffnungswehen wurden immer stärker. Ich hatte mich auf unsere aufgeklappte Couch im Wohnzimmer begeben und wechselte dort von der Seitenlage in den Vierfüßlerstand und zurück. Es war sehr angenehm, im Vierfüßlerstand das Becken zu kreisen – das tat ich ganz automatisch, ohne darüber nachzudenken. Mein Mann erzählte mir später, dass ich manchmal ausgesehen hätte wie eine kalbende Antilope. Die Beckenkreise entspannten die Muskulatur im Bauch und im Rücken. Die Schmerzen konnte ich mit einer sehr tiefen, langsamen Bauchatmung gut aushalten. Ich atmete ganz bewusst in den Schmerz und versuchte, nicht in eine flache Brustatmung zu verfallen. Das kannte ich vom Stretching – immer in den Schmerz hinein, nichts zurückhalten. Zwischen den einzelnen Wehen fühlte ich mich benommen und fiel mitunter in einen kurzen Schlaf. Sobald die nächste Wehe einsetzte, war meine Konzentration sofort wieder präsent, ließ die Wehe nach, schlummerte ich weich ein. Mein Mann saß in der Nähe und beobachtete mich ruhig.
Gegen 10.30 Uhr setzten unerwartet plötzlich die ersten Presswehen ein. Diese unwillkürliche Kraft riss mich aus meinem Pausenschlummer und überkam mich regelrecht als ungeahnte Wucht. Es kamen keine stärkeren Schmerzen als zuvor, eher im Gegenteil ließen die ziehenden Schmerzen nach. Nur die nunmehr gemeinsamen Kontraktionen von Gebärmutter und der gesamten Bauch- und Stützmuskulatur schoben mit aller Kraft nach unten, nach außen. Mir wurde bewusst, dass ich aus bloßer Willenskraft die Muskeln nicht so stark hätte anspannen können. Mit dieser Wucht kam zum ersten (und einzigen) Mal Angst. Ich fühlte mich ausgeliefert und bat meinen Mann mir sofort das Telefon zu reichen. Ich rief meine Hebamme an und brauchte nichts zu sagen. Sie nahm ab und sagte nur: Ich komme. Innerhalb von zehn Minuten war sie wieder in unserer Wohnung. Nach kurzer Untersuchung stellte sie überrascht fest, dass mein Muttermund nun 9 cm weit auf war. Ich bat sie, jetzt nicht mehr fort zu gehen, was sie lächelnd versprach. Daraufhin packte sie gelassen ihren Hebammenkoffer aus, sie hatte alles mitgebracht – auch viele Einwegunterlagen für einen reibungslosen und sauberen Ablauf. Anschließend nahm sie zu meinen Füßen Platz und beobachtete mich ebenfalls. Ich kam mir weder von meinem Mann, noch von meiner Hebamme angestarrt vor. Ihre Blicke hatten nichts

Voyeuristisches, sondern vielmehr etwas Behütendes. Das war angenehm.
Gelegentlich kontrollierte unsere Hebamme die Herztöne und sagte stets, alles in Ordnung. Das motivierte mich, dabei zu bleiben.
Sie gab mir den Hinweis, aus der Seitenlage mal auf die andere Seite zu wechseln, weil das Köpfchen etwas schief auf den Beckenrand stieß, statt mittig in den Geburtskanal zu gleiten. Mir war nicht mehr nach Bewegen zumute, aber ich versuchte es und nach zwei Wehen auf der anderen Seite war das Köpfchen zielsicher unterwegs nach draußen. Ich konnte das Drängen und Schieben des Körpers deutlich in mir spüren. Das war ein tolles Gefühl – zu spüren, dass dieses kleine Baby ganz kräftig mitarbeitet und lebendig ist. Es dauerte nur wenige Wehen, dann waren bereits seine Haare zwischen den Schamlippen zu spüren.
Mittlerweile war eine zweite Hebamme eingetroffen. Sie war durch unsere Hebamme angerufen worden. Für die Austreibungsphase eine Unterstützung herbeizurufen, war abgesprochen und gehörte zur Arbeitsweise unserer Hebamme. Wir hatten nichts dagegen, schließlich war es ja unsere erste Hausgeburt.
Die zweite Hebamme bot mir ihren Arm zum Halt an, was ich etwas ungehalten ablehnte. Ich erschrak selbst über meine heftige Abwehr, wollte die Frau mir doch ihre Kraft anbieten. Aber ich mag nicht angefasst werden, wenn ich Schmerzen habe, da benötige ich alle Konzentration für meinen Atem und das Erspüren der Abläufe in meinem Körper.
Unsere Hebamme riet mir, das Baby in einer Hockposition mit Unterstützung durch meinen Mann auszutreiben. Diese Stellung empfand ich jedoch als äußerst unbequem. Ich konnte mich so nur hängen lassen und hatte selbst kaum mehr Kontrolle über meinen Körper. Also stellte ich mich hin, und mein Mann nahm mich in die Arme. Die Hebamme drückte in dieser Position eine Binde auf meine Scham und meinen Damm, die mit heißem, starkem Kaffee getränkt war. Den Kaffee hatten wir extra zuvor eingekauft. Die warme Binde war sehr angenehm auf dem gedehnten Gewebe.
Eine heftige Presswehe kam und das Köpfchen steckte zwischen meinen Schamlippen. Das war also der tatsächliche Schmerzhöhepunkt dieser Geburt. Ich glaubte, jeden Moment müsse mein Gewebe nachgeben und reißen. Zuerst presste ich, um diesen enormen Druck und Dehnschmerz schnell loszuwerden. Doch dann spürte ich, dass ich ganz sicher reißen würde, wenn ich weiter mitpresste. Also hechelte ich und hielt mich zurück. Die stoßweise Atmung machte den Schmerz erträglicher. Weitere zwei Wehen später, um 11.54 Uhr, war unser Sohn geboren. Er glitt so leicht und schnell heraus, dass mein Kreislauf direkt hinterher rutschte. Mit seinem Körper kam auch der größte Teil des Fruchtwassers heraus. Zuvor hatte sein Köpfchen den Ausgang völlig eingenommen und die Flüssigkeit zurückgehalten. Unsere Hebamme rief meinem Mann zu, dass er schnell sein T-Shirt ausziehen solle. Auf sein verwirrtes Gesicht hin erklärte sie: Wir sind noch nicht fertig und Du musst jetzt Dein Baby wärmen,

nimm den Kleinen auf den Bauch. Es dauerte keine zwei Minuten, ich hatte mich etwas schwindelig gerade hingesetzt, da kam innerhalb von zwei weiteren, nicht mehr so heftigen Wehen die Plazenta heraus. Meine Hebamme untersuchte sie kurz auf Vollständigkeit und hielt sie uns dann hin. Ich war überrascht, hatte ein eher leberähnliches, dunkles Stück Fleisch erwartet. Aber die Plazenta sah ganz rein und rosig aus.
Nun nahm ich auch endlich meinen Sohn auf den Bauch. Er war ganz munter, hatte dunkle Haare und schaute mich an. Nachdem wir dieses Wunder ausgiebig bestaunt und liebkost hatten, erinnerte die Hebamme uns an die Nabelschnur. Sie setzte eine Klemme und mein Mann trennte mit einer Schere oberhalb der Klemme die Nabelschnur von unserem Sohn. Erst danach wurde der Kleine kurz gewogen sowie seine Länge und sein Kopfumfang gemessen. Dabei habe ich ihn selbst gehalten. Anschließend untersuchte sie mich. Der Damm war völlig intakt, lediglich ein paar kleine Labienrisse waren aufgetreten, die nicht genäht zu werden brauchten. Das erleichterte mich sehr. Ein Nähen hätte ich als sehr lästig empfunden an dem gerade erst so beanspruchten Gewebe.
Die zweite Hebamme hatte in der Zwischenzeit sehr diskret die mit Fruchtwasser vollgesogenen Unterlagen aufgeräumt und verabschiedete sich jetzt. Unser Wohnzimmer sah aus wie immer, nicht als ob gerade etwas Besonderes stattgefunden hätte.
Unsere Hebamme erklärte mir, wie ich den Kleinen am besten zum Stillen halte, damit er meine Brustwarzen gut zu fassen bekommt. Er trank direkt los, und ich staunte, welch kräftigen Zug so ein zartes Baby hat.
Nach der ersten Mahlzeit empfahl unsere Hebamme ein kurzes Bad für mich. Sie meinte augenzwinkernd, es seien ja alles bekannte Keime in meiner eigenen Wanne, nicht so wie in einem Krankenhaus. Während ich kurz badete, zogen mein Mann und unsere Hebamme den Kleinen an. Wir kuschelten uns zusammen und aßen gemeinsam zu Mittag. Dann schliefen der Kleine und ich Arm in Arm ein."

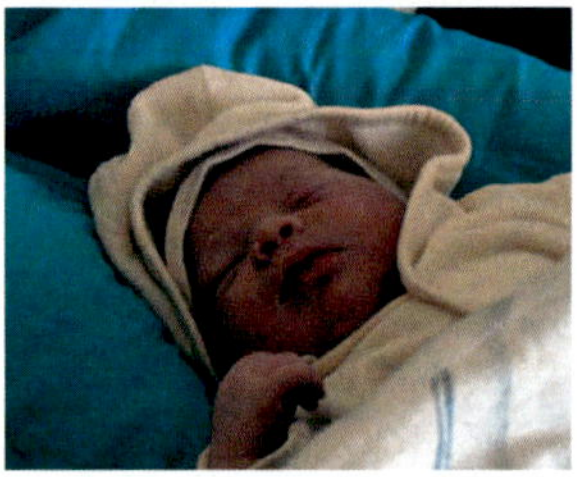

Marc Pascal, drei Stunden alt.

Mira Koller, Wien:
Ihr erstes Kind kam als Steißlage (Beckenendlage) auf natürlichem Weg mit großem Dammschnitt in einer Klinik zur Welt. Ihre weiteren zwei Kinder wurden

zu Hause geboren und sie ist sehr glücklich über diese Erlebnisse. Mira würde immer wieder zu Hause gebären.
„Mein drittes Kind sollte, wie auch das zweite, wieder eine Hausgeburt werden. Jedoch hatte es zunächst den Anschein, als wenn ES dies anders sieht. Als es sich bis zur 34. Woche noch nicht gedreht hatte, es lag noch in Steißlage, startete ich mit meiner Hebamme die ersten Drehversuche. Wir begannen ganz sanft mit Reiki. Dies ist für mich immer sehr entspannend gewesen und hat mir bereits geholfen bei Vorwehen und Rückenschmerzen. Meine Hebamme sagte jedoch, dass das Kind sehr stur sei und in keiner Weise darauf reagiere. Nach zwei erfolglosen Reikisitzungen beschlossen wir zu moxen. Hierzu nimmt man eine glühende Beifußzigarre und hält sie möglichst nah an die beiden kleinen Zehen. Dies empfand ich jedoch als sehr unangenehm und nicht dazu dienlich, mich zu entspannen und positive Gedanken für mein Kind zu entwickeln. Sollen dies die Frauen in China tun. Ich teilte meiner Hebamme mit, die Zigarren kann sie daheim lassen, sie hat in ihren Händen viel mehr Energie. Außerdem war ich fest davon überzeugt, dass sich mein Kind sowieso dreht, auch ohne großes Zutun. So blieben meine Drehversuche außer bei der Indischen Brücke und zwei Reikisitzungen in der Woche nur bei ständigen konzentrierten Kontaktaufnahmen meinerseits mit dem Baby. Ich redete ihm gut zu, dass ich mich sehr darauf freue und ich bat es, uns beiden eine angenehme Geburt zu ermöglichen. Eine Steißlagenentbindung ist auch für das Baby kein schöner und wünschenswerter Start ins Leben.
In der 38. Woche immer noch nichts. So sahen wir keinen anderen Weg, als uns für eine Geburt im Krankenhaus anzumelden. Das Gespräch mit dem Chefarzt lief auch ganz erfreulich, außer bezüglich des Dammschnittes. Hier werde man kein Risiko eingehen, hieß es, und es werde prophylaktisch geschnitten. Auch Medikamente, um die Wehen zu beeinflussen, werden bereitgehalten. Hierfür wird eine Kanüle gelegt. In dem Krankenhaus, in dem ich mich angemeldet hatte, gab es drei Ärzte der älteren Generation, die Steißlagen natürlich entbinden. Von den jungen Ärzten kann dies keiner mehr. Also musste der Dienstplan so umgestellt werden, dass einer von den drei Ärzten immer bereit war. Ich weiß nicht, ob alle Krankenhäuser so kulant sind.
Dann bestanden die Ärzte jedoch noch auf einer Beckenmessung mittels Magnetresonanztherapie, obwohl ich schon zwei Kinder natürlich geboren hatte. Dies lehnte ich strikt ab und verschob den Termin hierfür erfolgreich immer wieder, bis es dann zu spät war, denn die Geburtswehen setzten ein. Meine Hebamme hatte mir gesagt, wenn das Baby sich dreht, gibt es so einen Ruck, dass frau davon sogar wach wird. Von einem Ruck oder ähnlicher Bewegung hatte ich nichts gespürt, also mussten wir davon ausgehen, dass es noch in Steißlage war, und machten uns auf den Weg ins Krankenhaus. Die Wehen traten ca. alle 10 Minuten ein. Dort angekommen, begann sofort die Klinikroutine, hinlegen und Wehenschreiber. Die Schwester wollte sogleich die

Kanüle legen, und ich sagte, nicht ohne Ultraschall. Ich hatte Glück mit dem Dienst habenden Arzt, er holte sogleich ein fahrbares Ultraschallgerät. Alles bestens, war die Antwort des Arztes, der Kopf liegt unten. Ich sprang sofort auf und sagte, dass ich dann gleich wieder heimgehe. Die Schwester starrte mich an, und der Arzt wünschte mir eine schöne Geburt.
Meine Hebamme war allerdings etwas unvorbereitet. Es war 5.30 Uhr, sie wohnte 35 km weit weg und aufgrund der Steißlage war sie nicht auf eine Hausgeburt eingestellt. Sie musste also schnell zusammenpacken und mich auf dem Weg zu mir gleich noch aus dem Krankenhaus abholen.
Zuhause angekommen, hatte ich bereits heftige Eröffnungswehen, die ich kniend, die Arme auf einen großen Ball gelegt, veratmete. Ich konzentrierte mich ganz bewusst direkt auf den Schmerz und atmete dort hin. Meine Hebamme und mein Mann waren bei den Vorbereitungen. Mein Mann sorgte für heißes Wasser, heiße Kirschkernkissen und warme Handtücher. Die Hebamme breitete je ein Tuch auf dem Boden und auf der Couch aus, legte Binden und Dammöl bereit, und beide machten Scherze. Dabei beließen sie es, da die Wehen bereits in so kurzen Abständen bzw. unmittelbar hintereinander kamen, dass es wohl wieder so eine schnelle Geburt werden würde, wie beim zweiten Kind. Ich empfand die Wehen als sehr heftig, und manches Mal habe ich mir eine langsamere Geburt gewünscht. Die Wehen kamen fast ohne Abstand. Anders als bei den ersten zwei Geburten hatte ich ein sehr großes Bedürfnis nach körperlicher Nähe und Stütze. Mein Mann und meine Hebamme stützten mich zu Beginn beide und wir gingen im Zimmer auf und ab. Als es dann auf die Austreibung zuging, kniete ich mich hin und hielt mich an meinem Mann fest. Zum Stehen hatte ich nicht genug Kraft. Jetzt platzte auch die Fruchtblase. Ich spürte, wie das Baby immer weiter nach unten glitt. Während dieser Zeit bereitete meine Hebamme meinen Damm mit in heißem Wasser getränkten Binden vor. Weiterhin legte sie mir während der Wehen ein heißes Kirschkernkissen auf den Rücken und schüttelte es ständig. Ich empfand die starke Hitze als sehr angenehm, besonders im Rücken. Unmittelbar, bevor das Köpfchen schon fast rausschaute, wurde mein Damm mit Öl eingeschmiert. Dies ist gleichzeitig für mich der absolute Schmerzhöhepunkt gewesen. Wie auch bei der zweiten Geburt glaubte ich, es nicht aushalten zu können. Doch in meinem Mann habe ich keinen, der bemitleidet und tröstet, sondern einen, der anfeuert. Und so machte er mich auch dieses Mal wieder stark genug, es durchzustehen. Und das Baby flutschte heraus. Es war 7.00 Uhr. Mein Sohn war ganz blau, aber schon nach wenigen Augenblicken wurde er rosig. Wir hatten extra ein rotes Handtuch gekauft, weil es im Bauch ja schließlich auch rot ist. Dieses war jetzt im Backrohr gewärmt und das Baby wurde eingewickelt. So kuschelig eingepackt legten mein Sohn und ich uns hin zur wohlverdienten Verschnaufpause. Meine ersten zwei Kinder kamen, um ihren Bruder zu bestaunen und vor allem, um zu schauen, ob mit Mama alles ok ist. Bei der zweiten

Geburt hatte meine Tochter die ganze Zeit zugeschaut. Sie war damals 2,5 Jahre alt. Dieses Mal hatte sie nur durch die Türscheibe geschaut, da sie noch nicht ganz wach war. Eine Hausgeburt ist so intim und so natürlich, auch und gerade wenn schon Kinder da sind. Ich wollte nicht, dass meine Kinder mich im Krankenhaus besuchen müssen. Wir sollten von Anfang an als Familie zusammen sein. Dies erfordert jedoch einige Vorbereitungen hinsichtlich der Alltagsbewältigung für das Wochenbett.
Nach einer halben Stunde drückte meine Hebamme etwas auf meinen Bauch, denn die Nachgeburt war noch nicht gekommen. Ich wollte jedoch meine Ruhe haben, und sie gab mir noch eine halbe Stunde. Dann wurde sie jedoch unruhig und kam mit Wehentropfen wieder zu mir. Ich sagte ihr jedoch, ich habe für die nächste Zeit genug Wehen gehabt und wollte es anders probieren. Also kniete ich mich noch einmal hin und drückte auf meinen Bauch. Ich wollte die Plazenta raus schieben während meine Hebamme ganz sanft an der Nabelschnur zog. Sie glitt sofort heraus. Dann untersuchte meine Hebamme sie auf Vollständigkeit und kam mit der nächsten Hiobsbotschaft. Sie sagte, dass die Plazenta an zwei Stellen eingerissen war und sie müsse jetzt schauen, ob sie nur kaputt oder unvollständig sei. Dazu goss sie Milch, bei mir tat es auch Reismilch, darüber und erkannte anhand des Verlaufes, dass sie nur eingerissen, aber vollständig sei. Ihr standen sichtlich die Schweißperlen auf der Stirn. Sie sagte mir, dass ich ihr einziger Fall bin, der ein solches Zutrauen in seinen eigenen Körper hat und genau weiß, was dieser braucht. Schon allein, wie ruhig ich die Drehversuche angegangen bin, hatte sie ziemliche Nerven gekostet. Aber sie kannte mich ja schon. Wäre dies unsere erste gemeinsame Geburt gewesen, wäre sie nicht so ruhig geblieben.
Die Aufräumarbeiten waren in wenigen Minuten erledigt. Mehr Zeit nahmen dann die Vorbereitungen für das Frühstück in Anspruch. Vorher untersuchte meine Hebamme mich noch und stellte hoch erfreut fest, dass mein Damm völlig unverletzt war, ich hatte nicht den kleinsten Riss. Ich war überglücklich und sehr stolz auf mich. Gegen 9.30 Uhr setzte ich mich an den Frühstückstisch, als wäre nichts gewesen, und aß etwas. Dann gingen wir zwei ins Bett, mein Sohn schlief ja eh schon. Ich war jedoch überhaupt nicht müde, erschöpft ja, aber schlafen konnte ich nicht. Es ist schon sehr komisch, ein Baby am Morgen zu bekommen, dafür ist doch normalerweise die Nacht da, dann kann frau hinterher wenigstens schlafen."

Die Geburt meines zweiten Kindes (Manja Herlt):
„Die Geburt meines zweiten Sohnes verlief wie die meines ersten ohne Probleme – und doch hatte sie ihre Besonderheiten, von denen ich hier kurz berichten möchte.
Insgesamt dauerte die Geburt von der ersten zaghaften Wehe bis zur Nachgeburt vier Stunden. Der Kleine war bereits nach 3 Stunden 45 Minuten

geschlüpft.
Ich erwachte nachts gegen 4 Uhr von einem Ziehen im Unterleib und wusste: Es beginnt. Ich stand auf und wanderte in der Wohnung herum. Doch es war noch zu früh. Mich fröstelte in der unbeheizten Wohnung. Ich versuchte die Heizung in Gang zu bringen und ließ mir erstmal Badewasser ein. Die wohlige Wärme in der Wanne tat gut und entspannte mich so sehr, dass die Wehen fast völlig nachließen. Deshalb stieg ich nach 20 Minuten aus der Wanne aus und wanderte wieder umher, um die Wehen anzuregen. Ich genoss dabei die nächtliche Ruhe in der Wohnung und auf der Straße, machte mir schöne Musik und sanftes Licht an und bereitete mich innerlich auf das Kommende vor. Meine Stimmung hatte nichts Aufgeregtes, sondern etwas ganz Meditatives. Durch ruhiges Tanzen und Beckenkreisen, tiefes Atmen und Lauschen auf die Musik begab ich mich in meine Welt, sammelte Kraft.
Als die Wehen dann kurz nach 5 Uhr alle drei bis vier Minuten kamen, rief ich bereits meine Hebamme an, um sie nicht so zu hetzen. Sie sollte auch in Ruhe erwachen dürfen und dann ohne Hast kommen. Gegen 6 Uhr traf sie bei uns ein und weckte mit dem Türklingeln auch gleich meinen Mann. Der beschwerte sich, dass ich ihn nicht eher geweckt hatte. Doch ich sagte ihm, dass er nichts verpasst hätte und es erst jetzt etwas zu tun gäbe für ihn – und dass ich mir extra ein wenig Ruhe nur für mich genommen hatte.
Meine Hebamme suchte sich einen gemütlichen Platz und beobachtete mich. Mein Mann kochte starken Kaffee, wärmte einige rote Handtücher, lüftete das Zimmer.
Derweil wurden meine Wehen immer kräftiger. Ich empfand die Schmerzen heftiger als beim ersten Mal. Doch auch hier setzte während der Eröffnungsphase alsbald die Endorphinausschüttung ein, und zwischen den Wehen befand ich mich zwischen Wachsein und Dämmerschlaf in tiefer Entspannung. Immer wieder stand ich auf und bewegte mich, veratmete eine Wehe im Stehen auf eine Stuhllehne gestützt, eine andere im Vierfüßlerstand, die nächste im Schneidersitz bei schaukelnder Bewegung. Das In-Bewegung-Bleiben half mir, die Schmerzen zu auszuhalten. Sobald ich in einer Bewegung verharrte, hatte ich das Gefühl im Wehenschmerz in eine regelrechte Starre zu fallen. Diese Starre empfand ich als zu unangenehm. Hingegen selbst kleine Bewegungen wie ein einfaches Schaukeln und Wiegen des Körpers halfen bereits.
Während der Austreibungsphase hatte ich das Gefühl, dass die Presswehen gar nicht stark genug waren oder zumindest nicht so stark wie beim ersten Mal. Ich befürchtete schon beinahe, dass die Geburt einiges länger dauern würde, weil mein Körper nicht genug Druck entwickelte. Doch das war eine Täuschung, denn ich nahm den Pressdruck deshalb anders wahr, weil bei dieser Geburt die Fruchtblase nicht bereits am Anfang platzte, sondern bis kurz vor der Geburt des Köpfchens intakt blieb. Dadurch wurde der Druck der Wehen von innen abgefedert, obwohl er sehr stark wirkte.

Sobald die Fruchtblase geplatzt war, wurde direkt das Köpfchen geboren. Doch dieses Mal steuerte ich diese Endphase ganz bewusst mit. Ich ließ dem eigentlichen Schlüpfen meines Babys Zeit, verließ mich ganz auf die Kontraktionen der Gebärmutter. Warum?

Bei der Geburt meines ersten Sohnes war der Schmerzhöhepunkt der Moment, als das Köpfchen zwischen zwei Wehen genau zwischen meinen Schamlippen steckte. Ich wollte damals diesen Dehnschmerz nicht lange aushalten und presste weiter. Nur einen kurzen Moment, denn ich bemerkte sogleich, dass ich mir die Zerreißprobe selbst stellte, wenn ich weiterpresste. Dennoch wollte ich das Kind so schnell wie möglich aus mir raus haben. Die Geburt des Köpfchens und des Körpers dauerte nur drei Wehen. Der kurze Moment, in dem ich selbst presste, obwohl gerade keine Wehe arbeitete, genügte, um meine Labien etwas einreißen zu lassen. Die Risse waren sehr klein und brauchten nicht genäht zu werden. Doch besonders ein kleiner Riss von ca. 3 mm Länge und 2 mm Tiefe vom Scheidenausgang in Richtung Klitoris wollte einfach nicht heilen. Es dauerte beinahe sechs Monate, bis er beim Geschlechtsverkehr nicht wieder anfing zu bluten und zu brennen. Auch spürte ich längere Zeit einen ziehenden Schmerz an den Schamlippen und der Klitoris bei meinem Training. Derartig lange Beschwerden sind nach einer Hausgeburt sehr selten. Deshalb nahm es auch meine Hebamme als Herausforderung an, bei der zweiten Geburt meine Schamlippen besonders zu schützen. Es gibt Frauen, die einen sehr robusten Damm haben, aber dafür eher zu Labialverletzungen neigen. Ich gehöre eindeutig dazu, denn eine besondere Belastung des Damms habe ich bei keiner der beiden Geburten gespürt.

Ich wollte den Schutz dieser empfindlichen Stelle von mir nicht einfach an meine Hebamme abgeben, sondern selbst aktiv mit meinem Körper umgehen. Die Austreibungsphase ist schließlich eine ganz aktive Phase, in der man ganz wach und konzentriert ist. Mutter und Kind arbeiten gemeinsam. Psychologische Studien haben belegt, dass Kinder deren Mütter sich bei der Entbindung eine PDA haben legen lassen, in ihrem sozialen Verhalten deutlich aggressiver sind. Die Psychologen erklären das so, dass die Kinder sich allein ans Licht kämpfen mussten. Sie mussten die Geburtsarbeit allein leisten. Ihre narkotisierten Mütter konnten sie nicht unterstützen. Sie sind mit dem Grundgefühl geboren, von ihrer Mutter im Stich gelassen worden zu sein und allein kämpfen zu müssen.

Das wollte ich auf keinen Fall – ich wollte mein Baby nicht im Stich lassen und ich wollte mir selber nicht wehtun. Das ist es schließlich, was man als Mama jeden Tag leisten muss: alles für das Baby geben und dabei die eigenen Grenzen nicht überschreiten.

Also ließ ich das Köpfchen ganz langsam aus mir heraus gleiten. Meine Hebamme meinte, ich atmete es heraus. Tatsächlich atmete ich sehr intensiv, wechselte zwischen einer hechelnden, einer schnaufenden und einer ruhigen, tiefen Atmung ab – je nachdem, was mir die Schmerzen gerade erträglicher

erscheinen ließ. Gleichzeitig wechselte ich mehrfach die Position – vom Stehen in den Kniestand in die Hocke in den Kniesitz mit einem aufgestellten Bein, von dort auf den Po mit hinten aufgestützten Armen und zurück. Die Geburt von Kopf und Körper meines Babys dauerte dieses Mal acht Wehen. Teilweise erschien mir der Dehnungsschmerz so stark, dass ich nicht mehr wusste, wohin mit mir. Während der Geburt des Köpfchens entlud sich alles in einem Schrei. Dieser Schrei weckte meinen erstgeborenen Sohn, der nebenan schlief. Das war gegen 7.30 Uhr. Er wurde wach und weinte vor Schreck. Das tat mir so leid, dass ich sofort wieder die Beherrschung gewann und mich auf die Geburt konzentrierte. Mein Mann holte den Kleinen aus seinem Bettchen zu uns ins Wohnzimmer. Er sah mich und wurde ganz still. Mein Mann setzte ihn auf der Couch ab, um wieder zu mir zu kommen und mich zu stützen. Der Kleine saß ganz ruhig mit riesengroßen staunenden Augen und offenem Mund.
Ich gab meiner Hebamme jetzt ständig Bescheid, wo der Druck am stärksten war – vorn im Schambereich oder hinten am Damm. Sie bremste das Köpfchen mit einer Hand, drückte es jeweils etwas in die Gegenrichtung und massierte mit der anderen Hand die gedehnten Stellen. Immer wieder legte sie in Kaffee getränkte Binden an. Die Wärme tat sehr wohl und half meinem Gewebe, der Belastung standzuhalten.
Es gibt durchaus Frauen, die ganz intuitiv von allein in ihren Schritt greifen und das Köpfchen abbremsen. Diese Frauen nehmen ihr Kind auch direkt allein auf. Dazu hätte mir sowohl eine Hand gefehlt, weil ich mich mit beiden Armen abstützte, als auch die Kraft. Ich wäre einfach nicht schnell genug gewesen, um mein Baby selbst aufzufangen. So war ich froh, dass eine Hebamme zur Stelle war, die mir beistand.
Nachdem der Kopf geboren war, kam in einem Schwall der größte Teil des Fruchtwassers heraus und der Körper glitt recht schnell hinterher. Mein großer Sohn rief von der Couch „Oh Baby!“. Er krabbelte schnell herunter und kam zu uns gelaufen, hockte sich sogleich neben uns und rief immer nur fasziniert „Oh Mama, Baby, Baby!“. Er wollte es sogleich anfassen und war ganz behutsam. Das Baby war ganz blau und sein Kopf noch ganz lang gezogen von der langen Zeit im Geburtskanal. Doch es schrie sogleich ins Leben und sein Körper färbte sich rosig. Der Kopf nahm sehr schnell eine normale Form an. Mein Baby hatte einen kleinen Rest Eihaut auf dem Köpfchen. Das wird Glückshäubchen genannt. Was für ein schönes Omen.
Ich legte mich auf den Boden und nahm den Kleinen auf meinen Bauch. Es dauerte erstaunlicherweise nur wenige Minuten bis die Nabelschnur auspulsierte und wir die Verbindung trennten. Nach ein paar weiteren Minuten zog die Hebamme vorsichtig an der Nabelschnur. Erst hatte ich Angst und wollte das unterbinden, doch die Plazenta hatte sich schon gelöst, und auf den sanften Zug hin setzte eine Wehe ein und die Plazenta wurde ausgestoßen.
Es war vollbracht, wie wunderbar!

Ich zitterte an den Gliedern von der Anstrengung. Mein Mann half mir beim Aufstehen, und wir begaben uns auf die Couch, damit die nassen Unterlagen am Boden fortgeräumt werden konnten. Der Kleine konnte nun in Ruhe das erste Mal trinken und wurde in die vorgewärmten Tücher gehüllt, der Große saß staunend dabei. Danach zog ihn mein Mann an und brachte ihn in den Kindergarten, wo er sogleich ganz stolz von seinem neuen Baby berichtete.
Als mein Mann wiederkam, nahm er das Baby, und ich ging kurz duschen. Die langsame Geburt hatte mich angestrengt, aber es hatte sich gelohnt. Ich hatte bereits eine Stunde nach der Geburt keinerlei Beschwerden beim Wasserlassen. Ich konnte sogar vom ersten Mal an wieder meine Beckenbodenmuskulatur kontrollieren und den Urinstrahl beim Wasserlassen anhalten. Das machte mich unglaublich froh. Es ist ein Unterschied wie Tag und Nacht, ob man verletzt und inkontinent oder absolut unversehrt aus einer Geburt herausgeht.
Unsere Hebamme präsentierte uns dann die Plazenta, die sie zuvor noch untersucht hatte. Natürlich kann man die Plazenta auch selbst auf Vollständigkeit untersuchen, aber ich war wiederum froh, dass ich mich sogleich nur dem Kleinen widmen durfte. Die Plazenta war sehr groß und herzförmig, sie war ganz tiefrot und zeigte ein komplexes Gewebe, ganz frei von jeglichen Kalkablagerungen oder Fetteinschlüssen. Es gibt Mutterkuchen, der ist ganz schwarz, weil die Mutter während der Schwangerschaft rauchte, oder es gibt viele weißliche Kalkablagerungen, was ein deutliches Zeichen für ein Übertragen der Schwangerschaft ist oder es gibt weißliche Fetteinschlüsse, die eindeutig auf eine Fehlernährung während der Schwangerschaft hinweisen.

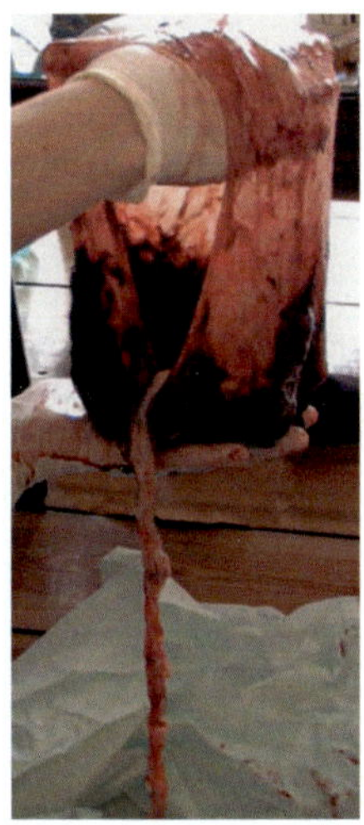

Unsere Plazenta war tiefrot und die Fruchtblase hing noch fast komplett daran. Man konnte die Fruchtblase aufspannen wie ein kleines Körbchen, nur die Stelle an der das Baby hinausgeschlüpft war fehlte. Das war spannend: zu sehen, in welchem kleinen Zuhause unser Baby gereift war. Wenn die Fruchtblase bereits zu Beginn der Geburt platzt, ist sie meistens zu stark zerstört. Mein Mann trug die Plazenta zunächst mal in die Küche.
Unsere Hebamme blieb noch ein Weilchen bei mir, gab Stilltipps, schaute, ob auch wirklich keine unerwarteten Blutungen auftraten, ob Milchflussreflex und Nachwehen gut einsetzten, mein Kreislauf stabil war, das Baby stabil war usw. Sie ließ uns Zeit, bevor sie es wog und maß. Der Kleine wog stolze 3.750 Gramm bei 51 cm Länge und 35 cm Kopfumfang. Er war prima entwickelt. Unsere Hebamme verabschiedete sich nun erstmal.

Nachdem soweit erstmal alles versorgt war, wollte ich ein Stück der Plazenta pro-

bieren. Ich kannte die positiven Wirkungen der Plazenta auf die Rückbildung bisher nur aus der Theorie. Mein Mann schnitt von der Seite, die frei war von Eihäuten (also von der mütterlichen nicht von der Kindsseite), ein Stück heraus und brachte es mir. Ich spürte keinen Ekel, nur ein Befremden, weil ich schon so lange kein Fleisch mehr gegessen hatte, dass es mir in diesem Moment fremd erschien. Ich sagte mir einfach, wenn es unangenehm ist, kann ich es immer noch ausspucken. Ich kaute den Bissen rohen Gewebes, das von einer zarten und doch bissfesten Konsistenz war. Es schmeckte für mein Empfinden weder nach Kuchen noch nach Trauben, sondern ganz unaufdringlich und frisch. Vielleicht könnte man es am ehesten mit frischem Carpaccio oder ungesalzenem Lachsschinken vergleichen. Nachdem der erste Bissen ohne großen Ekel heruntergebracht war, reichte mein Mann mir einen zweiten größeren. Danach hatte ich erstmal genug und wollte abwarten wie sich das bemerkbar machte. Und tatsächlich setzten bereits nach zwei bis drei Minuten heftige Nachwehen ein, meine Gebärmutter kontrahierte zu einem kleinen, festen Ball. Als am Abend die Hebamme noch einmal vorbeikam, um nach uns zu sehen, staunte sie, wie klein die Gebärmutter bereits geworden war. Wir sagten ihr, dass wir ein wenig „nachgeholfen“ hatten, und sie erzählte uns, dass sie häufig Frauen nach der Geburt einen Bissen der Plazenta anbietet. Sehr häufig nehmen die Frauen dieses Angebot an, wenn sie erklärt bekommen, dass es gut für sie ist. Bisher zeigte keine der Frauen Ekel, noch hatte sie einen Nachteil davon gehabt. Die schnelle Wirkung der plazentainternen Hormone ist jedes Mal zu beobachten. Manchmal sagen die Frauen, dass es ihnen gut getan hat, und bitten dennoch etwas schamhaft die Hebamme darum, es niemandem weiterzusagen. Es ist mir selbst etwas rätselhaft, wieso etwas, dass offenbar so hilfreich für uns ist, derart zum Tabu werden konnte, und warum nicht alle Frauen ein instinktives Verlangen nach ihrem Mutterkuchen in sich spüren. Letztlich pfeif ich drauf, ob ich das instinktiv spüre oder mit meinen Geburten neu ausprobiere und lerne, wenn es mir letztlich auf natürliche Weise bei der Erholung hilft.
Insgesamt fühlte ich mich sehr schnell wieder kräftig nach dieser Geburt, und die Blutungen waren bereits nach einer Woche versiegt. Die gedehnte Bauchdecke war bald wieder schön straff, und ich bekam viele ungläubige Fragen von Bekannten, wie das so schnell möglich sei. Auch der Kleine gedieh prächtig, hatte eine schöne Hautfarbe, sein Nabelschnurrest löste sich bereits nach vier Tagen und heilte gut, und er nahm bereits in der ersten Woche ordentlich zu.“

7.5. Hurra, Dein Baby ist da! Die ersten Stunden nach der Geburt.

Oh wie wunderbar – es ist geschafft! Ein kleiner Schatz ist auf der Welt, duftig und zart und lebendig. Du bist ganz stolz und verliebt. Gib auf diesen hilflosen Schatz gut Acht.
Gib Dein Baby nie, nicht eine Sekunde aus der Hand!
Nimm eine entspannte Position ein, in der Du die Nachgeburtswehen gut aus-

hältst und möglichst dennoch Dein Kind zu Dir nehmen kannst. Lass es nackt auf Deinem Bauch oder Haut an Haut bei Dir liegen, Deinen Geruch wahrnehmen und Deine Wärme spüren. Nur falls es Dir absolut nicht möglich ist, gib es Deinem Partner für kurze Zeit zum Halten.
Wenn das Willkommenheißen auf der Welt in Ruhe abgeschlossen ist, kann die Hebamme immer noch die Größe des Babys und seinen Schädelumfang messen, seine Zehen und Fingerchen zählen, es wiegen (bei seiner ersten Mahlzeit hat das Kind nicht viel getrunken, so dass es kaum ins Gewicht fällt), bei einem kleinen Jungen die Hoden abtasten und es schließlich mit sauberen, trockenen Tüchern abwischen. Ein Bad ist nicht nötig. Alle gesunden Neugeborenen duften unglaublich rein und gut. Ihre Haut wird durch den feinen, restlichen Film der Käseschmiere geschützt. Außerdem enthält Käseschmiere wichtige Abwehrstoffe, die über die Haut aufgenommen werden. Jedes Bad würde hier mehr schaden als nützen. Der frisch gebackene Papa kann das Baby jetzt wickeln und ankleiden helfen. Du als frisch gebackene Mama kannst Dich mit frischem Wasser reinigen. Und danach ist Ausruhen und gemeinsames Kuscheln angesagt. Du und Dein Partner, Ihr beide dürft Euer Glück genießen, und das Baby darf alle Geborgenheit der Welt bei Euch erfahren.

7.6. Tipps zur Säuglingspflege.

Ein Neugeborenes benötigt ein Höchstmaß an Zuwendung, Liebe und Geborgenheit, doch so gut wie gar keine kosmetische Pflege.
Regelmäßiges Wechseln der Windeln versteht sich von selbst. Am besten nimmst Du Stoffwindeln. Die sind heute als bequeme, mitwachsende Höschenwindeln erhältlich, so dass Du nicht mehr das lästige Falten der Stofflagen wie noch unsere Mütter übernehmen musst. Einmal davon abgesehen, dass Stoffwindeln erheblich kostengünstiger und umweltfreundlicher sind, sind sie auch das Beste für Dein Baby. Sie sind atmungsaktiv. Sie sind frei von chemischen Stoffen wie Bleichmitteln oder gar Geruchsbindern, die die zarte Haut unnötig reizen. Sie sind nicht so saugstark wie Einwegwindeln. Das erfordert von Dir einen konsequenteren Wickelrhythmus. Dafür wirst Du belohnt mit einem Kind, das beizeiten trocken wird. Den nassen Stoff im Schritt, der alsbald kalt wird, spüren die Kinder sehr wohl als unangenehm und melden das zuerst durch Schreien und später, indem sie rechtzeitig „A-A“ sagen. Hingegen Babys, die in Einwegwindeln gepackt sind, spüren kaum etwas von ihrem Urin. Davon können große Mengen im Windelkern aufgenommen werden. Das Kind hat überhaupt keine Veranlassung, sein Einpullern zu melden.
Windeln sind immer Kochwäsche. Vermeide dabei jedoch synthetische Waschmittel, Bleichmittel, Fleckensalze und Weichspüler. Empfehlenswert sind beispielsweise Waschnüsse.
Wasche mehrmals täglich, mindestens nach jedem Stuhlgang, den Po Deines Babys mit kaltem, klarem Wasser. So härtest Du die Haut ab. Warmes Wasser ist

nicht nötig, zumal es Babys schnell zu heiß wird, wenn wir Erwachsene noch denken, es sei angenehm. Die Kosten für teure Öl- und Feuchttücher kannst Du Dir sparen. Sie sind nur ausnahmsweise auf Reisen erlaubt. Benutze immer unparfümierte Produkte. Lass auch Dein Neugeborenes ruhig mal eine Stunde ohne Windel sein, umso besser kann es die Beinchen bewegen und die Haut am Po der Luft aussetzen.

Bei guter Sauberkeit und ausschließlicher Brusternährung wird Dein Kind nicht wund werden. Falls es doch mal vorkommen sollte, dann lasse die Windel, so oft es geht, weg und die Haut nackt. Achte darauf, dass Dein Baby dann keiner Zugluft ausgesetzt ist. Wasche die Haut mit kaltem Lavendelblütentee und benutze nur in Ausnahmefällen sparsam eine hochwertige, rein pflanzliche Ringelblumensalbe – kein Billigprodukt auf Basis von Mineralölen! Es ist übrigens nicht richtig, dass Babys wund werden, wenn die stillende Mutter Erdbeeren oder Orangen isst. Das ist nur dann der Fall, wenn die Früchte gespritzt wurden. Der Po eines Babys ist dafür ein prima Indikator. Von garantiert unbehandelten Erdbeeren aus dem eigenen Garten werden die Kleinen nicht wund, von den chicen Attrappen aus Spanien oder Marokko dagegen schon. Nicht die Früchte an sich sind schuld und unverträglich, sondern die vom Menschen aufgebrachten Gifte. Babys entgiften häufig über die Haut. Wird Dein Baby wund am Po, ist die Ursache dafür immer innerlich. Manche Babys entgiften jedoch auch über andere Hautstellen, beispielsweise über den Hals. Die Hautfalten am Hals neigen dann zu Rötungen, sondern eine gelbliche, nach Verwesung riechende Flüssigkeit ab. Verschaffe Deinem Baby Linderung, indem Du seinen Hals mehrmals täglich mit kaltem, klarem Wasser wäschst. Sei dabei behutsam. In Ausnahmefällen kannst Du eine Ringelblumensalbe aufbringen. Die Salbe wird nicht zu einer vollständigen Heilung führen, denn auch hier liegt die Ursache innerlich und ist durch äußerliche Behandlung nur zu lindern. Achte deshalb als stillende Mama immer besonders gut auf Deine Ernährung. Ändere sie nicht stark gegenüber Deiner Ernährung in der Schwangerschaft und iss immer konsequent biologisch.

Übrigens: Man bekommt keine Blähungen von Kohl – es sei denn, er ist gekocht. Kohl (Weißkohl, Chinakohl, Rosenkohl, Wirsing) als Rohkost ist sehr gut bekömmlich und liefert besonders in der kalten Jahreszeit viele Mineralstoffe. Hingegen von Vollkornprodukten bekommen sehr viele Menschen, sowohl Erwachsene als auch Babys, starke Blähungen.

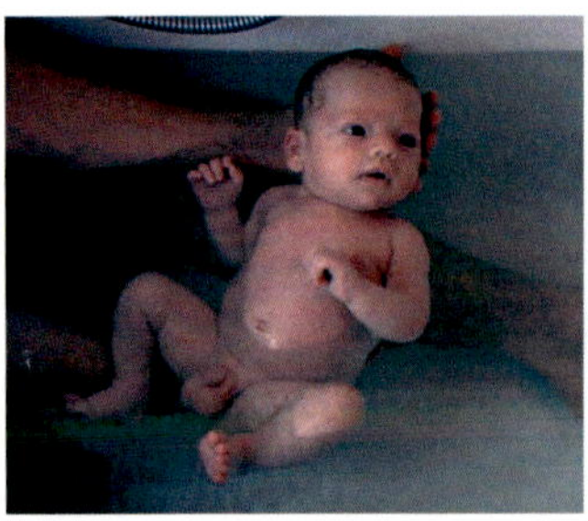

Der übrige Körper Deines Babys benötigt nur wenig. Ein Bad in warmem, klarem Wasser pro Woche genügt vollkommen. Achtung: nicht zu heiß! Benutze keine Shampoos oder Badezusätze.

Wo sollte sich ein Neugeborenes so schmutzig machen, dass man mit Seife dagegen an muss? Auch die angeblich natürlichen Ölbäder bringen nur den Fett- und Feuchtigkeitshaushalt der zarten Haut durcheinander. Ebenso trocknet zu häufiges Baden die Haut aus. Das Gesichtchen wasche täglich einmal mit kaltem Wasser. Das härtet ab und vermeidet ein Aufspringen der Wangen, sobald der Wind etwas kälter weht. Dein Baby hat noch vollkommen intakte Haut, sie ist noch nicht an kosmetische Präparate jedweder Art gewöhnt, die wir als Erwachsene dann nur schwer wieder sein lassen können. Gib ihm die Chance, seine heile Haut zu behalten. Das wöchentliche Baden sollte nicht länger als 10 Minuten dauern. Dabei kannst Du Dein Baby ruhig auch mal kurz untertauchen. Seine Atmung schließt automatisch, es ist ja bis vor kurzem noch im Fruchtwasser geschwommen. Übrigens können Neugeborene schwimmen. Eine vorübergehende Angst vor Wasser entwickelt sich erst später, wenn dieses Element fremd geworden ist. Ist Dein Baby im Sommer geboren, geh mit ihm ruhig öfter an einen See und tauche es ganz hinein. Das macht Spaß und härtet gleichzeitig ab.
Bei einem voll gestillten Baby brauchst Du übrigens auch keinen Sonnenbrand zu befürchten. Den können mit Kunstmilch oder aus Gläschen ernährte Babys allerdings schon bekommen, weil sie bereits zu einer Übersäuerung der Verdauung neigen und nicht genügend Antioxidantien aufnehmen, die sowohl im Körper als auch über die Haut freie Radikale binden können. Der Mangel an Antioxidantien, der freien Radikalen ein ungehemmtes Eindringen in den Körper ermöglicht, verursacht den Sonnenbrand! Davor schützt am besten Muttermilch. Eincremen mit UV-Schutzlotion brauchst Du Dein voll gestilltes Baby also nicht. Lass es dennoch nie zu lange in der prallen Sonne liegen, denn es besteht die Gefahr der Überhitzung! Suche für Euch immer ein gemütliches Plätzchen im Halbschatten, zur heißen Mittagszeit lieber im Schatten eines Baumes oder unter einem Schirmchen aus. Die Anregung durch UV-Licht führt zur Bildung von Vitamin-D in der Haut. Vitamin-D ist wichtig für ein starkes Immunsystem und für die Aufnahme von Kalzium.
Bei Babys bis zu einem Jahr ist es ebenfalls überflüssig, die Haare zu waschen. Falls Dich lose Hautschuppen auf dem Kopf nach der Geburt stören, kannst Du sie vorsichtig mit einer Babyhaarbürste wegmassieren. Sie fallen mit der Zeit aber auch von allein ab. Fettige Haare bekommt ein Baby nicht – es sei denn Du bringst von Anfang an seine Kopfhaut durch Shampoo durcheinander. Es genügt vollkommen, wenn Du mit klarem Wasser die weichen Härchen während des wöchentlichen Bades ausspülst. Ab einem Jahr etwa oder besser gesagt, ab dem Zeitpunkt, da Dein Kind anfängt allein zu essen, beginnt es auch, sich alles Mögliche an Essensresten in die Haare zu schmieren. Das darf dann durchaus bei Bedarf ausgewaschen werden – allerdings auch hier soweit es geht nur mit klarem Wasser. Falls das nicht ausreicht, verwende feine Heilerde. Es gibt auch fertige, parfümfreie Shampoos auf der Basis von Lavaerde, falls Du mit reinem

Heilerdepulver nicht so gut zurechtkommst.
Für die Nabelpflege gibt es keine allgemeinen Rezepte. Bei manchen Neugeborenen fällt der Nabelstumpf bereits nach 2 Tagen von allein ab, bei anderen Babys dauert es bis zu 12 Tage bis er sich löst. Die notwendige Versorgung hängt stark von der Trockenheit bzw. Feuchtigkeit des Nabelstumpfes ab. In jedem Fall musst Du Dich dem Nabelrest sehr behutsam nähern. Wenngleich objektiv betrachtet keine Nerven in der Nabelschnur sind und deshalb keine Schmerzen auftreten können, reagieren doch fast alle Säuglinge sehr berührungsempfindlich. Achte darauf, dass die Windel nicht zu straff sitzt und am Nabelstumpf scheuert. Wechsle die Windel lieber einmal öfter, bevor der Nabelstumpf durch den nassen Stoff aufgeweicht wird – das verzögert seine Mumifizierung. Lass, sooft es geht, frische Luft an den Nabel, damit er schneller trocknet. Wenn der Nabel sehr feucht ist und entzündlich ausschaut, gib etwas Muttermilch darauf. Muttermilch ist in der Stillzeit Dein Allheilmittel – Du kannst sie immer verwenden, wenn es eine Schürfwunde, eine rote Nase, wunde Brustwarzen oder eben den Nabel zu versorgen gilt. Vermeide Jodlösungen, antibiotische Puder oder gar die Anwendung eines Ätzstifts! Selbst wenn Dein Baby ein so genanntes Nabelgranulom ausbildet, auch als „wildes Fleisch" bezeichnet, dann habe nur Geduld. Es heilt in den allermeisten Fällen von allein ab.
Auch nach Abfallen des Nabelschnurrestes kann noch einige Zeit etwas Wundsekret austreten. Da ist es wichtig darauf zu achten, dass der Nabel immer trocken gehalten wird: häufiges Wickeln, eventuell vorsichtig mit einem Fön den Nabel trocknen. Reinige den Nabel vorsichtig mit einem muttermilchgetränkten Wattestäbchen. Wir sind heute darauf geeicht, dass jede Krankheit schnell beseitigt wird – entweder durch Schmerzmittel, Antibiotika oder eine Operation. Viele Menschen gehen auch mit Infektionen oder Schmerzen nach medikamentöser Symptombeseitigung weiter zur Arbeit, statt sich richtig zu kurieren. Selbst Knochenbrüche werden eben mit Schrauben und Drähten repariert und die Patienten zur frühzeitigen Mobilisierung angehalten, obwohl der natürliche Knochen noch nicht regeneriert ist. Deshalb haben die Meisten leider das Gefühl dafür verloren, wie lange es jeweils dauert, bis der Körper dieses oder jenes regeneriert hat. Ein stabiler, gesunder Körper regeneriert fast alles (Schnittwunden, Knochenbrüche, schlechte Zähne oder einen Neugeborenennabel) – die Zellteilung braucht nun mal ihre Zeit, das geht nicht innerhalb von 24 Stunden.
Fingernägel schneiden ist in den ersten Wochen überflüssig, auch wenn das Baby mit langen Fingernägeln geboren wird. Sie fallen nach einigen Tagen von allein ab. Eine Schere erzeugt eine scharfe Schnittkante, die zu einem entzündeten Nagelbett führen kann.
Häufig leiden Säuglinge unter Schmieraugen. Ihre Äuglein sind eitrig verklebt. Wasche die Äuglein mit klarem Wasser frei, wenn sie nach dem Schlafen so ver-

klebt sind, dass Dein Baby sie nicht von allein öffnen kann. Dabei handelt es sich in den allermeisten Fällen nicht um eine gefährliche Augenentzündung, die eiligst mit Tropfen behandelt werden muss, sondern um verstopfte Tränenkanäle, die binnen kurzer Zeit von selbst frei werden. Zur Linderung und Pflege ist Auswaschen der Augen hilfreich. Verwende dazu jeweils einzelne, saubere Einweg-Kompressen oder Leinentüchlein, die danach ausgekocht und wieder genutzt werden. Wische die Augen jeweils einzeln von außen nach innen sauber. Muttermilch ist nicht nur ein perfektes Nahrungsmittel. Ebenso wie bei entzündeten Brustwarzen hilft Muttermilch bei der schnellen Heilung schmieriger Äuglein. Sollte Dein Baby also tatsächlich eine Augenentzündung oder Bindehautentzündung haben, dann wasche hier mit Muttermilch aus. Alternativ kannst Du Rosenwasser oder Kamillentee verwenden. Meide stets Zugluft.

Ein voll gestilltes Baby wird sehr selten krank. Deshalb ist auch ein Schnupfen aufgrund eines Infekts quasi ausgeschlossen. Dennoch bekommen viele Babys den so genannten Säuglingsschnupfen oder eine geräuschvolle Atmung aufgrund einer trockenen Nase. Der Grund dafür ist keine Erkältung und auch keine Infektion, sondern Überhitzung! Sehr selten ist ein Säugling zu kalt angezogen, dafür häufig übertrieben warm eingepackt. Kontrolliere ab und zu den Nacken. Wenn Dein Baby im Nacken schwitzt, kannst Du es etwas leichter kleiden. Wichtig ist, dass die Füßchen immer schön warm sind. Ansonsten passe seine Kleidung genauso an die Witterung an wie Deine eigene.
Wenn das kleine Näschen vor Trockenheit wund wird, kannst Du etwas Muttermilch darauf geben.
Scheue Dich nicht, immer wieder bei Unsicherheiten zuerst Deine Hebamme aufzusuchen, bevor Du zu einem Kinderarzt gehst. Der Arzt wird Dir sehr häufig zu einem Medikament raten, hingegen die Hebamme kennt viele natürliche Hausmittel und weiß um die Geduld als beste Eigenschaft aller Mütter und Pflegenden. Du hast Anspruch auf eine für Dich kostenlose Beratung durch Deine Hebamme, solange Du stillst.

Ein besonders auffallender Unterschied zwischen zu Hause und in der Klinik geborenen Kindern ist, dass Säuglinge nach Hausgeburten deutlich entspannter sind, was sich über das gesamte erste Lebensjahr nachvollziehen lässt. Sie nehmen selten in den ersten Tagen ab, und wenn überhaupt, dann nur sehr wenig. Neugeborene in einer Klinik hingegen nehmen in der ersten Woche bis zu 150 Gramm ab. Vergleicht man die Gewichtsreduktion mit der bei Erwachsenen, dann kann man eigentlich nur auf eine Folge von Stress schließen.
Weiterhin weinen Hausgeburten deutlich weniger und haben als Stillkinder auch seltener oder weniger Beschwerden durch Koliken.

8. Stillen.

8.1. Das erste Anlegen. Der Sprung von der Lebensspenderin zur Nährerin.

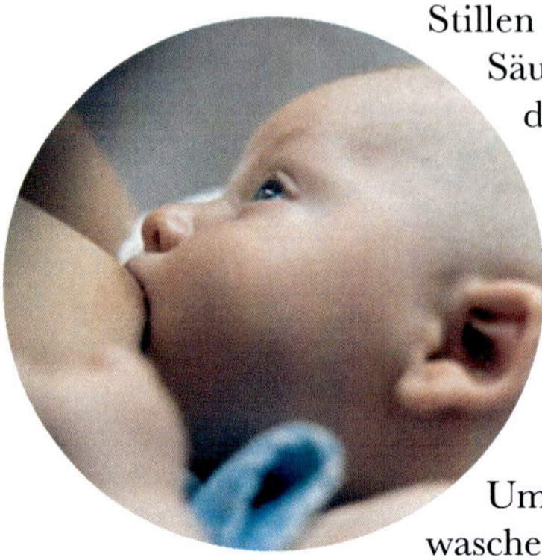

Stillen ist mehr als eine Form der Säuglingsernährung. Es benennt eine ganz besondere Beziehung zwischen Dir und Deinem Kind. An Deiner Brust erfährt Dein Baby wortwörtlich hautnah Zärtlichkeit, Schutz und Geborgenheit. Es bekommt von Dir Sicherheit, eine wichtige Basis für seine innere Ausgeglichenheit und sein gesundes Selbstwertgefühl.

Um Deine Brüste auf das Stillen vorzubereiten, wasche sie regelmäßig kalt ab und setze sie zumindest im Sommer hin und wieder der Sonne aus. Dadurch kannst Du die Brustwarzen abhärten. Ein Herumschrubben mit einer Bürste oder dergleichen kann unterbleiben. Es ist schmerzhaft und bringt nicht viel. Babys Saugen geht in die Tiefe. Es beansprucht nicht nur die Warzen, sondern das gesamte Gewebe – hingegen eine Bürste kratzt nur die äußere Haut rot. Außerdem können durch sehr heftiges Stimulieren der Brustwarzen vorzeitige Wehen ausgelöst werden. Auch Cremen oder Einölen empfehle ich nicht, da Deine Brustwarzen sonst zu weich werden und den Belastungen durch das saugende Baby nicht standhalten.
Die wichtigste Voraussetzung für ein erfolgreiches Stillen ist Deine positive Einstellung.

Die Brust ist nicht nur Symbol der Weiblichkeit, sondern eine Drüse, die aus 15-25 separaten, verzweigten Segmenten besteht. Diese sind von Stütz- und Fettgewebe umgeben. Entlang kleiner ballonähnlicher Bläschen sind milchbildende Zellen aufgereiht. Diese Milchbläschen sind kleine Milchkammern, die sich traubenförmig um jedes Zweigende gruppieren. Milchgänge führen von den Milchbläschen zu immer breiter werdenden Kanälen, die sich genau hinter den Öffnungen zur Brustwarze in den Milchsee erweitern.
Für eine harmonische Stillbeziehung lege Dein Kind direkt nach der Geburt das erste Mal an die Brust. Noch besser ist es, wenn Du es dazu einfach auf Deinen Bauch legst und es selbst den Weg findet. Trau es Deinem Baby ruhig zu. Selbst bei diesen hilflosen kleinen Wesen funktionieren manche Dinge schon ganz wunderbar.
Zur gemeinsamen Eingewöhnung lass Dein Kind in den ersten drei Tagen jeweils nur relativ kurz (maximal 10-15 Minuten) trinken, bis sich die Warzen an das starke Saugen gewöhnt haben. Längeres Anlegen strapaziert schnell die Brustwarzen, besonders wenn Du sehr kleine oder gar Schlupfwarzen hast. Der

Saugreflex ist angeboren, das Trinken an der Brust will auch für ein Baby geübt sein. Manche beißen anfangs mit ihren Kiefern zu, statt die Warze einfach an den Gaumen zu saugen und mit der Zunge zu melken. Manchmal müssen die Babys erst eine Zeitlang kräftig ansaugen, bevor die Milch kommt, bei anderen Müttern ist die Brust von Anbeginn so voller Milch, das sie mit Druck herausschießt und das Baby sich daran verschluckt. Manche Frauen, besonders Erstgebärende, müssen auch erst eine geeignete Stillposition finden. Wenn es nicht sofort so toll entspannt läuft wie auf den schönen Stillfotos im Babymagazin, dann zweifle nicht gleich. Nach und nach wird sich alles einspielen.

In den ersten zwei Lebenstagen, manchmal schon in der ersten Stunde nach der Geburt, entleert Dein Baby erstmals seinen Darm und scheidet das schwarze klebrige Kindspech aus. Nach dem Kindspech folgt ein weniger zähflüssiger, grünlicher Übergangsstuhl, bis sich ab dem dritten oder vierten Tag der Muttermilchstuhl einstellt. Dieser ist recht weich, hat eine ockergelbe bis hellbraune Farbe und riecht wie getrocknete Blumen oder Joghurt. Anhand der Farbe und Konsistenz des Stuhls kannst Du beim Wickeln beobachten, ob sich die Verdauung und der Darm Deines Babys gesund entwickeln. Solange Du stillst wird der Stuhl weich und ockerfarben bleiben. Wenn Du viel grünes Blattgemüse und Kräuter isst, kann auch der Stuhl Deines gestillten Babys grünlich sein. Orientiere Dich nicht an Kindern, die bereits Beikost bekommen.

Meine beiden Jungs waren wie kleine Durchlauferhitzer. Mit jeder Stillmahlzeit hatten sie die Windel voll und manchmal auch zwischendurch. Dabei haben sie beide sehr viel zugenommen und lachten jeden an wie kleine, dicke Buddhas. Manchmal wurde ich sogar auf der Straße angesprochen, ob ich denn das Übergewicht meiner Babys behandeln lasse. Da habe ich mir gar nichts einreden lassen. Muttermilch führt nicht zu Fettleibigkeit. Sobald sie laufen können, werden sie ganz schlank.

Es gibt allerdings auch Babys, die nicht so oft Stuhl haben. Manche sogar bloß einmal in der Woche. Solange Dein Baby ansonsten gut gedeiht, keine übermäßigen Koliken hat und gut trinkt, brauchst Du Dir keine Sorgen zu machen.

In den ersten zwei Tagen trinkt Dein Baby noch die Vormilch. Erst am dritten bis fünften Tag erfolgt der so genannte Milcheinschuss, der die Produktion der Übergangsmilch für die nächsten ein bis zwei Wochen herbeiführt. Häufiges, jeweils nur kurzes Anlegen von zehn Minuten pro Brust etwa alle zwei Stunden sowohl tagsüber als auch nachts regt die Milchproduktion an. Deinen Drüsen wird ein hoher Bedarf an Milch signalisiert. Der Brust wird dabei jedoch eine relativ kleine Bedarfsmenge für die einzelne Mahlzeit signalisiert, so dass der Milcheinschuss am dritten Tag nicht zu heftig ist. Häufiges und längeres Anlegen (mehr als 15 Minuten pro Brust) regt ebenfalls die Milchproduktion an und signalisiert den Drüsen obendrein ein Kind mit besonders großem Appetit. Das kann schnell zu einer Überproduktion führen, auf der Du dann sitzen bleibst wie eine ungemolkene Kuh. Falls Du befürchtest, zu wenig Milch zu haben, weil Deine Mutter oder Schwester bereits Schwierigkeiten hatten, ist hingegen häufiges, längeres Anlegen geeignet. Die Milchmenge ist unabhängig von der Brustgröße. Entscheidend sind Deine innere Einstellung, das regelmäßige Anlegen des Kindes und Dein ausgeglichener Flüssigkeitshaushalt. Wenn Du kräftig ausgebildete Brustwarzen hast, bekommt Dein Baby diese von Anfang an sehr gut zu fassen. Falls Du kleine Brustwarzen hast, kann es in den ersten Tagen etwas unangenehm sein, weil das Baby sie erst kräftig herausarbeiten muss, um Deine Brust gut melken zu können. Sei gewiss – selbst bei Schlupfwarzen kannst Du stillen. Halte die unangenehme Anfangszeit durch! Es lohnt sich!

Mitunter wundere ich mich sehr über manche Frauen, die ohne weiteres Blasen an den Fersen in Kauf nehmen, um neue Schuhe einzulaufen. Wenn es jedoch darum geht, ein paar Tage lang die Brüste „einzuarbeiten“, dann lehnen sie das ab.

In der ersten Zeit lege bei jeder Mahlzeit Dein Kind auf beiden Seiten an, damit die Brüste sich an das Saugen gewöhnen und die Milchproduktion gut in Gang kommt. Falls Deine Brustwarzen anfangs sehr empfindlich sein sollten, kannst Du für 2 Tage nur eine Seite pro Mahlzeit anlegen.

Das erste Anlegen und weitere Stillen bringt Dir als Mutter nicht nur eine neue Aufgabe, sondern auch viele Vorteile. Das schon bei der Geburtseinleitung beteiligte Hormon Oxytozin, das mit dem Saugen an der Brust erneut ausgeschüttet wird, reguliert die nachgeburtliche Gebärmutterrückbildung rascher als dies ohne das Stillen der Fall ist. Das Milchbildungshormon Prolaktin wirkt empfängnisverhütend, wenn auch nicht zu 100% (siehe Kap. 8.9.). Stillen gibt Dir das gute Gefühl, Dein Kind selbst und gesund ernähren zu können.

Und ganz nebenbei hilft Dir das Stillen schnell zurück zu Deiner alten Figur, weil die Milchproduktion einiges an Energie braucht. Bei etwa 600 kcal täglichem Mehrbedarf schmelzen die Pfunde aus der Schwangerschaft alsbald dahin und Dein Bauch bekommt – mit Unterstützung durch die richtige Gymnastik – wieder eine schöne, straffe Oberfläche.

Obendrein schützt es Dich vor späterem Brustkrebs.

Sind Deine Brüste erst an die Beanspruchung und den Trinkbedarf Deines Kindes gewöhnt – nach etwa ein bis zwei Wochen hast Du Dich sicher auch als Erstgebärende eingespielt – kannst Du länger und mit entsprechend größerem Abstand zwischen den Mahlzeiten stillen. Lass nunmehr Dein Kind die Dauer der Mahlzeit bestimmen. Erlaube ihm jedoch nicht, an der Brust einzuschlafen, sondern nehme es hoch, bevor die Äuglein zufallen, und lass es aufstoßen. Anschließend lege es dort hin, wo es am liebsten schläft, möglichst in Deiner Nähe, nicht in einen anderen Raum. So hilfst Du Deinem Kind dabei, wenn es müde ist, allein einzuschlafen. Babys kontrollieren auch nachts ab und zu kurz im Halbschlaf, ob ihre Umgebung noch die vertraute ist. Ist noch alles so, wie es beim Einschlafen war, ist es gut und sie schlummern schnell weiter. Falls sich jedoch irgendetwas geändert hat, fangen sie an zu weinen. Das kann etwas ganz Einfaches sein – beispielsweise war zum Einschlafen ein Schlummerlicht an und später ist es aus, eingeschlafen sind sie hier und aufwachen tun sie dort. Gewöhne Dein Baby von Anfang an daran, dass es Tag und Nacht gibt. Die Schläfchen tagsüber sind anders als die nächtliche Ruhe. Wenn die Familie abends zu Bett geht, dann ist es eben dunkel. Genau so verhält es sich mit Mamas Brust: Wie wonnig kann man an ihr einschlummern und wie gemein ist es dann, nachts aufzuwachen und allein zu sein. Dein Baby darf nachts ausgiebig trinken, wenn es hungrig ist, es darf Streicheleinheiten von Dir bekommen und Deinen Atem spüren zur Beruhigung – und es kann ohne Brust einschlafen. Der Saugreflex ist wie gesagt angeboren, und natürlich gibt es nichts Schöneres für Dein Baby, als stundenlang an Mamas Brust zu liegen, mit einem Duftgemisch aus Mamas Haut und ihrer Milch in der Nase, ihrem Herzschlag dicht am Ohr und ausgiebig zu nuckeln. Doch bevor Du vor Schmerzen an blauen, wundgenuckelten Brustwarzen das Stillen nach kurzer Zeit aufgibst, gewöhne Dein Kind lieber an einen festen Rhythmus. Das bedeutet, die Brust ist für die Mahlzeiten da, kuscheln kann man trotzdem. Halte Deinem Baby einfach den kleinen Finger hin, und es wird herzhaft daran saugen und sich übrigens so auch schnell beruhigen lassen.

Verzichte auf einen Schnuller. Ein Schnuller bildet nie perfekt die Form Deiner Brustwarze nach. Dadurch kann es dazu kommen, dass Dein Kind in den ersten Tagen das Trinken an der Brust erlernt und, sobald es einen Schnuller bekommt, plötzlich anfängt, auf den Brustwarzen herumzukauen, anstatt an ihnen zu saugen. Alle Babys sind auf Brust mit Milchduft geeicht, sie spucken anfangs von selbst den angebotenen Schnuller wieder aus, ganz gleich ob dieser aus Silikon, Latex oder Kautschuk hergestellt ist. Akzeptiere diese Entscheidung Deines Babys, so ersparst Du ihm auch einen später deformierten Kiefer und das Tragen einer Zahnspange. Der permanente, durch den Schnuller bedingte Unterdruck in der Mundhöhle des Babys kann sich übrigens auf die Nasennebenhöhlen und die Ohren auswirken. Wenn Dein Baby also öfters eine verstopfte Nase oder sogar eine Mittelohrenentzündung hat, lass einfach mal den Schnuller weg! Es finden sich sicher andere Wege, ein schreiendes Baby zu beruhigen. Babys lieben es, wenn Mama mit ihnen hopst oder wippt oder singt – beispielsweise auf einem Pezziball. Auch ein Säugling braucht tägliche Bewegung. Die hilft seinem kleinen Darm, mit Koliken fertig zu werden: Viel Umhertragen, beispielsweise in einem Tragetuch am Bauch, gibt dem kleinen Schatz Geborgenheit, lässt Dir die Arme frei für ein paar Erledigungen und trainiert seine Verdauung. Babys lieben es auch, mit Mama zu fröhlicher Musik zu tanzen.

Die Kiefermuskeln eines gestillten Babys werden nachweislich kräftiger, denn Brusttrinken erfordert 60-mal(!) mehr Energie als Flaschentrinken.

Das richtige Anlegen des Babys:

- Mach es Dir bequem, so dass Du Dich entspannst und das Baby auch für längere Zeit ganz nah an der Brust halten kannst. Es gibt dabei keine richtige oder falsche Stellung für Dich – Liegen oder Sitzen ist alles erlaubt. Hauptsache Du bekommst keine steifen Schultern nach einer Weile.
- Wichtig ist, dass Du das Baby so hältst, dass es den Kopf nicht drehen muss. Wer isst schon gerne mit verdrehtem Kopf? Eine alte Ammenformel lautet einfach: Bauch gegen Bauch. Auch Dein Baby soll bequem liegen.
- Wenn es gut angelegt ist, steckt die Brustwarze komplett in Babys Mund. Seine Lippen und der Gaumen drücken einen Teil des Brustwarzenhofs. Halte das Baby schön dicht an Deinem Körper, dass es während des Trinkens nicht an Deiner Brust ziehen muss oder nur die Spitze der Brustwarze zum Saugen bekommt. Andernfalls kann es Deine Brustwarzen leicht verletzen, unbeabsichtigt, es möchte ja nur an die Milch.
- Stütze den Rücken des Babys, doch blockiere seinen Hinterkopf nicht. Zwingst Du Dein Baby, die Brust zu nehmen, indem Du seinen Hinterkopf festhältst, wird es sich instinktiv wehren.
- Zum Anlegen halte Dein Baby so, dass seine Nase sich in gleicher Höhe mit der Brustwarze befindet. Das bedeutet, dass es den Kopf leicht in den Nacken legen muss, um die Brustwarze zu erreichen. Sein Mund sollte weit geöffnet sein, um die Brustwarze gut zu fassen.
- Hab keine Angst, auch wenn die Nase sehr eng am Körper ist, Dein Baby kann nicht ersticken. Sein Stupsnäschen ist so geformt, dass es in der beschriebenen Stillposition seitlich atmen kann. Manchmal kann es vorkommen, dass ein Baby beim Atmen Schwierigkeiten hat und es sich daraufhin wehrt. Meistens liegt das daran, dass Du seinen Kopf festhältst, statt ihn weich zu stützen.
- Halte oder bewege die Brust nicht, so als ob sie eine Milchflasche wäre. Das erschwert es dem Baby, die Brust richtig zu fassen.
- Wenn das Baby gerade weinte oder schrie, als Du es angelegt hast, kann es passieren, dass seine Zunge nun oberhalb der Brustwarze liegt, wodurch es ihm unmöglich ist, die zum Auspressen der Milch notwendigen Bewegungen mit dem Mund zu machen. Die Zunge des Babys muss sich im Unterkiefer befinden, um die Milchseen wellenförmig zu melken. Beruhige das Baby, bevor Du es erneut anlegst: Wenn das Baby eine Brust vorzieht, gib sie ihm! Es kann sein, dass Du danach etwas einseitig aussiehst, dem Baby schadet es nicht.
- Hast Du Dein Baby richtig angelegt und fließt die Milch, ist Stillen nicht schmerzhaft. Sitze dabei möglichst aufrecht, eine vornüber gebeugte Haltung oder runde Schultern bringen Dir unnötige Rückenschmerzen.
- Die Grundregel ist: Das Baby kommt zur Brust, nicht die Brust zum Baby.

Häufig hörst Du das Baby schlucken, was auch die Umstehenden erheitert.

8.2. Der Milcheinschuss. Praktische Tipps für den dritten Tag.

Erfahrungsgemäß kommt es am dritten bis fünften Tag nach der Geburt zum Milcheinschuss. Der Milcheinschuss signalisiert die erste Umstellung der Milch. Während der gesamten Stillzeit passt sich die Muttermilch immer wieder an die Bedürfnisse des Säuglings an, je nach dem aktuellen Entwicklungsstadium. Diese Übergangsmilch ist eine Mischung aus Vormilch und reifer Muttermilch.

Das kann recht unangenehm vor sich gehen: Die Brustdrüsen werden sehr stark angeregt und durchblutet, der Busen wird prall und heiß und häufig riesengroß. Selbst wenn Du bereits während der Schwangerschaft dachtest, Deine Brüste seien groß geworden, kann es durch den Milcheinschuss noch einmal zu einer plötzlichen Volumensteigerung kommen. In extremen Fällen kann die Hitze in den spannenden Brüsten aufsteigen und ähnliche Symptome wie Fieber auslösen. Trage keinen BH! Wenn Deine Milch einfach ausfließt, nutze ein Handtuch als Wäscheschutz.

Der Milcheinschuss wird von Frau zu Frau unterschiedlich erlebt – je nach dem, wie groß die Brüste vorher schon waren, die hormonelle Konstitution ist, das Trinkverhalten des Babys in den ersten Tagen war etc. Manche Frauen meinen zum Milcheinschuss, ach, das war ja halb so wild. Andere klagen, dass es ein arger Durchhaltetest war. In jedem Fall dauert diese Phase nur ein paar Tage. Danach lässt die Spannung und Hitze in den Brüsten nach, ihre Größe nimmt wieder etwas ab, das Stillen läuft nun entspannter.

Es gibt eine Reihe einfacher Hausmittel, die bei großen Beschwerden Linderung ermöglichen.

Bei starken Schmerzen und zu heftiger Milchproduktion hilft am besten Kühlen. Zum Kühlen eignen sich in Baumwolltücher, Geschirrhandtücher oder Stoffwindeln eingeschlagene Kühlakkus. Noch besser sind Quarkwickel oder Kohlblätter, weil sie die Kühle sehr lange halten können und nicht so schnell warm werden wie beispielsweise ein kalter Lappen, andererseits aber auch nicht gefroren sind wie Kühlakkus, was unangenehme, örtliche Erfrierungen bedingen kann.

Quarkwickel:

- Streiche reichlich einfachen ungewürzten Quark aus dem Kühlschrank (nicht dem Gefrierfach) auf ein längliches, doppelt gefaltetes Stofftuch, gib etwas Zitrone dazu und dann schlage das Tuch einfach ein, so dass der Quark wie eine Füllung im Stoff sitzt. Lege diesen Wickel dann um die nackte Brust; nach Bedarf auswechseln.

Kohlwickel:

- Lege Weißkohlblätter aus dem Kühlschrank pur auf die nackte Brust auf. Gelegentlich wechseln.

Als Grundregel gilt: Kühlen hemmt den Milchfluss, Wärme regt ihn an. Häufiges Anlegen beider Brüste pro Mahlzeit regt an, nur eine Brust pro

Mahlzeit im Wechsel mildert die Milchproduktion.

Was kann ich machen, wenn die Brüste spannen und schmerzen?

Wenn Dein Baby nicht alles abtrinkt, Deine Brüste in diesen Übergangstagen scheinbar einfach nicht darauf reagieren wollen und immer weiter produzieren, dann versuche es mit einer warmen Dusche. Warte bis das warme Wasser Deine Brüste schön weich macht. Streiche dann vorsichtig die überschüssige Milch aus. Falls Du alleine Schwierigkeiten hast, lass Dir von einer (Nachsorge-)Hebamme die richtigen Handgriffe zeigen. Eine intensive, ruhige Melkbewegung ist richtig. Meide zu starken Druck, Reiben und Kneifen. Dadurch würde Dein geschwollenes Drüsengewebe nur zu sehr beansprucht, eventuell würden sogar feine Milchkanäle verletzt werden. Falls auch das Ausstreichen keine Erleichterung bringt, bitte Deinen Partner etwas Milch abzutrinken, um die Spannung zu mildern. Du wunderst Dich: Was soll denn mein Partner mit der Milch?

Er kann, er braucht sie nicht zu schlucken. Die Saugbewegungen seines Mundes und der Zunge melken die Brust gleichmäßig leer, hingegen eine Milchpumpe arbeitet mit Unterdruck, der einfach von außen zapft. Dieser Unterdruck sorgt nicht für eine gleichmäßige Entleerung der Brust. Es kann zu Milchstauungen kommen, die Du wiederum als schmerzhafte Knoten spürst.

Übrigens: Während der Übergangstage rund um den Milcheinschuss ist es nicht ratsam, die Brust anders als vom Baby *komplett* entleeren zu lassen – also weder vom Partner noch durch die Milchpumpe. Eine entleerte Brust reagiert wieder auf einen vermeintlich erhöhten Bedarf des Säuglings und steigert die Milchproduktion. Verschaffe Dir immer nur etwas Linderung, wenig Milch ausstreichen oder abtrinken. ...Viele Männer sind übrigens neugierig, wie das wohl schmeckt und was die weibliche Brust da so kann, sie kosten gern einmal...

Falls Du auch in der Zeit nach dem Milcheinschuss noch sehr viel Milch haben solltest und es Dir nichts ausmacht, dann pumpe ab und bringe die überschüssige Milch in die nächste Milchannahmestelle. Viele Krankenhäuser haben so etwas wieder eingerichtet, um Frühchen und ungestillte Neugeborene gut zu versorgen. Damit tust Du etwas Gutes. Bedenke dabei, dass, solange Du abpumpst und stillst, Deinen Brüsten ein großer Bedarf signalisiert und sich die Milchmenge deshalb nicht nach unten regulieren wird.

Und was kann ich machen, wenn die Milchproduktion nicht so richtig in Gang kommt?

Falls Du Probleme aufgrund von zu wenig Milch hast, achte auf einen guten Flüssigkeitshaushalt: Iss viele saftige Früchte und trinke ausschließlich klares Quellwasser! Keine koffeinhaltigen Getränke, keinen Alkohol! Lege Dein Kind häufig an. Wärme die Brüste vor den Stillmahlzeiten, dann muss Dein Baby nicht so stark ansaugen.

Es gibt übrigens eine Reihe von Kräutern, die Einfluss auf die Milchproduktion haben:

abstillend / reduzierend wirken: Salbei, Minze (jeweils das ganze Kraut), anregend wirken: Fenchel, Kümmel, Anis (jeweils besonders die Samen).

8.3. Für mein Baby nur das Beste. Muttermilch ist unersetzlich.

Muttermilch ist die praktischste und preiswerteste Nahrung für Dein Kind – nichts braucht eingekauft, verstaut oder gereinigt werden. Muttermilch ist keimfrei, immer richtig temperiert und stets verfügbar. Dein Baby braucht nie zu warten, wenn es hungrig ist. Wenn es seinen Hunger anmeldet, brauchst Du nicht in Hektik auszubrechen.
Stillen ist für Dein Baby eine komplette Mahlzeit: Die wässrige Vormilch löscht den Durst, die Hauptmilch ist reichhaltig und kalorienreich, und wenn das Baby mit fortschreitender Mahlzeit kräftiger saugt, setzt der Milchflussreflex die sättigende Hintermilch frei. Für Babys mit besonders großem Appetit hält die zweite Brust noch ein Dessert bereit.

Wie steht die moderne Frau zum Stillen? Ein bisschen Statistik.

Leider ist Stillen nicht so populär wie es sinnvoll wäre. 1992 wurde laut statistischen Erhebungen des Bundesgesundheitsamtes das deutsche Durchschnittsbaby 17 Wochen lang gestillt. Weiterhin sollten in dieser Studie werdende Mütter angeben, ob sie überhaupt stillen wollen. 78% der Frauen in den alten Bundesländern und 94% der werdenden Mütter in den neuen Ländern planten eine Stillzeit von mehreren Wochen. Jedoch bereits vier Wochen nach der Geburt des Babys hatte etwa ein Drittel der Frauen auf Flaschennahrung umgestellt. Etwa fünf Prozent der Mütter gaben das Stillen bereits auf, als sie aus dem Krankenhaus entlassen wurden.
Eine jüngere Studie des Bundesministeriums für Gesundheit[1] erschien 2001. Sie wertete Daten aus den Jahren 1997/98 von 89 deutschen Geburtskliniken und von etwa 900 befragten Müttern aus. Insgesamt zwölf durch die Nationale Stillkommission festgelegte stillfördernde Kriterien wurden von den Kliniken sehr unterschiedlich erfüllt: Die Spanne reichte von gerade 10 bis zu lobenswerten 100 Prozent. Von den befragten Müttern waren ursprünglich fast alle stillwillig. Doch bei der Entlassung aus der Klinik nach etwa fünf Tagen wurden nur noch drei Viertel der Säuglinge voll gestillt. Am Ende des 4. Monats wurde immerhin noch fast jeder zweite, doch am Ende des 6. Monats nur noch jeder zehnte Säugling voll gestillt. Mit Abschluss des ersten Lebensjahres erhielten noch 13 Prozent der Säuglinge anteilig Muttermilch. Die mittlere Stilldauer lag ohne Berücksichtigung von Zusatzfütterung bei 26 Wochen. Die so genannte Beikost erhielten 85 Prozent der Säuglinge bis zum Ende des 1. Lebensjahres nicht etwa als Frischkost, sondern in Form kommerzieller Produkte wie Pulver-Milchbrei oder Gemüse-Brei aus dem Gläschen. Jedes zehnte Baby wurde Ende der neunziger Jahre von Anfang an nicht gestillt, vor allem weil die Mütter keine klare Vorstellung darüber hatten oder weil sie in Westdeutschland aufgewachsen

sind, wo die Werbung zur glücklichen, bequemen deutschen Konsumfamilie seit den fünfziger Jahren ganze Arbeit geleistet hat. Auch eine inzwischen seit zwei bis drei Generationen fehlende familiäre Stilltradition und die schlechte Aufklärung von Vätern wirken sich negativ aus. Das Fazit lautet: Weder 17 noch 26 Wochen sind ausreichend für die gesunde Entwicklung Deines Babys. Es ist eine traurige Bilanz, die jegliche Fragen nach Zuwachs von Allergien, nervösen Störungen und allgemeiner Abwehrschwäche bei Kleinkindern oder zunehmender Fettleibigkeit bei Erwachsenen auf einmal beantwortet.
Was würdest Du tun, wenn es keine Fläschchen gäbe, keine Milchpulver für Babys und keine Breigläschen? Würdest Du dann die Vollmilch aus der Flasche direkt in Babys Mund tröpfeln oder jeden Tag Möhrenbrei kochen? Das wäre doch völlig absurd, sich mehr Arbeit zu machen als nötig, Du würdest sicher stillen! Genauso absurd ist es, Deinem Kind die vermeintliche Säuglingsnahrung aus der Werbung zu füttern. Es ist Dein Baby, es verlässt sich auf Dich. Lass es an Deiner Brust trinken, die Natur hat sich diese Bindung zwischen Euch nicht umsonst ausgedacht. Je mehr Komfort die Zivilisation uns anbietet, desto bequemer und egoistischer werden wir. Dabei sollte der Komfort uns doch glücklich machen und dazu beitragen, mit anderen die Annehmlichkeiten des Lebens zu teilen. Früher gab es die Alternative zur Muttermilch gar nicht, heute gibt es sie und prompt werden alle möglichen Ausreden gefunden, um nicht zu stillen. Das einzige, was auf Dauer glücklich macht, ist gelebte Liebe.
Für eine lange, schöne Stillzeit achte auf Folgendes:

- Lege Dein Kind innerhalb der 1. Stunde nach der Geburt an.
- Meide jedes Zufüttern! Ein voll gestilltes Baby braucht keine Extra-Flüssigkeit, schon gar nicht gesüßten Tee oder Kunstmilch! Auch nicht an sehr heißen Tagen oder bei Fieber – vorausgesetzt, Dein Baby darf so oft an der Brust trinken, wie es möchte.
- Wenn Du schon Kinder hast, vielleicht noch sehr kleine, so dass zwischen den Schwangerschaften und Stillzeiten gar keine Pause war, dann sorge besonders gut für Dich. Ernähre Dich sehr gesund: ausschließlich roh, Bio-Qualität, Mischung aus Wildkräutern, Früchten, Gemüse und Nüssen! Nimm regelmäßig Grüne Heilerde zu Dir. Besprich alle Aufgaben bezüglich der Familie und Kinder mit Deinem Partner, teilt Euch die Arbeit, so gut es geht. Eine ausgezehrte Frau ist weder eine gute Liebhaberin noch eine geduldige Mutter.
- Falls Du unbedingt in einer Klinik entbinden möchtest, achte auf ein 24-Stunden-Rooming-in, damit Du Dein Kind rund um die Uhr nach Bedarf anlegen kannst, unabhängig von den Dienstzeiten der Schwestern.
- Informiere Dich selbst umfassend, so kann Dir niemand etwas einreden.
- Halte durch für Dein Kind! Wenn Du anfänglich Schwierigkeiten hast, teile das erfahrenen Frauen mit, schließe Dich einer Stillgruppe mit ande-

ren Müttern an, hole Dir Tipps. In Stillgruppen siehst Du Babys verschiedenen Alters, die voll gestillt viele Monate lang bestens gedeihen und deren Mütter das Stillen genießen.

Hole Dir Hilfe während des Frühwochenbettes, besonders wenn Du alleinerziehend bist (Haushaltshilfe, Oma, Hebamme).

Kolostrum ist die Vormilch, die ganz besonders auf die Bedürfnisse des Neugeborenen zugeschnitten ist. Sie ist dickflüssig gelb und wird bereits ab dem 5. Schwangerschaftsmonat bis ca. drei bis fünf Tage nach der Geburt gebildet, mitunter tritt sie bereits vor der Geburt als Tropfen aus der Brust aus.

In den ersten beiden Tagen fließt nur sehr wenig Kolostrum. Du brauchst jedoch keine Bedenken zu haben und jetzt auch noch nichts unternehmen, was die Milchbildung anregt. Davon würde nur der Milcheinschuss heftiger. Dein Baby besitzt Nährstoffdepots, die es in den ersten Tagen nähren, auch wenn es nur ganz wenig trinkt.

Die Vormilch enthält doppelt so viele Kalorien wie die normale Muttermilch aufgrund von halb so viel Zucker, und doppelt soviel Eiweiß und Mineralstoffen. Weiterhin liefert die Vormilch eine enorme Menge mehrfach ungesättigter Fettsäuren für Babys Gehirnentwicklung und stärkt gezielt die Abwehrkräfte. Bestimmte Schutzstoffe bedecken die Magen-Darm-Wände wie ein antiseptischer Film und mindern dadurch die Anfälligkeit für Infektionen und Nahrungsmittelallergien im späteren Leben. Die enthaltenen Mineralstoffe sorgen dafür, dass sich sein Flüssigkeitshaushalt in den ersten Tagen stabilisiert.

Zwischen dem dritten und fünften Tag schießt dann die Übergangsmilch ein. Der Fettanteil ist deutlich erhöht. Im Gegensatz zur Vormilch enthält sie weniger Eiweiß, und mehr Milchzucker (siehe Kap. 8.3.).

Etwa ab dem 10. Tag bekommt Dein Baby die reife Muttermilch, die wässrig-bläulich bis hin zu cremig weißlich aussieht und in ihrer Zusammensetzung einzigartig ist: Sie enthält mehr als 150 verschiedene Fettsäuren. Davon können nur ungefähr ein Dutzend künstlich nachgebaut werden. Muttermilch hat einen hohen Cholesteringehalt, der wichtig ist für die Entwicklung von Babys Gehirn. Reife Muttermilch enthält 40-mal mehr von den wertvollen Mehrfachzuckerverbindungen als Flaschennahrung. Das Hauptkohlenhydrat in der Muttermilch ist Laktose (Milchzucker). Dieser wird bei der Flaschennahrung künstlich zugefügt. Es handelt sich dabei um einen Doppelzucker. Laktose fördert die Aufnahme von Aminosäuren (Bausteine der Eiweiße) und Mineralien. Ein Teil dieses Zuckers wird im oberen Teil des Darms gespalten. Die entstandene Galaktose sorgt wiederum für ein schnelleres Gehirnwachstum. Diese beiden Kohlenhydrate dienen als Nährstoff für wichtige Darmbakterien (u.a. Bifidus-Kulturen) und hemmen andererseits das Wachsen infektauslösender Bakterien. Besonders wirksam sind dabei Lysozym, ein Stoff, der Bakterien abtötet, und Laktoflavin. Das ist Vitamin B2. So schützt das Stillen besonders gut den Magen-Darm-Trakt Deines Babys. Stillkinder haben insgesamt selten

Verdauungsprobleme. Wusstest Du, dass Deine Milch die Verdauungsenzyme gleich mitliefert und damit Deinem Säugling die Aufspaltung der einzelnen Nährstoffe erleichtert?

Kuhmilch ist ausschließlich die Muttermilch fürs Kälbchen. Ein Kälbchen, welches von Geburt an steht und geht, hat andere Bedürfnisse für seine Entwicklung als ein Baby und Kleinkind. Deshalb gibt es auch deutliche Unterschiede in der Zusammensetzung[2] von:

	Muttermilch	Kuhmilch	Verhältnis
Eiweiß (gesamt)	1,1 g	3,3 g	1:3
davon Kasein	40%	82%	1:2
davon Molke	60%	18%	3:1
Kohlenhydrate	5-7 g	4,8 g	1,5:1
Fette	2,4 - 6,4 g	3,6 g	1,5:1
Mineralstoffe	210 mg	740 mg	1:3

Betrachtet man die Zahlen, könnte man meinen, dass die zwei Produkte nur zufällig beide Milch heißen. Die Babynahrungsindustrie versucht seit Jahrzehnten, diese Welten zu überbrücken, und stellt aus dem Rohstoff Kuhmilch nach den Richtlinien offizieller Gremien eine angeblich muttermilchähnliche, schadstoffkontrollierte Babynahrung her.
Der Mensch ist die einzige Art auf der Erde, die anderen Säugetieren die Milch stiehlt und davon selbst als Erwachsener nicht lassen kann. Dabei gibt sogar die Deutsche Gesellschaft für Ernährung (DGE) eine Erklärung zum Einsatz von Vollmilch (3,5% Fett) heraus, welche besagt: Vollmilch als Muttermilchersatz ist im 1. Lebensjahr nicht angebracht.

Wie Du der Tabelle entnehmen kannst, ist der Kohlenhydratanteil mit 7 Gramm pro 100 Gramm Muttermilch anderthalb mal so hoch wie bei Kuhmilch. Deshalb schmeckt Muttermilch sehr süß. Doch nur weil die erste Nahrung eines Babys süß ist, bedeutet das nicht, dass alles, was es zu sich nimmt, süß sein muss. Gib Deinem Kind keinen Tee mit Traubenzucker! Dieser fördert genau das Wachstum der falschen Bakterien im Darm, macht Dein Baby infektanfällig und verursacht eine frühe Zuckersucht und schlechte Zähne. Früchte- oder Kräutertees sind unnatürliche Nahrung, halte sie von Deinem Baby fern. Wenn es an der Zeit ist abzustillen, wirst Du bemerken, dass Dein Kind durchaus neugierig auf andere Geschmacksrichtungen als nur Süßes ist.
Muttermilch enthält im Vergleich zu Kuhmilch mehr Kohlenhydrate und etwas mehr Fett sowie weniger als die Hälfte an Eiweiß. In der Muttermilch sind alle essenziellen und nicht essenziellen Aminosäuren in dem für das Wachstum Deines Kindes notwendigen Verhältnis enthalten. Durch einen höheren Anteil

an Molkenproteinen und einen geringeren Anteil an Kasein ist Muttermilcheiweiß besser verdaulich. Der Molkeneiweißanteil macht Babys Stuhl weich. Hingegen Flaschenkinder leiden mitunter schon frühzeitig an Verstopfung.
Das Kasein der Muttermilch ist feinflockig, die Zusammensetzung der Aminosäuren ist optimal auf den Säugling abgestimmt. Am wichtigsten ist im Gegensatz zur Flaschennahrung die variable Zusammensetzung der Muttermilch, die so auf alle Bedürfnisse Deines Kindes, wie zum Beispiel Wachstumsschübe, reagiert. Die Zusammensetzung und Konzentration der einzelnen Bestandteile variiert je nach Deinem Ernährungszustand und der Entwicklungsphase Deines Kindes: von der Vormilch zur reifen Milch, von wässriger im Sommer zu energiereicher im Winter, von Tag zu Tag, von Mahlzeit zu Mahlzeit, zur Sättigung während einer Mahlzeit, bei Krankheit. Jedes Stillkind bekommt seine eigene, zu jeder Zeit an seine Bedürfnisse angepasste Muttermilch.
Kuhmilch enthält für uns Menschen artfremdes Eiweiß, das nicht vollständig verdaut werden kann. Die Darmschleimhaut Deines kleinen Säuglings ist noch durchlässig für unverdaute Eiweißstoffe. So gelangt artfremdes Eiweiß in seinen Organismus und kann bei sehr empfindlichen Babys eine Nahrungsmittelallergie auslösen. HA-Nahrung ist hier keine Alternative, weil es sich dabei um ein noch künstlicheres Industrieprodukt handelt, als sterilisierte Trockenmilch mit Kunstvitaminen sowieso schon darstellt. Jegliche Änderung biochemischer Strukturen in Nahrungsmitteln irritiert den kleinen Körper. Er ist auf die wertvolle Milch von Mama programmiert, nicht auf Ersatzfutter.
Und bei allem kommt es – wie immer – auf Deine Ernährung an. Muttermilch ist keine Zaubermilch, die einfach so alles beinhaltet. Ihre Zusammensetzung variiert neben den Bedürfnissen des Kindes auch mit Deiner Nahrungsaufnahme. Manche Frauen klagen während der Stillzeit über Haarausfall, brüchige Fingernägel, fahle Haut oder Zahnfleischprobleme bis hin zu Zahnausfall. Das sind sichere Anzeichen dafür, dass die Produktion der Muttermilch auf Kosten Deiner Depots geht. Insbesondere Vitamin-, Spurenelemente- und Mineralstoffdepots werden angezapft. Das muss nicht so sein! Achte auf eine vitalstoffreiche Kost mit vielen sekundären Pflanzenstoffen. Wenn Du genügend Spurenelemente zur Verfügung hast, reguliert sich auch Dein Hormonhaushalt von selbst und Du bekommst keinen Haarausfall. Eine gute Vitaminversorgung sorgt für einen strahlenden Teint und feste Nägel, reichlich Kalzium und andere Mineralien sorgen für feste Zähne und Knochen. Nur wenn Du selbst auf hochwertige pflanzliche Kost achtest, hast Du tatsächlich alle essenziellen Fettsäuren zur Verfügung, um sie an Dein Baby weiterzugeben.
Es ist nicht das gierige Baby, das Dich aussaugt, sondern Deine nachlässige Art, Dich zu ernähren. Nicht Abstillen hilft Dir auf die Sprünge, sondern nur gutes Futter – die Ursache Deiner Schwächung muss beseitigt werden. Trink nicht

gegen Deinen Kalziummangel und für die stillende Mutti selbst Kuhmilch: Hast Du schon mal eine Kuh Milch trinken sehen, damit sie selbst welche produziert? Die artfremden Eiweiße aus Kuhmilch können sogar in Deine Muttermilch übergehen und so eine Allergie bei Deinem Baby auslösen.
Dennoch empfehlen immer noch viele Anbieter von Reis-, Hafer- oder Schmelzflocken Frischmilchrezepte für Babys ab dem 5. Monat auf ihren Packungen. Doch mit der natürlichen Zusammensetzung der Kuhmilch, die nicht geeignet ist für die Ernährung menschlicher Babys, ist es nicht genug. Ställe werden mit Insektiziden bespritzt, so dass deren Rückstände in der Milch zu finden sind. Das Futter der Kühe in den Massentierhaltungen ist nicht artgerecht und meist billig. Es kommt selten aus Deutschland (Stichwort: Gen-Soja). Vom Pestizid bis zum Schimmelpilz – das alles kann in der normalen Milch schwimmen. Nachdem es nach wie vor nicht verboten ist, die Milch kranker oder mit Antibiotika behandelter Kühe zu handeln, ist hierin endgültig kein Babynahrungsmittel mehr zu sehen. Hierin scheinen nun Argumente für Trockenmilch zu liegen – schließlich ist die ja wenigstens schadstoffkontrolliert und hypoallergen aufbereitet. Ein Industrieprodukt soll die Komplexität der Muttermilch ersetzen? Glaub nicht aus Bequemlichkeit der Werbung! Du hast einen tollen Frauenkörper – die sehr magische Erfahrung des Stillens kann man nirgends kaufen.

Schau Dir die Nachteile von Flaschennahrung noch einmal im Überblick an:

- schwankende Zusammensetzung wegen der Rohstoffe
- ungenaue Dosierung per Teelöffel, es kann schnell zur regelrechten Mästung kommen
- kaum Spurenelemente wie Eisen oder Jod
- schwankender Vitamingehalt:
  zu viele wasserlösliche Vitamine B1, B2, B6, B12 sowie Pantothensäure
  zu wenig Vitamin C und Nicotinamid
  zu wenig fettlösliche Vitamine A, D und E
- komplizierte Aufbewahrung der fertigen Nahrung / Hygiene
- zuviel Eiweiß, Babys Nieren und sein Stoffwechsel werden belastet
- zuviel Salz / zu viele Mineralien
- Darmblutung kann auftreten

Unabhängig von der eingefüllten Kunstmilch sind die Kunststoff-Babyflaschen ein weiterer Risikofaktor für die Gesundheit Deines Kindes. Sie sondern bei Erwärmung, das heißt bei jeder Erhitzung über 35°C, insbesondere durch Mikrowellen, den Stoff Bisphenol A ab, der als erbgutschädigend gilt. Achte darauf, dass das Fläschchen innen keine Kratzer aufweist, Du das Fläschchen nach dem Auskochen erst abkühlen lässt und die Milch nur trinkwarm einfüllst. Besser wäre es, ausschließlich Glasflaschen zu verwenden. Glasflaschen eignen sich auch, wenn Du mal eine dringende Erledigung hast und Muttermilch abpumpst.

Übrigens: Bei jeglichem Kunststoffgeschirr und -besteck ist Vorsicht vor giftigen Absonderungen oder Ausdünstungen geboten.

Dein Baby wird von Flaschennahrung wie Milchbrei oder von Nahrung, die reich an tierischen Eiweißen ist, ab dem 2. Lebensjahr aufwärts ein kleiner Hüne werden. Das schnelle Wachstum darfst Du nicht mit gutem Gedeihen verwechseln, denn die Entwicklung des Gehirns kommt so schnell nicht mit und das Immunsystem bleibt bei beginnender Verschlackung des Darms auf der Strecke. Nährstoffe sind nicht nur Eiweiß, Fette und Kohlenhydrate. Auch der Gehalt und die Zusammensetzung an Vitaminen und Spurenelementen sind bei der Muttermilch optimal an den Bedarf des Säuglings angepasst.
Mineralstoffe und Spurenelemente sind in Muttermilch stofflich so gebunden, dass sie sehr gut aufgenommen werden. Eisen wird zum Beispiel aus Muttermilch zu 50 bis 70 Prozent aufgenommen, aus Kuhmilch dagegen nur zu 7 bis 10 Prozent. Eine Auswahl der Vielzahl an Vitalstoffen in der Muttermilch soll Dir die folgende Tabelle[3] vermitteln:

Muttermilch stärkt das Immunsystem Deines Babys, bietet durch seinen hohen Gehalt an Linolsäure und Mehrfachzuckern Schutz vor fast allen Infektionen und E.coli-Keimen. Neben Fresszellen, das sind unspezifische Abwehrzellen,

Vitamine	Gehalt pro 100 g	Mineralien und Spurenelemente	Gehalt pro 100 g
A	68,97 µg	Sodium (Natrium)	12,66 mg
Retinol	69,69 µg	Potassium (Kalium)	47,36 mg
Beta-Carotin	3,0 µg	Magnesium	3,14 mg
D Calciferol	0,067 µg	Kalzium	31,79 mg
E Tocopherol	353 µg	Mangan	0,712 µg
K	0,483 µg	Eisen	57,61 µg
B1 Thiamin	15 µg	Kobalt	0,114 µg
B2 Riboflavin	38 µg	Kupfer	72,23 µg
B3 Nicotinamid	170 µg	Zink	148 µg
B5 Pantothensäure	210 µg	Nickel	2,9 µg
B6 Pyridoxin	13,57 µg	Chrom	4,10 µg
H Biotin	0,58 µg	Molybdän	1 µg
Bc Folsäure	8,5 µg	Vanadium	0,5 µg
B12 Kobalamin	0,05 µg	PhosphorC	15 mg
Ascorbinsäure	4,4 µg	Chlor	40 mg
		Fluor	17 µg
		Jod	6,30 µg
		Selen	3,33 µg
		Brom	100 µg
		Wasser	87,5 g

enthält Deine Muttermilch auch Lymphozyten und die von ihnen gebildeten Abwehrstoffe, die vom mütterlichen Organismus bereits im Laufe der Schwangerschaft in die Brustdrüse einwandern und von dort spezifische Substanzen an die zu bildende Milch weitergeben. Diese so genannten Immunoglobuline besiedeln, ohne, wie früher angenommen, im Magen des Säuglings zerstört zu werden, die Darmoberfläche als Schutzfilm gegen Infektionen. Die Antikörper schützen den Säugling vor Infekten wie Atemwegserkrankungen, Mittelohrentzündungen oder Grippe. Darüber hinaus fördern sie die körpereigene Antikörperproduktion. Solche Abwehrmechanismen stehen über Kuhmilch kaum oder gar nicht zur Verfügung.
Gestillte Kinder haben einen hohen Schutz vor Zöliakie, wie eine Untersuchung britischer Forscher von mehr als 900 erkrankten und 3.500 gesunden Kindern bestätigt. Bei Zöliakie, das ist eine Gluten-Unverträglichkeit, kann es von leichten Durchfällen bis hin zu schweren Entwicklungsstörungen der Kinder kommen. Die Därme Deines Babys sind bis zum 6. Lebensmonat porös. Damit ist die Durchlässigkeit für die Vitalstoffe der Mutter gewährleistet. Führst Du zu früh andere Nahrung als die natürliche Muttermilch zu, gelangen Stoffe durch die poröse Darmwand in Babys Organismus, die dort nicht hingehören. Dazu zählen vor allem Schleimstoffe aus industriell hergestellter Babynahrung und die zahlreichen Salze der Kuhmilch, die bereits jetzt zu einer Verschlackung des zarten Körpers führen. Das belegt ein messbar erhöhter Blutdruck bei nicht gestillten Babys bereits im Alter von sechs Monaten.
Muttermilch hingegen trägt zu einer zügigen Reifung des Darms und seiner Schleimhäute bei, so dass alsbald die Durchlässigkeit für artfremde Eiweiße oder Schadstoffe gesperrt ist.

Ab und zu mehr sein als nur Mutter?

Falls Du nach einiger Zeit mal einen Abend ausgehen oder wieder einen kleinen Job aufnehmen möchtest, ist Abpumpen eine praktische Unterstützung. Im Kühlschrank ist abgepumpte Muttermilch nur 24 Stunden haltbar, im Gefrierfach immerhin zwei Wochen. Lege Dir bereits eine Woche, bevor Du wieder arbeiten gehst, einen kleinen Milchvorrat an, dann musst Du nicht so viel auf einmal abpumpen und bringst den Stillrhythmus Deiner Brüste nicht zu sehr durcheinander. Die Milch sollte behutsam im Kühlschrank aufgetaut werden und anschließend einfach im Wasserbad – am besten einfach mit dem heißen Wasser aus dem Hahn – erwärmt werden. Sie darf auf keinen Fall zweimal aufgewärmt und nur in sterile Fläschchen abgefüllt werden. Erhitze sie niemals über 35°C, damit die enthaltenen Abwehrstoffe nicht abgetötet werden. Benutze niemals eine Mikrowelle! Die Milch wird erstens zu heiß und zweitens wandeln die Mikrowellen die Eiweißbausteine um.
Ausgehen oder ein Job tun Deinem Selbstbewusstsein sicher wohl. Doch setze für Dich ganz klare Prioritäten. Solange Du stillst, bist Du nicht hundertprozentig

belastbar. Mache nur soviel, wie Du wirklich entspannt leisten kannst. Riskiere keinen Milchstau aufgrund von Stress. Solange Du stillst, geht Dein Baby immer vor, solange bist Du in erster Linie Mutter! Probiere aus, was möglich ist.

8.4. Wird mein Baby auch satt?

Genau genommen saugt Dein Baby die Milch nicht aus der Brust, sondern drückt sie mit den Melkbewegungen seiner Gesichtmuskeln aus den Milchseen hinter den Brustwarzen heraus. Der Druck, den die kleine Zunge und die Unterlippen von außen ausüben, lässt gemeinsam mit dem inneren Druck, der vom Milchflussreflex ausgelösts wird, die Milch heraus spritzen. Für ein effektives Melken halte Dein Baby ganz dicht am Körper.

Hältst Du dagegen Dein Baby etwas vom Körper entfernt, muss es allein dafür kräftig saugen, um die Spitze der Brustwarze im Mund zu behalten, und kann dadurch unabsichtlich die Brustwarze verletzen. Das ist zu Deinem Nachteil die häufigste Ursache von wunden Brustwarzen, die obendrein dazu führen kann, dass das Baby weniger Milch erhält als es braucht.

Jedes Kind hat einen anderen Rhythmus. Manche Kinder trinken in den ersten Wochen rund um die Uhr alle zwei Stunden. Andere stellen sich von allein bereits nach kurzer Zeit auf einen Vierstundentakt ein. Wieder andere trinken ab einem Alter von etwa 8 Wochen tagsüber alle drei und nachts alle sechs Stunden.

Die einzige wichtige Regel lautet: Stille Dein Baby immer nach seinem Bedarf. Besonders in den ersten Wochen sind viele Babys noch sehr empfindlich und reagieren schnell mit Blähungen und Weinen. Deshalb lass Dein Kind unbedingt nach jeder Mahlzeit aufstoßen und gib ihm Zeit zu verdauen, bevor frische Milch ins Bäuchlein kommt.

Kennt Baby erstmal seinen Tag-Nacht-Zyklus mit Schlafens- und Wachzeiten, stellt es sich oft von selbst darauf ein und trinkt nachts in größeren Abständen als tagsüber. Es kann sein, dass Dein Kind, solange Du stillst, gar nicht die ganze Nacht durchschläft, sondern bis zum Ende der Stillzeit einmal nachts wach wird, um zu trinken. Muttermilch ist eben keine Breiflasche, die den Magen voll stopft und das Baby für die nächsten 12 Stunden sättigt. Außerdem ist es gut, wenn Deine Brüste in einem gewissen Rhythmus bleiben und nicht tagsüber alle drei Stunden leer getrunken werden und nachts bleibst Du auf allem sitzen. Wenn Deine Mutter oder jemand anderes sagt, dass ein Kind normalerweise mit drei Monaten durchschläft und Du dringend an Dich denken und Dein Baby endlich entwöhnen musst, dann frage genau nach, ob sie ihre Kinder wirklich voll gestillt oder abends mit Brei nachgeholfen hat. Lass Dich nicht verunsichern, ein Kind bringt immer wieder neu den Alltag durcheinander und fordert eine Anpassung des Lebensrhythmus', nicht nur bei Mamas Schlafzeiten. Du bemerkst es ganz sicher, wann Dein Baby stabil genug ist, um nachts von der Brust entwöhnt zu werden. Und wenn sich seine Verdauung beruhigt (weil ja nicht immer wieder

Nahrung hineinkommt und den Magen beschäftigt), schläft Dein Kind nachts auch ruhiger.
Der Trinkbedarf stellt sich aufgrund von unregelmäßigen, spontan auftretenden Wachstumsschüben oder Schüben in der Bewusstseinsentwicklung des Kindes immer wieder um. Dein Baby reguliert den Bedarf selbst, indem es in diesen Phasen ständig trinken möchte. Es macht Theater und möchte viel häufiger als sonst die Brust. Mach Dir deshalb keine Sorgen. Das heißt nicht, dass Du plötzlich zu wenig Milch hast und das Kleine nicht mehr satt wird. Es heißt nur, Mama, ich wachse, da passiert gerade ganz viel mit mir, au backe ist das alles aufregend. Die Brust benötigt jeweils zwei bis drei Tage, um auf die Signale mit einer neuen Rezeptur zu reagieren. Die Abstände zwischen diesen Wachstumsschüben werden mit der Zeit immer größer. Anfänglich kommen sie etwa alle zwei bis drei Wochen für zwei bis vier Tage, später kann es auch fünf bis sechs Wochen dauern, bevor Du wieder so einen Schub bemerkst. Je mehr Dein Kind lernt, desto mehr kannst Du die sprunghafte Entwicklung auch an seinem anderen Tun bemerken. Reagiere möglichst gelassen auf diese Phasen, nimm Dir für diese Tage nicht allzu viel vor. Mit der Zeit bemerkst Du, dass die anstrengenden Tage zwischendurch tatsächlich wieder vorbei gehen und Du danach für Deine Geduld immer belohnt wirst von einem Baby, das gesund und fröhlich ist und schon wieder etwas Neues kann.[4]

Hier noch einmal alle Tipps zusammengefasst für Dich:

- Gib Deinem Baby vom ersten Lebenstag an die Brust, sooft es hungrig ist. Warte nicht bis das Baby schreit.
- Bereits Neugeborene teilen über eine reiche Körpersprache ihren Hunger mit: Hungrige Babys drehen den Kopf zur Seite, fuchteln mit ihren Ärmchen und berühren ihren Mund mit den Händchen. Dabei sabbern sie und sondern Speichel ab. Sie machen mit Mund und Zunge Saugbewegungen. Weinen und Schreien sind ihr letzter Ausweg. Gibst Du dem Baby einen Schnuller oder wickelst es sehr fest, ist es schwierig, diese Gesten zu erkennen.
- Muttermilch ist leichter und schneller verdaulich als Flaschenmilch. Vergleiche die Trinkgewohnheiten Deines Babys nicht mit Aussagen von Müttern, die ihren Kindern die Flasche geben.
- Akzeptiere, wenn Dein Baby auch nachts Muttermilch braucht. Lass es in Deiner Nähe schlafen, dann kannst Du es einfach im Bett stillen und selbst die Augen zumachen, statt durch die Wohnung zu wandern. Hab keine Angst, Du wirst es nicht ersticken. Du entspannst und passt dabei instinktiv auf Dein Baby auf.
- Lass Dein Baby saugen, bis es satt ist, und stille nicht mit der Stoppuhr. Sein Appetit kann mitunter schwanken. Mit der Zeit lernst Du Dein Kind so gut kennen, dass Du weißt, ob es mit oder ohne Pausen trinkt, wie es sich

anhört, wenn es Milch trinkt oder nur nuckelt. In einer guten Stillposition wird Deine Brustwarze nicht wund werden, selbst wenn Dein Baby oft und lange trinkt.

- Lässt Dein Baby von sich aus die Brust los, mach eine Pause und biete dann die Brust noch einmal an. Lehnt es dieses Angebot ab, ist es satt getrunken.
- Biete am Anfang jeder Stillmahlzeit die Brust an, mit der das Baby bei der vorangegangenen Brustmahlzeit aufgehört hat. Oder gib die jeweils andere Seite, wenn es nur eine Brust pro Mahlzeit trinkt. Eine Brust pro Mahlzeit kann durchaus sättigen, schließlich gibt es Frauen, die erfolgreich Zwillinge und sogar Drillinge gestillt haben.
- Übrigens: Abweichungen vom Durchschnittsgewicht der Wachstumstabellen, sowohl nach oben als auch nach unten, sind kein Grund zur Beunruhigung! In den ersten Monaten gilt eine Gewichtszunahme von 500 bis 800 Gramm pro Monat als normal. Nimmt Dein Baby in einem Monat weniger zu, besteht weder Grund zur Panik noch zur Umstellung auf Flaschenmilch. Beobachte genau, was es Neues gelernt hat – bewegt es sich vielleicht schon mehr als noch vor zwei Wochen oder ist es allgemein aufmerksamer und schläft tagsüber weniger? Dadurch braucht es mehr Kalorien. Lege es gegebenenfalls häufiger an.
  Oft sind Stillkinder sogar ausgesprochen dick. Das ist keine frühe Verfettung, sondern schwindet ganz rasch, sobald das Kind laufen lernt.

8.5. Schwierigkeiten beim Stillen.

Die meisten Stillprobleme resultieren aus den folgenden drei Fehlern:

- Stillen nach Zeitplan statt nach Bedarf,
- falsche Stillposition,
- Mangel an Vertrauen in die eigene Stillfähigkeit.

8.5.1. Pflege für empfindliche Brustwarzen am Anfang.

Durch falsches Anlegen oder eine Saugverwirrung beim Baby, die durch zwischenzeitliches Flaschenfüttern und einen Schnuller hervorgerufen werden kann oder falls Du Schlupf-/ Hohlwarzen hast, können die Brustwarzen am Anfang einer Stillzeit wund werden. Manche Frauen werden so wund, dass sich Schorf auf den Brustwarzen bildet – das ist ein Zeichen für eine sensible, ungenügend abgehärtete Haut. Manche Frauen haben regelrechte Knutschflecken oder blaue Stellen vom Kieferdruck des Babys – das sind Zeichen für eine Saugverwirrung oder falsches Anlegen.

Ich hatte bei meinen Kindern äußerlich keine sichtbaren Zeichen für wunde Brustwarzen, dennoch hat es über einen Monat lang geschmerzt beim Anlegen. Wenn ich es zu schlimm fand, habe ich mir mit Stillhütchen beholfen. Doch ich habe es immer wieder ohne probiert, da das ständige Mitführen der Hütchen auch lästig ist. Nach einiger Zeit konnte ich gut ohne Hütchen stillen. Das

Durchhalten hat sich gelohnt, ich habe jeweils über ein Jahr gestillt.
Falls Du wunde Warzen hast, gib für eine schnelle Heilung Muttermilch oder feuchte Grüne Heilerde darauf und lass sie an der Luft trocknen. Bleib möglichst viel barbusig – an der Sonne und auch in der Wohnung. Trage luftige Kleidung aus weichem Stoff. Falls Besuch kommt und Deine Brüste unkontrolliert fließen oder tropfen, kannst Du für diese Zeit einen Still-BH tragen, in den Du kleine Pads aus naturbelassener, lanolinhaltiger Schurwolle oder reiner Seide einlegst. Der BH verhindert das Rutschen der Pads, und Du musst nicht aus Versehen mit bekleckerter Kleidung dasitzen. Trage auf keinen Fall einen Bügel-BH, einen Push-up oder einen zu engen BH. Jedes Einzwängen der Brüste oder Druckstellen führen schnell zu einem schmerzhaften Milchstau. Messe vor dem Kauf eines Still-BHs Deine aktuelle Größe aus.
Sobald sich Deine Brüste so gut eingepegelt haben, dass das unkontrollierte Tropfen nachlässt, geh grundsätzlich ohne BH. Du brauchst bei der richtigen Pflege keine Angst vor Hängebrüsten zu haben. Nimm Dein Baby viel auf den Arm, das kräftigt auch Deine Brustmuskulatur, so dass ein Erschlaffen des Gewebes ausbleibt. Erhalte die Spannkraft durch Massagen, Kneipp-Güsse und Gymnastik. Nachdem Du abgestillt hast, bildet sich das Drüsengewebe zurück, und vorübergehend sind die nun kleineren Brüste auch etwas schlaff. Davor bewahrt Dich auch kein BH. Massagen für die Durchblutung der Haut und der Aufbau der Muskulatur für die Spannkraft und den körpereigenen Halt sind sinnvolle Maßnahmen, die Dir bald wieder einen tollen Busen bringen. Auch hier ist Geduld gefragt. So wie Deine Bauchdecke inzwischen wieder ganz toll straff ist und eben einige Wochen dafür benötigt hat, so ist es auch mit den Brüsten.

8.5.2. Zu wenig Milch.

Normalerweise regt das Saugen an der Brust den Milchflussreflex an. Dabei schüttet Dein Gehirn Hormone aus, die bewirken, dass sich die Milchseen hinter der Brustwarze umgehend füllen. Dieser Reflex wird sogar ausgelöst, wenn Du Dein Baby bloß anschaust oder an die nächste Stillmahlzeit denkst. Die Milch beginnt dann einfach zu fließen und tropft aus der Brust heraus.
Doch negativer Stress wie Sorgen, Schmerzen, Scham oder andere Gefühle, die Du allein kennst, behindern vorübergehend den Milchfluss. Er kann bei Dir sogar vollkommen unterbrochen werden. Dabei handelt es sich immer(!) um eine vorübergehende Krise, die von wenigen Minuten bis zu zahlreichen Stunden andauern, und die immer aufgelöst werden kann. Es ist rein körperlich unmöglich, keine Milch zu haben oder die Fähigkeit zum Stillen zu verlieren!
Es fällt gewiss nicht leicht. Doch ich behaupte, dass zu wenig Milch von Deiner inneren Verfassung abhängig ist. Versuch es, sei ehrlich zu Dir selbst. Nur vor Dir selbst, Du brauchst niemandem Rechenschaft abzulegen. Setze Dich mit Deinem Ärger, Deinen Ängsten oder Deinen Minderwertigkeitskomplexen kon-

struktiv auseinander. Wenn Du Dich für eine schlechte Mutter hältst, weil Du beispielsweise eine Kaiserschnittgeburt hattest, dann kommt es jetzt gerade darauf an, dass Du Dein Kind natürlich nährst. Die Blockade ist in Deinem Kopf, nicht in Deinen Brüsten. Wenn Du jetzt fliehst und einfach aufgibst oder die Ausrede sogar als willkommen ansiehst, um mit Deiner Schwäche dem Partner ein schlechtes Gewissen zu machen, dann frage Dich, ob Du selbst gern so eine Mutter gehabt hättest? Ein Mutter, die freiwillig aufgibt, statt für ihr Baby die Löwin zu sein.
Nimm Dich für einen Moment zurück: Mach einen schönen Spaziergang oder nimm ein entspannendes Bad. Versuche die Blockade in Deinem Kopf und in Deinem Herzen zu lösen. Atme und singe Dich frei. Lass nur fröhliche, positive Bilder in Deinen Kopf!
Falls Dein Milchflussreflex prima funktioniert, und tatsächlich Deine Milchproduktion noch sehr gering ist und Du glaubst, dass Dein Baby nicht satt wird, hier zum schnellen Nachlesen noch einmal die bereits ausführlich beschriebenen Tipps:

- Entwickle eine positive Einstellung zum Stillen: Es ist schön, meinem Baby etwas Gutes zu tun! Außerdem ist Stillen eine prima Antistresstherapie für Dich.
- Halte das Baby nah an der Brust und achte darauf, dass es die Brustwarze richtig im Mund hat.
- Trinke selbst viel: reines, hochwertiges Wasser (Glaciar, Lauretana, Volvic, Evian).
- Iss viel frisches, saftiges Obst.
- Lege Dein Baby häufig und immer auf beiden Seiten an.
- Kaue auf Fenchel- oder Anissamen oder gib diese dem Salat bei.
- Iss täglich Wildkräuter und reichlich grünes Blattgemüse.
- Gib harte körperliche Arbeit an andere ab. Meide insgesamt Situationen, die Deinen Milchflussreflex behindern.
- Meide bestimmte Kräuter und Früchte: beispielsweise wirken Salbei, Minze oder Zitronen abstillend!

Nimm Dir für die Stillmahlzeiten in den ersten Lebenswochen Deines Babys reichlich Zeit, so kannst Du alles ganz gelassen angehen.
Muttermilch ist ein ursprüngliches Überlebensmittel. Deshalb ist die Milchproduktion eine sehr robuste körperliche Funktion, sogar beim hochzivilisierten Menschen.

8.5.3. Milchstau und Mastitis.

Eine Mastitis, sprich: eine Entzündung in der Brust, kann sehr schnell entstehen. Sie beruht auf einer stark stressabhängigen Stauung von Muttermilch in der Brust. Ob sich daraus die gefürchteten offenen Abzesse entwickeln, hängt wie-

derum stark von Deinem Verhalten ab. Eine Brustentzündung ist nicht nur für Dich als Mutter sehr unangenehm, sondern kann auch Deinem Baby gefährlich werden – nämlich dann, wenn Du Dir Angst machen lässt oder gleich bei den ersten Anzeichen und Schmerzen aufgibst – und dadurch dem Kind die natürliche Nahrung entziehst.
Eine Mastitis beginnt häufig mit einem Milchstau. Doch nicht aus jedem Milchstau muss eine Entzündung entstehen. Entzündete Stellen sind von außen als rote Flecken sichtbar, die bei Fingerdruck stechend schmerzen. Du bekommst innerhalb kurzer Zeit grippeähnliche Symptome wie Schüttelfrost, Fieber und heftige Gliederschmerzen am ganzen Körper. Insgesamt fühlst Du Dich schwach und krank.
Klar, dass Du Dich in so einem Zustand nicht gut um Dein Baby kümmern kannst, sondern selbst Pflege benötigst. Wichtig ist jetzt, dass Du die Entzündung sehr gut auskurierst, damit Du keinen Rückfall erleidest oder alles verschleppst. Beantrage nötigenfalls eine Haushaltshilfe.

Behandlung:

- Ruhe! Meide jeden äußeren Stress. Empfange möglichst gar keinen Besuch, oder wenn, dann nur auch in dieser Situation des Unwohlseins wirklich gern gesehene Gäste.
- Lass Dein Baby immer die entzündete Brust zuerst abtrinken. Wähle dabei die Stillposition so, dass die gestauten Stellen gut abgetrunken werden. Dazu lege immer das Kinn des Kindes in Richtung der Entzündung, die von außen als rote, druckempfindliche Flecken gut erkennbar ist. Die melkenden Bewegungen des Unterkiefers können auch hartnäckige Stauungen lösen, was für Dich allerdings etwas schmerzhaft ist. Die Milch ist durch eine Mastitis nicht verdorben. Sie ist nicht schädlich für Dein Kind, sondern bleibt nahrhafte Muttermilch, die weiterhin jeder künstlichen Nahrung vorzuziehen ist.
- Keine Antibiotika! Es geht wirklich auch ohne, wenn Du die Situation ernst nimmst und Dich jetzt schonst. Bei Fieber und Schüttelfrost sofort ins Bett legen und dort bleiben!
- Abstillen ist unnötig!
- Wenn Dein Partner keinen Urlaub nehmen und Dich und das Neugeborene nicht pflegen kann, nimm eine Haushaltshilfe in Anspruch.
- Wenn Dein Appetit nicht so recht vorhanden ist, aber die Kombination von stechenden Brüsten und Stillen Dich schwächt, dann sind frisch gepresste Säfte eine empfehlenswerte Vitamin- und Mineralstoffquelle, die verhindert, dass Deine Depots an Vitalstoffen zu sehr geschmälert werden. Wenn Du kannst, besorge Dir besonders hochwertiges, nahrhaftes Essen wie frische Durian und frischen Löwenzahn.
- Bei anhaltender starker Milchproduktion kannst Du jetzt natürlich auf

Minze, Salbei, Zitrone, Petersilie und Co. zurückgreifen. Du kannst daraus ein erfrischendes Zitronen-Kräuter-Dressing machen für den Salat oder mit klarem Quellwasser aus Zitrone und frischer Minze eine Limonade zubereiten.

- Versuche, bei starken Spannungen sanft die Brust unter einer warmen Dusche auszustreichen. Drück dabei nicht zu derb auf den entzündeten Stellen herum. Das bereitet nur unnötige Schmerzen. Abpumpen kann helfen, ist aber nicht so gut wie Stillen. Dein Kind trinkt durch seine massierenden Saug- und Melkbewegungen die Brust wesentlich gründlicher leer, als es eine Milchpumpe tut.
- Sprich Dir selbst immer wieder vor: „Ich schaff das, für mein Baby und für mich!" Denke positiv: Freue Dich über Dein süßes Baby, sei dankbar für jede Aufmerksamkeit Deines Partners, nimm Dir etwas Schönes vor, wofür es sich lohnt, ganz schnell fit zu werden (zum Beispiel ein Picknick im Grünen mit Baby).

Übe das manuelle Ausstreichen der Milch:

- Stelle ein sauberes Gefäß bereit, das Du eventuell zuvor mit kochendem Wasser ausgespült hast. Wasche auch Deine Hände, achte darauf, dass sie schön warm sind.
- Beuge Dich in einer bequemen Haltung leicht vornüber.
- Massiere Deine Brust leicht. Streiche sehr sanft vom Brustansatz bis hin zur Brustwarze. Warme Brustumschläge helfen, die Schließmuskeln zu entspannen, von denen die Brustwarzenspitze umgeben ist und die normalerweise zusammengezogen sind, damit keine Milch tropft.
- Drehe die Brustwarze zwischen Daumen und Zeigefinger.
- Lege dann den Daumen über und den Zeige- und Mittelfinger unter den Brustwarzenhof.
- Drücke die gefüllten Milchseen zwischen den Fingern. Drücken und loslassen, drücken und loslassen.... Wiederhole diesen Prozess rhythmisch, um das Saugen des Babys nachzuahmen. Der innere Druck durch den Milchflussreflex hilft Dir, die Milch zum Fliessen zu bringen.
- Hab Geduld. Es kann sein, dass anfangs keine Milch herauskommt. Meide zu festes Drücken, Ziehen und Schieben an der Brust oder den Brustwarzen. Das unterstützt nicht den Milchfluss, sondern fügt Dir nur Schmerzen zu.
- Melke Deine Brust weiter durch Drücken und Loslassen, bis keine Milch mehr herauskommt und Deine Brüste sich angenehm entspannt und weich anfühlen. Wandere dabei mit den Fingern und abwechselnd beiden Händen rund um den Warzenhof, um alle Milchseen zu erreichen.

Wenn Du das allein nicht schaffst, bitte Deine Hebamme oder eine erfahrene Mutter aus Deinem Freundeskreis um Hilfe.

8.5.4. Selbst im Notfall hilft die Natur.

Falls Du tatsächlich aus gesundheitlichen Gründen nicht stillen kannst, versuche zuerst, eine Amme zu finden. Das ist heutzutage zugegebenermaßen nicht mehr ganz einfach. Doch gib nicht gleich auf. Wichtig ist und bleibt, dass Du Deinem Baby nur Nahrung zuführst, die unmittelbar aus der Natur kommt. Erlaube niemandem, dem kleinen Wesen Kunstmilch oder gesüßten Tee zu füttern.
Für den kleinen Darm ist es eine schwierige Herausforderung, sich direkt auf andere Nahrung als Muttermilch einzustellen. Doch bei aller Behutsamkeit ist es notwendig, dass Du ihm eine reiche Palette an Nährstoffen anbietest, um dem Baby alles zuzuführen, was normalerweise in der Muttermilch so perfekt aufeinander abgestimmt ist. Keine Frucht enthält sämtliche Nährstoffe, die ein Baby braucht. Deshalb biete ihm nach und nach Verschiedenes an, um es umfassend zu nähren und keine Mangelerscheinungen aufkommen zu lassen. Du musst keine Angst haben – die pflanzlichen Eiweiße, Fette und Kohlenhydrate sowie Fruchtsäuren und anderen Stoffe sind selbst für ein Neugeborenes besser bekömmlich als die großen, fremden Eiweißmoleküle der Kuhmilch oder ihre nur grob emulgierten Fettkügelchen. Baby-Milchpulver sind außerdem häufig Kunstvitamine zugesetzt. In Kapitel 2.2.1.2. ist ausgeführt, warum diese synthetisch erzeugten Stoffverbindungen nicht nur die natürlichen Vitamine in deren lebenserhaltender Wirkung nicht ersetzen können, sondern obendrein für Deinen und Babys Organismus schädlich sind.
Statt toten, schleimigen Milchbrei zu kochen, nimm Dir die Zeit, um für Dein Baby selbst die Ersatznahrung frisch zuzubereiten. Beginne behutsam – gib ihm in den ersten zwei bis fünf Tagen nur eine Speise und führe die weiteren nach und nach ein. So kannst Du sicher sein, die Verdauung des Kindes nicht zu überfordern und seine Geschmacksnerven langsam an die neue Kost zu gewöhnen. Babys müssen das Schmecken erst lernen – deshalb ist es anfangs gut, ihnen immer nur eine Frucht zuzubereiten und erst nach und nach gemischte Fruchtsäfte und -breie. Die im Folgenden angegeben Rezepte bzw. Früchte eignen sich auch prima, um sie während des Abstillens als erste Beikost einzuführen. Der beschriebene Tagesablauf ist gültig, sobald Du Dein Baby an die pflanzliche Frischkost gewöhnt hast, und gewährleistet eine gute Nährstoffversorgung.

Übrigens: Wenn Dir ein Kinderarzt von Rohkost für Babys abrät, dann frage doch mal nach, warum in jedem gängigen Ratgeber Bananen als anfängliche Beikost empfohlen werden und wie viele Rohkostbabys er kennt, die nicht gesund sind!

Als Grundnahrungsmittel, wenn keine Muttermilch da ist, nimm Mandelmilch.
Mahle 1-2 Handvoll süße, ungeschälte Mandeln in einem Mörser, einer sauberen Kaffeemühle oder einer kleinen Moulinette. Im Notfall kannst Du auf brau-

nes Mandelmus aus dem Naturladen zurückgreifen. Verwende das gebrauchsfertige Mandelmus aus dem Glas nicht gewohnheitsmäßig, da es meistens erhitzt und damit teilweise abgetötet ist. Es gibt nur sehr wenige Firmen, die Nussmuse in Rohkostqualität anbieten. In jedem Fall rühre das abgesetzte Öl vor dem Gebrauch gut unter. Gib zu dem frisch gemahlenen und fertigen Mandelmus unter ständigem Rühren soviel Wasser hinzu, bis Du eine Mandelmilch erhältst. Teste selbst, ob die Konsistenz gut für den Sauger des Fläschchens ist. Stelle die Mandelmilch für einige Minuten in eine Schüssel mit warmem Wasser bis sie handwarm ist, erhitze sie höchstens auf 35°C. Bereite das Wasserbad nie auf dem Herd oder gar in der Mikrowelle, sondern nimm einfach das heiße Wasser aus dem Hahn.
Damit Dein Baby alle Nährstoffe erhält, die es zum Gedeihen benötigt, biete ihm ab der 5. oder 6. Woche neben der Mandelmilch weitere Frucht- und Gemüsesäfte an, die Du zusätzlich mit Wildpflanzenpresssaft oder pürierten Wildkräutern anreichern kannst.
Schaff Dir eine hochwertige Saftpresse an, die eine gute Ausbeute erzielt.

Geeignete Gemüsesorten für Babys:
Möhren, Pastinaken, Topinambur, Rote Beete und Stangensellerie. Gemüsesäfte liefern zahlreiche Mineralstoffe. Gib Deinem Baby anfangs immer nur den Saft einer Gemüsesorte zu trinken.
Geeignete Obstsorten für Babys:
Anfangs probiere sehr milde Früchte wie Kaki, Banane, Durian, Mango. Zerquetsche die Früchte mit einer Gabel und verdünne das Fruchtmus mit Wasser, bis es trinkflüssig ist. Ab und zu gib Deinem Baby den Saft einer jungen Kokosnuss. Gib Deinem Baby ab dem dritten Monat auch Säfte von Äpfeln, Birnen, Trauben und Beeren zu trinken. Verdünne Säfte von stark säurehaltigem Obst nicht mit Wasser, sonst kann es zu Durchfall oder Blähungen kommen! Presse sämtliche Säfte immer frisch und nur soviel, wie Dein Baby auch wirklich sofort trinkt. Von gekauften Säften rate ich ab. Selbst wenn Bio drauf steht, so sind die Nährstoffe doch immer durch Erhitzen zerstört. Obendrein wandelt sich die basische Wirkung frischer Früchte in die saure Wirkung von gekochter Nahrung um. Damit würdest Du Deinem Kind keinen Gefallen tun. Es braucht dringend die wertvollen Vitamine, essenziellen Aminosäuren, Mehrfachzuckerverbindungen, Fruchtsäuren usw. aus Frischkost.
Meine beiden Jungs haben mit dem größten Vergnügen Avocados gelöffelt. Avocados liefern wertvolle Fette und Vitamin D.

Mach zwischen den Mahlzeiten immer mindestens zwei Stunden Pause. Möglichst nicht weniger, damit sich die verschiedenen Verdauungsvorgänge nicht gegenseitig stören. Wenn Dein Baby früher wieder Hunger anmeldet, dann erhöhe die Menge bei den einzelnen Mahlzeiten, damit es länger satt ist. Falls

Dein Baby von allein mit größeren Abständen zwischen den Mahlzeiten klarkommt, ist das völlig in Ordnung und entspannter für Dich.
Traue ganz der Natur: Führe Deinem Baby hochwertige pflanzliche Bio-Kost zu, dann wird es auch groß und stark.

Übrigens: Es gibt parallel zu dieser Notvariante immer die Chance der Relaktation. Mit etwas Geduld kannst Du dem Kleinen vielleicht doch richtige Muttermilch zukommen lassen. Den Versuch ist es wert, selbst wenn die Milchmenge nicht reicht, um voll zu stillen (siehe Kap. 8.8.).

8.6. Schadstoffe in der Muttermilch?

Stillen ist die Form der Säuglingsernährung, die von der Natur vorgesehen ist, um unseren Lebensstart zu sichern. Ohne das Stillen gäbe es weder Säugetiere noch Menschen auf der Erde.
Von den sechziger Jahren des vorigen Jahrhunderts bis Anfang der neunziger Jahre wurde das Stillen nicht vorbehaltlos empfohlen. Eines der Hauptargumente war: Schadstoffe in der Muttermilch.

Warum ist ausgerechnet dieses perfekt zusammengesetzte Lebensmittel so anfällig für Gifte aus der Umwelt?
Zu den häufigsten und gefährlichsten Schadstoffen in der Muttermilch zählen Schädlingsbekämpfungsmittel wie DDT und Lindan, bestimmte technische Hilfsstoffe (PCBs) sowie Dioxine, die beim Verbrennen chlorhaltiger Stoffe (z.B. PVC) entstehen. Alle diese chlororganischen Stoffe sind ausgezeichnet fettlöslich, sie reichern sich im Körperfett an. Unser Organismus ist nicht darauf eingerichtet, diese chemischen Stoffe über Leber oder Nieren auszuscheiden. Nur durch Ausscheiden von Fett selbst gelange sie aus dem Organismus heraus. Und genau das geschieht beim Stillen, da die Milch Fett enthält. Die Muttermilch als Endglied der Nahrungskette kann tragischerweise Umweltgifte weitergeben, die eine gesundheitsschädigende Wirkung auf den Säugling haben können. Auch heute ist die Schadstoffbelastung der Milch, trotz Rückgangs in den letzten Jahren, noch gegeben. Muttermilch unterliegt keiner Höchstmengenverordnung wie andere Lebensmittel. Die zulässige Höchstmenge für die oben genannten Schadstoffe in Säuglings- und Kleinkindernahrung nach der deutschen Diätverordnung beträgt jeweils 0,240 mg/kg Nahrung.
Zu den Schadstoffen, die in Muttermilch gegebenenfalls nachweisbar sind, zählen auch Genussgifte wie Nikotin, Alkohol, Koffein und andere Drogen. Die Aufnahme dieser Stoffe kontrollierst Du jedoch selbst, deshalb klammere ich sie aus diesem Kapitel aus.

Was kannst Du tun, um die Schadstoffbelastung Deiner Muttermilch zu minimieren?

- Meide tierisches Fett in jeder Form.
- Iss rein pflanzlich, biologisch angebaut, frisch und möglichst roh.
- Iss keine Früchte oder Gemüse aus Spanien, auch nicht wenn ein Ökosiegel drauf ist. In Spanien ist es auch im Bioanbau erlaubt, die Felder mit Klärschlamm zu düngen. Ein langfristiges Erkranken der Verbraucher wird angesichts europäischer ökonomischer und politischer Interessen in Kauf genommen.
- Von einer Schlankheitskur in der Stillzeit ist dringend abzuraten. Der Fettabbau setzt im Körperfett gebundene Schadstoffe frei.
- Wenn Du in der Großstadt oder in der Nähe eines Industriestandortes lebst, fahre so oft wie möglich in einen Luftkurort ans Meer, in die Berge, zu Freunden aufs Land, um nicht permanent dem Smog ausgesetzt zu sein.

Muttermilch hat auf der anderen Seite die einzigartige Fähigkeit, die Ausscheidung mancher Umweltgifte zu fördern. Beispielsweise bindet ihr Phosphoranteil Strontium 90 im Körper. Babys, die beispielsweise mit einer Belastung von 5 mg Strontium 90 geboren werden, scheiden es binnen drei Monaten vollkommen aus, wenn sie in dieser Zeit voll gestillt werden. Bei Flaschennahrung hingegen verdoppelt sich dieser Wert innerhalb nur eines Monats. Ähnliches wurde bei PCB (polychlorierte Biphenyle) beobachtet.
Zu den am häufigsten in Muttermilch nachgewiesenen Schadstoffgruppen zählen die persistenten Chlorkohlenwasserstoffe, PCB und polychlorierte Dibenzodioxine und -furane. Daneben treten Schwermetalle eher in den Hintergrund, was aufgrund ihrer geringen Fettlöslichkeit logisch ist. Die Gehalte chlorierter Kohlenwasserstoffe sind um das Fünf- bis Zehnfache höher als in Kuhmilch. Das liegt darin begründet, dass die Lebensspanne einer Frau vom Beginn der Schadstoffaufnahme und -anreicherung im Fettgewebe bis zum Zeitpunkt des Stillens um viele Jahre länger ist als bei Kühen. Die Warnungen vor Übergewicht und zuviel Fett- statt Muskelgewebe sind also nicht nur kosmetischer Natur, sondern haben durchaus einen sehr praktischen Wert für Dich und Deine Familie.
Durch ihren breiten Einsatz im Bereich des Pflanzenschutzes und in der Industrie sind Chlorkohlenwasserstoffe über lange Zeit ungehindert in die Umwelt gelangt. Im Wesentlichen werden bei Muttermilchanalysen Lindan, DDT und Dieldrin gefunden. Deshalb empfehle ich immer wieder biologisch erzeugte Nahrungsmittel, bei deren Anbau derartige Pestizide nicht eingesetzt werden.
Seit 1980 sind in den alten Bundesländern die Schadstoffgehalte durch Verbotsmaßnahmen um 50-80% zurückgegangen. In den neuen Bundesländern finden sich nur bei DDT noch hohe Konzentrationen, die wahrscheinlich aus dessen Einsatz in der DDR-Forstwirtschaft resultieren.

Eine seit 1987 in Niedersachsen laufende Studie untersucht die möglichen Ursachen und Zusammenhänge der Schadstoffkonzentration in Muttermilch anhand verschiedener Faktoren mütterlicherseits: Alter, Ernährungs-, Rauch- und Stillgewohnheiten der Mütter, Berufstätigkeit und Körpergewicht sowie die Anzahl der gestillten Kinder. Je älter die Mütter sind, desto mehr Schadstoffe sind in ihrer Muttermilch enthalten. Wenn Du über 35 Jahre alt bist und einen Kinderwunsch hast, beachte: Diese Schadstoffe sind nicht nur in Deiner Milch, sondern in Deinem gesamten Organismus. Sie können Deine Organe wie die Leber, die Nieren oder das Nervensystem belasten, sich darüber hinaus negativ für hormonproduzierende Organe wie die Milz, die Schilddrüse oder die Eierstöcke. Das ist der Grund, weshalb Du als so genannte Spätgebärende in die Gruppe der Risikoschwangeren eingeordnet wirst, und nicht, weil Du biologisch 35 oder 38 Jahre alt bist. Und deshalb macht es auch keinen Sinn, während der Schwangerschaft brav und regelmäßig zu den gynäkologischen Untersuchungen zu gehen und Deinen Bauch möglichst oft mit Ultraschall zu belasten. Bringe Deinen Körper möglichst noch vor der Schwangerschaft auf ein gesundes Gewicht, baue eventuelle Speckpölsterchen ab. Mache parallel dazu eine Ausleitungskur, indem Du täglich Grüne Heilerde isst und reichlich grünes Blattgemüse, frischen Koriander, Chlorella und Wildkräuter zu Dir nimmst. Bist Du bereits schwanger, achte ebenfalls auf gesunde, schadstoffarme Kost, das heißt biologisch angebautes Obst und Gemüse sowie Wildkräuter. Meide jede einseitige Diät, Appetitzügler und drastisches Abnehmen während der Stillzeit, damit sich nicht mit den schwindenden Fettreserven die eingelagerten Schadstoffe lösen!
Je mehr Kinder und je länger eine Frau diese gestillt hat, desto geringer sind die Gehalte an chlorierten Kohlenwasserstoffen und PCB. Der Volksmund kennt dazu den Spruch: „Das erste Kind ist die Ausleitung der Mutter." Das rührt daher, dass stillenden Frauen manchmal sogar die Plomben aus den Zähnen fallen. Das ist ein sehr positives Zeichen. Der Körper entgiftet und befreit sich von festsitzenden Schadstoffen jeglicher Art. Leider müssen die kleinen Babys diese Kur ausbaden, haben dadurch mitunter Pickelchen, einen wunden Po, Schlafstörungen, Koliken oder Zahnungsbeschwerden. Verlasse Dich hier darauf, dass Muttermilch zahlreiche Spurenelemente enthält, die in der Lage sind, Quecksilber, Strontium 90, PCB und andere Schadstoffe zu binden und wieder auszuscheiden. Stille also weiter, bevor Du Gläschen fütterst, die auch nur mit Spritzmitteln oder Verpackungsgiften belastet und in denen obendrein alle natürlichen Vitamine totgekocht sind.
Neben Chlorkohlenwasserstoffen und Schwermetallen sind auch Dioxine heute in der Umwelt verbreitet und längst in der gesamten Nahrungskette nachweisbar. Dioxine sind besonders toxisch und reichern sich in Deinem Fettgewebe und der Leber an. Sie werden nur über Fettabbau wieder aus dem Körper ausgeschieden und können deshalb auch in Muttermilch gelöst sein. Auch wenn die

Werte seit Ende der achtziger Jahre kontinuierlich rückläufig sind, ist Muttermilch mitunter immer noch belastet.
Der Mensch schafft es zwar innerhalb weniger Jahre und nur einer Generation, die Umwelt komplett zu ruinieren, aber es dauert viele Generationen, bis sie sich davon erholt hat. Wer sich keine Gedanken um Umweltschutz macht, muss sich dafür später Gedanken um die eigene Gesundheit machen.

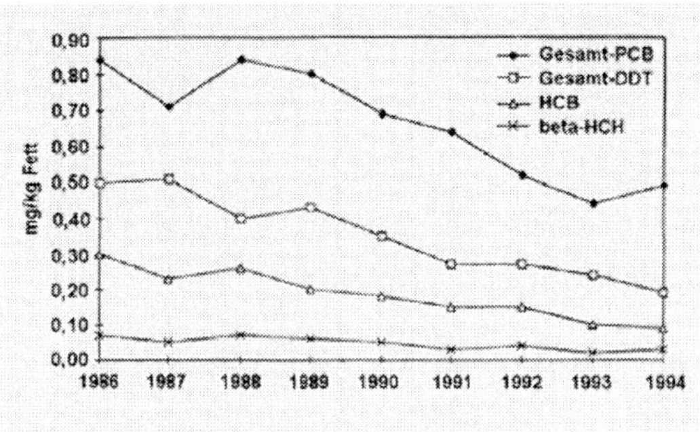

Zeitlicher Verlauf der CLKW- und PCB-Belastung von Frauenmilch von 1986-1994)[5]

In jüngerer Zeit sind Nitromoschusverbindungen in Lebensmittel- und Umweltproben aufgefallen. Diese zählen zu den synthetischen Aromaten, sie kommen in der Natur nicht vor. Eingesetzt werden sie in großen Mengen in der Kosmetik- und Waschmittelindustrie und gelangen über Abwässer in die Umwelt und so auch in die Nahrungskette von Menschen, die sich konventionell ernähren (über Fisch, Meeresfrüchte oder indirekt über Fischmehlfütterung). Der Hauptanteil wird jedoch über die Haut und die Nase aus parfümierten Waschmitteln und Kosmetika aufgenommen. Die akute Toxizität dieser Moschusverbindungen, ihre Langzeitwirkungen oder das Allergiepotential sind noch wenig erforscht. Sicher ist lediglich, dass unser Körper einmal aufgenommene Moleküle über Jahre nicht ausscheidet. Sie können auch im Plazentagewebe und sogar im Blut von Neugeborenen nachgewiesen werden. Bislang hat der Industrieverband Körperpflege und Waschmittel lediglich den Verzicht auf Moschus Xylol in Produkten deutscher Hersteller zugesichert.
Dein Baby braucht kein Parfüm, weder für sich selbst noch an der Mama. Selbst wenn Du nicht auf biologische Spül-, Putz- und Waschmittel umstellst, verwende wenigstens unparfümierte Produkte. Doch mit Hinweis auf diverse weitere zum Teil allergieauslösende oder gar krebsfördernde Inhaltsstoffe möchte ich Dir zum Wechsel raten. Wende diese Produkte insgesamt sehr sparsam an, das schont auch den Geldbeutel.
Übrigens werden die viel diskutierten Schwermetalle wie Blei, Cadmium und Quecksilber fast gar nicht im Körperfettgewebe angelagert und gelangen aufgrund ihrer nur sehr geringen Fettlöslichkeit kaum in die Muttermilch. Sie reichern sich stattdessen überwiegend in Deiner Leber und den Nieren an und werden entsprechend vorrangig über den Urin ausgeschieden. Dazu bedarf es

jedoch eines Stoffes, der sie binden kann. Von allein werden Schwermetalle nur sehr schlecht ausgeschieden und lösen eine Reihe unangenehmer Beschwerden aus wie chronische Kopfschmerzen, Allergien, Schlafstörungen, Nervosität und Konzentrationsmangel sowie geschwächte Abwehr. Eine Schwermetallbelastung entsteht durch ungesunde Nahrung, vor allem Seefisch und Meeresfrüchte, durch Amalgamfüllungen, Belastungen der Atmosphäre und Smog sowie durch alte Bleirohre für Trinkwasserleitungen. Um Schwermetalle auszuleiten ist das Spurenelement Selen notwendig.

Neben Umweltgiften und Schwermetallen ist tatsächlich auch eine Strahlenbelastung denkbar. „Wo soll die denn herkommen", fragst Du?

Radionuklide – also radioaktive Moleküle – werden aus dem mütterlichen Organismus auch teilweise über die Muttermilch ausgeschieden. Meide strahlenbelastete Gegenden (in der Nähe von Uranbergbau), jede Form einer radiologischen Untersuchung und Früchte aus strahlenbelasteten Gebieten (teilweise bis heute Gebiete Polens, der Ukraine, Weißrusslands). Grundsätzlich wird in der Nuklearmedizin auf dic Verabreichung von Radiopharmaka an stillende Mütter verzichtet.

Jede Form von Strahlung hat Spätfolgen für den Körper, sei es nun radioaktive oder Röntgenstrahlung – lehne derartige Untersuchungsmethoden am besten grundsätzlich ab, nicht nur während Schwangerschaft und Stillzeit (siehe Kap. 11.6.).

Aufgrund der erschreckenden Nachweise von Schadstoffen in Muttermilch haben die zuständigen Wissenschaftsgremien 1984 Empfehlungen zur Stilldauer herausgegeben. Sie vertraten damals die Auffassung, dass die Vorteile der Muttermilchernährung auf jeden Fall bis zum vollendeten vierten Lebensmonat die damit verbundene Schadstoffbelastung aufwiegen, und empfahlen daher das Stillen bis zu diesem Zeitpunkt uneingeschränkt. Vom vierten bis sechsten Monat sollte dann mit dem Zufüttern von Beikost begonnen werden.

Seit 1989 nahmen die Schadstoffkonzentrationen in Muttermilch stetig ab. Deshalb befürworten Gremien wie die Nationale Stillkommission heute, dass eine zeitliche Begrenzung der Stillempfehlungen gänzlich aufgehoben wird. Diese Einsicht ist leider noch nicht bis in den Klinikalltag zu den Entbindungs- und Wöchnerinnenstationen durchgesickert.

Wenn Dich diese Informationen erschreckt und unsicher gemacht haben, möchte ich hier Studien zu kommerziellen Produkten vergleichend anführen:

In sämtlichen 2004 von Öko-Test geprüften Gläschenbreien wurden Schadstoffe gefunden.

Dazu gehörte zum Beispiel der Stoff Semicarbazid (SEM), der sich im Tierversuch als schwach krebserregend und erbgutschädigend erwies. Er wurde bei einem Großteil der Breie im Deckel und bei zweien im Produkt selbst nach-

gewiesen. SEM ist ein Abbauprodukt von Azodicarbonamid (ADC), das lange als Treibmittel beim Aufschäumen von Kunststoff in Deckeldichtungen eingesetzt wurde und mittlerweile verboten ist. Weiterhin wurde mehrfach 2-EHA in Deckeln und mehrfach auch im Brei nachgewiesen. Die Salze der 2-Ethylhexansäure (2-EHA) werden in Deckeldichtungen als Thermostabilisatoren eingesetzt. In hoher Menge wirkt 2-EHA fruchtschädigend und kann Haut, Atemwege und Augen reizen.
Ein Vergleich mit Kuhmilch, als Rohstoff für Flaschenmilchpulver, würde an dieser Stelle den Rahmen sprengen. Es sei nur auf die alles andere als artgerechte Fütterung der Tiere mit Tierkadavermehl oder ihre intensiven Antibiotikabehandlungen verwiesen.
Wir sind unserer Umwelt genauso ausgeliefert wie sie es uns ist. Gänzlich ohne Einfluss von Schadstoffen können wir leider heute in den Industrienationen nicht mehr leben. Wir haben immer noch die Chance, es wieder besser zu machen und die Natur wieder zu achten.

8.7. So kannst Du Dein Baby vor Neugeborenengelbsucht schützen.

Die Neugeborenengelbsucht beruht auf Stoffwechselprozessen. Deshalb spricht man auch von physiologischer Gelbsucht. Davon sind sehr viele Babys betroffen. Sie ist zu unterscheiden von einer entzündlichen Gelbsucht, das heißt zum Beispiel von einer auf Leberentzündung beruhenden. Mehr als die Hälfte aller reifen Neugeborenen entwickelt etwa zwei bis drei Tage nach der Geburt eine Gelbsucht. Deshalb werden diese quittegelben Menschlein für normal gehalten. Sobald etwas häufig genug auftritt, wird der ungesunde Zustand zum Normalzustand erklärt. So ist eben normal, das Schwangere Krampfadern und Haarausfall bekommen oder Männer ab 40 automatisch zur Herzinfarktrisikogruppe gehören. Nur weil Fleischesser abnorm hohe Eisenwerte haben, gelten Vegetarier als unterversorgt usw. Doch ein quittegelbes Baby ist eben nicht normal! Seine kleine Leber ist das erste Mal in ihrem Leben überfordert und braucht eine ganze Woche, um das Gleichgewicht wieder herzustellen. Eine Woche ist eine sehr lange Zeit im Leben eines Neugeborenen.

Ich weiß, dass diese Behauptung von mir sehr provokant ist. Lass mich versuchen, die mir aufgefallenen Zusammenhänge zu erklären.
Die Gelbsucht beruht auf einer erhöhten Bilirubinkonzentration in den Körpergeweben des Babys. In den meisten Fällen erreicht sie am vierten bis fünften Lebenstag bei Werten von maximal 13-15 mg Bilirubin pro Deziliter Blut ihren Höhepunkt und bildet sich dann innerhalb einer Woche zurück.[6]
Bei Bilirubinkonzentrationen ab 5 mg/dl Blut beginnt zuerst eine sichtbare gelbliche Verfärbung der Gesichtshaut, der Bindehaut und der Lederhaut des Auges (Augenweiß), die sich dann weiter Richtung Körper ausbreitet.
Ein betroffenes Baby zeigt ein herabgesetztes Reaktionsvermögen, eine langsa-

mere Motorik und allgemeine Trinkunlust.
Da behauptet die Schulmedizin doch glatt, es würde sich nicht um einen krankhaften Vorgang im Körper handeln, sondern lediglich um eine Besonderheit, die bei der normalen Umstellung der Organfunktion und der Stoffwechselvorgänge auf die neuen Lebensbedingungen des Kindes auftreten kann. Ein gesundes Baby hat eine rosige, reine Haut, es strampelt gern und bewegt die Ärmchen, es greift nach einem hingehaltenen Finger, hat eine sehr rege Mimik, wenn es wach ist, und trinkt gut. Die beschriebenen Symptome eines eingeschränkten Wohlbefindens treffen wohl kaum auf so ein gesundes Baby zu.

Was geht da vor sich?
Ich bitte Dich jetzt, einfach mal meinen Gedankengängen zu folgen und Deine Skepsis vorerst zurückzustellen.
Es leuchtet ein, dass sich die inneren Organe und der Kreislauf der Babys erstmal an das eigenständige Leben, ohne die Versorgung über Plazenta und Nabelschnur, gewöhnen müssen. Überfordert diese Anpassung jedoch den kleinen Organismus so sehr, dass es sogar zur Vergiftung kommen kann, dann ist entweder der Mensch nicht besonders gut angepasst an seine Art, geboren zu werden *oder* die Umgebung, in die Dein Baby geboren wird, passt nicht zu seiner biologischen Konstitution *oder* die vorgeburtliche Entwicklung in Deinem Leib hat es nicht optimal versorgt und vorbereitet. Ich gehe in meinen folgenden Überlegungen von letzterem aus.
Medizinisch wird die Gelbsucht erklärt mit der noch geringen Fähigkeit der Leber von Neugeborenen, das beim Abbau der roten Blutkörperchen entstehende Bilirubin mit Hilfe komplizierter Stoffwechselvorgänge zu binden und rasch auszuscheiden. Das ist jedoch lediglich das beobachtete Symptom. Die medizinische Forschung entlarvt sich selbst immer wieder des unwissenschaftlichen Arbeitens. Streng genommen verlangt wissenschaftliches Arbeiten drei Schritte: Beobachtung – Beschreibung – Erkenntnis.

Beobachtet werden kann die Gelbfärbung der Haut und der Augen sowie die geminderte Reaktionsfähigkeit und Bewegungsunlust des Neugeborenen. Als Ursache wird die unzureichende Leistungsfähigkeit der unreifen Leber angeführt. Das ist jedoch nicht die Ursache, nicht die Erkenntnis, sondern lediglich eine weitere Beobachtung, die anhand von Blutwerten vorgenommen werden kann. Die angebliche Erklärung der Neugeborenengelbsucht ist also keine Erklärung, sondern bloß Beschreibung von Beobachtungen und Messwerten! Der wesentliche Schritt zur Erkenntnis der Ursache wird schulmedizinisch nicht vollzogen.
Ähnlich verhält es sich bezüglich fast aller Krankheitsbilder: Zum Beispiel die Schwangerschaftsgestose gilt als eine der Schwangerschaftskomplikationen, die auch ansonsten gesunde Frauen bekommen können. Sie beruht unter anderem

auf einem erhöhten Blutdruck und Eiweißausscheidungen im Urin. Aber das ist doch keine Erklärung, die Dir weiterhilft! Eine Gestose beruht doch nicht auf Bluthochdruck, sondern der ist das Resultat der eigentlichen Ursache, nämlich Deiner falschen Lebensweise, mit der Du (angeblich Gesunde) Deinem Körper schon vor der Schwangerschaft zugesetzt hast, der jetzt, bei zusätzlich beanspruchtem Stoff- und Blutkreislauf, endgültig aus der Puste kommt.
Sei immer kritisch, wenn die Medizin Dir etwas als Erklärung anbietet. Es ist zwar meistens richtig, was gesagt wird, aber nicht als Erklärung einer Ursache, sondern als Beschreibung eines Zustandes!

Wie genau sehen die physiologischen Vorgänge bei Deinem Baby aus?
Hämoglobin, enthalten in den roten Blutkörperchen, erfüllt eine zentrale Funktion bei der Verwertung und beim Transport von Sauerstoff im Blutkreislauf.
Unsere roten Blutkörperchen leben nur etwa 120 Tage. Danach werden sie in der Milz abgebaut. Das dabei freiwerdende Hämoglobin wird aufgespalten. Dabei werden jeweils ein Eisenatom und Kohlenmonoxid frei. Bei Nichtrauchern ist dieser Schritt die einzige körperinterne Kohlenmonoxid-Quelle. In den letzten Jahren konnte gezeigt werden, dass die für den Hämoglobinabbau zuständigen Enzyme stark durch Stress beeinflussbar sind. Das heißt, dass Stress während der Schwangerschaft sich auch bezüglich einer Neugeborenengelbsucht negativ auswirkt.
Die Hauptprodukte des Hämoglobinabbaus – Biliverdin und Bilirubin – sind wichtige Antioxidantien. Sie schützen Gefäße und Fettsäuren vor Oxidation. Kohlenmonoxid ist ein wichtiger Regulator des Gefäßtonus. Deshalb bekommen starke Raucher ja auch Raucherbeine, weil die Toleranzgrenze an Kohlenmonoxid für die Gefäße überschritten wird. Biliverdin ist gut wasserlöslich und auch in hohen Konzentrationen nicht giftig. Bilirubin ist nicht wasserlöslich und potenziell giftig. Bei allen Säugetieren einschließlich des Menschen wird Biliverdin umgehend zu Bilirubin umgewandelt.

Warum bildet der Säuger das potenziell giftige Bilirubin?

- Bilirubin schützt zum einen vor kardiovaskulären Schäden. Sehr niedrige Bilirubinwerte weisen auf eine schlechte Bluterneuerungsrate hin und können Enddarmkrebs begünstigen. Der Enddarm ist die letzte Ausscheidungsinstanz für Bilirubin und scheint eine gewisse Konzentration dieses Stoffs dauerhaft zu brauchen, um gesund zu bleiben. Hier zeigt sich ein erster Vorteil des Stoffs für den Körper.
- Selbst ein Ungeborenes im Mutterleib erneuert schon alle 120 Tage seine roten Blutkörperchen. Dein Baby wird über die Plazenta von Bilirubin als Abbauprodukt der roten Blutkörperchen befreit. Das Molekül des wasserlöslichen Biliverdins kann nicht durch die Plazentaschranke hindurch, es

ist zu groß. Hier liegt ein rein biochemischer Grund vor – die Abhängigkeit von der Molekülgröße und der Durchlässigkeit der Plazenta.

Was genau ist Bilirubin? Ein bisschen Biochemie für Interessierte.
Bilirubin (vom lateinischen bilis = die Galle, und ruber = rot) ist ein gelbbrauner Gallenfarbstoff, ein Abbauprodukt des roten Blutfarbstoffs Hämoglobin. Am Anfang des Abbauprozesses, bindet sich dieses vorerst als unkonjugiert bezeichnete Bilirubin an das Eiweiß Albumin und wird über das Blut zur Leber transportiert. Das albumin-gebundene Bilirubin wird in der Leber an Glukuronsäure gekoppelt, so dass es gut wasserlöslich wird. Dieses nun sehr gut wasserlösliche Gebilde wird als konjugiertes Bilirubin bezeichnet. Es wird mit der Gallenflüssigkeit über die Gallenblase und Gallengänge in den Darm weitergeleitet. Hier findet eine erneute Umwandlung in andere Stoffe statt und diese werden schließlich mit dem Stuhl ausgeschieden. Die Bilirubinsynthese kann durch Messung des ausgeschiedenen Kohlenmonoxids in unserer Atemluft ermittelt werden.
Werden zu viele rote Blutkörperchen auf einmal abgebaut, entsteht vor allem zu viel unkonjugiertes Bilirubin. Liegt hingegen ein Leberschaden vor oder ist der Abfluss der Galle behindert, ist im Blut vor allem zuviel konjugiertes Bilirubin.
Wenn alles funktioniert und im Gleichgewicht ist, ist nur wenig Bilirubin im Blut.
Wenn nicht, dann steigt das Bilirubin im Blut an, die weiße Haut der Augen und die Haut verfärben sich gelblich und es kommt klinisch zur Gelbsucht. Gelbsucht ist nicht nur ein Synonym für die Hepatitis, sondern bezeichnet jede durch Bilirubinerhöhung hervorgerufene Gelbfärbung.

Wird die Bindungskapazität für Albumin von 20 mg/dl überschritten, durchbricht Bilirubin die Bluthirnschranke. Das Bilirubin lagert sich im Nervengewebe in den Kerngebieten des Gehirns ab. Es kommt zum so genannten Kernikterus. Das ist für Neugeborene ein sehr bedrohlicher Zustand. Die Ablagerungen im Gehirn bewirken eine Schädigung des Gewebes, die irreparable Schäden wie Nervenschäden und zerebrale Bewegungsstörungen hinterlassen kann. Mitunter können auch geringere Bilirubinkonzentrationen zum Kernikterus führen, beispielsweise wenn Du als Mutter Medikamente nimmst, die das Bilirubin aus seiner Albuminbindung lösen. Besonders schwere Folgen zeigen Frühchen. Bei Frühgeborenen sind die Symptome insgesamt stärker ausgeprägt, die Gelbsucht hält länger an. Ja logisch – deshalb sind sie ja Frühchen, weil das Milieu im Mutterleib für sie nicht mehr auszuhalten war! Die Vergiftungsgrenze richtet sich bei Frühchen nach dem Körpergewicht. Die Bestimmung des Bilirubinwerts wird bei ihnen im Krankenhaus routinemäßig durchgeführt.

Während der Schwangerschaft leitet die Plazenta ungebundenes, wasserunlösli-

ches Bilirubin zur mütterlichen Leber, die dann den weiteren Abbau übernimmt. Ist das Kind geboren, muss seine Leber nun schlagartig diese Aufgabe übernehmen und ist erstmal überfordert. Es ist ja auch nicht die Aufgabe einer so kleinen Leber, sehr große Mengen an Hämoglobin abzubauen. Das ist vollkommen unnatürlich!
Die zur Umwandlung des Bilirubins in der Leber benötigten Enzyme sind bei Föten und Neugeborenen noch weitgehend inaktiv. Als Folge dieses vorübergehenden Enzymdefizits steigt das ungebundene Bilirubin im Blut des Kindes an. Die Natur macht keine Fehler! Wenn die Enzyme anfangs noch inaktiv sind, dann deshalb, weil keine großen Bilirubinmengen vom Organismus erwartet werden. Die eigentliche Frage ist doch:

Wieso haben sich im Körper des Ungeborenen so viele rote Blutkörperchen gebildet, deren Abbau nun zu einer Belastung für das Neugeborene wird?
Hier kann wiederum die Ursache in Deiner Lebensweise gefunden werden. Wenn Dir ein Arzt sagt, es gäbe keine prophylaktischen Maßnahmen gegen eine Neugeborengelbsucht, dann meint er, es gibt keine pharmazeutischen Mittel. Die beste und einzige Prophylaxe überhaupt ist eine permanente gute Sauerstoffversorgung Deines Babys während der Schwangerschaft. Steht in Deinem Blut und dem Blut, das dem Fötus über die Plazenta zugeführt wird, reichlich Sauerstoff zur Verfügung, dann genügt eine entsprechend kleine bzw. normale Anzahl roter Blutkörperchen, um diesen aufzunehmen. Ist Dein Körper jedoch angefüllt mit Stickoxiden (weil Du rauchst) und Stickstoffverbindungen (weil Du Dich von ungesunder Nahrung und vor allem tierischen Eiweißen ernährst) oder nimmst Du einfach aufgrund von Bewegungsmangel zu wenig Sauerstoff auf, dann ist Dein Baby gezwungen zu sehen, wo es bleibt. Es bildet viele, viele rote Blutkörperchen, um überhaupt an Sauerstoff heranzukommen. Nach der Geburt, wenn es allein atmen kann, braucht es diese nicht mehr und hat nun mit deren Abbau zu kämpfen.
Wenn bei der Geburt sogar schon das Fruchtwasser grün war, weil Dein Baby vor lauter Angst, in Dir zu ersticken, „eingekackert" hat, dann brauchst Du Dich über ein gelbes Baby nicht zu wundern und solltest selbst wenigstens schamrot werden.
Angeblich stärkt Muttermilch die Gelbsucht. Lass Dich nicht vom Stillen abbringen! Mit Abstillen und Zufüttern würdest Du nicht nur die Leber, sondern auch gleich noch den Darm und in der weiteren Folge das gesamte Immunsystem Deines Kindes aus dem Takt bringen.
Die Darmtätigkeit gestillter Kinder ist anfänglich noch träge. In den ersten Tagen trinkt das Baby ja nur wenig Vormilch. Das von Babys Galle ausgeschiedene Bilirubin wird deshalb in den tieferen Darmabschnitten nicht ausgeschieden, sondern wieder in den Körper aufgenommen. Dieser Kreislauf kann zu einer (verstärkten) Gelbsucht – dem so genannten Brustmilch-Ikterus – führen.

Die Wiederaufnahme von Bilirubin über den Enddarm kann gemäß neuesten Forschungen jedoch durchaus positiv, nämlich als körpereigene Krebsprophylaxe gewertet werden.
Der fälschlicherweise so genannte Brustmilch-Ikterus tritt bei etwa jedem zehnten gestillten Neugeborenen auf. Die Muttermilch ist ja nicht die Ursache für die Gelbsucht, sonder die Darmträgheit. Bei den Zusammenhängen von Muttermilch und Darm handelt es sich um tatsächlich ganz natürliche Vorgänge. Lass Dir nicht die Taschen voll hauen! Rege den Darm Deines Babys durch häufiges Stillen an. Eine Stillpause und das Zufüttern oder gar Umstellen auf feste Nahrung lass sein!
Grundsätzlich regenerieren auch Neugeborene bereits ihr Blut und bauen alte Blutkörperchen ab und neue auf. Deshalb kann es bei vorerst gesund aussehenden, gestillten Babys nach ein paar Tagen zu einer leichten Gelbfärbung kommen. Dabei handelt es sich um Babys, die nur mit einem leichten Überschuss an roten Blutkörperchen geboren werden. Jedoch Babys, die sowieso schon zur Gelbsucht neigen, und zwar als Folge des „stickigen" Klimas in der Gebärmutter, sind jetzt doppelt belastet. Ihre Bilirubinwerte steigen schnell auf über 12,5 mg/dl und halten sich bis zu zwei Wochen lang auf erhöhtem Niveau. Eine Anregung des Darms führt zu einer schnelleren Ausscheidung des Bilirubins. Falls ein Frühchen sehr wenig trinken will, erlaube für die Fütterung über eine Magensonde nur die Gabe abgepumpter Muttermilch.

Eine gute Sauerstoffversorgung des Babys im Mutterleib vermeidet Neugeborenengelbsucht! So beugst Du vor:

- Schließe jede Ansammlung von Stickstoff und seinen Verbindungen im Körper aus! Verzichte am besten komplett auf tierische Eiweiße, insbesondere jedoch auf Produkte, die zusätzlich Nitritpökelsalz und nitrathaltige Konservierungsstoffe beinhalten, sowie gespritztes und überdüngtes Obst und Gemüse!
- Schließe Übersäuerung aus. Nimm deutlich weniger bis gar keine gekochten Speisen, keine Milchprodukte, keine Getreide-, Nudel-, Reis- und Weißmehlprodukte, keine Eier, keinen Fisch und kein Fleisch, kein Koffein zu Dir!
- Nicht rauchen oder Alkohol trinken! Beides mindert massiv die Sauerstoffversorgung des Fötus und veranlasst den Organismus dazu, mehr rote Blutkörperchen zu bilden, damit das geringe verfügbare Sauerstoffangebot besser ausgenutzt werden kann.
- Bewege Dich täglich an frischer Luft! Ausdauersportarten, die Deinen eigenen Sauerstoffbedarf stark erhöhen, sind nicht angebracht, denn dann kommt trotz Deiner heftigen Atmung nicht viel beim Kind an. Leichtes Joggen und Gymnastik sind erlaubt und erwünscht.
- Iss reichlich eisenhaltige Nahrungsmittel, um eine gute Sauerstoffbindung in Deinem Blut zu sichern und einer Anämie vorzubeugen.
- Iss nicht mehr zu spät abends!

- Nutze die Kraft des positiven Denkens und gönne Dir täglich etwas Entspannung!

Wenngleich eine Gelbsucht äußerlich gut erkennbar ist, werden in einer Klinik etliche Untersuchungen durchgeführt. Zunächst erfolgt eine Bestimmung des direkten (wasserlöslichen) und des indirekten (wasserunlöslichen) Bilirubins im Blut.

> Wegen möglicher Unverträglichkeiten werden die Blutgruppe der Mutter und des Kindes bestimmt. Mit dem so genannten indirekten Coombs-Test werden bei der Mutter plazentagängige Antikörper nachgewiesen, beim Kind erfolgt ein direkter Coombs-Test. Nur bei einem positiven Ergebnis müssen die Antikörper konkret bestimmt werden.

Außerdem erfolgen eine Bestimmung der Leberwerte und des Blutbilds, das Anfertigen eines Blutausstriches sowie eine Urinuntersuchung und Ultraschalluntersuchung des Bauches. All diese Untersuchungen dienen hauptsächlich dem Ausschluss anderer Erkrankungen, die eine Gelbsucht bedingen können, wenn es auch höchst unwahrscheinlich ist, dass ein Baby mit einer akuten Hepatitis-Infektion oder mit Gallensteinen geboren wird.

Die meisten Babys mit physiologischer Gelbsucht überstehen diese allein, ohne medizinische Behandlung. Werden bei einer Blutuntersuchung bestimmte Toleranzgrenzen überschritten, wird eine Phototherapie zur Behandlung der Gelbsucht und zur Vermeidung eines Kernikterus durchgeführt. Die Kinder werden dabei, nur mit einer kleinen Windel bekleidet, in ein Wärmebettchen unter eine so genannte Phototherapielampe gelegt. Die Augen des Kindes werden abgedeckt, um Augenschäden durch die Strahlung zu vermeiden. Durch blaues Licht wird das in der Haut vorhandene wasserunlösliche Bilirubin in wasserlösliches, ungiftiges Photobilirubin umgewandelt. So kann es über die Galle und die Nieren ausgeschieden werden. Die Neugeborenen scheiden über die Haut und die Atmung zusätzlich Flüssigkeit aus und entleeren häufig wässrige Stühle. Sie benötigen unter der Therapie täglich etwa 20 ml/kg mehr Flüssigkeit. Dieser Flüssigkeitsverlust wird in Kliniken häufig durch Infusionen ausgeglichen. Besser ist es, das Baby einfach häufiger anzulegen – das gewährleistet ausreichende Flüssigkeitszufuhr und regt die Darmtätigkeit an. Bei reifen Neugeborenen ohne weitere Risikofaktoren wird eine Phototherapie begonnen, sobald der Bilirubinwert in den kritischen Bereich für das jeweilige Baby kommt: ab 13mg Bilirubin /dl Blut aufwärts. Zusätzlich werden die Atmung, die Herztöne und die Temperatur überwacht, weil die Kinder durch die Phototherapie überhitzt werden können und dadurch möglicherweise Atemstillstände auftreten. Bei Erfolg der Therapie nimmt das Serumbilirubin um ca. 3-4 mg/dl innerhalb von acht bis zwölf Stunden ab.

Den gleichen Erfolg kannst Du herbeiführen, indem Du Dein Baby statt einer künstlichen Photolampe, nackt der Sonne aussetzt. Im Sommer lege es direkt für 20-30 Minuten nackt in die Sonne, im Winter stelle es nackt an ein geschlosse-

nes, sehr sonniges Fenster. Bleibe bei ihm und achte darauf, dass es nicht überhitzt wird. Das kannst Du auch nach einer Hausgeburt machen, wenn Du bei Deinem Baby nach zwei bis drei Tagen eine leichte Gelbfärbung feststellst. Früher wurden die Babys immer einfach der Sonne ausgesetzt. Heute klingen technische Methoden gewichtiger.
Soweit ist eine leichte Gelbsucht relativ harmlos.
Nicht angewendet werden darf die Phototherapie, wenn das direkte Serum-Bilirubin 2 mg/dl überschreitet, da sich die Haut des Neugeborenen graubraun verfärben kann; es kommt dann zum so genannten Bronze-Ikterus.
Wenn Dein Baby sehr krank und die Gelbsucht so ausgeprägt ist, dass die Phototherapie bzw. das Sonnenlicht nicht anschlagen, bleibt nur noch eine Blutaustauschtransfusion. Dabei wird über eine in die Nabelvene gelegte Kanüle das Blut des Babys gegen Blut von Erwachsenen ausgetauscht. Welch große Belastung diese Behandlung einem Baby zumutet, ist an der Änderung seines normalen kindlichen Verhaltens erkennbar. Die so malträtierten Babys schreien sehr viel, haben keine Lust zu trinken und haben entweder eine auffallend schlaffe oder übermäßig angespannte Muskulatur.

Sehr selten kommt es zu einer Gelbsucht aufgrund von Rhesus- oder AB0-Blutgruppen-Unverträglichkeit zwischen Mutter und Kind. Bei einer gesunden Schwangerschaft ist ein Blutaustausch zwischen Mutter und Baby höchst unwahrscheinlich. Selbst die Verbindung über die Plazenta lässt nur sehr selten einen Austausch zu. Ein Blutaustausch zwischen Mutter und Baby kann als Unfall angesehen werden wie er beispielsweise bei Verletzungen während der Geburt oder durch Eingriffe der pränatalen Diagnostik passieren kann.
Hingegen die Einnahme von Medikamenten, hormonelle Störungen beispielsweise durch Schilddrüsenunterfunktion der Mutter oder Infekte aufgrund eines geschwächten Immunsystems führen häufig zu einer Überlastung von Babys Leber.
Fazit: Viel Sauerstoff und ein gesundes Milieu in der Gebärmutter beugt Gelbsucht vor.

8.8. Selbst nach einer Stillpause möglich: Wiederanregung der Milchproduktion.

Für eine Entscheidung zum Stillen ist es nie zu spät. Selbst wenn Du aufgrund einer Notlage Dein Baby nicht direkt nach der Geburt anlegen konntest oder bereits nach kurzer Zeit wieder abstillen musstest, kann sein Instinkt, von selbst die Brust zu finden und anzunehmen, auch Wochen später noch angeregt werden. Lege das Baby dazu nackt, oder nur mit einer Windel bekleidet, auf Deinen warmen nackten Bauch. Erwarte bitte keine sofortige Reaktion. Es kann einige Stunden dauern, bis sich das Baby erinnert. Verbringe 24 Stunden täglich mit Deinem Kind, lerne seine Körpersprache kennen.

Wie funktioniert die Relaktation?

Erfahrungsgemäß dauert es ein bis sieben Tage, bis die Milch zu fließen beginnt, und weitere zwei bis sechs Wochen bis Du voll stillen kannst. Falls Du ein adoptiertes Kind stillen möchtest, kann es sogar noch etwas länger dauern. Die Wiederanregung der Milchproduktion ist immer einen Versuch wert.

In dem Moment, da das Baby beginnt, an der leeren Brust zu saugen, ob Du jetzt seine Mutter bist oder nicht, leitet Dein Gehirn die Produktion von milchbildenden Hormonen ein. Der gleiche Effekt kann durch Ausdrücken der Milch per Hand erreicht werden oder wenn Du selbst oder Dein Partner die Brustwarzen sanft streichelt und sie zwischen zwei Fingern rollt, bis sie sich aufrichten. Diese Stimulation muss unbedingt öfter erfolgen als nur beim Liebesspiel. Bereitest Du Dich beispielsweise darauf vor, ein Baby zu adoptieren und hast viel Zeit, dann mache diese Übung zweimal täglich, zum Beispiel beim An- und Ausziehen. So beginnt Deine Brust mit der Zeit Milch zu bilden.

Kurzanleitung in fünf Schritten:

- Sei fest entschlossen, einen Versuch zu machen und das über mehrere Wochen durchzuhalten.
- Sorge dafür, dass Du keine anderen dringenden Pflichten oder Hausarbeiten hast, die Zeit und Aufmerksamkeit erfordern.
- Versuche zuerst, manuell etwas Flüssigkeit aus der Brust zu drücken. Wie auch immer diese Flüssigkeit aussieht, das Baby wird sie mögen und damit gedeihen. Wenn nichts herauskommt, gib einige Tropfen gespendeter Muttermilch[7] auf die Brustwarze. Halte das Baby dann in einer guten Position, wie oben beschrieben, und versuche, ihm die Brust zu geben.
- Wenn das Baby sich weigert, an der Brust zu saugen, aus der nichts kommt, benutze vorübergehend ein Brusternährungsset. Dabei handelt es sich um ein Plastikschläuchlein, das zu einer Flasche oder einer Tasse mit gespendeter Muttermilch führt. Befestige das Schläuchlein mit einem Heftpflaster an Deiner Brust, so dass das offene Ende zur Brustwarzenspitze zeigt. Indem Du die Flasche bzw. Tasse höher oder niedriger hältst oder das Schläuchlein einklemmst, kannst Du den Milchfluss ganz einfach mechanisch steuern. Du kannst auch einen losen Knoten in das Schläuchlein machen und diesen zur Regulierung des Milchflusses lokkern oder fester machen. Manchmal ist es dennoch nicht einfach das Baby und das Brusternährungsset mit nur zwei Händen zu bedienen. Daher ist Hilfe, zum Beispiel von Deinem Partner, sehr willkommen. Nun, da es mit Milch belohnt wird, ist Dein Baby sicher bereit, der Brust den nötigen Saugreiz zu geben.
- Einige Babys sättigen sich über das Schläuchlein zu rasch und regen dann die Brust nicht mehr genug an, um die Milchbildung in Gang zu bringen.

Wenn das zutrifft, schränke die Anwendung dieser Methode ein, sobald die eigene Milch zu fließen beginnt. Für die Milchbildung ist nicht nur der Saugreiz wichtig, sondern auch die Milchmenge, die von der Brust getrunken wird.

Es ist so großartig von der Natur eingerichtet – Du kannst Nährerin sein, Deine Brüste reagieren auf einen Säugling, selbst wenn Du nicht von Anfang an gestillt hast. Das ist kein Ammenmärchen, denn genau so haben es die Ammen früherer Tage gehalten, die auch ohne eigene Kinder die Kinder reicher Leute genährt haben.

8.9. Wann ist Dein Kind bereit für feste Nahrung?

Die Empfehlungen der Nationalen Stillkommission und der WHO sehen eine reine Stillzeit von 4-6 Monaten vor. Das ist jedoch nicht etwa ein Resultat der Forschungen, welche positiven Auswirkungen Muttermilch auf den Säugling hat, sondern das Ergebnis der Untersuchungen von Muttermilch auf Schadstoffe aus den achtziger Jahren.

Heutzutage werden Forderungen immer lauter, die zeitliche Begrenzung der Stillempfehlung wieder aufzuheben. Seit einigen Jahren sind die Werte der nachgewiesenen Schadstoffe in Muttermilch stark zurückgegangen. Heute sieht es so aus, dass in den so sorgfältig keimfrei gemachten Breigläschen und Milchpulvern deutlich mehr Schadstoffe sind als in Muttermilch. Im Grunde genommen handelt es sich um die Schadstoffe, denen wir alle tagtäglich ausgesetzt sind, wenn wir im Großstadtsmog leben, Discounter-Lebensmittel aus konventionellem Anbau und industrieller Vorverarbeitung, Fast-Food, Medikamente und Genussgifte zu uns nehmen und zusätzlich uns mit Haushaltschemie, Kosmetik und Absonderungen von Kunststoffpackungen verseuchen.

Doch bevor eine Erweiterung der Stillempfehlung ins Gewicht fallen könnte, müsste sich überhaupt erstmal wieder eine positive, aufgeklärte Haltung zum Stillen in den Köpfen der Mütter entwickeln. Selbst die offiziellen Minimumempfehlungen von vier Monaten erreichen laut SuSe-Studie nur etwa ein Drittel aller Babys, und ein halbes Jahr Stillzeit wird nur jedem zehnten Säugling gewährt. Dabei kann Stillen ganz selbstverständlich sein, wie uns die skandinavischen Länder vorleben.

Deine Muttermilch ist perfekt für Dein Baby zusammengesetzt (siehe Kap. 8.3.). Und vorausgesetzt, Du lebst natürlich – ernährst Dich rein biologisch, bewegst Dich viel an frischer Luft, meidest Medikamente und Genussgifte, hast kein Amalgam im Mund –, so ist auch Deine Milch nicht belastet.

Doch wie steht es mit Deinem Baby, wie lange bekommt ihm die reine Brusternährung wirklich und wann steht ein erstes Zufüttern an?

Dein Baby kann saugen und so alles allein aufnehmen, was es an Nahrung braucht. Von wegen: Ein Baby muss gefüttert werden, weil es noch nicht allein essen kann. Du kannst Dir das Temperieren und Pürieren und Sterilisieren und Rumkleckern sparen, indem Du Deinem Kind einfach die Brust gibst. Alle Gesichtsmuskeln eines Babys sind auf Trinken, Saugen und Melken eingestellt, nicht jedoch auf Kauen. Gib Deinem Säugling Zeit, damit:

- sein Darm richtig reifen kann. Muttermilch sorgt für eine gute Entwicklung der Darmflora und übernimmt bis dahin eine Wächterfunktion. Nur die guten Nähr- und Immunstoffe werden in den Organismus eingelassen, die unerwünschten und unbrauchbaren werden aussortiert. Diese Schutzfunktion wirkt bei verschiedenen Krankheitserregern und allem Natürlichen, was in Babys Darm gelangen kann. Doch bereits bei der Einflößung von Kuhmilch versagt das System, weil Kuhmilch eben nicht natürlich für Babys ist. Die Natur kann doch nicht voraussehen, dass eine Kuh ein Menschenbaby stillt. Die darin enthaltenen artfrem den Eiweiße können die noch poröse Darmwand passieren und so bereits zu Störungen im kleinen Körper führen. Fütterst Du zu früh feste Nahrung zu, bekommt Dein Baby Koliken. Es weint und schreit herzerweichend, und Du musst es stundenlang trösten und umhertra gen, statt einfach ein süßes, ruhiges Butzi zu haben, mit dem Du kuscheln kannst ohne Tränchen.
- Wenn Dein Kind selbst Interesse an Nahrung zeigt, wenn es genug Zähne hat, um allein beißen und kauen zu können, wenn es allein mit der Hand oder mit einem Löffel Nahrung in den Mund führen kann – dann ist es Zeit, mit dem Zufüttern zu beginnen. Und nicht vorher!
- Der Beginn des Zufütterns und langsamen Heranführens an feste Nahrung bedeutet jedoch nicht automatisch, dass Du jetzt komplett abstillen sollst. Solange Du stillst, bekommt Dein Kind weiterhin wertvolle Stoffe wie Vitamine, Immunstoffe und essenzielle Fettsäuren von Dir. Ersetze ganz allmählich Mahlzeit um Mahlzeit.
- Mit dem dritten Lebensjahr stoppt der menschliche Körper die Produktion des Verdauungsenzyms Laktase, welches für die Verdauung von Milch, genauer Milchzucker benötigt wird. Das bedeutet, dass der Mensch ursprünglich darauf programmiert ist, bis zum dritten Lebensjahr Muttermilch zu erhalten, quasi in Anlehnung an unsere Verwandten, die Säugetiere, gesäugt zu werden. Danach ist sein Verdauungssystem überhaupt nicht mehr auf Milch eingestellt. Es ist wirklich fraglich, wieso der Mensch das einzige Säugetier ist, das auch im Erwachsenenalter nicht davon loskommt – und dazu bei anderen Arten schmarotzen gehen muss. Und anstatt dass wir von den Asiaten lernen, die jahrtausendelang ohne Milchprodukte lebten, überschwemmen die Großkonzerne den asiatischen Markt mit ihren krank machenden Milchprodukten und derselben scheinheiligen Werbung

vom für Kinder angeblich so wichtigen Kalziumlieferanten. Verschone Dein Kind mit diesem die Konzentrationsfähigkeit senkenden[8], den Körper verschleimenden Kalziumräuber, der bei zu hohem Konsum obendrein die Nieren belastet und später zu Osteoporose führt!

- Es gibt sogar einige Naturvölker, die ihre Kinder so lange stillen, bis deren Gebiss wirklich komplett ist und die Milchzähne ausgetauscht sind. Das ist im Allgemeinen so um das 6. Lebensjahr herum. Dazu stillen die Mütter alle ihre Kinder (die älteren und jüngeren) parallel.

Ich habe meine Söhne jeweils ein Jahr voll gestillt. Danach haben sie noch einmal täglich morgens an der Brust getrunken für etwa 2 Monate, um dann von allein das Interesse an der Brust zu verlieren. Sie sind beide kerngesund. Sie haben mich auch mit Zähnen im Mund nicht gebissen. Mein großer Sohn hat mich einmal aus Versehen mit seinen ersten zwei Mäusezähnchen in die Brustwarze gezwickt. Ich habe im Affekt laut aufgeschrieen. Er hat sich sehr erschrocken darüber und mir seitdem nie mehr wehgetan.
Es ist übrigens ein falsches Vorurteil, dass lange gestillte Kinder grundsätzlich in aller Öffentlichkeit an Mamas T-Shirt gehen. Das kommt ganz darauf an, wie Du Deinem Kind die Brust anbietest. Nimmst Du Dein Baby jederzeit an die Brust: zum Trinken, zum Trösten, zum Einschlafen, einfach so, dann wundere Dich nicht, wenn das Kind das jederzeit einfordert. Ich habe meine Kinder von Anfang an nur zum Trinken angelegt. Trösten und Einschlafen waren eigene Rituale, die auch nach dem Abstillen bestehen blieben. Deshalb brauchten sie auch nicht an der Brust zu hängen. Sie bekamen auch nach dem Abstillen alles, was sie brauchten – Nahrung, Trost, Nähe.

Als erste Nahrung eignen sich saftige, milde Früchte, die weiches Fruchtfleisch haben wie Mangos, Bananen, junge Kokosnüsse, Avocado, Kaki, Litschi, Durian. Biete Deinem Kind anfänglich die Speise pur und ungemischt an. Im Abstand von ein bis zwei Wochen kannst Du ihm eine weitere Speise pur anbieten. Wenn es beide mag und gut verträgt, kannst Du die beiden Speisen mischen oder eine dritte hinzunehmen. Da Dein Kind bereits eigene Zähne hat, musst Du nicht alles pürieren. Es kann die Banane aus der Schale in die Hand nehmen, Du brauchst sie nicht zu zerdrücken. Biete ihm ruhig Apfelstückchen, Melone oder Gurkenscheiben zum Kauen an.
Ganz ohne Kleckern werden die Mahlzeiten in den nächsten Monaten auch nicht ablaufen. Deshalb gib ihm ruhig von Anfang an die Fruchtstückchen oder einen eigenen Löffel für den Gemüsebrei und Nussmus in die Hand. Lass es selbständig essen, dann lernt es schneller, die Arm- und Handbewegungen zu koordinieren, als wenn Du es immer fütterst, nur damit es keine Flecken gibt.

8.10. Berührung und Verhütung in der Stillzeit.

Der Umgang mit Sexualität ist – wie in jeder anderen Lebenslage auch – sehr individuell. Es gibt durchaus Paare, die schon sehr bald, sprich: in den ersten Tagen nach der Geburt wieder Verkehr miteinander haben. Doch wahrscheinlich wird es nach der Geburt noch einige Zeit dauern, bis Deine Lust wiederkehrt. Viele Frauen haben in den ersten Tagen noch keine gute Kontrolle über ihre Beckenbodenmuskulatur. Womöglich kannst Du den bereits laufenden Urinstrahl auf der Toilette nicht anhalten. Keine Sorge, das gibt sich wieder. Einige wünschen sich dann gerade Sex, anderen ist es unangenehm. Viele Paare möchten auch erst das Abklingen des Wochenflusses abwarten. Falls Du Risse am Damm oder den Labien erlitten hast, benötigen diese sicher noch etwas Zeit zur Heilung. Durch ein Eindringen des Penis können sie wieder einreißen und brennen. Dein Östrogenspiegel ist aufgrund der hormonellen Umstellung nach der Geburt sehr niedrig. Dadurch ist Deine Scheide trocken und berührungsempfindlich. Diese Trockenheit hält bei stillenden Frauen bis zu drei Monate an. Bitte Deinen Partner im ausgiebigen Vorspiel die Schamlippen und den Scheideneingang geschmeidig zu machen, bevor er eindringt.
Neben dem vaginalen Geschlechtsverkehr bieten sich auch andere Sexformen an, die vielleicht dazu ermuntern, den eigenen und den Körper des Partners noch einmal neu zu entdecken, miteinander zärtlich zu sein ohne die stete Angst, es könnte weh tun und verkrampft enden.

Du hast ein wunderbares Baby, vielleicht sogar schon mehrere Kinder. Die Familie scheint komplett und Dein Körper wünscht eine Pause von Schwangerschaft(en) und Stillzeit(en). Da taucht unweigerlich die Frage nach einer geeigneten Verhütungsmethode auf.

Eine Kupferspirale scheint eine gute Lösung zu sein, greift sie doch nicht in den Hormonhaushalt ein und wirkt angeblich nur lokal. Das ist ein Trugschluss! Bedenke, dass Kupfer als sicherer Auslöser von Aborten gilt (siehe Kap 13.). Die kontinuierliche Abgabe von Kupferionen in Deine Gebärmutter vergiftet das Milieu derart, dass keine befruchtete Eizelle darin überleben kann und folglich abgestoßen wird, was Du wiederum als Regelblutung wahrnimmst. Natürlich werden Dir Ärzte nur die Vorteile aufzählen wie beispielsweise, dass eben keine Belastung mit künstlichen Hormonen stattfindet und die Leber nicht so stark belastet wird wie bei Einnahme der Pille (siehe Kap. 11.4. und 12.2.), außerdem musst Du nicht jeden Tag daran denken, sondern hast nach dem Einsetzen der Spirale erstmal eine Weile Ruhe. Die Nachteile wirken sich dabei direkt auf Deine Geschlechtsorgane aus. Kupferionen können sich in den Eierstöcken festsetzen und dort zu Schädigungen und Funktionsstörungen führen. Die Vergiftung der Schleimhäute kann abartige Zellveränderungen auslösen, die unter anderem als erhöhter PAP-Wert messbar sind. Lässt Du in der Folge auch noch eine Konisation vornehmen, dann hast Du selbst alle Vorkehrungen für eine problematische erneute Schwangerschaft getroffen. Falls Du bereits eine Kupferspirale trägst und einen Kinderwunsch hegst, warte mit einer Schwangerschaft nach Entfernen der Spirale mindestens sechs Monate ab und führe in dieser Zeit eine Ausleitungskur durch!

Die einzige Alternative zu allen auf dem Markt angebotenen Verhütungsmitteln bietet Dir die genaue Kenntnis Deines Körpers. Es gibt verschiedene Methoden der so genannten natürlichen Verhütung – auch als Natürliche Empfängnisregelung (NER) oder Natürliche Familienplanung (NFP) bezeichnet –, die sich allesamt am weiblichen Monatszyklus orientieren. Wenn Du nicht in Deinen Körper eingreifen und zu Gunsten der Lust Deine Gesundheit und Fruchtbarkeit schädigen möchtest, kommt die natürliche Verhütung für Dich in Frage. Sie erfordert Konsequenz und Disziplin; oder die Einstellung, dass eine eventuelle weitere Schwangerschaft nicht unbedingt eine Katastrophe wäre.
Es gibt mehrere Methoden der natürlichen Verhütung. Entscheide selbst, mit welcher Du am besten zurecht kommst und welche Du ohne viel Aufwand in Deinen Alltag integrieren kannst. Die Zuverlässigkeit der Verhütung erhöht sich, wenn mindestens 2 der beschriebenen Methoden miteinander kombiniert werden.

Vorteile der natürlichen Verhütung	**Nachteile der natürlichen Verhütung**
Kein Eingriff in den Körper. Du bleibst voll fruchtbar. Keine Spätfolgen wie bei der hormonellen Verhütung. Bei einem erneuten Kinderwunsch kannst Du die Regeln der natürlichen Verhütung auch anwenden, um Deine fruchtbaren Tage zu bestimmen. Du lernst zunehmend, den Signalen Deines Körpers zu vertrauen.	Du musst etwas Zeit investieren, bis Dir diese Form der Empfängnisverhütung leicht fällt. An den fruchtbaren Tagen, musst Du entweder enthaltsam sein oder auf eine andere Verhütungsmethode ausweichen (zum Beispiel Kondome). Dein Zyklus muss sehr regelmäßig sein. Schichtarbeit und häufige Reisen über Zeitzonen führen zu Unregelmäßigkeiten des Zyklus.

Die älteste, bis heute relativ verbreitete Verhütungsmethode ist das *Aufpassen*, auch *Coitus Interruptus* oder Unterbrochener Geschlechtsverkehr genannt. Beim Coitus Interruptus zieht der Mann kurz vor dem Samenerguß den Penis aus der Scheide und ejakuliert außerhalb, so dass der größte Teil der Samenflüssigkeit nicht in die Vagina gelangt. Aus diesem Grund verringert sich die Wahrscheinlichkeit einer Befruchtung. Die Methode ist sehr unsicher, auf Dauer für beide Partner unbefriedigend und erfordert vom Mann viel Selbstkontrolle.

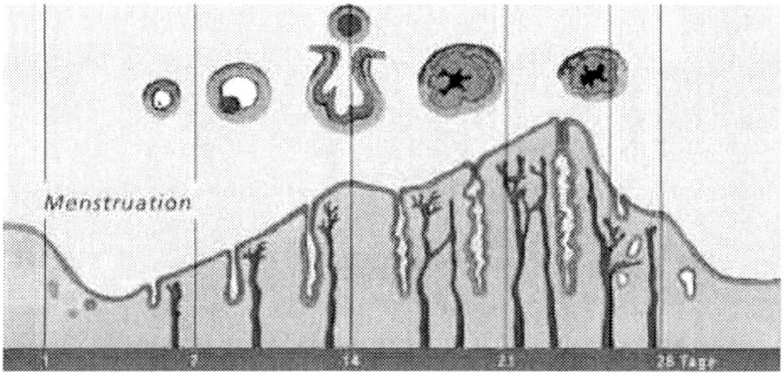

Vorgänge im Eierstock (Bilder oben) und an der Gebärmutterschleimhaut (Kurve) während eines Zyklus.

Gemäß Pearl-Index werden bei Anwendung dieser Methode 10 bis 30 Prozent der Frauen innerhalb eines Jahres schwanger. Schon vor dem eigentlichen Samenerguss treten geringe Mengen Sekret aus dem Harnleiter aus. Die geringe Menge an enthaltenen Spermien reicht höchstwahrscheinlich nicht zur Befruchtung aus. Beim Coitus Interruptus kommt es leicht bei einem zweiten Geschlechtsverkehr, kurze Zeit nach dem ersten, zu einer Befruchtung da sich von dem ersten Samenerguss noch Samenzellen in der Harnröhre befinden. Eine vorzeitige Samenentleerung ist neben mangelnder Beherrschung des Mannes der größte Unsicherheitsfaktor.

Mit der *Kalendermethode*, nach *Knaus* und *Ogino* benannt, werden die fruchtbaren Tage einfach ausgerechnet. Der Eisprung findet bei einem 28-Tage-Zyklus etwa 12 bis 16 Tage vor der nächsten Menstruation statt. Die Befruchtung der Eizelle muss innerhalb von 18 Stunden nach dem Eisprung erfolgen. Die Spermien Deines Partners können dagegen bis zu fünf Tage in Deinem Körper überleben. Daraus ergeben sich etwa 6 fruchtbare Tage innerhalb eines Zyklus. Sie beginnen fünf Tage vor dem Eisprung und enden einen Tag danach.
Um zuverlässig zu bestimmen, um welche Tage es sich bei Dir handelt, solltest Du etwa sechs Monate lang die Intervalle Deiner Regelblutung genau dokumentieren. Dazu werden vom Beginn der Regelblutung an die Tage bis zum Einsetzen der nächsten Blutung gezählt. Wenn Dein Zyklus nicht immer zu 100% regelmäßig, sprich: wirklich genau gleich lang ist, bilde Mittelwerte wie folgt, um alle Toleranzen mit einzuschließen:

> Ziehe vom kürzesten Zyklus Deiner persönlichen Aufzeichnungen 18 Tage ab. So bestimmst Du den ersten fruchtbaren Tag, z.B. 26 – 18 = 8. Tag des Zyklus. Ziehe vom längsten Zyklus Deiner persönlichen Aufzeichnungen 11 Tage ab und bestimme so den letzten fruchtbaren Tag, z.B. 30 – 11 = 19. Tag des Zyklus.

In dem Beispiel liegen die fruchtbaren Tage nach der Knaus-Ogino-Methode zwischen dem achten und neunzehnten Tag des Zyklus. Diese Methode kann nur angewendet werden, wenn Du einen regelmäßigen Zyklus hat, der höchstens Schwankungen um zwei bis drei Tage einschließt.

Die *Basaltemperatur-Methode* nutzt die Körpertemperatur, die morgens direkt nach dem Aufwachen gemessen wird (Basaltemperatur), um die fruchtbaren Tage zu bestimmen. Du musst Deine Temperatur jeden Morgen um möglichst dieselbe Zeit messen und am besten notieren. Während der fruchtbaren Tage innerhalb eines Zyklus ändert sich Deine Körpertemperatur durch die Schwankungen der Hormonausschüttung. Um auswertbare Daten zu erhalten, ist es wichtig, dass Du mindestens sechs Stunden geschlafen hast und die Temperatur vor dem Aufstehen, also noch im Bett liegend, misst. Miss die Temperatur am besten im After, in der Scheide oder im Mund. Messungen unter den Achseln oder im Innenohr sind zu ungenau. Während eines Zyklus dürfen der gewählte Messort und das Thermometer nicht gewechselt werden.
Jeder Mensch hat eine Normaltemperatur. Diese wirst Du nach einiger Zeit aus Deinen Notizen ablesen können. Kurz vor dem Eisprung senkt sich meist die Körpertemperatur etwas, um dann ein bis zwei Tage nach dem Eisprung wieder durch das Gelbkörperhormon um 0,2 bis 0,6 Grad Celsius zu steigen. Diese erhöhte Körpertemperatur bleibt bis zur Regelblutung bestehen, um dann wieder auf die Normaltemperatur abzufallen. Ab dem Abend des dritten Tags mit erhöhter Basaltemperatur kann eine Frau bis zur nächsten Regelblutung nicht mehr schwanger werden.
Da der relevante Temperaturunterschied bei der Basaltemperaturmessung nur wenige Zehntel Grad beträgt, wurden spezielle Basal- oder Frauenthermometer entwickelt, die nur einen begrenzten Temperaturbereich anzeigen und daher besser abzulesen sind.
Bei dem seltenen mehrfachen Eisprung (zweieiige Zwillinge) wird davon ausgegangen, dass dieser innerhalb von 24 Stunden erfolgt.
Da die Temperaturveränderung erst nach dem Eisprung stattfindet, können die fruchtbaren Tage des aktuellen Zyklus immer nur aufgrund der Daten der vorherigen Zyklen vorhergesagt werden. Vorsichtshalber berücksichtige Schwankungen im Zyklus, auch wenn diese so nicht immer auftreten. Dein Eisprung kann um 5 bis 7 Tage schwanken. Erhöhe deshalb die eigentlich 6 fruchtbaren Tage auf 11 bis 15 kritische Tage, indem Du zusätzlich noch zwei Puffertage dazu nimmst. So bist Du auf der sicheren Seite.
Um nicht immer die Temperaturen notieren zu müssen, gibt es kleine Computer, die die Basaltemperatur speichern und nach einiger Zeit auf die fruchtbaren Tage hinweisen. Ein Temperatur-Computer senkt ganz erheblich das Risiko, dass Du Dich selbst überlistest wie zum Beispiel durch die Interpretation untypischer Werte zum eigenen Vorteil.

Hier noch mal alle Grundregeln für Dich zusammengefasst:

- Folgt auf 6 Tage mit niedriger Temperatur ein Temperaturanstieg von mindestens 0,2 Grad Celsius,
- bleibt die Temperatur in den nächsten zwei Tagen erhöht,

- und liegt der dritte erhöhte Wert mindestens 0,2 Grad über dem höchsten der sechs niedrigen Werte,

bist Du bis zur nächsten Periode nicht mehr fruchtbar. Alles klar?

Faktoren, die die Basaltemperatur beeinflussen:

- Die Körpertemperatur schwankt im Laufe des Tages, deshalb sollte die Temperatur immer zur selben Zeit gemessen werden.
- Körperliche Aktivität erhöht die Körpertemperatur. Bereits der morgendliche Gang zur Toilette kann die Messung der Basaltemperatur beeinflussen.
- Ein regelmäßiger Schlafrhythmus ist wichtig. Ein ausgeprägtes Nachtleben oder Schichtarbeit kann das Ergebnis verfälschen und erfordert große Übung in der Interpretation der Werte.
- Erkrankungen und Medikamente beeinflussen die Körpertemperatur. Stress, Alkohol und Nikotin beeinflussen ebenfalls die Körpertemperatur. Auch diese Methode verlangt einen sehr regelmäßigen Zyklus.

Ergänzend zu der oben beschriebenen Grundregel gibt es noch eine Reihe von Regeln für einen geringen oder stufenweisen Temperaturanstieg und die Behandlung von abweichenden Messwerten.

- Rechnerische Ermittlung der unfruchtbaren Tage vor dem Eisprung

Die Berechnung der unfruchtbaren Tage vor dem Eisprung beruht ausschließlich auf Erfahrungswerten der letzten Monate. Beobachte und dokumentiere Deine Messwerte mindestens drei Zyklen lang.

- Regel zur Bestimmung der unfruchtbaren Tage vor dem Eisprung

Ermittle aus Deinen Aufzeichnungen die früheste erste Erhöhung der Basaltemperatur aller dokumentierten Zyklen. Ziehe zusätzlich 8 Tage ab. Das ergibt mit einer zuverlässigen Sicherheitsspanne den letzten unfruchtbaren Tag *vor* dem Eisprung.
Verschiedene Beratungsstellen, unter anderem Pro Familia, bieten Kurse zu dieser Methode und der korrekten Messung der Basaltemperatur an. Zyklusblätter für eine stete Dokumentation sind in jeder Apotheke oder im Internet erhältlich.

Die *Billings-Methode* beruht auf einer genauen Beobachtung des Zervix-Schleims. Dieser Ausfluss fließt aus dem Gebärmutterhals in die Scheide und ändert sich im Lauf Deines Zyklus. Er ist meist zäh und dickflüssig und hat eine weißliche bis gelbe Farbe. Nimmt man ihn zwischen Zeigefinger und Daumen, dann lassen sich bis zu zwei Zentimeter lange Fäden ziehen. Kurz vor dem Eisprung wird der Zervix-Schleim durch den steigenden Östrogenspiegel erst milchig trüb und dann zunehmend klar und dünnflüssig. Jetzt können zwischen den Fingern bis zu zehn Zentimeter lange Fäden gezogen werden.
Ganz am Ende der Scheide befindet sich der Gebärmutterhals als kleine runde

Halbkugel und in der Mitte, wie ein Grübchen, der Muttermund. Streich mit dem Zeige- oder Mittelfinger einmal über den Muttermund. Du kannst den Zervixschleim zu jeder Tageszeit überprüfen.
Diese Methode darfst Du bei einer Infektion im Genitalbereich nicht anwenden, da der Ausfluss durch Infektionen meistens stark verändert wird.

Folgende Kürzel kannst Du zum Notieren der Schleimeigenschaften verwenden:

t	trocken am Scheidenausgang
Ø	kein Schleim
f	feucht am Scheidenausgang
S	Schleim minderer Qualität (milchig, klebrig, klumpig, nicht spinn bar)
S+	Schleimqualität gut (glasig, klar, dehnbar, spinnbar, wie rohes Eiweiß)
SH	Schleimhöhepunkt (= letzter Tag von S+)

Der Gebärmutterhals ist an unfruchtbaren Tagen durch einen relativ festen Schleimpfropfen verschlossen. Er schützt die oberen Geschlechtsorgane vor Keimen. Zu Beginn der fruchtbaren Tage verflüssigt sich der Schleimpfropfen durch den zunehmenden Östrogenspiegel. Erst jetzt können Spermien die oberen Geschlechtsorgane erreichen. Der flüssige Zervixschleim dient auch dazu, die Spermien auf ihrem Weg zur Eizelle mit Nährstoffen zu versorgen. Diese Wandlung kann zur Bestimmung der fruchtbaren Tage benutzt werden. Der Zervix-Schleim-Höhepunkt fällt zeitlich sehr eng mit dem Eisprung zusammen und liegt noch vor dem Anstieg der Basaltemperatur. Er weist deutlich auf die fruchtbaren Tage der Frau hin. Kurz nach dem Eisprung verdichtet sich der Zervix-Schleim wieder und schließt so die Gebärmutter.
Der Eisprung findet am Schleimhöhepunkt oder an den beiden darauf folgenden Tagen statt. Da die Eizelle noch bis zu 18 Stunden nach dem Eisprung befruchtet werden kann, beginnt die unfruchtbare Phase am dritten Tag abends nach dem Schleimhöhepunkt.
Da der Schleimhöhepunkt der letzte Tag mit guter Schleimqualität ist, kann er nur im Nachhinein festgestellt werden, nachdem die Schleimqualität wieder gefallen ist.
Die Bestimmung des Eisprungs und der unfruchtbaren Tage wird zuverlässiger, wenn die Billings-Methode mit der Basaltemperatur-Methode kombiniert wird. Man nennt dies dann *Symptothermale Methode*.

In diesem Fall beginnen die unfruchtbaren Tage:

- am Abend des dritten Tages mit einer Temperaturerhöhung oder
- am dritten Abend nach dem Schleimhöhepunkt

je nachdem welches Kriterium zuletzt erfüllt wurde.

Es gibt eine Reihe von *Verhütungscomputern*, die auf verschiedenen Prinzipien beruhen.

- Temperaturmesscomputer: Ladycomp, Babycomp, Bioself Plus, Cyclotest Easy
- Symptothermale Computer: Cyclotest 2 Plus, MiniSophia
- Hormonmesscomputer: Persona
- Auswertungsprogramme für den PC: Zykla, ProFam

Die genannten Marken sind nur eine Auswahl der auf dem Markt erhältlichen Geräte. Bitte informiere Dich selbst über die detaillierten Funktionsweisen und entscheide, ob und welches der Geräte für Dich in Frage kommt.

Temperaturmesscomputer bestimmen anhand der Körpertemperatur die fruchtbaren Tage. Du führst morgens den Temperaturfühler vaginal ein und nach kurzer Zeit gibt eine Anzeige Auskunft ob verhütet werden muss oder nicht. Bei den symptothermalen Computern können neben der Bestimmung der Basaltemperatur weitere Körpermerkmale eingegeben werden. Die Verhütungssicherheit wird erhöht, wenn beispielsweise auch die Beschaffenheit des Zervixschleims berücksichtigt wird.

1997 wurde der Hormonmesscomputer Persona entwickelt. Hierbei wendest Du Teststreifen an und untersuchst an acht Tagen im Monat Deinen Morgenurin auf die Hormone Östrogen und LH. Der Computer bestimmt daraufhin die unfruchtbaren Tage. Persona ermittelt, an welchen Tagen der Hormonstatus bestimmt werden muss.

Die meisten Verhütungscomputer zeigen ca. 16 unsichere Tage an, an denen anders verhütet werden muss. Der Hormonmesscomputer Persona kommt mit ca. 11 Tagen aus.

[1] BMG, www.bmgs.bund.de

[2] Die wichtigsten Inhaltsstoffe je 100 Gramm Milch im Vergleich. Daten von Dr. Ursula Wachtel.

[3] S. W. Souci / W. Fachmann / H. Kraut: Die Zusammensetzung der Lebensmittel – Nährwerttabellen, CRC Press, 1994.

[4] Die Psychologen Hetty van de Rijt und Frans X. Plooij haben beobachtet, dass Kinder in den ersten 14 Lebensmonaten acht große Sprünge in ihrer geistigen und motorischen Entwicklung machen: Oje, ich wachse!, Mosaik – Goldmann Verlag, München 1994.

[5] Niedersächsisches Ministerium für Ernährung, Landwirtschaft und Forsten, 1995.

[6] Die normale Bilirubinproduktion des Menschen beträgt 7±1 mmol/kg/Tag.

[7] Das in Kuhmilch enthaltene Tryptophan hat Milch zum Schlummertrunk werden lassen. Es beruhigt das Gehirn. Was soll ein Schulkind damit? Eine umfassende Studie an Schulkindern zeigte, dass in der Pause getrunkene Milch zu einem deutlich messbaren Konzentrationsabfall führt. Die Kinder sind müde und weniger aufnahmefähig als Kinder, die keine Milch getrunken haben.

9. „Dass Du jetzt ja ordentlich isst!“ pflegte meine Großmutter immer zu sagen...

9.1. Was ist Rohkost? Gesunde Frischkost – nicht nur für werdende Mütter.

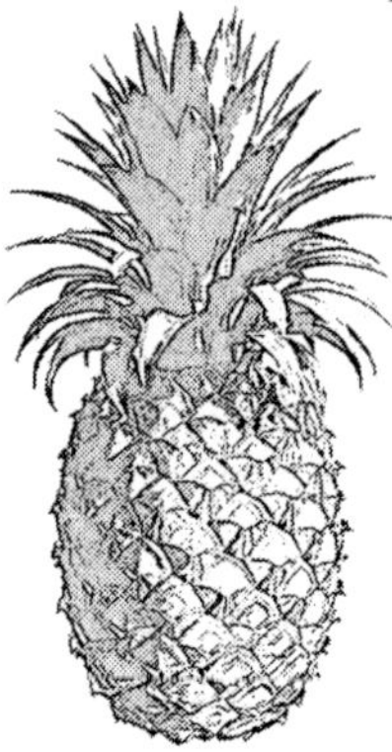

Es ist durchaus nicht so, dass Ernährung heute kein Thema wäre. Ganz im Gegenteil überschwemmen immer neue Diäten den Markt, die sich an fernöstlichen Lehren, dem Wunschgewicht, dem Interesse eines Herstellers von Wellness-Produkten oder was auch immer orientieren. Meistens stehen kosmetische Interessen, die ewige Jugend, der eigene Sexappeal und die Figur im Vordergrund, frei nach dem Motto: „Frauen, seid lieber schön als klug, Männer können besser gucken als denken.“ Da werden Kalorien gezählt, fettreduzierte Lebensmittel und künstliche Süßstoffe verzehrt, GLYX-Werte berechnet, jede Menge Geld für saisonal angesagte Entschlackungsmittel von Aloe-Vera-Joghurt über Ginkgo-Extrakte bis zu Pu-Erh-Tee ausgegeben. Doch die eigentliche Gesundheit – der wesentliche Faktor für eine gute Figur, frisches Aussehen plus Wohlfühl-Effekt – kommt dabei immer zu kurz.

Dabei können Frauen beides: Durch kluges Handeln gut aussehen, natürlich leben und dabei ganz trendy sein.

Als optimale Ernährungsform empfehle ich Rohkost. Diese erfordert keine besondere Zubereitungsform der Nahrung, Kalorienzählen ist überflüssig, monotone Ernährung ist ausgeschlossen, und Gesundheit bringt sie Dir frei Haus.

Trotzdem verlangt sie einiges von Dir: Zuerst das Loslösen von den Verführungen des Kochtopfs und des Konsums rings umher. Denke und esse so einfach und unbehandelt wie möglich. Zugegebenermaßen sind biologische Lebensmittel teurer als konventionell Angebautes. Doch die zusätzlichen Aufwendungen sparst Du schnell wieder ein, da Du an der Fleisch-, Wurst- und Käsetheke, am Süßwarenregal, am Backwarenstand, an allen Fertigfutterregalen, an der Tiefkühlkost, an sämtlichen Milchprodukten und an den Limonaden-, Wein- und Spirituosenregalen einfach vorbeigehen kannst.

„Ja, wovon soll ich denn dann noch leben?“ fragst Du.

Ganz einfach: Iss zunächst alles Pflanzliche, ausschließlich unverarbeitet, frisch und pur. Achte dabei auf einen hohen Wildkräuteranteil. Diesen beziehst Du am besten aus Selbstversorgung. Sammle Dir Deine grüne Kost selbst auf den umliegenden Wiesen und in Wäldern. Wenn Dir das an Deinem Wohnort absolut nicht möglich sein sollte, erkundige Dich nach einem Versandhandel im

Internet oder über den regionalen Bio-Bauernverband. Einen weiteren großen Anteil Deiner Nahrung nehmen Früchte ein. Iß zu gleichen Teilen einheimische saisonale und tropische Früchte. Achte jeweils darauf, dass alles absolut unbehandelt ist. Bananen und Ananas, die von riesigen Plantagen stammen, sind überdüngt und werden stets unreif geerntet. Schnäppchen aus einem Billigdiscounter nützen Dir gar nichts, wenn Du von Pestizidrückständen Pickel bekommst.

Iß Obst und Gemüse grundsätzlich nur reif! Dann bekommst Du beides: Das beste Aroma und den höchsten Nährstoffgehalt. Unreif geerntete Früchte sind wie Frühchen beim Menschen – eben noch etwas schwach. Es geht bei der Rohkost nicht darum, eine bestimmte Pflanze besonders hervorzuheben als Wundergewächs, so wie es in der Werbung bisweilen mit Ginkgo, Aloe Vera oder Ginseng geschieht, sondern um eine grundsätzliche Lebensanschauung. Es gibt durchaus Pflanzen, die besondere Eigenschaften haben, wie zum Beispiel Durian besonders nahrhaft ist, Löwenzahn oder Koriander eine besondere Putzwirkung haben, frische Kokosmilch und Kaki für Kleinkinder besonders bekömmlich sind. Diese Eigenschaften kann man zu gegebener Zeit nutzen. Das heißt aber nicht, den Teller mit ein paar Löwenzahnblättern zu dekorieren und in die Mitte die gebratene Putenbrust mit Pommes Frites zu legen. Es heißt auch nicht, Kokosmilch aus der Dose zu kaufen oder Getränkepulver mit Kakigeschmack in Milch einzurühren. Das ist alles Humbug und Schönrederei.
Für eine gesunde Rohkost stelle Deinen Speiseplan wie folgt zusammen:

- einheimische Früchte 35%
- tropische Früchte 25%
- Wildkräuter, Sprossen, Blüten, Gemüse und Salate 35%
- Nüsse, Samen, Kerne 5%

Ein Beispiel für einen paradiesischen Rohkost-Tag:
Morgens nach dem Aufstehen:

- 1 Glas reines Quellwasser mit einem gehäuften Teelöffel aufgelöster Grüner Heilerde trinken.

Erstes Frühstück: ca. 1 bis 2 Stunden später:

- 1 Mango, 1 Banane, 1 Papaya.

Zweites Frühstück (nach Belieben):

- 2-3 Möhren, 1 Apfel, 1 Birne oder 1 Handvoll Sonnenblumenkerne, 1/2 Avocado, 1 Kohlrabi.

Mittag:

- gemischter Salat im Sommer mit Löwenzahn, Sauerampfer, Franzosenkraut, Kapuzinerkresse, Tomaten, Kopfsalat, Rettich, 1/2 Avocado, Gurke, Oliven, Giersch, garniert mit Gänseblümchen und Dahlienblütenblättern oder alternativ

- im Winter mit Eichblattsalat, Lollo Rosso, Senfkraut, Radicchio, Vogelmiere, Sesam, Ruccola, Cashew- oder Walnüssen, Feldsalat, Gemüsefenchel garniert mit frischer Brunnenkresse von der Fensterbank. Angemacht wird der Salat mit frisch gepresstem Zitronen- oder Orangensaft und ein wenig gutem Olivenöl.

Vesper:

- Tomaten (ganz klein geschnitten) mit Zitronensaft, frischem Koriander, gehackten ungesalzenen Erdnüssen, nach Geschmack frischer Chili oder alternativ
- Chicoréesalat mit geschnittenen Apfelsinen und wenig Öl oder alternativ Rohes Sauerkraut mit Avocado

Abend (gegen 18.00 Uhr, danach keine volle Mahlzeit mehr essen):

- Erster Gang: ein gemischter Salat aus Feldsalat, Zucchini, halbierten Kumquats, glatter Petersilie, Pastinaken, Paprika, Staudensellerie, mit etwas Mandelmus und frisch gemahlenen Senfkörnern oder frisch geriebenem Meerrettich angemacht.
- Zweiter Gang: Litschis, Trauben, Ananas oder Maracuja.

Für den Durst zwischendurch:

- sehr saftige Früchte wie Honigmelone, Wassermelone, Mandarinen, Erdbeeren, Kirschen, Kokosmilch.

Für den Hunger zwischendurch:

- Nüsse, Bananen, Avocado.

Zum Naschen zwischendurch:

- getrocknete Aprikosen oder Feigen, Datteln, Rosinen, Maulbeeren.

Selbst, wenn Du nicht immer so eine reiche Auswahl im Hause hast, so soll doch dieses Tagesmenü eine Anregung sein für die Vielfalt der pflanzlichen Kost und die Mischungsanteile von herzhaften (Blattgrün, Gemüse) und süßen Speisen (Früchte, Nüsse).

Rohkost ist einer der Grundpfeiler einer Lebensanschauung, die:

- ein natürliches Verhalten einschließlich ursprünglicher Bewegungsformen des Körpers sowie einen verantwortungsvollen Umgang mit Umweltschutz und Ressourcen fordert und lebt,
- sich gegen jede Genmanipulation von Saatgut und Mikroorganismen wendet (egal ob bei Getreide, anderen Kulturpflanzen oder Hefe),
- Tiere als wertvolle Geschöpfe dieses Planeten respektiert,
- statt künstlicher Ersatzstoffe und Fertignahrung sich der natürlichen Vielfalt erinnert,
- die Verantwortung für das eigene Leben übernimmt und pharmazeutische, chemotherapeutische, operative oder radiologische Therapieformen meidet,
- den Menschen als Organismus mit Regenerierungspotential und nicht als

Mechanismus mit Verschleißerscheinungen betrachtet,
- unseren Kindern ein Vorbild für den Erhalt dieses Planeten mit seiner reichen Natur und für ihre eigene Gesunderhaltung sein möchte.

Es handelt sich sozusagen um artgerechte (Körper- und Geistes-)Haltung des Menschen.

Wenn Du weder chronische noch akute Krankheiten hast und mit reiner Rohkost nicht zurechtkommst, versuche, ob Du mit diesem Kompromiss leben kannst:

- Iss nur ab und zu mal eine gegarte Speise (Gemüsesuppe, Kartoffeln, Naturreis).
- Koche stets salzfrei. Meide Gebratenes und Frittiertes. Ziehe stets Gedünstetes oder Gedämpftes vor.
- Mische Deine Speisen: zum Beispiel bei einem Gemüsewok halb gegarte, halb rohe Zutaten.
- Erlaube Dir nur sehr selten eine Ausnahme, die Du dann richtig auskostet: zum Beispiel, wenn Du auf Brot oder Kuchen nicht verzichten kannst oder wenn Du zu gerne Fischstäbchen isst. Lass die Ausnahme nicht zur Regel werden. Es ist besser, einmal ordentlich reinzuhauen, als dem Körper täglich zuzusetzen.
- Iss Dich immer zuerst an Früchten oder einem Salat satt – als großzügige Vorspeise, nicht nur als kleine dekorative Beilage. Erst dann greife zu den gekochten Speisen.

9.2. Frische Kost – frische Schwangerschaft.

9.2.1. Sodbrennen und Verstopfung.

Wenn Du häufig unter Sodbrennen leidest, so sind daran nicht nur die Hormone schuld, die angeblich die Magensäure aufsteigen lassen, sondern größtenteils Deine Ernährung. Diese Behauptung lässt sich leicht von Dir nachprüfen. Zuerst meide vor allem Zucker, Gebratenes, Milchprodukte, aus Weißmehl Gebackenes wie Pizza oder Lasagne, tierische Fette und Reizstoffe wie Kaffee, Alkohol und Glutamat. So beugst Du einer zu starken Übersäuerung vor.

Dem mit fortschreitender Schwangerschaft zunehmend bedrängten Magen helfen viele kleine Mahlzeiten statt der üblichen drei großen. Das vermeidet nebenbei ein unangenehmes Völlegefühl.

Iss zu einigen Mahlzeiten ausschließlich(!) stark fruchtsäurehaltige Nahrungsmittel wie beispielsweise Orangen, Tomaten, Ananas oder Äpfel. Diese wirken während der Verdauung ausgleichend auf den Säuren-Basen-Haushalt Deines Körpers und liefern Dir eine Reihe wichtiger Enzyme. Allerdings spürst Du von dieser positiven Wirkung der Früchte nicht allzu viel, wenn Du gleichzeitig mit der frischen Ananas ein Salamibrötchen und einen Joghurt isst. Dann bekommst Du trotzdem Sodbrennen.

Hilfreich sind magnesiumreiche Früchte wie Aprikosen, Mandeln oder Mangos. Trinke täglich vor dem Zubettgehen einen Teelöffel in Wasser aufgelöste Grüner Heilerde. Bei starkem Sodbrennen iss zu jeder Mahlzeit einen gestrichenen Teelöffel davon. Selbst wenn Du keine 100%-ige Rohköstlerin bist, können Dir diese einfachen Maßnahmen schon helfen.
Greife auf keinen Fall zu säurebindenden Medikamenten! Auch nicht, wenn die TV-Werbung eine Schwangere zeigt, die ganz selbstverständlich Rennie schluckt. Die Tabletten binden neben der überschüssigen Säure auch sämtliche im Verdauungstrakt aus der Nahrung gezogenen Mineralien und mindern so drastisch deren Aufnahme in den Körper.

In vielen Broschüren ist zu lesen, dass Darmträgheit, Verstopfung und Hämorrhoiden häufige Schwangerschaftsbeschwerden sind. Alles so unnötig wie ein Stein im Schuh, sage ich. Es handelt sich ausnahmslos um Folgen von schlechter Ernährung und Bewegungsmangel.
Durch eine Kost mit hohem Rohkostanteil, die neben Früchten auch grünes Blattgemüse, Kräuter, Avocados und faserreiches Gemüse wie Möhren, Fenchel oder Staudensellerie enthält, bekommt Dein Darm immer genügend Anregung. Mit diesen gut gekauten Ballaststoffen kann es zu keiner Verstopfung kommen. Die pflanzliche Kost ist zudem leicht verdaulich und bleibt nicht so lange wie tierische Eiweiße und Fette im Darm.
Nimm keine Abführmittel während der Schwangerschaft! Diese können schnell ins Gegenteil umschlagen und Durchfall auslösen. Durchfall wiederum oder eine stark erhöhte, unnatürliche Darmtätigkeit kann frühzeitig Wehen auslösen, da der Dickdarm direkt an der Gebärmutterwand entlangläuft. Leicht abführend wirkt eine Apfel-Möhren-Rohkost zum Frühstück, dazu iss ein paar eingeweichte Feigen oder trinke einen frisch gepressten Saft aus Sellerie, Zitrone, Kiwi und Äpfeln. Rege die Arbeit Deines Darms durch tägliche Bewegung an: zügiges Zu-Fuß-Gehen, Gymnastik, Schwimmen, Radfahren. Bist Du träge, ist es Dein Darm auch, und umgekehrt.

9.2.2. Krampfadern und Venenschwäche.

Wadenkrämpfe sind deutliche Warnzeichen für zugesetzte Blutgefäße und eine Unterversorgung der Muskulatur mit Sauerstoff und Mineralien. An nächtlichen Wadenkrämpfen sind häufig ein Magnesium-Mangel und mit Eiweißschlacken zugesetzte Gefäße aufgrund von ungesunder Ernährung und Bewegungsmangel schuld. Die Gefäße verstopfen durch die Ablagerung von Schlackenstoffen über den Stoffwechsel im gesamten Organismus, von den großen Gefäßen wie der Aorta bis zu den kleinen Kapillargefäßen. Die Krämpfe machen sich in den Waden bemerkbar, weil die Beine während einer Schwangerschaft einiges mehr zu tragen haben als im normalen Alltag und dafür Deine Unterstützung brauchen.

Einfache Maßnahmen, konsequent durchgeführt, schützen Dich und Deine Venen:

- Iss täglich reichlich grünes Gemüse aus kbA oder frische Kräuter aus Wildsammlung. Das liefert Dir nicht nur pflanzliches Eiweiß und Mineralien, sondern auch wertvolles Chlorophyll. Chlorophyll sichert die Sauerstoffversorgung Deines Organismus.
- Mandeln, (getrocknete) Aprikosen, Mangos und Grüne Erde sind wichtige Magnesiumlieferanten.
- Mach regelmäßig, sprich: mindestens dreimal wöchentlich, Sport. Laufen, Tanzen, Radfahren, Wandern und viele andere Bewegungsformen beanspruchen die Waden und regen so die Durchblutung an. Die Muskelkontraktionen erhalten die Venenspannung. Ignoriere Fahrstuhl und Rolltreppe und benutze stattdessen die Treppen. Wenn Du schwere Einkäufe oder anderes zu tragen hast, geh lieber zweimal. Das muss nicht mit der Stoppuhr passieren, sondern darf ganz in Ruhe geschehen - aktiv zu Fuß aus eigener Muskelkraft.

Du musst keine Angst haben, dass das Treppensteigen Deine Wehen zu früh anregt. Die Wehen werden hormonell ausgelöst, wenn das Baby reif für die Geburt ist. Wenn dieser Reifezeitpunkt da ist, dann kann Treppensteigen die Eröffnungsphase beschleunigen. Doch bevor das soweit ist, kann reine Bewegung wenig ausrichten. Du bekommst ja auch nicht Deine Regel, nur weil Du einmal öfter joggen gehst, sondern eben, wenn der Zyklus um ist und die Hormone die Menstruation einleiten. Wenn Du Anzeichen einer Frühgeburt hast, dann kann leider das Meiden von Bewegung diese auch nicht aufhalten. Im Gegenteil, eine mangelhafte Sauerstoffversorgung aufgrund schlechter Durchblutung schadet Deinem Baby.

9.2.3. Schwangerschaftsstreifen.

Frische, rein pflanzliche Ernährung versorgt Deine Haut von innen mit Vitaminen, Feuchtigkeit, Lipoiden und Enzymen, so dass ihre Elastizität erhalten bleibt. Dazu gehören nicht nur die obere Lederhaut, sondern auch ihre Unterschichten sowie das Bindegewebe.

Eine gute Ernährung sorgt für einen ausgewogenen Flüssigkeitshaushalt. Durch gekochte Speisen und die Zufuhr von Kochsalz wirst Du unnötig durstig. Dein Körper lagert dann zuviel Wasser im Bindegewebe ein. Die Folgen sind unansehnliche Dellen und schmerzhafte Ödeme.

Durch ausgewogene Ernährung und Bewegung schlägst Du zwei Fliegen mit einer Klappe: Du unterbindest das schnelle Überdehnen Deiner Haut durch den Erhalt ihrer Spannkraft.

Du unterbindest eine Überlastung des Gewebes durch übermäßige Wassereinlagerungen, die ebenfalls das Fassungsvermögen Deiner Zellen überfordern und zu Streifen oder Rissen führen können.

Unterstütze Deine Haut durch regelmäßige Heiß-Kalt-Duschen, Massagen und Sport!

9.2.4. Bluthochdruck.

Bluthochdruck ist ebenfalls ein Zeichen verstopfter Gefäße. Pflanzliche Kost übt auf Deine Blutgefäße geradezu eine Putzwirkung aus. Sie werden von Schlackenstoffen frei gehalten. Durch ungesunde Ernährung setzt Du ihnen zu und erhöhst so Deinen Blutdruck: Dein Herz muss kräftiger pumpen, um das Blut durch die verengten Gefäße zu drücken.

Kochsalz bindet übermäßig viel Wasser im Körper, was zusätzlich mit herumgewälzt werden muss. Das beeinträchtigt Deine Lebensfreude und macht Dich träge. Es ist tatsächlich so einfach: Meide Kochsalz und schlackenbildende Nahrung!

Als (Rohkost-)Vegetarierin hast Du einen konstant niedrigen Blutdruck, der Dir ein gelassenes Gemüt schafft, nicht nur in der Schwangerschaft.

9.2.5. Schwangerschaftsdiabetes.

Ein Diabetes während der Schwangerschaft ist heutzutage so häufig, dass von der Deutschen Gesellschaft für Gynäkologie und Geburtshilfe (DGG) und der Deutschen Gesellschaft für Diabetes die Aufnahme eines Tests in die Mutterschaftsrichtlinien gefordert wird. Für eine Diagnose reicht die Untersuchung auf Zuckerausscheidung im Urin bei den Routineuntersuchungen nicht aus. Etwa 14% der Schwangeren haben Diabetes. Diese Zahl ist nur eine grobe Schätzung, da bei vielen Frauen ein Diabetes unerkannt bleibt und erst an seinen Spätfolgen ablesbar ist.

Ist das nicht vollkommen verrückt? Nur weil es so viele Frauen gibt, die an Diabetes *erkranken*, gilt das bereits wieder als *normale* Schwangerschaftskomplikation.

Für einen Suchtest (Glucosetoleranztest) musst Du ein Glas Zuckerlösung mit 75 g Traubenzucker auf nüchternen Magen trinken. Jeweils genau eine Stunde und zwei Stunden danach wird eine Blutentnahme durchgeführt und der Blutzuckerspiegel gemessen. Besonders übergewichtige Frauen tragen das Risiko, bereits in der Frühschwangerschaft zu erkranken. Meine Kritik an jeglichem Übergewicht ist ganz sicher kein Gemäkel aufgrund modischen Geschmacks, sondern ein wichtiger Teil der Gesundherhaltung. Bei rein pflanzlicher Frischkost – nicht bei Puddingvegetarismus – ist Übergewicht ausgeschlossen.

> Übrigens: Mit einem Glucosetest können auch Krebszellen identifiziert werden, denn auch Tumore haben die Eigenschaft, sich von Zucker, bevorzugt von Einfachzuckern, zu ernähren. Je mehr (Trauben-)Zucker, wie er heutzutage an beinahe jedem Joghurt und in jedem Pizzateig ist, Du isst, desto schneller wuchert ein Krebs – ein weiteres Argument, jeg-

liche künstlich der Nahrung zugeführte Süße (Sacharose, Glucose, Dextrose, Maltose, Fructose und Süßstoffe wie Aspartam und Sacharin) zu meiden. Eine Alternative für ganz besonders vernaschte Münder können neben süßen Früchten auch Honig und Stevia sein.

Ein bereits vorhandener Schwangerschaftsdiabetes ist nicht zu unterschätzen. Dein Baby leidet bereits bei leichtem Diabetes Deinerseits als Neugeborenes unter dem Atemnotsyndrom, Neugeborenengelbsucht und Unterzuckerung. Babys diabetischer Mütter sind überdurchschnittlich groß und erreichen häufig weit über 4.000 Gramm Gewicht, was Dir die Geburt erheblich erschwert. In der weiteren Folge neigt Dein Kind lebenslang zu Fettleibigkeit und bekommt wahrscheinlich selbst Diabetes.

Bei den meisten Frauen schwindet der Schwangerschaftszucker nach der Geburt wieder. Die gesundheitlichen Risiken, die Dein Baby in die Wiege gelegt bekommen hat, bleiben jedoch bestehen. Auch wenn der Schwangerschaftsdiabetes erstmal wieder weg ist, so bist Du doch nicht gesund! Änderst Du Deine Lebensweise nicht, überforderst Du Deinen Körper weiterhin mit industriell verarbeiteter, totgekochter Nahrung oder einer ungenügend angepassten Diät, die nur auf das Berechnen von Broteinheiten abzielt, entwickelt sich bei Dir mit einer Wahrscheinlichkeit von 60% innerhalb von acht Jahren nach der Schwangerschaft ein manifester Diabetes Typ 2.

Am besten ist natürlich Vorbeugen. Streiche alle fett- und kohlenhydratreichen Verführungen wie Kuchen, Chips, Burger. Verwöhne Deinen Gaumen stattdessen lieber mit herrlichen Früchten. Oder stelle wenigstens bei einer akuten Diagnose Deine Ernährung um! Es ist wirklich so hart: Hat Dein Baby erst Schaden genommen, ist jede Freude dahin, und Du kannst niemandem die Schuld dafür geben außer Dir selbst.

9.2.6. Toxoplasmose und Listeriose.

Toxoplasmose ist eine Infektionskrankheit, die durch die bakterienähnlichen Mikroorganismen Toxoplasma gondii hervorgerufen wird und als fehlgeburtsauslösend gilt. Toxoplasmose verursacht lediglich einen Abort. Nach einer einmaligen Infektion besteht lebenslang Immunität. Daneben gibt es die verwandten Mycoplasmen, die ebenfalls als abortauslösend gelten.

Nein, nicht die kleinen Organismen sind die Schuldigen. Wenn Du Deine Abwehr auf Vordermann bringst, kann Dir kein Erreger etwas anhaben!

Auch Dein Partner muss seinen Körper in Ordnung bringen und stark machen gegen Erreger jeder Art. Ansonsten kommt es zu einem gefährlichen Ping-Pong-Effekt zwischen Euch.

Toxoplasma gondii wird durch Katzen bzw. deren Ausscheidungen übertragen. Infizierte und erkrankte Katzen scheiden Eier des Erregers mit dem Kot aus. Diese können dann zum Beispiel durch Wind oder Staub verteilt und von Menschen und Tieren aufgenommen werden. Im Muskelgewebe kranker

(Nutz-)Tiere bilden sich Toxoplasmoszysten. Du kannst Dich über Kontakt mit oder Verzehr von rohem Fleisch infizieren.
Bist Du gesund, sprich ist Dein Immunsystem intakt, verläuft die Toxoplasmose beschwerdefrei, meist völlig unbemerkt und heilt folgenlos aus. In seltenen Fällen treten Kopf- und Gliederschmerzen, Mattigkeit, Durchfall, leichtes Fieber und ein Anschwellen der Lymphknoten auf. Bei einem geschwächten Immunsystem jedoch setzt sich die Infektion in allen Organen fest und löst Symptome wie Krampfanfälle, Lähmungen, Fieber und Kopfschmerzen aus. Am häufigsten wird das Gehirn befallen. Diese Symptome sind auch von anderen Krankheiten wie beispielsweise Grippe bekannt. Es gibt keine typische, unverwechselbare Toxoplasmose-Symptomatik.
Das ungeborene Kind wird in der Hälfte der Fälle von einer infizierten Mutter angesteckt. Wird eine Infektion während der Frühschwangerschaft auf das Baby übertragen, kann dies zu schweren Fehlbildungen der Organe und Schädigungen seines Gehirns führen. Bei einer Übertragung in der späteren Schwangerschaft zeigen sich nur leichte Symptome, jedoch können Spätfolgen wie geistige Entwicklungsstörungen oder Sehstörungen auftreten. Schulmedizinisch wird eine Toxoplasmose-Diagnose über eine Blutuntersuchung gestellt und durch Einnahme spezieller Antibiotika behandelt.
Die beschriebenen üblichen Argumente sind recht zweifelhaft. Erstens, wenn Du wirklich gesund bist, wehrt Deine Immunsystem eine Erkrankung bzw. bereits das erste Eindringen des Erregers in Deinen Körper ab. Du musst also nichts befürchten. In einem solchen Fall ist auch eine Übertragung jeglicher Erreger auf das Baby nicht möglich, denn dazu wäre ein Blutaustausch erforderlich. Bei intaktem Plazentagewebe und intakter, glatter Gebärmutterschleimhaut kommt es jedoch zu keinem Blutaustausch. Dieser tritt nur dann auf, wenn Du eine Biopsie, Amniozentese oder ähnlich invasive Untersuchungsmethoden anwenden lässt oder wenn Dein Gewebe in der Gebärmutter aufgrund allgemeiner Verschlackung bereits fasrig ist und so auch durchlässig wird für einen unerwünschten Blutaustausch.
Wenn Du Dich infiziert hast und Symptome ausbildest, bist Du folglich nicht ganz gesund. Dagegen helfen keine Antibiotika (siehe Kap. 11.4.), sondern nur kluge Prophylaxe.

Vorbeugung:

- Meide als Schwangere den Kontakt zu Katzenkot, lass solange andere das Katzenklo ausleeren. Allerdings haben viele Katzenbesitzer schon eine Toxoplasmose gehabt, typischerweise erkranken eher die Schwangeren an Toxoplasmose, die keine Katze haben.
- Verzichte konsequent auf rohes Fleisch (z.B. Mett, Tartar, medium-gebratene Steaks, luftgetrocknete Salami) – meide sowohl das Verzehren als auch das Berühren mit bloßen Händen. Keime können an den Händen haften und von

dort schnell über die Lippen, Reiben im Auge oder sogar beim Naseputzen in den Körper gelangen.

Neben der Toxoplasmose liefert auch die Listeriose starke Argumente für eine vegetarische Lebensweise. Gesunde Menschen erkranken normalerweise nicht bei der Aufnahme der Bakterien, sonst müssten wir alle stets in Schutzanzügen mit Atemmasken durch die Gegend laufen.
Die Listeriose wird durch das Bakterium Listeria monocytogenes ausgelöst, das überall in der Umwelt vorkommt. Besonders gefährdet sind vor allem Personen, die engen Kontakt mit Tieren haben wie Metzger, Landwirte, Hunde- und Katzenbesitzer. Listeriose wird auch sehr häufig über verunreinigtes Wasser oder nicht abgekochte Milch übertragen, wobei vor allem Säuglinge, ältere Menschen, Krebs-, Diabetes- und AIDS-Kranke sowie Schwangere gefährdet sind. Deshalb ist es wichtig, bei Fernreisen kein Leitungswasser zu trinken – entweder es ist listerienverseucht oder so stark gechlort, dass es giftig ist. Als Rohköstler bist Du nicht so stark auf Trinkwasser angewiesen, da Du kaum Durst spürst und diesen gegebenenfalls mit Früchten stillen kannst. Ansonsten kaufe immer gutes Quellwasser aus sicher verschlossenen Flaschen als Trinkwasser.
Listerien können in folgenden Nahrungsmitteln vorkommen:

- Rohmilch,
- aus Rohmilch hergestellten Weichkäsesorten,
- rohem Fleisch,
- Räucherlachs.

Immer wieder wird auch vor dem Essen von Salaten oder Gemüse gewarnt. Das liegt jedoch nicht an einem Bakterienbefall der Pflanzen selbst, sondern an deren Düngung mit Gülle. Durch das Ausbringen von Stalldung geraten Listerien auf die Felder und so auch auf den vegetarischen Teller. Da ist während der Schwangerschaft dazu zu raten, gekauftes Gemüse und Salat vorher gründlich zu waschen, auch wenn dadurch andere wertvolle Bakterien von der Oberfläche mit abgewaschen werden, die wichtig sind für unsere Verdauung. Das betrifft auch den Bio-Anbau. Die Empfehlung, Lebensmittel richtig durchzukochen, ist, als wollte man den Teufel mit dem Belzebub austreiben. Von gesunder Ernährung und Zufuhr lebendiger Kost kann dann nicht die Rede sein.
Eine Erkrankung äußert sich durch grippeähnliche Symptome wie Fieber, Muskelschmerzen, Erbrechen und Durchfall. Die Inkubationszeit liegt bei zwei bis acht Wochen. Die Diagnose wird durch eine Blutuntersuchung gestellt.
Listerien können eine Früh- bzw. Totgeburt auslösen. Eine Infektion des Babys während der Geburt ist möglich. Infizierte Neugeborene zeigen Symptome einer Blutvergiftung mit Milz- und Leberschwellung, weiterhin Atemnot bis hin zum Atemstillstand sowie Erbrechen und Krämpfe. In seltenen Fällen kommt es zu einer eitrigen Hirnhautentzündung, die nicht ohne bleibende geistige

Entwicklungsstörungen ausheilt. Behandelt wird die Erkrankung mit Antibiotika.
Es ist leider ähnlich wie bei Tieren, die widernatürlich gefüttert werden: Kühe bekommen von Tiermehl BSE, Schweine bekommen von Silage die Pest, Hunde bekommen von Dosenfutter Rheuma und Krebs und der Mensch futtert sich voll mit Bakterien und folglich mit Krankheiten, die er, ohne Tiere zu essen, nicht zu fürchten bräuchte.

9.2.7. Herpes genitalis.

Herpes genitalis wird fast ausschließlich durch Sexualkontakte übertragen. Es handelt sich um eine Infektion mit dem Herpes simplex-Virus (HSV-2), einem Verwandten des bekannten Verursachers der Lippenbläschen (Herpes labialis, HSV-1). „Einmal Herpes – immer Herpes". Immer, wenn Dein Immunsystem geschwächt ist – sei es durch Stress aller Art, schwere Erkrankungen, Überlastung des Körpers mit Genussgiften und Fast Food, Mangel an abwehrstärkenden Vitalstoffen, starke Trauer, Ekel oder Ängste –, können sich Herpes-Symptome bilden. Dabei entstehen an den Schamlippen kleine, juckende Bläschen, die sich zu nässenden, schmerzhaften Geschwüren auswachsen. Diese brennen beim Wasserlassen und beim Sitzen. Ein allgemeines Krankheitsgefühl oder geschwollene Leisten-Lymphknoten können hinzukommen, die auf Dein geschwächtes Immunsystem hinweisen. Dass Dein Immunsystem geschwächt ist, weißt Du ja allein durch den Ausbruch der Krankheit. Der erste Ausbruch nach einer Herpes-Infektion bildet die schwersten und unangenehmsten Symptome aus. So eine Ersterkrankung kann während der Schwangerschaft eine Fehlgeburt auslösen.
Nach einer bis drei Wochen heilt die Herpesinfektion von selbst ab. Die konventionelle Therapie bietet Virustatica wie Aciclovir an. Damit heilt der Herpes nicht schneller ab, sondern die Salben lindern lediglich den starken Juckreiz. Deshalb ist besonders bei sehr schweren Symptomen eine Aciclovir-Infusion nicht die von Dir benötigte Hilfe. Wenn Du einen sehr heftigen Herpes-Ausbruch erlebst, kannst Du die Beschwerden mit Sitzbädern in Ringelblume, Eiswürfel-Auflagen oder durch Auftragen von Olivenöl vermischt mit einem Tropfen ätherischen Bergamotteöls lindern. Wende ätherische Öle auf Schleimhäuten nie pur an!
Nimm zusätzlich die Aufgabe an, Dich der Ursache Deiner Schwächung zu stellen. Stärke Dein Immunsystem durch pflanzliche Rohkost, ausreichend Schlaf und Bewegung an frischer Luft.
Beantworte Dir selbst ehrlich die Frage nach dem Grund Deiner psychischen Labilität. Mit welchem Thema möchtest Du Dich nicht auseinandersetzen, welche Gefühle spielen dabei eine Rolle – Ekel, Angst, Scham, Überforderung? Meide konsequent alles, was Dir zusätzlich Energie raubt wie verrauchte Räume, Überstunden, Beziehungsstreit, ungesunde Nahrung, Zucker,

Schlafmangel. Achtung: Während eines akuten Herpes-Ausbruchs mit nässenden Bläschen ist die Infektion übertragbar. Beim oralen Geschlechtsverkehr kann sich das Virus auf den Mund-Rachenbereich ausbreiten, beim Analverkehr ebenso auf den After. Sex ist in dieser Zeit tabu. Nachdem alle Symptome abgeheilt sind, ist auch das Virus wieder inaktiv und nicht mehr ansteckend.
Bei konsequenter Rohkost werden lästige Herpes-Ausbrüche bald der Vergangenheit angehören. Ebenso wie einen Papilloma-Virus kann Dein Immunsystem die Erreger dann gut in Schach halten, wenngleich die Herpes-Viren vermutlich lebenslang in Deinem Körper bleiben.

9.2.8. Candida albicans und Fluor.

Ein meistens klarer bis weißlicher Ausfluss aus der Scheide ist natürlich. Abgestorbene Zellen der Scheidenwand und abgestorbene Milchsäurebakterien aus der Scheide werden mit Scheidenflüssigkeit und dem Schleim des Gebärmutterhalses zu der bekannten weißlichen Paste, die nach außen tritt und zusammen mit der intakten Scheidenflora einen natürlichen Schutz vor aufsteigenden Infektionen darstellt. Allen Frauen ist innerhalb des monatlichen Zyklus eine Zu- und Abnahme dieses Schleims bekannt. Aus exakten Beobachtungen kannst Du sogar die fruchtbaren Tage ableiten (siehe Kap. 8.9.).
Krankhafter Ausfluss (Fluor, von lateinisch fluere: fließen, ausströmen) entsteht durch Fehlbesiedelung mit Bakterien, Pilzen, gelegentlich auch lebenden Tierchen wie Trichomonaden, und auch bei Stress in allen Variationen (beispielsweise Beziehungsproblemen). Die eigentliche Ursache dieser Anfälligkeit liegt wieder in Deiner Fehlernährung. Vor jedem spürbaren Symptom kannst Du bereits Deinen pH-Wert als Indikator einer negativ geänderten Scheidenflora messen. Ein stabiler pH-Wert und mit ihm eine intakte Scheidenflora ist besonders wichtig in einer Schwangerschaft, da jede Scheideninfektion ein Risiko für Fehl- und Frühgeburten mit sich bringt.
Eine Darmbesiedelung mit Pilzen wie Candida albicans ist zunächst einmal etwas völlig Normales! Nur werden normalerweise, in einem gesunden Organismus, die Pilze durch Milchsäurebakterien oder E.coli-Bakterien in Schach gehalten. Deine Darmflora reguliert sich selbständig.
Aus dem Gleichgewicht geratene Pilzbesiedelungen des Darms können mit vielerlei äußeren Symptomen einhergehen: Allergien, Hauterkrankungen, Blähungen, chronischem Müdigkeitssyndrom, Gelenkbeschwerden, allgemeiner Abwehrschwäche. Ein Pilzbefall des Darms ist keine Modekrankheit, die Du verharmlosen kannst. Der Darm ist der Sitz Deiner Gesundheit – mit ihm steht und fällt Dein Immunsystem und die Versorgung sämtlicher Organe, Muskeln und Nerven. Ein kranker Darm ist eine ernst zu nehmende Fehlentwicklung unserer überzivilisierten Gesellschaft, die zu einer Reihe chronischer Beschwerden führt und den Menschen Lebensfreude und Leistungsfähigkeit raubt.
Zwar kann eine Behandlung mit Anti-Pilzmitteln akute Beschwerden bessern,

für eine dauerhafte Ausheilung braucht es jedoch mehr. Wenn Du einfach eine medikamentöse Pilzkur durchführst ohne weitere Maßnahmen, bleibt Dein Scheiden- oder Darmmilieu im Ungleichgewicht, und ein erneuter Befall binnen kurzer Zeit ist sehr wahrscheinlich.
Wichtig ist, dass Dein pH-Wert stimmt. In der Scheide darf und muss ein saures Milieu herrschen, das macht es Pilzen ungemütlich. Weiterhin ist es mindestens bei einer akuten Infektion oder bekannter Empfindlichkeit notwendig, konsequent Zucker, Weißmehl und Milchprodukte zu meiden (siehe Kap. 2.2.1.1.)! Insbesondere Zucker nährt Pilze, sprich: der Verzicht auf Süßspeisen, Limonaden, gesüßte Lebensmittel jeglicher Art (Achtung: dazu gehlren nicht nur Kekse, sondern auch Brötchen und Frucht-Joghurt), sowie auf stärkehaltige Lebensmittel entzieht den unangenehmen Pilzen die Nahrungsgrundlage.
Bei einem akuten Befall, kannst Du Dir mit frischem Knoblauch behelfen. Führe dazu 2 Tage und Nächte hintereinander jeweils eine frische Knoblauchzehe ähnlich wie einen Tampon in die Scheide ein. Ziehe zuvor mit einer Nadel einen Rückholfaden durch die Zehe. Lindere äußeren Juckreiz mit kaltgepresstem Olivenöl. Falls Du die Pilzinfektion mit Ernährungsumstellung, Hausmitteln wie Knoblauch und Olivenöl einfach nicht in den Griff bekommen solltest oder den konsequenten Verzicht auf Zucker und Weißmehl nicht durchhältst und es so immer wieder zu einem Pilzbefall kommt, führe ausnahmsweise eine medikamentöse Kurzkur (beispielsweise mit Nystatin) wenige Tage vor dem errechneten Geburtstermin durch. Das ist in einer akuten Situation besser, als wenn Dein Baby sich im Geburtskanal ansteckt und sein Leben mit einem Pilzbefall des Munds und des Darms beginnt, was sein zartes Immunsystem belasten würde.

9.2.9. Streptokokken und Chlamydien.

Streptokokken sind ebenfalls Bakterien, die in der Scheide und im Gebärmutterhals vorkommen können. Sie werden in A- und B-Streptokokken unterschieden. Während der Geburt oder bei einem vorzeitigen Blasensprung (der automatisch auch den Beginn einer Geburt markiert) kann es zur Infektion des Kindes kommen. Diese wiederum führt innerhalb kurzer Zeit zu einer schweren Erkrankung bis hin zu einer lebensbedrohlichen B-Streptokokken-Sepsis.
Im Lauf der Schwangerschaft sind B-Streptokokken nicht so gefährlich, wie sie klingen. Viele Frauen bemerken die Infektion gar nicht. Wenn sie nachgewiesen werden, bedeutet das lediglich, dass dann üblicherweise während der Geburt eine Antibiose (ein hochdosierter Antibiotika-Tropf) angelegt wird, um die Infektion des Kindes auszuschließen. Eine Antibiotika-Behandlung während der Schwangerschaft eliminiert die B-Streptokokken meist nicht dauerhaft. Bei wiederholter Antibiotikabehandlung besteht obendrein die Gefahr, dass die Bakterien resistent werden. Und obendrein zerstören die Antibiotika Deine Darmflora, so dass es in der Folge bei Dir zu Vitamin-Mangelerscheinungen und

Infektanfälligkeit kommen kann.
Neben den Streptokokken gibt es weitere bakterienähnliche Erreger, die als Genitalinfektion beschwerdefrei verlaufen, aber schwere Folgeerkrankungen bei Langzeitinfizierten und Erkrankungen beim Neugeborenen auslösen können. Dazu gehören die Chlamydien, die vorwiegend durch Geschlechtsverkehr übertragen werden.
Die organischen Folgen können weit schlimmer ausfallen, als es die Beschwerden der anfänglichen Infektion ahnen lassen! So sind beispielsweise Eileiter- und Eierstocks-Entzündungen das Resultat, die zur Verklebung der Eileiter und damit zur Unfruchtbarkeit führen können. Der Nachweis der Chlamydien ist ziemlich schwierig, eine wirklich sichere Diagnose liefert eigentlich nur eine DNA-Untersuchung. Konventionell wird eine Chlamydieninfektion antibiotisch behandelt, meist mit Doxycyclin für beide Partner. Das wiederum ist jedoch keine Lösung, denn die Wirksamkeit von Doxycyclin ist umstritten. Nachgewiesen ist lediglich die Nebenwirkung grün verfärbter Zähne bei den Babys.

Bitte erkenne das Muster. Die Liste möglicher vorkommender Erreger ließe sich hier beliebig lange fortsetzen. Und immer wieder heißt es, der Mama tun die Bakterien nichts, und für das Baby sind sie äußerst gefährlich. Eine Antibiotikabehandlung ist unumgänglich.
Doch sie ist umgänglich – durch Vorbeugen. Wenn Du vollkommen gesund bist, haben Bakterien und andere Mikroorganismen bei Dir keine Chance. Lösen tatsächlich die Bakterien die entzündlichen Prozesse bei Dir aus und führen zur Verklebung der Eileiter oder wurde durch eine langjährige Fehlernährung dafür bereits die eigentliche Ursache begründet?
Das diese Erreger für ein Neugeborenes gefährlich sind, ist nachvollziehbar. Ein Baby verfügt nun mal noch nicht über ein voll funktionstüchtiges Immunsystem. Du trägst bereits als werdende Mama eine hohe Verantwortung für das Wohlergehen Deines Kindes. Halte Dich gesund mit einer natürlichen Lebensweise, iß kein Fleisch, Milch und deren Produkte, dann brauchst Du auch um Dein Kind nicht zu fürchten. Stille Dein Kind direkt nach der Geburt und sorge dafür, dass sich sein kleiner Organismus vollkommen natürlich entwickelt
Falls Du Befürchtungen aufgrund Deiner inkonsequenten Lebensweise hast, lass etwa vier Wochen vor dem errechneten Geburtstermin vom Gynäkologen einen Abstrich nehmen und auf Erreger untersuchen.
Übrigens behandeln manche Hebammen derartige Infektionen mit einer Propolis-Kur. Diese ist sehr wirksam, dauert aber etwa 14 Tage. Du musst sie auf eigene Verantwortung durchführen, da Propolis in Deutschland als Medikament gegen Streptokokken nicht zugelassen ist, sondern nur als unspezifisches Mittel in Form von Salben und Tinkturen. Propolis wird als Tinktur oder Salbe auf einen Tampon aufgetragen und so in die Scheide eingeführt.

9.2.10. Gestose: Bei falscher Lebensweise vergiftet Dein Körper sich selbst.

Eine Gestose (auch Präeklampsie, Toxämie, EPH-Gestose, Schwangerschaftsvergiftung oder HELLP-Syndrom genannt) ist der Begriff für alle möglichen durch eine Schwangerschaft ausgelösten Erkrankungen der werdenden Mutter, die ab der 20. Schwangerschaftswoche auftreten.
Ungefähr fünf bis zehn Prozent aller Schwangerschaften sind davon betroffen. Die Ursachen der Gestose sind schulmedizinisch unklar. Hier dient wieder mal ein Sammelbegriff als Fachausdruck für unerklärliche Erkrankungen.
Ich wage hier den Versuch einer Erklärung. Eine Schwangerschaft erhöht deutlich, aus nachvollziehbaren Gründen, die Empfindlichkeit Deines gesamten Körpers. Alle Systeme achten darauf, dass kein Gift in den Körper gelangt, damit das Baby gesund gedeihen kann. Falls etwas nicht in Ordnung ist, zeigt Dein Körper das sofort durch Beschwerden an. Das sind keine Erkrankungen im eigentlichen Sinn, es sind Indikatoren für Dich, die Dich an die Notwendigkeit einer gesunden Lebensweise erinnern. Alles, was Du jetzt nicht bereit bist an Energie für Deine Gesundheit aufzubringen, musst Du später am Bettchen eines ständig kränkelnden Kindes erbringen.
Sogar die Schulmedizin weist in jüngster Zeit stärker darauf hin, dass die klassische EPH-Gestose durch einen akuten Nährstoffmangel entsteht. Die Ärzte gehen von einer Stoffwechselstörung in der Spätschwangerschaft aus. Wenn Du Deinem Körper nur minderwertige oder totgekochte Nahrung zuführst, gibt es auch nichts Wertvolles zu verstoffwechseln. Das heißt, Dein Stoffwechsel selbst ist organisch völlig in Ordnung. Du musst ihm nur die richtigen Rohstoffe zuführen.
Liegt bei Dir erst eine Gestose vor, werden die Gefäße der Gebärmutter und der Plazenta unzureichend versorgt. So kann auch Dein Baby nicht mehr ausreichend genährt werden, was wiederum eine Frühgeburt auslösen kann. Dein Baby ergreift die Flucht nach vorn – lieber unreif und kälteempfindlich nach draußen als drinnen verkümmern und ersticken.
Typische Symptome einer EPH-Gestose sind Ödeme (Edeme; Wassereinlagerungen im Gewebe), Eiweißausscheidung im Urin (Proteinurie) und Bluthochdruck (Hypertonie). Der kritische Wert für den Blutdruck liegt bei 140 mmHg für den systolischen bzw. bei 90 für den diastolischen Wert. Als Vergleichswert: Während meiner Schwangerschaften ist mein Blutdruck nie über 110/60 gestiegen.
Eine besondere Variante ist das HELLP-Syndrom. Es ist gekennzeichnet durch nachlassende Leberfunktion, messbar anhand bestimmter Leberwerte, und schlechten Blutgerinnungswerten, heftigen Schmerzen im Oberbauch und im Rücken, Übelkeit, Erbrechen und Durchfall.

Zusammenfassung der bekannten Symptome für eine allmähliche oder akute Eigenvergiftung Deines Körpers:

- Eine Erhöhung des Blutdrucks, die ansonsten als gering angesehen wird, ist in der Schwangerschaft bereits ein Achtungssignal. Während ein diastolischer Druck von 90 bei einer Nichtschwangeren noch im Toleranzbereich liegt, sollte er bei einer Schwangeren stets um 50/60 oder maxi mal 70 liegen. Die betroffenen Frauen zeigen eine verstärkte Thromboseneigung.
- Eiweiß im Urin zeigt eine frühe Schädigung der Nieren an.
- Eine deutliche Schwellung der Füße, Fußknöchel oder Hände kann aus einer allgemeinen Gewichtszunahme resultieren, kann aber auch auf Flüssigkeitsansammlungen zurückgehen, besonders wenn die Augen und der Hals aufgedunsen sind.
- Sehr hohe und rasche Gewichtszunahme.
- Plazentastörungen, die eine mangelnde Ernährung des Babys bedingen.

Nach der Entbindung normalisieren sich Dein Blutdruck und die Nierenfunktion. Doch ähnlich wie bei einem Schwangerschaftsdiabetes lass Dich auch hier nicht irreführen. Erstmal, kurzfristig betrachtet, bist Du die Beschwerden wieder los und Dein Kind ist auf der Welt und lebt. Welche Auswirkungen die Mangelversorgung und das stressige Milieu langfristig auf Babys Entwicklung hatten, wirst Du erst mit der Zeit feststellen. Ebenso sollte es Dir eine Warnung sein, dass Dein Organismus schnell an die Grenze zur Überforderung stößt. Erstmal wieder ohne Symptome zu sein, heißt nicht, dass Du völlig gesund bist.

Zu den Risikoschwangeren gehören sehr junge oder sehr späte Mütter, Frauen, die bereits chronisch erkrankt sind an Gefäßschäden, Bluthochdruck, Nierenleiden oder Zucker, Raucherinnen oder übergewichtige Frauen. Das sind ausnahmslos Risiken, die durch eine natürliche Lebensweise, sehr gesunde Ernährung und Bewegung auszuschließen sind! Der innere Schweinehund oder Dein Baby? Diese Frage erwartet keine Antwort.
Obwohl Bluthochdruck das Hauptsymptom ist und häufig übergewichtige Frauen betroffen sind, rät die Arbeitsgemeinschaft Gestose-Frauen e.V. zu eiweißreicher und kalorienreicher Kost, die auf keinen Fall salzarm sein sollte. Unter eiweißreicher Kost versteht man normalerweise eine fleisch-, fisch-, eier-, getreide- und milchproduktreiche Ernährung.
Diese Diät wird Dir nicht helfen! Sie führt zu einer weiteren Verschlackung Deines Darms und Deiner Blutgefäße. Die hochwertigen Proteine führen Deinem Körper große Mengen Stickstoff zu, der die Zellen besetzt und Sauerstoff verdrängt. Dein Organismus übersäuert, was Dir zusätzlich Mineralien nimmt. Wichtige Vitamine werden durch Erhitzung zerstört. Falls Du oft Eier isst, nimmst Du zuviel Vitamin A auf, was die Leber überfordert.

Und das wiederum bringt Deinem Baby eine Gelbsucht.
Der Ratschlag, dem Körper viel Eiweiß zuzuführen, ist obendrein vollkommen veraltet. Er beruht auf der früheren Vorstellung, dass durch die Eiweißausscheidung über den Urin im Körper ein Mangel entsteht, der dringend ausgeglichen werden müsste. Normalerweise wird Eiweiß über Deinen Magen-Darm-Trakt verdaut und ausgeschieden. Wenn Du stattdessen einen Überschuss hast und Dein Körper zusätzlich noch mit immunologischen Prozessen belastet ist, übernehmen die Nieren teilweise die Aufgabe der Eiweißausscheidung mit. Doch die Nieren haben allein durch die Schwangerschaft schon genug zu tun, tragen sie doch mit zum regelmäßigen Austausch des Fruchtwassers bei und sorgen für einen Abtransport überschüssigen Wassers, damit es keine schmerzhaften Stauungen im Bindegewebe gibt.
Sei froh, wenn Dein Körper sich in der Not zu helfen weiß, und unterstütze ihn dabei! Zuviel Eiweiß muss raus aus dem Körper. Mit jeder erneuten Zufuhr belastest Du ihn. Führe Deinem Körper nur pflanzliches Eiweiß zu (siehe Kap. 2.2.1.).
Insofern Du bereits übergewichtig bist, solltest Du im Lauf der Schwangerschaft maximal 10 Kilogramm an Gewicht zunehmen. Iss Dich stets satt, auch Du sollst auf keinen Fall während der Schwangerschaft abnehmen. Wähle unbedingt pflanzliche, vitalstoffreiche, ballaststoffreiche und kalorienarme Kost!
Obwohl bereits Ödeme schmerzen und der schwangere Leib größere Flüssigkeitsmengen als sonst bewältigen muss, soll zusätzlich noch Salz an die Speisen? Um das Fass endgültig zum Überlaufen zu bringen, Dir gefährlichen Bluthochdruck und überlastete Nieren zu verschaffen? Lass Kochsalz unbedingt weg! Für Deinen Elektrolythaushalt iss kaliumreiche Früchte und Grüne Erde.
Nimm keine Entwässerungsmittel ein, weder synthetische noch pflanzliche! Es geht nicht darum, mit aller Macht Wasser aus dem Körper zu treiben. Schließlich haben die physiologische Wassereinlagerung und die erhöhte Blutmenge einen Sinn. Wichtig ist, den Flüssigkeitshaushalt zu regulieren. Dazu führe Dir täglich mindestens 3 Liter Flüssigkeit zu: aus Früchten oder als natürliches Quellwasser. Hab keine Angst – auch der Ratschlag, bei Ödemen weniger zu trinken, ist vollkommen veraltet. Es ist notwendig, dass Dein Körper im wahrsten Sinne des Wortes gut gespült wird, dass permanent frische Flüssigkeit da ist, die Transportfunktionen übernehmen kann und zum kontinuierlichen Austausch beiträgt. Solange Dein gesamter Stoffwechsel im Fluss bleibt, bilden sich auch keine Ödeme. Schon der antike griechische Arzt Galen sprach über den gesunden Körper: Alles Fließt.
Unterstütze diese Prozesse durch regelmäßige Bewegung! Schonung ist etwas für Gebrechliche, als Schwangere mehrst Du das Leben!
Es hat sich im akuten Fall einer Gestose als hilfreich erwiesen, erstmal jeder Stresssituation aus dem Weg zu gehen und einige Tage kürzer zu treten. Den stationären Aufenthalt in einer Klinik kannst Du Dir sparen, vorausgesetzt Du

schaffst es, Dir zu Hause jeden Termindruck und Konflikte vom Hals zu halten. In der Klinik wird Gestose durch Bettruhe, Beruhigung, Überwachung der Nierenfunktion und des Blutdrucks behandelt. Doch was nützt Dir die Kontrolle, das Messen von außen? Statt des Klinikaufenthalts nimm Dir ein paar Tage Urlaub und erhole Dich dort, wo Du wirklich frei bist von allen äußeren Pflichten (zu Hause, bei Verwandten, Freunden, auf dem Land oder am Meer). Nutze die Zeit, um ganz bewusst auf Deine Ernährung zu achten und Dir zu überlegen, wie Du im Alltag gegen Fast Food oder anderes angehen willst. Verbringe die Tage mit abwechselndem Ruhen und Bewegung. Greife zu einem schönen Buch, lausche ganz bewusst einer entspannenden Musik, schlafe zwischendurch eine Stunde oder tagträume von Deinem Baby. Mach ausgedehnte Spaziergänge an der frischen Luft und morgens und abends jeweils eine halbe Stunde Gymnastik. Versuche Konflikte durch ruhige Gespräche zu lösen. Nach vier bis fünf Tagen wird sich Dein Blutdruck gesenkt und stabilisiert haben, er sollte deutlich unter 90 liegen. Das Messen des Blutdrucks kann durchaus der Kontrolle dienen, es kann jedoch unmöglich therapeutische Maßnahme sein.

Zurück im Alltag führe die gesunde Lebensweise weiter. Fällst Du zurück in alte Trägheit, Schlemmersucht und Arbeitswut, kehren auch die Symptome bald wieder.

9.2.11. Sei achtsam bei einer Ernährungsumstellung, Fasten- oder Entgiftungskur während Schwangerschaft und Stillzeit.

Die meisten Umweltgifte und Schlackenstoffe werden durch eine Fastenkur ausgeschwemmt – sowohl aus den Ausscheidungsorganen wie Leber (Schwermetalle) und Nieren (Medikamentenrückstände) als auch aus allen anderen Organen und Drüsen, dem Blut, den Muskeln und dem Nervensystem. Besonders viele Umweltgifte lagern sich aufgrund ihrer fettlöslichen Eigenschaft im Fettgewebe an. Diese Gifte können nur über Fettabbau ausgeschieden werden. Das bedeutet, dass Du mit einer Schlankheitskur grundsätzlich gleichzeitig eine Entgiftungskur machst.

Deshalb ist es grundsätzlich nicht angebracht, während der Schwangerschaft zu hungern bzw. abzunehmen!

Wenn Du hungerst, riskierst Du gleichzeitig eine Mangelversorgung mit Vitalstoffen, was zunächst vor allem Dir schadet. Dein Baby kann eine Zeitlang aus Deinen Depots genährt werden. Es nimmt sich, was es braucht aus Deinen Knochen, Zähnen und Muskeln. Das bedeutet allerdings, dass Du nichts für Deine Schönheit gewinnst, sondern höchstens Haarausfall, fahle Haut, dunkle Augenringe, brüchige Fingernägel, schlechte Zähne, Konzentrationsstörungen, Infektanfälligkeit bekommst. Der Vitalstoffmangel schadet zuerst Dir, doch die freigesetzten Giftstoffe gibst Du mit dem Blut über die Plazenta oder später mit der Muttermilch direkt an Dein Baby weiter. Mach Dir keine Sorgen um ein kos-

metisches Ideal. Euer beider Wohlbefinden ist wichtiger. Iss Dich stets satt und meide negativen Stress! Schließe Gewichtsverlust aus!
Eine entspannte, gelassene Frau hat eine unglaublich tolle Ausstrahlung.

9.2.12. Sonderfall: Rhesus-Unverträglichkeit.

Für eine große Anzahl von Fehlgeburten, für die man keine Erklärung findet, werden immunologische Ursachen vermutet. Das schließt die Theorie ein, dass unser Immunsystem nicht nur auf infektiöse Erreger wie Bakterien, Viren oder Pilze reagiert, sondern auf eindringendes körperfremdes Eiweiß jeglicher Art. Damit ist beispielsweise unpassendes Blut gemeint, wie es auch der Unfallmedizin bezüglich Bluttransfusionen bekannt ist.
Gehst Du als Schwangere zum Frauenarzt, so wird dieser gemäß den Mutterschaftsrichtlinien unter anderem Deine Blutgruppe und den Rhesus-Faktor ermitteln. Falls Du einen negativen Rh-Faktor und Dein Partner einen positiven Rh-Faktor trägt, wird ein Antikörpersuchtest veranlasst. So soll eine Rhesus- bzw. AB0-Unverträglichkeit zwischen Dir und dem Fötus ausgeschlossen werden. Diese Unverträglichkeit kann entstehen, wenn das Baby die Blutgruppeneigenschaften Deines Partners geerbt hat und folglich nicht zu Deinem Blut passt. Kommt es zu einem Blutaustausch zwischen Dir und dem Baby, so bildest Du Antikörper gegen den Eindringling aus. Diese Antikörper führen noch im Mutterleib zu einer Auflösung kindlicher Blutkörperchen mit schwerer Neugeborenengelbsucht. Hast Du als Mutter einmal Antikörper gebildet, so bleiben diese lebenslang quasi als Immunschutz in Deinem Körper. Das wiederum bedeutet, dass jedes weitere Baby mit unpassender Blutgruppe in Dir gefährdet ist.
Bekommst Du als Rh-negative Mutter ein Rh-positives Kind, raten Ärzte zu einer Anti-D-Prophylaxe. Dazu wird direkt nach der Geburt aus dem Nabelschnurblut die Blutgruppe des Kindes bestimmt und gegebenenfalls werden Dir innerhalb von 24 bis 72 Stunden nach der Geburt Anti-D-Antikörper durch eine Spritze injiziert. Diese eliminieren kindliche rote Blutkörperchen in Deinem Kreislauf und verhindern so eine Sensibilisierung. Die Prophylaxe wird auch nach Schwangerschaftsabbrüchen, Fruchtwasseruntersuchungen und Fehlgeburten eingesetzt.
Heutzutage wird Schwangeren mit negativem Rhesusfaktor eine Prophylaxe oft schon vor der Geburt, zwischen der 28. und 30. Schwangerschaftswoche, verabreicht. Mit dieser Prophylaxe schützen die Ärzte wieder mehr sich selbst als Dich und Deine Kinder.

Wie soll es zu einem Blutaustausch kommen?

Während der Geburt, einer Fehlgeburt oder Schwangerschaftsunterbrechung können rote Blutkörperchen des Kindes in Dein Blut gelangen. Das löst die Produktion spezifischer Antikörper aus. Auch bei vorzeitiger Plazentaablösung

oder bei Traumata (z.B. Autounfall) kann kindliches Blut in den Kreislauf der Mutter gelangen.
Auf die aktuelle Schwangerschaft hat das kaum Auswirkungen. Jedoch bei einer erneuten Schwangerschaft passieren die mütterlichen Antikörper die Plazenta und reagieren gegen das fremde Blut des Babys. Im Fetus binden sie sich an dessen rote Blutkörperchen, die dadurch zerstört werden. Dies kann dann bereits ab der 10.-12. Schwangerschaftswoche geschehen.
Zu den häufigsten Immunisierungen der Mutter kommt es im Rhesus-System. Dabei richten sich 90% aller Schwangerschafts-Immunisierungen gegen den Rhesus-Faktor D, dann folgen anti-c, anti-C, anti-CD, anti-DE, selten anti-Cw, sehr selten anti-e.
Bei etwa jedem 20. Elternpaar besteht rein hypothetisch die Möglichkeit der Immunisierung: Frau Rh-D-negativ, Mann Rh-D-positiv. Demzufolge hätte vor Einführung der Anti-D-Antikörper-Impfung jedes 20. Paar nach der Geburt des ersten Kindes unfruchtbar sein müssen bzw. mit einer sehr geringen Wahrscheinlichkeit nur Rh-negative Kinder bekommen oder eben nur kranke Kinder austragen können. So häufig ist der Morbus haemolyticus jedoch nie aufgetreten. Dokumentiert sind Häufigkeiten von 1: 1.000.
Das Phänomen an sich ist bekannt, und seit 1640 (erstmals durch Felix Platter) sind Lebend- und Totgeburten in betroffenen Familien systematisch dokumentiert. Genau beschreiben kann die Schulmedizin diese Beobachtungen erst seit der Entdeckung der Rhesus-Blutgruppen durch Wiener und Landsteiner, sprich: seit 1940.
Neben der Rhesus-Unverträglichkeit gibt es auch eine Unverträglichkeit der Haupt-Blutgruppen AB0. Diese tritt jedoch sehr viel seltener auf und wenn, dann mit sehr milden Symptomen. Interessanterweise stellt eine AB0-Inkompatibilität einen Schutz gegen eine Rh(D)-Immunisierung dar. Eine Rhesus-Immunisierung tritt deutlich seltener auf, wenn das Kind für die Mutter AB0-inkompatibel ist. Die parallelen Unverträglichkeiten beider Blutgruppensysteme heben sich gegenseitig auf. Das kommt daher, dass die AB0-inkompatiblen roten Blutkörperchen des Kindes im Kreislauf der Mutter alsbald zerstört werden, bevor eine Rh-Immunisierung stattfindet.

Es leuchtet völlig ein, dass es Unverträglichkeiten zwischen unterschiedlichen Blutgruppen gibt. Unser Immunsystem unterscheidet nun mal nur zwischen körpereigenem, passendem und körperfremdem, unpassendem Eiweiß. Es unterscheidet nicht zwischen kindlichem und mütterlichem Eiweiß. Doch wie kommt es überhaupt zu einem direkten Blutaustausch zwischen Dir und Deinem Kind, wo doch die Plazenta dazwischengeschaltet ist?
Die Plazenta ist das Stoffwechselorgan für den Fötus. Bei intakten fetalen Zotten kommt es niemals zu einer Durchmischung von mütterlichem und fetalem Blut. Ein Übergang von kindlichem Blut in Deinen Kreislauf wird erst wahrschein-

lich, wenn beispielsweise bei der Geburt, besonders wenn sich die Plazenta frühzeitig löst, kleine Risse in den Zotten entstehen. Die sehr geringe Menge von 1-5 ml Blut reicht aus, um eine Antikörperbildung auszulösen. Die Folgen dieser Immunisierung zeigen sich als Anämie erst bei der nächsten Schwangerschaft.
Ein anämisches Neugeborenes ist nicht rosig, sondern auffallend blass. Aufgrund der gesteigerten Blutbildung, die versucht die permanente Zerstörung der roten Blutkörperchen auszugleichen, hat das Kleine eine vergrößerte Leber und Milz. Die gestörte Leberfunktion wiederum hemmt die Bildung von Gerinnungsfaktoren. Es kommt zu Blutungen. Innerhalb kürzester Zeit nach der Geburt steigt das Bilirubin an, mit Gelbfärbung der Augen und der Haut (siehe Kap. 8.6.1.). Bei sehr hohen Bilirubinmengen im Neugeborenenkörper kommt es zum Kernikterus, der Spätfolgen für das Kind wie unterschiedlich schwere Intelligenzdefekte, Lähmungen oder Hörschäden auslösen kann.
Der schwerste denkbare Fall ist der Hydrops fetalis, der bereits im Mutterleib zu einer schweren Anämie führt. Aufgrund des resultierenden Sauerstoffmangels und der Gewebeschäden stirbt der Fötus noch vor der Geburt ab. Das ist sehr grausam und traurig für die Betroffenen. Doch lass uns gemeinsam die Wahrscheinlichkeiten ansehen, bevor Du ängstlich wirst.

Was führt zu einem Austausch zwischen mütterlichem und kindlichem Blut?

- Plazenta prävia (1 : 200); es kann im letzten Schwangerschaftsdrittel oder während der Geburt zu starken, schmerzlosen Blutungen kommen, die über die defekte Plazenta zu einem hohen Blutverlust des Babys führen.
- Ein Riss in der Gebärmutter (1 : 1.500) – Spontanruptur, Narbenruptur aufgrund vorangegangener Schnitte, Überdosierung von Wehenmitteln, Risse aufgrund operativer Eingriffe, Überdehnung
- Atonieblutung
- Vorzeitige Ablösung des Mutterkuchens, bevor das Kind geboren ist
- Verletzungen des Geburtskanals
- HELLP (Hämolyse, Thrombozytopenie)

Jede Form eines Eingriffs in den Körper wie bei folgenden vorgeburtlichen Untersuchungen: Amniozentese, Chorionzottenbiopsie, PCR-Analyse, Entnahme von fetalem Nabelschnurblut oder Fetoskopie kann einen Blutaustausch zwischen Mutter und Kind provozieren oder eine Fehlgeburt auslösen.
Das sind ausnahmslos seltene Unfälle oder Beispiele für Verlaufsstörungen. Mit einer gesunden Schwangerschaft hat das alles nichts zu tun. Warum lässt Du Dir davon Angst machen?

Üblicherweise wird heutzutage wie folgt vorgegangen: Bereits während der Schwangerschaft (zwischen der 28. und 30. SSW) wird der Mutter eine prophylaktische Anti-D-Antikörperinjektion angeraten, um einer eventuellen

Sensibilisierung ihres Immunsystems zuvorzukommen. Die Blutgruppe des Ungeborenen kann sogar vorher bestimmt werden, indem durch Punktion unter Ultraschallsicht Nabelschnurblut entnommen wird. Allein dieser Eingriff kann jedoch den unerwünschten Blutaustausch provozieren und damit der frühen Behandlung erst einen Sinn geben.
Diese beiden Maßnahmen – Prophylaxe und Blutgruppenbestimmung während der Schwangerschaft – sind überflüssig. Solange Ärzte Dir einen Entscheidungsspielraum lassen, der die Ablehnung eines Eingriffs ermöglicht, lehne immer ab! Jeder Eingriff bringt eigene Risiken mit sich. Die Untersuchungen und Anti-D-Prophylaxe während der Schwangerschaft sind nur einträgliche Serviceleistungen für die Arztpraxis. Nur bei echten Notfällen oder nach Unfällen gibt es keinen Spielraum mehr, und dann mögen manche schulmedizinische Methoden eine Berechtigung haben.
Wenn beispielsweise Dein Kind sich in Dir tatsächlich merklich nicht gut entwikkelt, ist eine gründliche Untersuchung begründet. Du spürst das an Deinem eigenen Wohlbefinden und an dem Wachstum sowie den Bewegungen Deines Babys. Bei dringendem Verdacht auf eine Anämie des Ungeborenen wird eine Hb-Bestimmung im Nabelschnurblut durchgeführt. Eine Anämie liegt vor bei einem Hb-Wert unter 136g/l. Normal sind 136-196g/l Blut.
Bei einem Hb-Wert unter 80g/l muss eine Austauschtransfusion stattfinden, sonst stirbt das Kind noch im Mutterleib ab. Eine Austauschtransfusion wird heute bei bestehender Schwangerschaft durchgeführt. Dem Fötus werden dabei rote Blutkörperchen in die Bauchhöhle gespritzt, die von dort durch das Zwerchfell in die lymphatischen Wege des Brustkorbes übertreten und dann weiter in den Blutkreislauf gelangen. Die Technik dieses Eingriffes birgt eine Reihe von Gefahren für den Fötus in sich.
Eine Bluttransfusion noch im Mutterleib wurde erstmals 1963 durchgeführt. In den letzten Jahren wurde auch ein Blutaustausch über die Nabelschnurgefäße des Neugeborenen möglich. Dazu müssen frische, filtrierte Blutkonserven gewählt werden, die für Mutter und Kind passend sind. Neben der direkten Blutbestimmung aus Nabelschnurblut besteht die Möglichkeit, eine Bilirubin-Titerbestimmung des Fruchtwassers mittels einer Fruchtwasseruntersuchung durchzuführen. Der Grenzwert ist ein Titer von 16. Doch auch eine Fruchtwasseruntersuchung kann überhaupt erst zu dem gefährlichen Blutaustausch führen. Jeder Eingriff zieht eine Reihe von Untersuchungen nach sich!
Es wird ein Wahnsinnsaufwand betrieben, um unser Immunsystem zu überlisten und Dein Baby zu retten. Dabei wäre doch eine Prophylaxe von Dir durch eine natürliche Lebensweise so viel einfacher! Aber der technische Aufwand ist viel beeindruckender, wozu also natürlich leben und einfach gesund bleiben?

Zurück zur gesunden Schwangerschaft: Neben den vorgeburtlichen Möglichkeiten, die meiner Meinung nach zahlreiche Risiken in sich bergen und nur im absoluten Notfall, jedoch nicht aus so genannten prophylaktischen Gründen zum Einsatz kommen sollten, besteht die Möglichkeit der Blutgruppenbestimmung direkt nach der Geburt. Dazu wird für das Neugeborene ebenfalls Nabelschnurblut genommen. Ist das Blut des Babys Rh-negativ, ist jede weitere Maßnahme hinfällig geworden. Ist Dein Baby Rh-positiv, so wird innerhalb der ersten 72 Stunden nach der Geburt ebenfalls eine Anti-D-Antikörperinjektion angeraten. Zu diesem Zeitpunkt ist nicht feststellbar, ob es zu einem Blutaustausch zwischen Dir und Deinem Baby gekommen ist. Die Injektion wird prophylaktisch verabreicht, um für den Fall die Antikörperbildung zu verhindern. Wenn Du bereits während der Schwangerschaft eine Injektion bekommen hast, wird dieser Bluttest nach der Geburt trotzdem wiederholt und eine zweite Spritze gegeben. Dadurch, dass zu keinem Zeitpunkt Antikörper bei Dir nachweisbar waren und die Spritze nur gegeben wird, wenn keine Antikörper nachweisbar sind, kann auch über ihren Erfolg nur spekuliert werden. Die Schulmedizin behauptet, dass nur die Injektion dieses Medikaments die Bildung von Antikörpern sicher verhindern kann. Leider finden sich nirgends Zahlen, die das tatsächliche Risiko zeigen für den Fall, dass nicht künstlich immunisiert wird.

Um welche Art Medikament handelt es sich?

Das gängige Präparat heißt Rhesogam und ist als gebrauchsfertige Lösung gegen Rezept erhältlich. Die als Wirkstoff deklarierten Anti-D-Immunglobuline stammen aus menschlichen Plasmaspenden. Standardmäßig werden dabei Antikörper gegen Rh0(D)-Erythrozyten genutzt. Weitere Bestandteile sind Glycin (eine strukturell sehr einfache, stoffwechselaktive Aminosäure), Kochsalz und Wasser. Weiterhin werden Salzsäure oder Natronlauge in geringen Mengen zur Einstellung des pH-Wertes zugesetzt. Die Anwendungsgebiete dieser Prophylaxe sind laut Hersteller:

- Vor oder nach der Geburt zur Verhütung des Morbus haemolyticus bei Neugeborenen durch Rh-Unverträglichkeit.
- Bei einer Rh0-negativen Schwangeren nach äußerer Kindswendung, Fehlgeburt, Abtreibung, Eileiter- oder Bauchhöhlenschwangerschaft, Blasenmole, Amniozentese oder Chorionbiopsie, Bauchtrauma oder Zwischenblutungen in der Schwangerschaft.
- Nach Rh-unverträglichen Bluttransfusionen.

Auch der Hersteller benennt Ausnahmesituationen wie Operationen oder Fehlgeburt. Warum wird diese Prophylaxe jeder gesunden Schwangeren und Gebärenden gegeben?

Die tatsächliche Gefahr eines Blutaustauschs zwischen Dir und Deinem Baby ist bei einer komplikationsfreien Schwangerschaft und normalen, natürlichen

Geburt äußerst gering. Nur bei den oben aufgezählten Eingriffen oder Unfällen kann es dazu kommen.

Wie kannst Du einen Blutaustausch vermeiden?

- durch gesunde Ernährung, am besten schon lange vor der Schwangerschaft, die Deine Gebärmutterschleimhaut und Plazentazotten intakt und glatt erhält
- durch Ablehnen jeglicher invasiver Untersuchungsmethoden wie beispielsweise Punktionen
- durch Meiden von Schnitten, Medikamenten, insbesondere solchen, die den hormonellen Ablauf durcheinander bringen, und Eingriffen jeglicher Art wie beispielsweise das Anbringen von Sonden an Babys Kopf während der Geburt
- durch Untersagen von Ziehen an der Nabelschnur, was die Plazenta verletzen könnte
- durch Essen der Plazenta direkt nach der Geburt, was eine sofortige Kontraktion der Gebärmutter bewirkt und so starke Blutungen verhindert.

Letztlich musst Du die Entscheidung, ob Du Dir eine prophylaktische Spritze geben lässt oder nicht, allein treffen. Ich habe sie während meiner Schwangerschaften abgelehnt und die Blutgruppe meiner Kinder jeweils direkt nach der Geburt bestimmen lassen. Wir sind alle gesund.

Neben den Blutgruppen-Unverträglichkeiten zwischen Mutter und Kind, meinen Forscher heute, dass das mütterliche Immunsystem nicht nur Antikörper gegen bestimmte Blutgruppenfaktoren des Fötus, sondern auch gegen solche des Vaters bildet. Parallel wurden auch blockierende Faktoren beobachtet, die ein positives Erkennen der väterlichen Antigene hemmen.
Derzeit wird mit einer neuen Methode experimentiert, die aus dem väterlichen Blut Lymphozyten gewinnt und diese der hoffenden Mutter injiziert.
Zu den autoimmunologischen Ursachen wird das Anti-Phospholipid-Syndrom gezählt, bei dem es zu einer Kombination von Fehlgeburten und Verschlüssen der Blutgefäße kommt. Von immunologischen Ursachen ist in letzter Zeit häufiger die Rede. Sie werden zunehmend als Ursache für mehrere Aborte angegeben und in bestimmten Fällen mit Aspirin und Heparin behandelt. Glaubst Du wirklich, dass die beiden Wirkstoffe Deiner Fruchtbarkeit zuträglich sind?
Falls das väterliche und das mütterliche Blut bis in das letzte Blutgruppensystem identisch sind, sind im mütterlichen Blut nach einmaliger Fehlgebburt spezielle Antikörper nachweisbar. Um eine erneute Abstoßung zu verhindern, bieten mehrere deutsche Universitätskliniken eine passive immunstimulative Therapie mit menschlichen Immunglobulinen an. Wissenschaftlich erwiesen ist die Wirksamkeit der Therapie bislang jedoch nicht, es handelt sich um eine experi-

mentelle Phase.

Die hier geschilderten Überlegungen zu diesem Thema sind noch nicht am Ende angelangt. Jedoch erscheint es höchst suspekt, dass eine bereitstehende Eizelle und eine durch Sperma eingebrachte Samenzelle direkt zu einer immunologischen Abwehr führen sollten, ohne dass ein direkter Blutaustausch stattfindet. Die Frauen verlieren die Babys meistens im embryonalen Stadium. Die Embryos werden jedoch noch nicht von der Plazenta, sondern vom Gelbkörper ernährt. Wo also findet der Blutaustausch statt, was löst die Abstoßung aus? Denkbar wären neben den biochemischen Faktoren wohl eher Imprinting-Defekte, konventionelle Einnistungsstörungen oder Eiweißunverträglichkeiten, die sicher mit einer einer Heilung des Körpers durch strikte Rohkost zu lösen wären.

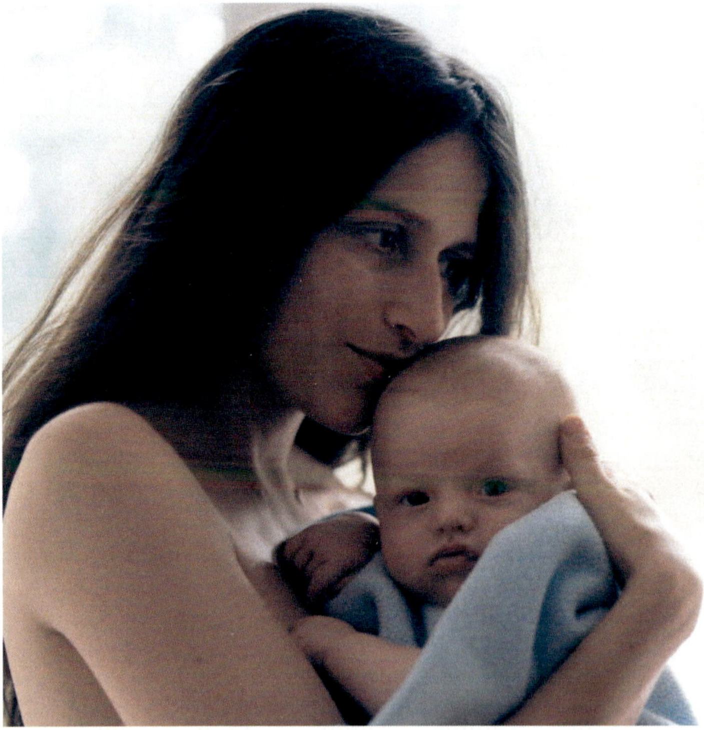

10. Rückbildung.

10.1. Aktive Erholung nach der Geburt.

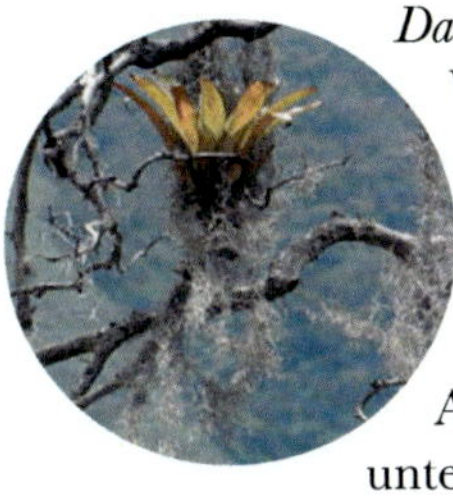

Das Frühwochenbett

Während einer Geburt stehst Du als Frau wahrscheinlich die stärksten Schmerzen und Anstrengungen Deines Lebens durch. Das beansprucht Deine Kräfte enorm. Doch sei gewiss, dass Dein Körper perfekt darauf eingerichtet ist, diesen Prozess zu erleben und durchzuhalten. Alle Systeme Deines Körpers greifen perfekt ineinander und unterstützen Dich als Mutter bei der Erholung in allen Punkten. Sorge Dich nicht wegen der vorübergehenden Schmerzen. Bereite alles so vor, dass jede Einmischung von außen durch Medikamente, Apparate oder operative Eingriffe nicht nur während der Geburt, sondern auch danach unterbleibt.

Deine körperliche Erholung beginnt paradoxerweise mit einer neuen körperlichen Beanspruchung: dem Stillen. Stillen unterstützt die zügige Rückbildung Deiner Gebärmutter (siehe Kap. 8.1. und 8.2.). Das stimulierende Saugen an den Brustwarzen löst in den ersten zwei bis vier Tagen nach der Geburt ein Zusammenziehen der Gebärmutter, die Nachwehen, aus. Die Schmerzen der Nachwehen lassen während dieses Zeitraums immer mehr nach. Es ist gut und wichtig für Deine Gebärmutter, sich zu einem kleinen, festen Ball zusammenzuziehen, um ihre Spannung als Muskel zu erhalten, ihren ursprünglichen Sitz im Unterleib und die normale Größe wieder einzunehmen. Stillen unterstützt diesen Prozess spürbar und beugt somit Senkungen vor, die sonst zu Komplikationen bei einer späteren Schwangerschaft, zu Inkontinenz oder allgemeinen Schmerzen im Unterleib führen können.

Iss jetzt viele saftige, enzymreiche Früchte und eisenhaltige (Blatt-)Gemüse sowie Nüsse! Dadurch füllst Du Deine Depots, die durch den Blutverlust bei der Geburt und die Hormonumstellung von Schwangerschaft auf Stillzeit beansprucht sind, wieder auf!

Am ersten Tag nach der Entbindung kann der Stuhlgang ausbleiben. Diese Form von Darmträgheit ist ein Schutzmechanismus: Dein Gewebe im Schritt darf Pause haben. Sollte der Stuhlgang jedoch, trotz Frischkost, länger als zwei Tage auf sich warten lassen, versuche es mit einer Bauchmassage, eingeweichten Feigen, einigen Cassiascheibchen und einem Spaziergang. Nimm nicht gleich Abführmittel, denn diese verursachen Bauchschmerzen bei Deinem Säugling.

Nach einer Geburt ohne Verletzungen, ohne Risse, Schürfwunden und Schnitte, kannst Du bereits zwei Stunden später wieder beschwerdefrei sitzen.

Falls Du jedoch kleine Verletzungen hast, nutze zum schmerzfreien Sitzen in den ersten Tagen einen Sitzring. Den gibt es aus Gummi im Reha-Geschäft, oder Du kannst ihn einfach selber aus einem langen, gewundenen Schal wickeln. Deine Scham und Dein Damm sollten in der Mitte des Rings sitzen, so dass sie leicht

erhoben sind und Dein Körpergewicht auf dem Reifen ruht. Bei kleinen Rissen halte die Beine in den ersten Tagen immer geschlossen, dann heilt es schneller. Schneidersitz und Hocke sind tabu. Falls das Urinieren schmerzhaft ist und brennt, empfehle ich tägliche Sitzbäder. Du kannst den Bädern einige Tropfen einer Arnikatinktur zufügen, das hilft Deinen geschwollenen Schamlippen bei der Heilung. Falls Du über ein Bidet verfügst, benutze es und uriniere bei laufendem lauwarmem Wasserstrahl, dann brennt es nicht so stark. Sobald es beim Wasserlassen nicht mehr brennt, kannst Du den Sitzring weglassen. Hab keine Angst, Dein Genitalbereich ist gut durchblutet, und wenn Du einen Dammschnitt nicht erlaubt hast, heilt alles erstaunlich schnell. Falls doch ein Dammschnitt vorgenommen wurde, möchte ich Dir hier die harte Wahrheit nicht ersparen. Es kann sechs bis acht Monate dauern, bis die Narbe schmerzfrei ist. Damit möchte ich Dir keinen Kummer bereiten, sondern selbigem vorbeugen. Häufig wissen Ärzte, dass der Heilungsprozess monatelang dauert. Sie sagen es Dir nicht, um Dich nicht zu ängstigen. Doch das nützt Dir nichts, wenn Du mit Deinem Partner nach zwei Monaten intim werden möchtest und es dann weh tut. Das wiederholt sich nach drei und nach vier Monaten. Allmählich denkst Du dann, wieso bin ich so zimperlich, wieso heilt es denn bei mir nicht so schnell wie es soll? Und Dein Partner wird vielleicht langsam ungeduldig... Also, wenn Du einen Dammschnitt hattest, bereitet Euch am besten gemeinsam innerlich darauf vor, dass Euer Sexleben eine ganze Weile beeinträchtigt sein wird, und gönnt Euch extra viel Zärtlichkeit.
Ich habe das Wochenbett als eine besonders sinnliche Zeit erfahren. Mein Mann hat sich darüber gefreut, dass ich besonders sanft war. Zwar war ich körperlich noch erholungsbedürftig, doch innerlich war ich ganz ausgeglichen, ruhte in mir, konnte die Freude über meine Babys und die tollen Geburten sehr genießen und mir einfach liebevolle Dinge für meine Familie ausdenken.

Konzentriere Dich in den ersten Tagen nach der Entbindung ganz auf Dich, Dein neues Baby und Deine Familie. Wenn Familienmitglieder wie eine Schwester oder Oma gerne helfen möchten und erwünscht sind, dann nimm die Hilfe an. Halte Dir zuviel Besuch vom Hals. Zuerst ist es wichtig, dass Du mit dem Baby einen Stillrhythmus findest und der Familienalltag (wieder) in Gang kommt. Da ist jede stundenlange Konversation und das Bewirten von Besuchern nur belastend. Das Frühwochenbett ist eine Zeit der Zurückgezogenheit, in der Du Dein kleines, schutzbedürftiges Baby in dieser Welt willkommen heißt. Es ist keine Zeit für Familienfeiern und wilden Aktionismus. Sobald Du in Stress gerätst, kann sich Deine Erholung verzögern. Wochenflussstau oder Milchstau können die schmerzhaften Folgen sein.
Ein Wochenflussstau macht sich durch Kopfschmerzen im Stirnbereich und einen Stillstand der Blutung bemerkbar. Die Gebärmutter geht nicht weiter zurück. Eine hilfreiche Maßnahme ist dann eine sanfte, kreisende

Bauchmassage, bis die Blutung wieder eintritt. Vorbeugend halte Deinen Unterleib immer schön warm und entleere regelmäßig Deine Blase.

Trotz Rückzugs in das Familienleben stehe vom ersten Tag an immer wieder auf. Auch wenn Du erschöpfst bist und der Schritt durch die starke Dehnung noch schmerzt. Laufe zwischendurch immer wieder durch die Wohnung. Du solltest in der ersten Zeit nichts Schweres heben, da Du Deine Unterleibsmuskulatur noch nicht wieder voll kontrollieren kannst. Selbst Müll hinausbringen, Blumen gießen, mit älteren Kindern toben – das alles kann Papa übernehmen. Du kannst durchaus Dein Baby wickeln, einen Salat zubereiten oder einfach nur etwas herumspazieren. Wenn Du müde wirst, ruhe mit Deinem Baby im Arm aus, besonders nach den Stillmahlzeiten. Finde Deinen eigenen Rhythmus von Ausruhen im Liegen mit hochgelagerten Beinen und Aufstehen mit Herumspazieren. Dieser stetige Wechsel von Aktivsein und Ruhen beugt Venenschmerzen vor, hält Deinen Kreislauf in Schwung und begünstigt dadurch Deine Erholung. Versuche zusätzlich im Liegen bereits einige Beckenbodenübungen durchzuführen.
Und schon am zweiten Tag nach der Geburt geh mit Deinem Baby an die frische Luft. Kleide das Kleine witterungsgemäß und bitte Deinen Partner, es zu tragen. Dann für etwa eine halbe Stunde hinaus aus dem Wohnungsmief und ans Tageslicht. Es ist wichtig, dass auch ein ganz frisches Baby täglich, auch im Winter oder im Hochsommer, ans Tageslicht kommt, um die Vitamin-D-Bildung in seiner Haut anzuregen. An die neuen Temperatur- und Lichtverhältnisse muss sich ein Neugeborenes natürlich erst gewöhnen. Deshalb genügt anfangs eine halbe Stunde. Nach zwei Wochen dürfen es schon ein bis zwei Stunden täglich sein. Niemand macht Dir jetzt Leistungsdruck. Du musst nicht hetzen, sondern darfst ganz gemütlich spazieren, tief atmen, Dir von Deinem Partner helfen lassen. Lass Dich nicht gehen! Tagelang ausschließlich schlaff auf der Couch oder im Bett zu liegen ist Dir nicht zuträglich.
Beginne möglichst in den ersten Tagen nach der Geburt mit Gymnastik. Es gibt einfache Übungen, die die Gebärmutterrückbildung, die Durchblutung des Beckenbodens und die Anregung des Wochenflusses fördern. Als erste Übung ist bereits eine bewusste Bauchatmung geeignet. Frage Deine Hebamme nach einfachen Übungen, die über eine Anregung der Durchblutung die Heilung bzw. Erholung unterstützen.
Wenn Du bereits in der Schwangerschaft darauf geachtet hast, nicht zuviel zuzunehmen, hast Du als Wöchnerin auch nicht den Druck, schnell wieder schlank sein zu müssen. Die Aufnahme sportlicher Aktivitäten hat also nicht den Sinn, Dir übergangslos wieder einen Barbiebody zu formen, sondern Dir Fitness und Ausdauer zu bringen, die Du dringend benötigst für die Still- und Tragezeit.
Doch solange der Beckenboden noch nicht seine volle Spannkraft zurück hat, sei vorsichtig mit Sportarten, die stark erschüttern durch Springen, Sprinten oder

Belastung durch hohe Gewichte. Warte damit etwa zwei Monate ab. Das gilt insgesamt für den Muskelaufbau durch Krafttraining. Deine Muskeln sind noch immer hormonell aufgeweicht. Während des Frühwochenbettes arbeitet Dein Körper an einer komplexen Hormonumstellung, die die Rückbildung und die Milchproduktion steuert. Gönn Deinem Körper diese Zeit. Zu viel Ungeduld ist hier nicht angebracht. Krafttraining ist insbesondere für die Brustmuskulatur und den Schulterbereich nicht angesagt. Das kann schnell zu einem Milchstau führen. Sehr bewegungsintensiver Sport löst einen Milcheinschuss aus. Das ist nicht weiter schlimm, nur manchmal etwas peinlich. Ausdauersport dagegen kann die Milchproduktion unerwünschterweise drosseln.
Die einfache Formel lautet: sei eine aktive, lebensfrohe, doch nicht zu ehrgeizige Mama. Geeignete Bewegungsarten für Dich als Wöchnerin sind: Gymnastik, Pilates, Herumstrolchen im Wald, Bauchtanz und kurze Wanderwege.
Ideal ist es, wenn der Vater die ersten zwei bis vier Wochen zu Hause sein kann.

Das Spätwochenbett
Nachdem das strapazierte Gewebe sich von der Geburt erholt hat, Du und Dein Kind einigermaßen im Hier und Jetzt angekommen seid, endet das Frühwochenbett, und zwar nach etwa 10 Tagen.
Jetzt ist es jedoch nicht bereits Zeit, so zu tun, als wäre nichts gewesen, und nahtlos in den vertrauten Alltag einzusteigen. Das anschließende Spätwochenbett dauert weitere sechs bis acht Wochen und bezeichnet die gleitende Phase Deiner allmählichen hormonellen Umstellung und des Zusammenwachsens der Familie. Selbst wenn Du Dich gut erholt und energiegeladen fühlst, setze Dich nicht selbst unter Druck und lass Dich auch von niemandem sonst unter Druck setzen – schon gar nicht von der Familie! Ja, wir Weiber sind zum Kinderkriegen geschaffen. Deshalb müssen wir uns noch lange nicht an die moderne Hektik anpassen. Eine Schwangerschaft dauert vierzig Wochen, und die Erholung des Körpers darf auch ihre Zeit in Anspruch nehmen. Jede Art von Stress kann umgehend körperliche Reaktionen auslösen, die Dich sogar bettlägerig machen können: zum Beispiel eine Brustentzündung. Das Unwohlsein wiederum belastet Dich seelisch und drückt die freudige Stimmung in Eurer kleinen Familie.
Nutze das Spätwochenbett als:

- Zeit für Rückbildungstraining: Nach etwa vier bis sechs Wochen kannst Du mit gezieltem Beckenbodentraining beginnen und auch wieder leichten Sport aufnehmen. Gymnastik eignet sich besonders gut, um Deine Glieder wieder geschmeidig zu machen und verschiedene Mus-

Übrigens: Du musst die vorgeschriebenen Amtswege wie den Gang zum Standesamt zur Abholung der Geburtsurkunde nicht selbst erledigen, sondern kannst jemanden bevollmächtigen, das für Dich zu tun.

kelgruppen zu kräftigen. Auch isometrische Spannungsübungen sind geeignet, da sie immer mehrere Muskelgruppen einschließen. Mache zunächst noch keine Sportarten, die mit Erschütterungen einhergehen wie Reiten oder Volleyball.

- Zeit, das Baby in allen Lebenslagen kennenzulernen, seinen Still-, Schlaf- und Wickelrhythmus, seine robusten und empfindlichen Seiten. Dein Baby trinkt jetzt die reife Muttermilch aus Deinen Brüsten und entwickelt innerhalb weniger Tage einen festen Stillrhythmus. An diesen schließen sich seine Schlaf- und Wickelrhythmen an. Weiterhin lernst Du seine Reaktionen auf Geräusche, Gerüche und Berührungen kennen, lernst wie Du es am besten beruhigen und trösten kannst und womit Du schon jetzt seine Aufmerksamkeit und Neugier weckst.
- Zeit, sich langsam an den Partner als Liebesgefährten zu erinnern. Ihr seid nicht nur Mama und Papa, sondern dürft Euch auch als Paar wahrnehmen. Auch wenn Deine Scheide noch ein wenig Zeit braucht, bis alle Gefühle wieder die alten sind und die Schleimhäute wie gewohnt funktionieren, so bist Du doch eine empfindsame Frau geblieben. Seid zärtlich zueinander, erinnert Euch erotischer Fantasien, die Euch Mann und Frau sein lassen. Nach wie vor braucht Dein Partner viel Einfühlungsvermögen in Dich als sensible Wöchnerin.
- Jetzt ist auch reichlich Zeit, um das Baby herumzuzeigen – ladet die Großeltern, Geschwister und Freunde zur Bewunderung und zum Teilen Eurer Freude ein. Übrigens: eine neuerdings empfohlene Impfung gegen Keuchhusten könnt Ihr Euch sparen - erstens könnt Ihr sowieso nicht von allen Besuchern den Impfschutz kontrollieren und Ihr wollt Euer Baby doch auch nicht verstecken, zweitens darfst Du als Schwangere sowieso nicht geimpft werden und nach der Geburt ist es hinfällig und zweitens macht es keinen Sinn, warum Muttermilch gegen alle Infektionskrankheiten schützen soll, nur ausgerechnet gegen Keuchhusten nicht. Das ist profitorientierter Nonsens, den Du getrost von Deiner Sorgenliste streichen darfst.

10.2. So heilst Du ganz schnell.

Die Nachgeburt hinterlässt direkt nach der Geburt in der Gebärmutterwand eine tiefe, etwa handtellergroße Wunde. Hinzu kommen kleinere Schürfwunden durch die sich lösenden Eihäute, die Dein Baby während der Schwangerschaft schützend umhüllt haben. Diese Wundflächen, insbesondere die der Plazenta, müssen ausheilen. Das dabei entstehende Wundsekret ist der Wochenfluss, auch Lochien genannt. Der Wochenfluss besteht aus Plazentaresten und großen, bereits geronnenen Blutklumpen.

Die Natur stellt Dir ein einfaches Mittel bereit, wie Du die Blutungen und den Wochenfluss abkürzen und die Heilung Deiner Gebärmutter enorm beschleunigen kannst. Iss direkt nach der Geburt ein Stück Deiner Plazenta! Das mag Dir abstoßend vorkommen, doch der Erfolg zählt: Innerhalb weniger Minuten zieht sich die Gebärmutter so schnell zusammen, dass die Wunden geschlossen werden. Dadurch ist der Wochenfluss nicht so stark und dauert maximal 2 Wochen. Ein paar Tage Wochenfluss mehr oder weniger sind letztlich nicht so wichtig. Doch wichtig ist, dass Deine Gebärmutter voll und ganz ihre Spannkraft (zurück-)erhält. (Kap. 10.4.)

Der Wochenfluss zeigt an, ob und wie schnell sich die Gebärmutter auf ihre normale Größe zusammenzieht. In den ersten Tagen ist er noch recht stark und hellrot blutig, danach rosa, braunrot bis gelblich. In der 2. bis 3. Woche ist seine Farbe schleimig grau-weiß bis farblos.

Wenn Du das Essen der Plazenta ablehnst, kann das Lochialsekret bis zu vier Wochen nach der Geburt noch Blutbeimengungen enthalten. Nach spätestens sechs Wochen hört der Wochenfluss schließlich auf. Während dieser Zeit verlierst Du einen Viertel- bis halben Liter Blut.

Wenn Du Dein Kind stillst, hört der Wochenfluss schneller auf, d.h. er dauert höchstens drei bis vier Wochen. Immer zu Beginn einer Stillmahlzeit bemerkst Du in den ersten Tagen sicher, dass der Wochenfluss plötzlich deutlich stärker wird. Eine durch das Anlegen stimulierte Oxytozin-Ausschüttung löst Nachwehen aus. Diese Kontraktionen pressen Deine Gebärmutter bzw. die Gebärmutterschleimhaut wie einen Schwamm aus. So kann sich das Wundsekret nicht lange aufstauen und bei Dir wird sich keine Infektion in der Gebärmutterhöhle entwickeln.

Wenn bei Dir jedoch auch zwischen den Stillmahlzeiten übermäßig starke, kontinuierliche Blutungen mit größeren Blutgerinnseln oder Gewebsstückchen auftreten, ist möglicherweise ein Teil der Plazenta in der Gebärmutter zurückgeblieben. An solch einer Stelle kann die Wunde in der Gebärmutterwand nicht heilen und verursacht diese anhaltenden Blutungen. Informiere hierüber Deine Hebamme.

10.3. Körperpflege während des Wochenflusses.

In den ersten Tagen, wenn der Ausfluss besonders stark ist, benutze die Binden mit der höchsten Aufnahmefähigkeit. Besorge Dir möglichst Wöchnerinneneinlagen ohne Gummierung aus der Apotheke. Trage keine Tampons, sie können schnell das Blut stauen und so das Risiko einer Infektion stark erhöhen. Es ist viel besser, wenn das Blut und die Lochien aus der Scheide herausfließen können. Luftige Wegwerfslips sind im Wochenbett übrigens sehr praktisch.

Wenn Du das Bedürfnis hast, nimm eine Dusche - ohne Duschbad. Am Körper stört das Parfüm Deinen Duft und irritiert Dein Baby beim Stillen, im Intimbereich stört es die aktuell besonders empfindliche Scheidenflora. Bade nicht zu lange, da Dein Kreislauf durch den Blutverlust und die Anstrengungen noch immer etwas labil sein kann.

Wochenfluss riecht normalerweise unauffällig fade oder leicht essigsauer. Jedes Anzeichen von starkem unangenehmem Geruch kann ein Zeichen für eine Entzündung der Gebärmutter sein.

Wie kannst Du mit Beschwerden umgehen?
Steh noch nicht zu lange auf, wenn Du einen Damm- oder Labienriss erlitten hast. Es ist gut, täglich ab und zu etwas umherzulaufen, ohne Dich zu überanstrengen. Lege Dich zwischendurch immer wieder auf den Bauch oder gehe in den Vierfüßlerstand, um den Wochenfluss in Gang zu halten. Meide absolut jede Spreizung der Beine (kein Schneidersitz!) und zu frühes, langes Sitzen. Halte die Beine viel übereinander geschlagen, im Sitzen wie im Liegen.
Manchmal können die noch von der Schwangerschaft gedehnten Mutterbänder die Gebärmutter nicht an ihrem Platz im Unterleib halten. Es kommt vor, dass selbige in Richtung Kreuzbein abknickt. Du spürst das an ähnlichen Symptomen wie bei einem Wochenflussstau: Kopfschmerzen, plötzliches Aussetzen des Wochenflusses und eventuell auch Schmerzen im Kreuzbeinbereich. Auch dagegen hilft die Bauchlage. Führe mehrmals täglich ein Bauchmuskeltraining im Liegen durch. Zur Entspannung kreise sanft Dein Becken im Vierfüßlerstand. Angenehm sind Wärmepackungen sowohl im unteren Rückenbereich als auch auf dem Bauch sowie Sitzbäder. Wenn Du magst, gib dem Badewasser einen Tee aus Eichenrinde zu, dessen Gerbstoffe den Heilungsprozess unterstützen.
Du siehst, nicht die totale Schonung bringt Dich auf die Beine, sondern das richtige Maß an Bewegung, praktischen Maßnahmen und Ruhe. Überanstrenge Dich nicht durch ganztägiges Umherwirtschaften, aber steh ab und zu mal auf und nimm früh Dein Training auf, damit die Muskeln wieder in Form kommen. Probiere, welche Arbeiten im Haushalt Du bereits aufnehmen kannst. Und wenn der Abwasch mal einen Tag stehen bleibt, ist das sicher kein Weltuntergang.

10.4. Behutsames Beckenbodentraining hilft strapaziertem Gewebe und meidet Inkontinenz.

Konsequent durchgeführte Rückbildungsgymnastik hilft Dir dabei, den ursprünglichen Zustand Deines Körpers wiederherzustellen. Ein besonderer Schwerpunkt liegt auf dem Training der Beckenbodenmuskulatur. Kurzfristig fördert diese Gymnastik die Ausscheidung des Wochenflusses, regt die Darmtätigkeit an und sorgt für eine gute allgemeine Entschlackung. Langfristig beugt sie einer Beckenbodensenkung vor, die so unangenehme Symptome wie unwillkürlichen Harnverlust, Rückenschmerzen oder gar einen Gebärmuttervorfall mit sich bringt.
Bereits am Tag der Geburt kannst Du mit einfachen Übungen beginnen, sogar nach einem Kaiserschnitt. Bitte Deine (Nachsorge-)Hebamme um eine Anleitung. Die Übungen sind sehr einfach, und effektiv. Dazu musst Du sie

wenigstens acht bis zehn Wochen lang konsequent durchhalten und anschließend am besten mit gezieltem Training eigenständig oder in einem Rückbildungskurs weitermachen.

Was und wo genau ist eigentlich der Beckenboden?
Die Beckenbodenmuskulatur setzt sich aus drei Schichten zusammen, die das nach unten offene knöcherne Becken zusammenhalten und die Organe des Unterbauchs auch bei Belastung an ihrem Platz halten. Erschlaffen die Muskelschichten des Beckenbodens, senken sich die Blase, die Gebärmutter oder auch der Enddarm ab. Unkontrollierter Urin- oder Stuhlabgang sind die unangenehmen Folgen.
Die Erschlaffung kann zwei gegensätzliche Ursachen haben: Entweder wird die Muskulatur zu wenig trainiert oder es herrscht Dauerspannung. Ähnlich wie bei anderen Muskeln auch erschlafft die Muskulatur aufgrund einer fehlenden Erholungsphase, wenn der Muskeltonus dauernd zu hoch ist. Nur was Du richtig entspannen kannst, kannst Du auch richtig anspannen. Eine Dauerbeckenbodenspannung kann durch sehr intensives Fitness-Training oder Sportarten, die das Becken sehr belasten, ausgelöst werden. Doch neben körperlichen sind hier vor allem seelische Ursachen zu hinterfragen. Gibt es belastende Erlebnisse aus der Kindheit, die Du bisher verdrängt hast, die Dich immens geprägt haben? Das kann von übertriebener Sauberkeitserziehung bis hin zum Missbrauch reichen. Vielleicht findest Du es etwas ruppig, wenn ich Dich an dieser Stelle mit der Nase darauf stupse und dann nicht weiter darauf eingehe. Ich möchte und kann Dir in diesem Buch nur die notwendigen Tipps geben, wie Du Dich körperlich gesund machst und erhältst. Wenn Du seelische Nöte hast, die Dich allein überfordern, dann suche Dir Hilfe bei einer Beratungsstelle, einem Therapeuten oder einer Selbsthilfegruppe! Du bist es wert!

Das sind einige Symptome, die auf einen schwachen Beckenboden hindeuten:
Urin geht ab beim Niesen, Lachen, Springen. Das kann von einer gerundeten Körperhaltung kommen, bei der der Beckenboden schlaff wird und dem plötzlichen Druck aus dem Bauchraum nicht standhält. So etwas nennt man „Stress-Inkontinenz“. Beim Niesen in aufrechter Körperhaltung sollte das nicht passieren. Wenn doch, ist es höchste Zeit für Beckenbodentraining!
Wenn Du nicht mehr schnell genug zur Toilette kommst und es zu unkontrollierbarem Harnabgang kommt, spricht man von „Drang-Inkontinenz“.
Sollte bei Dir bereits eine Blasensenkung diagnostiziert werden, lass Dich nicht auf eine Operation ein! Trainiere fleißig und kontinuierlich, sobald Du bemerkst, dass Du unkontrolliert Urin verlierst. Dadurch beugst Du auch einer chronischen Blasenentzündung vor oder kannst eine bereits vorhandene ausheilen. Die Blase ist kein schlichtes Organ wie die Schwimmblase beim Fisch, sondern ein richtiger Muskel wie die meisten unserer inneren Organe. Erschlaffte

Muskeln sind anfälliger für Kälte und für Entzündungen. Kräftige Deinen Beckenboden, dann erholt sich auch der Blasenmuskel!
Der Beckenboden ist nicht nur die Basis für Deinen Unterleib, sondern für die Stützmuskulatur des gesamten Rumpfes. Hast Du eine schwache Stützmuskulatur und ungenügenden Halt vom Beckenboden her, resultieren Fehlhaltungen wie ein runder Rücken, Hohlkreuz oder Beckenschiefstand, die wiederum zu Rückenschmerzen aufgrund von Verspannungen, Bandscheibenproblemen oder Wirbelverschiebungen bis hinauf zum Nacken führen. Der Beckenschiefstand kann sogar Ursache für Schmerzen in den Knien und der Hüfte sein, da er eine ungleiche Belastung der Beine mit sich bringt.
Ein tief verinnerlichtes Bewusstsein für eine gute Haltung des Beckens, den eigenen Schwerpunkt und die Wirbelsäule einschließlich Deiner Kopfhaltung gibt Dir die nötige Stabilität für den Alltag als Mutter. Stell Dich mit beiden Füßen fest auf den Boden. Drücke die Beine durch und verlagere Dein Gewicht vor und zurück, hin und her. Spiele damit etwas und bleibe letztlich stehen, so dass Dein Gewicht gleichmäßig auf beide Füße verteilt ist. Geh dann leicht in die Knie und wippe mit Deinem Becken vor und zurück. Spüre nach, wann Du das Schambein ankippst und wann Du einen Entenpo machst. Lass Dein Becken einfach fallen, dann ist es gerade. Deine untere Wirbelsäule beschreibt einen leichten Bogen, kein Hohlkreuz. Suche Dir nun eine senkrechte Linie, auf die Du Deinen Blick richtest. Das kann ein Türpfosten sein oder ein Hochhaus gegenüber oder ein Baumstamm oder ein Laternenpfahl. Fixiere diesen Gegenstand mit geradem Blick. Recke Deinen Hals ganz lang. Richte Dich auf, mach Dich groß. Recke Dich direkt senkrecht nach oben, genau wie der Gegenstand, den Du ansiehst. Lass Deine Schultern fallen, löse jede Anspannung. Löse Deine Kniescheiben. Dreh den Kopf mal nach links und nach rechts und halte dabei den Hals lang und gerade. Fühle genau, wie Deine Wirbelsäule ganz aufgerichtet ist. Lauf nun ein paar Schritte auf den Gegenstand zu. Dreh Dich um und lauf ein paar Schritte in die andere Richtung. Versuche dabei das aufgerichtete Körpergefühl zu behalten – auch ohne die Unterstützung durch den visuellen Halt. Übe das täglich solange, bis Du es ganz verinnerlicht hast.
Wenn Du damit allein Schwierigkeiten hast, kannst Du je nach Deinem Geschmack Bewegungsschulen wie Yoga, Feldenkrais, Pilates oder Tanztraining nutzen. Meine besondere Empfehlung für Frauen mit Haltungsproblemen – nicht nur im Wirbelsäulen-, sondern beispielsweise auch im Fuß- und Kniebereich – ist die Methode nach Feldenkrais: Bewusstheit durch Bewegung.
Eine weitere Folge eines erschlaffenden Beckenbodens kann Venenstau in Verbindung mit Wassereinlagerung in den Beinen sein. Wenn der Beckenboden den Rumpf nicht tragen hilft, kommt zuviel Gewicht auf die Beine. Die Venen transportieren das Blut nicht schnell genug von unten wieder hoch, die Lymphbahnen sind träge.

Und zu allem Übel kommen noch Orgasmusprobleme hinzu. Schwere Geburten, bei denen der Kopf des Kindes zu lange auf die Leitbahnen drückt, führen gelegentlich zu Ausfällen der Nervenempfindung. Neben Dammverletzungen kann auch falsches Pressen während des Geburtsvorgangs den Kontakt zwischen Nerven und Muskulatur des Beckenbodens unterbrechen und dadurch Störungen hervorrufen. Schmerzen während des Geschlechtsverkehrs können zwar auch andere Ursachen haben, doch wenn Deine Gebärmutter sich abgesenkt hat oder die Scheidenwände nach innen drängen, kann das vor allem beim tiefen Eindringen Schmerzen verursachen. Auch Vernarbungen nach Dammrissen oder Dammschnitten bei einer Geburt können Schmerzen bereiten und gleichzeitig den Beckenboden in Mitleidenschaft gezogen haben. Wenn die Spannung im Beckenboden ständig zu hoch ist, fällt die Ent-Spannung besonders schwer, auch beim Sex. In Extremfällen kann es sogar zu Scheidenkrämpfen kommen.

Lass es nicht erst zum Äußersten kommen. Es können drei Phasen einer erschlaffenden Beckenboden-Muskulatur unterschieden werden. Bereits in der ersten Phase gibt es deutlich erkennbare Signale:
Eine beginnende Beckenboden-Erschlaffung kannst Du als weicheres offenes Gefühl im Beckenboden und in der Scheide spüren. Wenn Zukneifen keine wesentliche Änderung bringt, zeigt das, dass Du die Beckenbodenmuskeln nicht kontrollieren kannst, entweder weil Du sie nicht richtig spürst oder weil sie einfach zu schwach sind. Amerikanische Sexualforscher haben dieses Symptom nach seinen sexuellen Auswirkungen benannt: „the lost penis syndrom" (Syndrom des verlorenen Penis). Du spürst den Penis Deines Partners nur beim ersten Eindringen und verlierst anschließend jegliches Gefühl dafür.
Wenn Dir diese Einschränkung noch nicht Anlass zum Aktiv-Werden genug ist, folgt auf das Nicht-Spüren ein unangenehmes Druckgefühl im Beckenboden in Richtung Scheide. Besonders deutlich spürst Du diese beginnende Senkung bei langem Stehen, Treppensteigen oder Heben schwerer Lasten, manchmal auch kurz vor Beginn der Menstruation. Diese zweite Phase setzt bisweilen erst in den Wechseljahren ein, weil die Hormonumstellung Dein Gewebe erschlaffen lässt. Doch die Grundlagen für Beschwerden hast Du jahrzehntelang selbst gelegt durch mangelnde Fitness und schlechte Ernährung, die Dir in den Wechseljahren durch eine Vielzahl von Beschwerden das Leben schwer machen. Zusätzlich zu dem unangenehmen Druck im Unterleib treten Rückenschmerzen, Nackenverspannung sowie Kopf- oder Zahnschmerzen auf. Das resultiert aus einer insgesamt zu schlaffen Körperhaltung, die über die Wirbelsäule in mehreren Bereichen zu Anspannungen führt und Dir ein allgemeines Schwächegefühl gibt, anstatt dass Du mit Würde und Eleganz Deine reifen Jahre antrittst.
Wenn es Dir gelingt, ein dauerhaftes sexuelles Unbefriedigt-Sein und die

Aussicht auf unangenehme, aber noch weit entfernte Wechseljahre beiseite zu schieben, schreitet die Erschlaffung Deines Beckenbodens voran und das Druckgefühl wird immer stärker. Selbst bei geringer körperlicher Belastung meinst Du, etwas würde von oben her in die Scheide hineindrängen. Das können erschlaffte Scheidenwände sein oder die Gebärmutter. In entlasteter Position zieht sich dieses Gewebe meist wieder zurück.

Jetzt ist es allerhöchste Zeit für Beckenbodentraining! Medizinisch wird dieses Stadium als Senkung der Gebärmutter und der Scheide bezeichnet. Kennzeichnend sind eine Aussackung der vorderen Scheidenwand mit der direkt darüber liegenden Harnblase bzw. etwas seltener der hinteren Scheidenwand zusammen mit einem Teil des Enddarms. Eine ausgeprägte Senkung kann bis zum Vorfall der Gebärmutter vor den Scheideneingang führen.

Das ist eine grausige Vorstellung, die wir an dieser Stelle abbrechen. Damit Du gar nicht erst in die Notlage einer Operation kommst, hier ein paar Übungen. So wird trainiert:

Es geht um den inneren, muskulären Halt. Immer dann, wenn Du lachst, hustest, niest, springst oder schwere Lasten hebst, reagiert Dein Beckenboden mit einer Spannung, die am richtigen Ort reflexartig aufgebaut wird. Deshalb musst Du zunächst einmal lernen, die einzelnen Muskelschichten (wieder) zu spüren.

- Bewege zuerst die Schamlippen aufeinander zu,
- bewege dann die Sitzbeinhöcker aufeinander zu,
- sauge schließlich den After vom Kreuzbein aus nach oben,
- diese Übungen können sowohl im Stehen, Liegen, Sitzen, im Vierfüßlerstand oder in der Hocke ausgeführt werden. Am besten Du probierst in allen Positionen aus wie gut Du Deine Beckenbodenmuskulatur spürst und kontrollieren kannst.
- Die großen Gesäßmuskeln bleiben dabei entspannt, es geht nicht darum den Hintern zusammenzukneifen. Stell Dir vor, Du hocktest auf einer Wasserschale und würdest versuchen, sie mit dem Genitalbereich auszuschlürfen.
- Lege Dich auf den Rücken und schiebe Dir ein Kissen oder ein gerolltes Handtuch unter den Po. Stemme das Becken nach oben, bleibe dabei mit dem Rücken und den Armen fest am Boden und fahre Rad mit den Beinen. Du musst dabei automatisch die innere Muskulatur anspannen.

Eine gute Körperhaltung ist eine aufrechte Haltung – sowohl beim Gehen, Stehen als auch im Sitzen!

Verteile beim Stehen das Gewicht gleichmäßig auf beiden Füßen. Wer zu lässig und zu sehr auf den Fersen steht, bewirkt dadurch eine ständige Öffnung des Beckenbodens. Betone nicht das Aufsetzen der Ferse, sondern das Abdrücken

des Fußes für einen elastischen, leicht federnden Gang. So erzeugst Du im Beckenboden genau die richtige Spannung. Mit Stöckelschuhen wird zwar der Hüftschwung gut, aber dem Beckenboden nützt das gar nichts.
Einen schweren Schubkarren schieben, bei der Gartenarbeit oder Renovierung, ist tatsächlich keine gute Arbeit für Frauen. Besser ist es den Karren zu ziehen, dann arbeiten die Rückenmuskeln intensiver mit und der Druck nach unten ist nicht so stark.
Der Hinweis für das Schieben gilt übrigens auch für den Kinderwagen. Deshalb achte stets darauf, dass Du den Griff auf eine zu Deiner Körpergröße passende Höhe eingestellt hast. Meide jedes Vornüberbeugen. Geh auch mit dem Kinderwagen immer aufrecht.
Jegliche Haus- und Gartenarbeiten sind kein Ersatz für sportliche Bewegung und tägliches Training. Gute Sportarten für den Beckenboden sind: Tanzen, Bauchtanz, Pilates, Schwimmen und Walking.

Übrigens ist das nicht nur etwas für Frauen. Dein Partner darf die Übungen durchaus mitmachen. Ein kräftiger Beckenboden beugt auch bei Männern späterer Inkontinenz und einer Prostatavergrößerung vor.

10.5. Mutter, Vater, Kind – Familie heißt Zusammenhalt.

So schnell schon ist alles vorbei – gerade eben erst warst Du überrascht über den positiven Schwangerschaftstest, noch vor ein paar Augenblicken hast Du das Strampeln Deines Babys unter Deinen Rippen gespürt, da ist es auch schon geschlüpft und kein Bauch mehr zu sehen. Huch, Ihr seid eine Familie!
Ab diesem Zeitpunkt, da das Baby geboren ist, wird die gemeinsame Verantwortung von Mutter und Vater noch einmal besonders deutlich. Und obwohl die Freude sehr groß und die Liebe und der Familienwunsch ganz romantisch sind, geraten viele Paare über kurz oder lang in eine Krise – eben weil sie vergessen, dass sie ja trotzdem noch ein Paar sind und nicht nur Eltern.
Im Rahmen dieses Buches kann und soll keine umfassende Beratung gegeben werden. Doch die folgenden kurzen Hinweise mögen Euch helfen, achtsam und aufmerksam zu sein – Eurer Liebe gegenüber.
Gerade wenn in den ersten Wochen der Schlafrhythmus durcheinander kommt und Du noch sehr empfindlich bist im Genitalbereich, so dass das Sexleben noch nicht das traute ist, schleicht sich sehr schnell eine stumpfe Routine ein.
Viele junge Mütter sind so sehr auf ihr Baby fixiert, dass sie den Partner gar nicht mehr wahrnehmen, oder bestenfalls als willkommene Hilfe. Das ist nicht fair.
Die Väter von heute sind schon viel sanfter geworden als es noch ihre gestrengen, pragmatischen Väter und Großväter waren. Auch ein Mann, der Dir gegenüber sehr viel Rücksicht nimmt und fürsorglich ist, braucht selbst etwas

Zärtlichkeit. Das Geben darf nicht nur in eine Richtung laufen – Du gibst dem Baby und Dein Partner gibt Dir. Auf diese Art erschöpft Ihr Euch schnell. Genießt beide Euer Baby und schließt Euch gegenseitig in die Arme. Gebt dem Anderen Kraft. Stimmt eine flexible Aufgabenteilung ab. Wenn der Papa immer nur der Versorger ist und die Mama immer nur Mama, dann sind ebenfalls bald alle unbefriedigt.

Seid Euch vor allem einig über eine Brusternährung des Babys, eine pflanzliche Frischkost für Euch und die grundlegenden Erziehungsfragen wie beispielsweise das Schlafen. Es geht der Familie am besten, wenn alle ausgeschlafen sind. Dabei ist es von den einzelnen Charakteren abhängig, ob sich ein Familienbett oder getrennte Betten gut machen. Manche Familien brauchen die körperliche Nähe, um sich geborgen zu fühlen und ruhig zu schlummern. Andere wühlen sich in den Schlaf und brauchen ihren eigenen Platz. Das ist übrigens bei Kindern und Erwachsenen gleich. Wichtig ist, dass Ihr Euch hier nicht reinreden lasst, sondern alles so macht, dass sich Eure Kinder und Ihr selbst wohl fühlen. Damit ist nicht gemeint, Mama und Papa sorgen für ihren Schlaf und lassen das Baby so lange schreien, bis es irgendwann aufgibt. Es ist auch nicht gemeint, das Kind nachts stundenlang umher zu tragen und so die halbe Nacht auf den Beinen statt im Bett zu verbringen. Lernt Euer Kind kennen, wie und wo es sich am wohlsten fühlt und ruhig ist. Und sorgt auch für Euch selbst. Auch hier gilt, alles natürlich ablaufen zu lassen. Lasst Eurem Kind nachts Bewegungsraum zum Strampeln. Wickelt es nicht zu fest ein, sonst weint es. Wenn es sich zu oft frei strampelt und dann friert, probiert es mit einem Babyschlafsack. Gebt dem Baby abends keine Breiflasche, damit es vollgestopft gut schläft. Es ist nun mal so, dass gestillte Kinder eine zeitlang auch nachts trinken wollen. Das ist nicht schlimm, wenn nach dem Stillen alle schnell wieder einschlafen und Ruhe herrscht. Behauptet die natürliche Lebensweise gemeinsam vor Eurer gesamten Familie.

Häufig ist es so, dass die Mütter sich gegen den Ratschlag ihrer Partner durchsetzen und das Kind nachts doch spazieren tragen. Hier ist es wichtig, objektiv zu bleiben. Frage Dich selbst, ist mein Partner tatsächlich zu streng, oder bin ich nicht konsequent genug? Es geht nicht darum, sich gegen den eigenen Partner oder gegen das Kind oder gegen die eigene innere Wahrnehmung durchzusetzen. Überlegt immer gemeinsame Lösungen.

11. Das alltägliche Rauschen - oder merken wir's eigentlich noch?

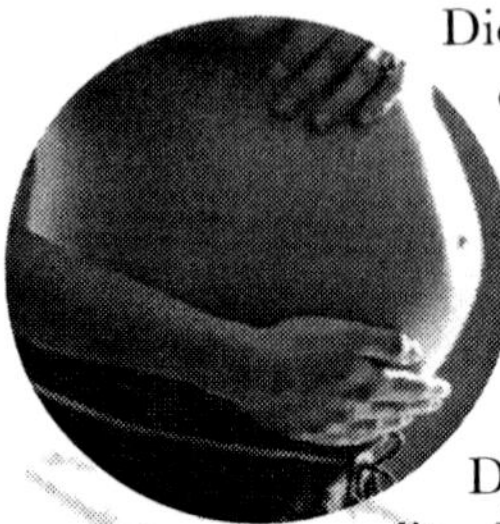

Die Informationen des folgenden Kapitels sind sehr wichtig, damit Du nicht darauf hereinfällst, legale Genussgifte, frei verkäufliche Medikamente oder gar Partydrogen während Deiner Schwangerschaft zu konsumieren. Ich habe viel recherchiert, um Dir die traurigen Folgen für die Babys bei häufigem Fehlverhalten werdender Mütter ganz bewusst zu machen.

Das sind übrigens keine neumodischen Ansichten, sondern die Fakten sind seit geraumer Zeit bekannt. Meine Urgroßmutter, Elisabeth Rößler, war Landhebamme. In den 20er Jahren, als es chic wurde für Frauen zu rauchen, riet sie dringend "ihren" Frauen davon ab. Sie verbot mit rigider Strenge alle nervenerregenden Genussmittel wie Kaffee, Alkohol, Schwarztee oder Tabak und forderte die Frauen zu Bewegung und gesunder Kost auf. Wobei meine Uroma unter gesunder, stärkender Kost für Schwangere und Wöchnerinnen noch Hirse- und Haferbrei mit reichlich frisch geriebenen Äpfeln verstand. Hafer und Hirse sind die beiden am wenigsten klebstoffhaltigen Getreidearten. Deshalb gibt es auch kein reines Haferbrot - der Teig hält einfach nicht zusammen.

Meine Uroma fuhr mit ihrem Mofa über die Dörfer zu den Gebärenden nach Hause. Während des Zweiten Weltkrieges ging sie auch weite Strecken zu Fuß. Während ihres mehr als 40-jährigen Berufslebens half sie über 3.800 Kindern auf die Welt. Darunter beinahe 200 Zwillingspärchen. Ihr ist in dieser langen Hausgeburtszeit kein Baby und keine Wöchnerin gestorben. Bei ihr gab es keinen Kasperlesekt. Klaren Schnaps wendete sie lediglich an, um fiebernde Wöchnerinnen damit abzureiben. Ihre Strenge habe ich mir für dieses Kapitel zum Vorbild genommen.

11.1. Schwangerschaft und Alkohol.

Oh herrliche, mediterrane Lebensart! Ein Glas Wein zu einem guten Essen ist bekömmlich und herzstärkend. Ein Gläschen Prosecco regt die Lebensfreude an. Die Folgen solch kleiner Genüsse können fatal sein! Alkohol ist ein starkes Nervengift – da gibt es nichts zu verharmlosen. Während der Entwicklung des Babys im Mutterleib führt Alkohol selbst in geringen Mengen zu Strukturschäden des kindlichen Gehirns. Die verursachten Schädigungen sind irreparabel.

Der menschliche Körper benötigt grundsätzlich große Mengen an Sauerstoff, um Alkohol in seinem Stoffwechsel zu verarbeiten. Der Körper einer trinkenden, schwangeren Frau zieht dafür den Sauerstoff ab, den das Baby zum Zellwachstum benötigen würde.

Die Folgen regelmäßigen Alkoholkonsums sind geistige Unterentwicklung,

Beeinträchtigungen von Bewegungskoordination, Aufmerksamkeit, Gedächtnis und Sprache sowie Hyperaktivität und langsames Wachstum.[1] Hinzu kommen Anomalien im Gesicht, die Dein Kind für alle Welt als Alkoholopfer kennzeichnen: weit auseinander liegende Augen, kurze Öffnungen der Lidspalten, eine kleine, nach oben gerichtete Nase, eine dünne Oberlippe, ein kleiner Kopf und die leider unvollständige Entwicklung des Gehirns.[2] Die beschriebenen Symptome werden zusammengefasst als Fetales Alkohol-Syndrom, kurz FAS, bezeichnet. Etwas geringere geistige Störungen ruft bereits gelegentlicher Alkoholkonsum hervor, bekannt als Fetale Alkohol-Effekte, kurz FAE.
Wie oft in Deinem Leben bist Du schwanger? Vielleicht nur einmal, vielleicht zweimal oder sogar öfter. Selbst wenn Du für heutige Verhältnisse sehr viele, sagen wir 5 oder 6 Kinder gebären würdest, dann bliebe Dir noch reichlich Lebenszeit übrig, um Wein oder Cocktails oder anderes Alkoholhaltiges zu trinken. Ein paar lustige Abende gegen das Leben mit einem bzw. das Leben eines behinderten Kindes setzen - dieser Wetteinsatz ist zu hoch.

11.2. Schwangerschaft und Nikotin.

Auch andere legale Genussgifte können schwere Folgen haben wie beispielsweise Nikotin. Das ist heute allgemein bekannt. Die Hintergrunddetails fasse ich hier kurz für Dich zusammen.
Wenn Du als Schwangere rauchst, riskierst Du ein sehr niedriges Geburtsgewicht, die erhöhte Gefahr einer Fehl- oder Frühgeburt während der gesamten Schwangerschaft, eine gestörte Atmung im Schlaf bei Deinem Säugling oder gar den plötzlichen Kindstod oder Krebs in der späteren Kindheit.[3] Selbst passives Rauchen bewirkt starke Schäden wie ein geringes Geburtsgewicht, einen deutlich häufigeren Säuglingstod, das Aufmerksamkeits-Defizit-(Hyperaktivitäts-)-Syndrom, kurz AD(H)S, oder Lernstörungen.[4] Schätzungen einer Studie von Health Canada aus dem Jahr 2001 gehen davon aus, dass in den USA 12% und in Kanada 19% der Frauen während der Schwangerschaft rauchen. Neue Statistiken in Deutschland belegen, dass allein in Mecklenburg-Vorpommern jede vierte Frau während der Schwangerschaft weiter raucht. Unabhängig von einer aktuellen Schwangerschaft raucht in Deutschland jede vierte Frau zwischen 15 und 20 Jahren. Im Alter von 20 bis 45 Jahren konsumiert sogar jede dritte Frau regelmäßig Tabak laut einem Ergebnis einer Mikrozensus-Befragung von 2003 im Auftrag des Bundesministeriums für Gesundheit. Eine Befragung der Wöchnerinnen des Virchow-Klinikums der Charité Berlin ergab, dass 60 Prozent der Raucherinnen während der gesamten Schwangerschaft weiter rauchen. Neben der Befragung wurden dazu die Atemluft (Kohlenmonoxid) und Urinproben (Nikotin-Abbauprodukt Cotinin) der Wöchnerinnen kontrolliert (Quelle: Ärzte-Zeitung 08.12.03).
Die Babys von rauchenden Müttern haben eine eingeschränkte Sinneswahrnehmung. Sie reagieren weniger auf Geräusche und weisen eine

höhere Muskelspannung auf, aus der weitere Verhaltensstörungen resultieren.[5] Hinzu kommt eine abnorme psychische Entwicklung. Besonders schlimm für die betroffenen, oftmals durchaus talentierten Kinder ist AD(H)S. Sie werden Zeit ihres Lebens, und besonders in der Kindheit und Jugend Schwierigkeiten mit sozialen Kontakten und beim Lernen haben. Für Dich als Mutter ist die Störung Deines Kindes eine Strafe für Deinen Egoismus, denn ein AD(H)S-Kind fordert das Dreifache an Aufmerksamkeit und Zuwendung wie ein gesundes Kind.[6] Ich darf Dir das so hart sagen, denn ich habe selbst mehrere Jahre stark geraucht und damit immer dieses gewisse Lebensgefühl verbunden. Mehrere Versuche aufzuhören sind gescheitert. Deshalb weiß ich, dass Nikotin eine sehr gefährliche Droge ist – es wirkt so subtil, dass man sich der Sucht überlegen glaubt. Das ist ein Trugschluss. Cooles Lebensgefühl, schwache Ausreden, Eingestehen hin oder her – Fakt ist, dass Rauchen egoistisch ist. Ich habe (wieder einmal) drei Monate vor meiner ersten Schwangerschaft mit dem Rauchen aufgehört, dann eine Fehlgeburt erlebt und für zwei Monate einen Rückfall gehabt, weil ich psychisch einfach zu labil war. Doch dann habe ich das Leben wieder angefasst und festgehalten – gefastet, Rauchstopp, neue Schwangerschaft. Und heute bin ich seit fünf Jahren Nichtraucher, dreifache Mutter und gut drauf.

Vielleicht helfen Dir ja diese alarmierenden Beschreibungen: Nikotin zieht die Blutgefäße zusammen, mindert den Blutstrom in die Gebärmutter und führt zu einem abnormen Wachstum der Plazenta. Die vergrößerte Plazenta muss den reduzierten Nährstofftransport ausgleichen. Die erhöhte Konzentration von Kohlenmonoxid im Blutkreislauf der Mutter lässt sich auch im Blutkreislauf des Fötus nachweisen. Dadurch wird Sauerstoff aus den roten Blutzellen verdrängt. Schäden am ZNS sind die Folge. Bei starken Raucherinnen ist die Plazenta nach nur neunmonatiger Schwangerschaft nicht mehr rosig, sondern schwarz.[7] Wenn Du das alles liest und dennoch weiterhin der Meinung bist, ein oder zwei Zigaretten am Tag werden schon nicht so schlimm sein, dann kann ich Dich nur noch der bewussten Kindesmisshandlung und Körperverletzung bezichtigen. Ich kenne die drängende Lust auf eine Zigarette, aber halte Dir das oben Beschriebene immer dann, wenn die Sucht Dich plagt, deutlich vor Augen und bleib stark, damit Du ein fröhliches Baby bekommst.
Erkläre die anhaltende Rauchfreiheit auch nach der Geburt für Dich zum höheren Ziel. Viele Frauen fangen nach der Schwangerschaft wieder an zu rauchen. Manche gehen sogar soweit, dass sie sich direkt nach der Entbindung noch im Krankenhaus die so genannte Pille zum Abstillen geben lassen, die den Milcheinschuss verhindert. Das ist bewusstes Vorenthalten von Nahrung gegenüber dem eigenen Kind! Das hat absolut nichts mit Emanzipation der Frau zu tun, sondern ist einfach nur dumm und traurig. Solche Frauen sind Opfer ihrer eigenen Sucht und ihrer gesellschaftlich bedingten Unfähigkeit, sich in eine Mutterrolle einzufügen. Stillen gehört neben einer natürlichen Geburt zu einem

guten Lebensstart für dein Kind dazu (siehe Kap. 8.).
Doch wenn Du nicht zu jenen Müttern gehörst und aufgrund der Schwangerschaft schon einmal den Entzug geschafft und nun mehrere Monate nicht geraucht hast, nimm all Deine Kraft zusammen und bleibe dabei. Rege Deinen Partner so früh wie möglich dazu an mitzumachen, am besten weit vor der Geburt des Kindes. Klar, dass er mitziehen sollte – um seiner selbst und um Eures Babys willen. Wenn Dich nach der Stillzeit auf einer Party die Lust auf eine Zigarette packt oder vielleicht sogar schon vorher aus purer Langeweile zuhause oder weil Du glaubst, damit schneller wieder ganz schlank zu werden, dann halte Dir vor Augen, dass Dein Baby immer mitraucht. Dadurch kommt es bei Kleinkindern nachgewiesenermaßen zu einer erhöhten Schnarchneigung. Diese Zusammenhänge waren unter anderem Thema auf dem 15. Jahreskongress der ERS (European Respiratory Society). Dort wurden weiterhin Studien vorgestellt, die den Zusammenhang zwischen Passivrauchen und chronischem Husten sowie Ohrinfektionen belegen. Kinder von Rauchereltern haben ein hohes Risiko für eine Entfernung der Gaumenmandeln und Nasenoperationen.
Es geht hier nicht um irgendetwas, was man mit persönlicher Entscheidungsfreiheit begründen kann – es geht um Dein, um Euer Baby. Meine Erfahrung ist: Ein gesundes Baby bringt Dir, Euch mit Sicherheit viel mehr Freude und ein besseres Lebensgefühl als es irgendeine Zigarette vermag.

11.3. Schwangerschaft und Koffein.

Treffen wir uns nachher auf einen Café Latte? Der Genuss von Koffein wie es in Kaffee, Tee, Cola oder Kakao enthalten ist, ist ganz und gar kein Genuss für Dein Baby. Koffein führt zu einem niedrigen Geburtsgewicht, kann eine Fehlgeburt auslösen oder zu Entzugssymptomen beim Neugeborenen führen. Letztere äußern sich in Reizbarkeit oder Erbrechen, wie in klinischen Studien nachgewiesen wurde.[8] „Jetzt übertreib mal nicht so", denkst Du vielleicht. „Schließlich kenne ich viele Mütter, die täglich Kaffee trinken und ihre Kinder sind ganz normal." Die beschriebenen Auswirkungen klingen sehr drastisch, das gebe ich zu. Doch muss es immer erst zum Äußersten kommen, bevor erkannt wird, dass etwas schädlich ist? Die subtile Wirkung von Nikotin beispielsweise zeigt, dass es sich nicht um ein Genussmittel, sondern ein starkes Suchtmittel handelt. Raucher ist man genauso lebenslänglich wie Alkoholiker oder Junkie.
Ich kann nur aus meiner persönlichen Erfahrung sprechen. Ich habe jegliche Genussmittel während Schwangerschaft und Stillzeit gestrichen, und meine Kinder fallen Bekannten und Freunden immer wieder als sehr ausgeglichen auf. Ständiges Schreien und unruhiges Schlafen sind uns unbekannt.
Sehr starker Kaffeekonsum in der Schwangerschaft erhöht laut einer Studie der Universität Aarhus, Dänemark, mit fast 18.500 Schwangeren drastisch das Risiko für eine Totgeburt. Bei acht Tassen und mehr pro Tag steigt das Risiko

um 300 Prozent, bei vier bis sieben Tassen ist es immer noch um 80 Prozent erhöht. Durch das Koffein werden im Nebennierenmark mehr Stoffe wie die Hormone Dopamin und Adrenalin freigesetzt, die die Plazenta-Gefäße verengen. Koffein wirkt außerdem direkt auf das Baby und bedingt einen erhöhten oder unregelmäßigen Herzschlag (Quelle: Lifeline / British Medical Journal). Nur weil Kaffee als Kulturgut aufgefasst wird, ist es noch lange kein Natur-gut. „Aber der morgendliche Kaffeeduft wird mir fehlen." Es gibt andere Wohlgerüche, die Dir wohl tun können. Versuch es mit frischer Luft von draußen oder zart duftenden Blumen, einer Duftlampe oder Orangenschalen, die Du auf die Heizung legst. Sorge während der Schwangerschaft für regelmäßigen, ausreichenden Schlaf bei offenem Fenster. Erfreue Deine Augen morgens mit einem farbenfrohen Obstsalat auf dem Frühstückstisch oder einem frisch gepressten Saft. Wenn Du kannst, lege den Weg zur Arbeit zu Fuß oder mit dem Rad zurück. Trinkst Du gewöhnlich nachmittags eine Tasse Kaffee, dann nutze die Pause lieber aktiv zur Erfrischung bei einem Spaziergang. Sicher kannst Du eigene Rituale entwickeln, die Dir helfen, auf koffeinhaltige Getränke zu verzichten und Dich dabei immer angenehm munter zu fühlen - Deinem Baby zuliebe. Der Entzug von Koffein dauert etwa zwei Wochen und kann in den ersten Tagen heftige Kopfschmerzen auslösen. Hier ist Dein Durchhaltevermögen gefragt – das ist ein gutes Training für die Geburt, die auch Durchhalten verlangt. Sollten Dich Kopfschmerzen plagen, dann geh so viel wie möglich an die frische Luft und zur Not lege Dich nachmittags für eine Stunde hin. Achte auf Deinen Flüssigkeitshaushalt, trinke reichlich klares Wasser, iss viele Vitamin-C-reiche Früchte. Hände weg von Tabletten!

Schwarztee ist übrigens nicht nur wegen seines hohen Tein-Gehaltes zu meiden, sondern gilt aufgrund seines Gehaltes an Tanninen auch als massiver Eisenräuber..

11.4. Schwangerschaft und Medikamente.

In Sachen Medikamente rate ich zu keinerlei Kompromissen. Meide die Einnahme von Medikamenten während der gesamten Schwangerschaft (einschließlich Geburt und Stillzeit). Auch wenn es sich um frei verkäufliche Präparate handelt.

„Du liebes Bisschen, schon wieder ein mahnender Zeigefinger", denkst Du jetzt sicher...
Die zahlreichen kleinen Mittelchen gegen dies und jenes richten mit Deinem ungeborenen Kind so allerhand an, was in der Werbung nicht erwähnt wird.

Zwei inzwischen historische Beispiele für besonders starke Schäden machen deutlich, dass auch angeblich geprüfte und offiziell zugelassene Medikamente nicht das halten können, wofür sie verkauft werden, dass die Forschung zwar

neue Stoffe entwickelt, diese aber nicht unbedingt Fortschritt bedeuten. In den frühen 60-er Jahren nahmen viele junge Frauen, vor allem in den USA, und auch international, das Beruhigungsmittel Thalidomid mit dem Wirkstoff Contergan gegen Schlafstörungen ein. Dieses Beruhigungsmittel zeigte fatale Folgen bei Einnahme während der Schwangerschaft. Besonders drastisch wirkte es im Zeitraum der 4.-6. Woche nach der Empfängnis. Weltweit wurden daraufhin ca. 7.000 Kinder mit starken Missbildungen an Armen und Beinen sowie einer unterdurchschnittlichen Intelligenz geboren. Diese als Contergan-Babys bekannt gewordenen armen Krüppel hatten keine besonders hohe Lebenserwartung.
Contergan wurde längst vom Markt genommen, aber immer noch sind diverse Beruhigungsmittel erhältlich, die ebenfalls das Wachstum und die Entwicklung des Fötus hemmen und Missbildungen auslösen können. Also Finger weg davon, lieber für frische Luft sorgen, Entspannungsübungen machen oder ab und zu den Partner um eine zärtliche Massage bitten. Und wenn Du Sorgen oder Kummer hast, dann lieber heulen als die Tränen mit Pillen runterschlucken.
Das zweite Beispiel ist ähnlich erschütternd. Zwischen 1945 und 1970 wurde in mehreren Industrieländern das Medikament Diäthylstilböstrol (DES) zur Verhinderung von Fehlgeburten verabreicht. Die aus diesen Schwangerschaften geborenen Töchter zeigten ungewöhnlich hohe Raten an Scheidenkrebs und Fehlbildungen der Gebärmutter bereits in der Pubertät. Außerdem erlebten sie deutlich häufiger Fehlgeburten als junge Frauen, die nicht durch DES beeinflusst waren. Junge Männer, Söhne der DES-behandelten Frauen, zeigten häufig genitale Anomalien und Hodenkrebs.[9] Auch die Frauen selbst, die DES eingenommen hatten, starben später deutlich häufiger an Krebs als andere Frauen vergleichbaren Alters. Die Natur lässt sich nicht austricksen. Die Fehlgeburten haben sich durch das Medikament lediglich von einer Generation zur nächsten verschoben und noch zahlreiche Leiden mit sich gebracht. Wenn eine Schwangerschaft nicht gehalten werden kann, muss man das Kind gehen lassen. Eine solche Einstellung ist durchaus nicht herzlos, sie verlangt die Übernahme der vollen Verantwortung von Dir. Du kannst diese nicht an Ärzte abgeben und erwarten, dass sie „um jeden Preis“ das Leben des ungeborenen Kindes retten. Es ist Deine Pflicht, Dir bewusst zu machen, welchen Preis diese Rettung für Dein Kind haben könnte. Eine sichere Verkrebsung ist jedenfalls kein Lebensgeschenk. DES wird heute immer noch angewendet, um die Muttermilch zum Versiegen zu bringen – wieder ein lebensfeindlicher Einsatz.
Nur weil viele Mittel frei käuflich sind, sind sie keineswegs harmlos. Im Folgenden findest Du eine knappe Zusammenstellung verbreiteter Medikamente und ihrer möglichen Auswirkungen auf Deine Schwangerschaft.
Gegen starke Übelkeit in den ersten Wochen passe Deine Ernährung an, trink viel klares Wasser und iss täglich Heilerde (siehe Kap. 2.). Viele der zugelassenen Medikamente gegen Übelkeit führten in Tierversuchen zu Missbildungen.

Erlaube nicht, dass Dein Baby zum humanen Versuchskaninchen wird!
Wenn Du die Anti-Baby-Pille einnimmst, setze sie beim Verdacht auf eine Schwangerschaft oder einem positiven Testergebnis sofort ab. Besser ist es, bei Kinderwunsch mit einer Schwangerschaft mindestens ein halbes Jahr nach Absetzen der Pille abzuwarten. Insbesondere die Kombination von Östrogen und Progesteron in einigen Präparaten kann Missbildungen der Gliedmaßen, Schäden der lebenswichtigen Organe sowie eine Vermännlichung des weiblichen Fötus auslösen (siehe Kap. 12.2.). Einige Ärzte bieten Progesterontabletten als Schwangerschaftstest an. Auch diese allein bewirken bereits eine Vermännlichung bei weiblichen Ungeborenen. Mitunter werden Sexualhormone verabreicht, um eine Fehlgeburt zu stoppen. Der Erfolg ist fragwürdig. Besser, Du lässt es gar nicht erst so weit kommen (siehe Kap. 13.).
Die Pille zeigt eine Vielzahl von Nebenwirkungen, die den angeblich freien Sex sehr teuer werden lassen: Bereits 1975 wurde in den USA durch die U.S. Food and Drug Administration FDA offiziell dazu aufgerufen, Frauen über vierzig die Pille wegen des fünffach erhöhten Risikos einer Herz-Kreislauf-Erkrankung nicht mehr zu verschreiben. Bei jüngeren Frauen zwischen 30 und 40 ist dieses Risiko „nur“ dreimal so hoch wie bei Nicht-Pille-Anwenderinnen. Das Fatale an dieser Empfehlung ist, dass sie viel zu spät kommt. In jüngeren Studien wurde nachgewiesen, dass die Pille unter anderem Brustkrebs auslöst. Und das mit einer Langzeitwirkung von bis zu 10 Jahren nach Absetzen der Pille. Das bedeutet naiv gerechnet, selbst wenn Du mit 40 die Pille absetzt, um keine Herz-Kreislaufbeschwerden zu bekommen, so kannst Du dennoch mit 50 an Brustkrebs erkranken. Weitere Nebenwirkungen sind Lebertumore, Kopfschmerzen, Depressionen und Krebs. Wenn Du die Pille nimmst, setzt Du Dich freiwillig einem:

6-fach erhöhten Risiko hohen Blutdrucks,
5-fach erhöhten Risiko einer Thromboembolie und dem
4-fachen Risiko, einen Schlaganfall zu erleiden, aus.

Wenn Du Allergikerin bist, dann versuche eine Schwangerschaft auf eine Jahreszeit zu planen, in der Du gewöhnlich nur wenig Allergieprobleme hast. Entgifte gründlich, bevor Du schwanger wirst. Eine Fastenkur und Darmsanierung kann viele Allergien schon nach kurzer Zeit ausheilen. Manche benötigen etwas mehr Zeit, und die Symptome bilden sich erst nach einer längeren Ernährungsumstellung zurück. In jedem Fall stelle Dich aktiv der allergischen Reaktion Deines Körpers, die anzeigt, dass er nicht kaputt ist, sondern noch prima funktioniert. Die Allergie ist der Hilferuf Deines völlig überreizten Körpers. Dein Körper hat einen Vergiftungszustand erreicht, den er nicht mehr kompensieren kann. Nimm auf keinen Fall Antihistaminika ein. Diese werden häufig zur Behandlung von Allergien angewandt, und sind auch in manchen Präparaten gegen Reisekrankheit enthalten. Sie können einige Missbildungen hervorrufen, unter denen Dein Kind noch mehr zu leiden hätte als Du unter Deiner Allergie. Auch Anabolika, die bekannten Verwandten männlicher Sexualhormone, sind mitunter in Medikamenten gegen Heuschnupfen und Hautkrankheiten enthalten oder in Salben gegen Hautreizungen. Wenn Väter, die in Fitnessstudios ihre Muskeln aufbauen, dazu Anabolika einnehmen, kann das zu einer Vermännlichung eines weiblichen Ungeborenen führen. Der Traum von einer zarten kleinen Tochter ist dann dahin.

Der unüberlegte, oft gewohnheitsmäßige Griff zu Aspirin muss in der Schwangerschaft unterbleiben. Es gibt andere Wege gegen Kopf-, Zahn- oder allgemeine Schmerzen.
„Warum das denn", fragst Du, „Aspirin ist doch ein altbewährtes Medikament?"
Wusstest Du, dass allein in Deutschland der Jahresverbrauch an Acetylsalicylsäure (ASS, Aspirin) 1.100 Tonnen beträgt? Auch andere rezeptfreie Schmerzmittel wie Paracetamol (Jahresverbrauch 400 Tonnen) oder Ibuprofen (Jahresverbrauch 16 Tonnen) finden einen erschreckend reißenden Absatz. Ein „durchschnittlich Gesunder" nimmt während seines Lebens etwa 18.000 Tabletten ein, chronisch Kranke oft ein Vielfaches davon.[10] Bei häufiger Einnahme führen die Schmerzmittel selbst zu Kopfschmerzen – nämlich Entzugskopfschmerzen, die durch Medikamentenabhängigkeit bedingt sind. Noch schlimmer für Dich sind jedoch die Schäden an Nieren und Leber. Unsere Ausscheidungsorgane nehmen diese doppelte Ignoranz von Betäuben wichtiger Schmerzsignale und Missachten der Vergiftungstoleranz des Körpers sehr übel. Jährlich werden in Deutschland aufgrund des häufigen Schluckens von Schmerzmitteln bis zu 400 Menschen neu dialysepflichtig, Unzählige tragen Leberschäden davon. Damit nicht genug überreizen die vermeintlich harmlosen, frei verkäuflichen Mittelchen die Schleimhäute in Magen und Darm. Es kommt anfänglich zu Mikroblutungen. Jede weitere Medikamenteneinnahme kann zu tödlichen Magen- bzw. Darmblutungen führen. Eine Studie der Boston University School of Medicine ermittelte eine jährliche Anzahl von 7.000 Schmerzmittelanwendern in den USA, die an diesen Nebenwirkungen auf die Verdauungsorgane sterben, insbesondere nach Einnahme von ASS, Diclofenac oder Ibuprofen. Die Deutsche Rheuma-Liga ermittelte, dass 10 bis 20% der Rheumatiker in Deutschland an einem durch Schmerzmittel verursachten blutenden Magengeschwür sterben. Diclofenac und Mefenaminsäure stehen unter dringendem Verdacht, die Entstehung entzündlicher Darmerkrankungen wie Colitis ulcerosa oder Morbus Crohn mit zu verursachen. Und was ist mit Deiner Schwangerschaft?
Aspirin kann, in großen Mengen eingenommen, einen Abort auslösen. Es beeinflusst die Blutgerinnungsmechanismen von Mutter und Baby. Aspirin kann Blutungen unter der Schädeldecke eines Neugeborenen verursachen, wenn die Mutter es 72 Stunden vor der Geburt eingenommen hat. Ebenso können als Folge des künstlich verdünnten Blutes während der Geburt starke Blutungen auf-

treten, die eine Notfallbehandlung erforderlich machen. Weitere Risiken sind ein niedriges Geburtsgewicht, der Kindstod um die Zeit der Geburt, eine schlechte motorische Entwicklung sowie niedrige Intelligenzwerte in der frühen Kindheit.[11]
Auch Paracetamol stellt keine Alternative dar. Es ist häufiger Bestandteil in Grippe-, Kopfschmerz- und Schmerzmitteln. Dieses Präparat schädigt nachweislich die Leber und die Nieren des Ungeborenen und gilt als Allergieauslöser. Gegen Kopfschmerzen helfen zunächst einmal viel frische Luft und eine ausreichende Flüssigkeitszufuhr. Bei reiner Rohkost wirst Du bald vergessen, was Kopfschmerzen sind. Doch auch bei Umstellung auf vegane Kost wirst Du bereits ein deutliches Nachlassen der Stärke und Häufigkeit Deiner Kopfschmerzen feststellen. In der Schwangerschaft ist eine konsequente Ernährungsumstellung aufgrund von Entgiftungs- und Ausleitungsprozessen nicht ratsam. Doch das Trinken hochwertigen, reinen Quellwassers und der Verzehr reichlich frischer, saftiger Früchte liefern Dir Flüssigkeit und zusätzlich Vitamin C. Vermeide Elektrosmog, wann immer es geht. Treibe Sport und bitte Deinen Partner in akuten Fällen um eine Entspannungsmassage. Prüfe auch Dein Bett, damit die Schlafposition nicht zu Verspannungen der Nackenmuskulatur führt. Das richtige Verhältnis von sportlicher Bewegung und wohliger Entspannung statt einseitiger Belastung lässt Dich bald vergessen, was Spannungsschmerzen in Kopf- und Nackenmuskulatur sind.
Mitunter vollziehen während einer Schwangerschaft die Weisheitszähne einen Wachstumsschub, der durch den Druck auf das Zahnfleisch sehr schmerzhaft sein kann. Kaue auf einer Gewürznelke, das betäubt etwas Dein Zahnfleisch. Auch bei starken Schmerzen meide Medikamente! Sehr hilfreich ist in einem wirklich akuten Schmerzfall eine Ohrakupunktur. Vor Zahnfleisch- oder Zahntaschenentzündungen musst Du bei reiner Rohkost keine Angst haben. Falls Du bei normaler Kost derartige Probleme hast sind Mundspülungen mit einem hochwertigen Olivenöl hilfreich, es hilft Entzündungen zu vermeiden bzw. zu heilen.
Ein weiteres Schmerzmittel ist Kodein. Dieses ist auch in einigen Hustensäften enthalten. Es führt zu einem wesentlich häufigeren Auftreten von Missbildungen wie einer Gaumenspalte oder einer Hasenscharte. Den Großteil der 1,4 Millionen medikamentensüchtigen Deutschen stellen Frauen, die abhängig sind von Beruhigungsmitteln, Abführmitteln und Appetitzüglern sowie Schmerzmitteln, die Kodein enthalten. Dieser Stoff ruft starke Entzugserscheinungen beim Baby nach der Geburt hervor.
Frauen, wir sind das starke Geschlecht. Das schreibe ich nicht als Parole, sondern als Tatsache. Jede, die bereits Haushalt, Kinder und Beruf unter einen Hut bringt, während der Mann unter der Woche seinem Beruf nachgeht und am Wochenende auch mal mit den Kindern spielt, weiß, wovon ich rede. Nein, ich will nicht gegen die Männer hetzen. Die haben wirklich keine leichte Rolle in

unserer Gesellschaft. Da brauchen sie nicht zusätzliche zeternde Frauen. Doch ich will eine jede von Euch daran erinnern, was es heißt, Weib zu sein. Seid ruhig und stark, aber beruhigt Euch nicht mit Medikamenten! Seid leidenschaftlich, aufbrausend, sinnlich, verletzlich, zart, löwenstark, direkt! Es gibt keinen sinnvollen Grund, sich stetig an Sorgen um etwas und jemand festzuklammern und dann dieselben Sorgen mit Tabletten still zu halten.
Bei Infektionen werden auch in der Schwangerschaft Antibiotika verschrieben. Diese gehen immer in die Plazenta über und geraten so auch in den Kreislauf des Babys. Die einzelnen Auswirkungen sind noch nicht abschließend erforscht. Bei Harnwegsinfektionen werden Sulphonamide verschrieben. Diese wiederum können die Leberfunktion des sich entwickelnden Babys stören und Gelbsucht bei der Geburt verursachen. Es ist deshalb unbedingt notwendig, falls Du mit einer Infektion einen Arzt aufsuchst, diesen über die bestehende Schwangerschaft zu informieren. Am besten ist es, wenn Du erst gar keine Infektionen bekommst. Das ist durchaus nicht nur Glückssache, sondern liegt in Deiner Hand. Eine positive Wirkung von Antibiotika ist oftmals nicht nachweisbar. Hingegen nachweisbar sind die dauerhaft grüngelb verfärbten Zähne Deines Kindes und eine Einlagerung der Tetracycline in seinen Knochen oder die allergieauslösenden Spätfolgen mancher Präparate.
Übrigens: Eine langfristige Einnahme von Narkotika während der Schwangerschaft macht Dein Baby bereits im Bauch süchtig. Die Neugeborenen leiden an starken Entzugserscheinungen und brauchen möglicherweise sogar eine Bluttransfusion. Möchtest Du, dass der kleine Organismus von Anfang an solchen Kämpfen und der Belastung durch fremdes Blut ausgesetzt wird?

Du ärgerst Dich über Wassereinlagerungen in den Gliedern und im Gesicht? Die Einnahme von Diuretika ist keine Lösung. Diuretika verstärken die Leistung der Nieren und bauen so zuviel Flüssigkeit im Körper ab. Sie führen jedoch auch zu einigen Bluterkrankungen beim Fötus. Die beste Prophylaxe ist eine angemessene Gewichtszunahme. „Für zwei essen“ bedeutet nicht doppelte Portionen, sondern vitalstoffreiches Essen. Führe Dir keine Giftstoffe zu! Achte auf ausreichende Mengen an pflanzlichen Sekundärstoffen! Die benötigten Vitamine, Spurenelemente, Mineralien, Enzyme, Aminosäuren verlangen nicht viele Kalorien, sondern hohe Nährstoffdichte Deiner Speisen.
Bei einer übermäßigen Gewichtszunahme von mehr als 15 Kilogramm oder bei einer Schwangeren, die schon zuvor übergewichtig war, ist eine verstärkte Neigung zu Ödemen belegt. Nicht nur übermäßige Gewichtszunahme, sondern bereits ein hoher Salzkonsum – durch salzige Kost, Cracker und Chips, Pommes und Wurst etc. – führen zu verstärkten Wassereinlagerungen. Salz ist hydrophil, das heißt wasseranziehend. Dadurch wird unnötig viel Flüssigkeit im Körper festgehalten und nicht über die Harnwege ausgeschieden. Das belastet nicht nur die Nieren, sondern auch das Herz, das in der Schwangerschaft ohnehin schon

mehr zu pumpen hat als sonst. Durch salzige Speisen bekommt es noch 1-2 Liter obendrauf, die es mit herumwälzen muss. Kochsalz ist Gift für den menschlichen Körper und gehört vollständig aus der Nahrung verbannt. Du brauchst keine Angst vor einem Elektrolytdefizit zu haben. Durch das Essen vieler frischer Früchte (z.B. Bananen) und Wildkräuter sind Deine Kaliumdepots immer gut gefüllt.

Inzwischen haben verschiedene Studien nachgewiesen, dass ein sehr geringes Geburtsgewicht unter 2.200 Gramm langfristige Auswirkungen auf die Gesundheit hat. Späte Folgen einer unzureichenden Entwicklung im Mutterleib können Herzkrankheiten, Schlaganfall oder Altersdiabetes sein. Ebenso kann auch ein sehr hohes Geburtsgewicht von über 4.000 Gramm bei Mädchen später zu Brustkrebs führen. Ein sehr hohes Geburtsgewicht resultiert aus einem bereits bestehenden Übergewicht der Mutter sowie dem übermäßigen Essen von Zucker oder tierischen Eiweißen. Durch eine pflanzliche, möglichst rohe Nahrung kannst Du Deinem Kind diese Zukunft ersparen.

Überlege Dir gut, ob Du wirklich nach Schmerzmitteln während der Geburt verlangen möchtest. Sie bieten Dir nur eine scheinbare Erleichterung. Mit den folgenden Informationen möchte ich Dir Argumente dagegen an die Hand geben und Dir Mut machen, nicht zu zimperlich zu sein, denn auch hier versorgt die Natur Dich mit einem ausgeklügelten System. Die körpereigenen Opiate verhelfen Dir zu schmerzfreien Wehenpausen und lassen Dir den klaren Kopf für die Konzentration auf den Geburtsvorgang. Du behältst die volle Kontrolle und kannst ein waches Baby in Empfang nehmen.
Was passiert, wenn Du Dir die angeblichen Hilfsmittel verabreichen lässt? Beruhigungsmittel wie beispielsweise Squarine oder Phenergan, Nembutal, Amytal, Seconal oder Valium verringern in kleinen Dosen die Ängste zu Beginn der Geburt. Außerdem mindern sie Übelkeit oder werden zur Blutdrucksenkung verwendet. Gleichzeitig reduzieren sie Dein Bewusstsein und wirken auch auf das Baby. Sie gehen innerhalb von 1-5 Minuten in die Plazenta über. Dadurch wird für beide – Mutter und Kind – das aktive Gebären unmöglich. Valium verursacht obendrein Gedächtnislücken.
Darüber hinaus wird anschließend oft ein Betäubungsmittel für die Schmerzen in der späteren Phase des ersten Geburtsstadiums gegeben. Spätestens dieses Betäubungsmittel gelangt noch während der Geburt über die Plazenta zum Baby und lässt es in einem narkotisierten Zustand das Licht der Welt erblicken. Der erste Kontakt zur Mutter und womöglich das erste Anlegen, bei dem Dein Baby die wichtige Vormilch erhält (siehe Kap. 8.1.), sind gestört. Das Baby kann bis zu einer Woche unter dem Einfluss der Medikamente stehen. Statt mit Mama einen Stillrhythmus zu finden und so wichtige erste Nähr- und Immunstoffe aufzunehmen und die Arbeit des kleinen Darms anzukurbeln sowie Mamas Rückbildung

zu unterstützen, zeigt Dein Baby einen unnatürlich erhöhten Schlafbedarf. Während der Geburt kommen unter anderem Betäubungsmittel wie Morphin oder Pethidin zum Einsatz. Sie dienen der Beruhigung, der Schmerzreduktion und nehmen Ängste. Und sie trüben massiv das Bewusstsein der Gebärenden und verlängern dadurch oft die Geburt. Auch diese Betäubungsmittel gehen innerhalb von 5 Minuten in die Plazenta über und können so die Atmung des Babys bei der Geburt beeinträchtigen. Das kann zu einem gefährlichen Sauerstoffmangel führen und später das Saugen an der Brust negativ beeinflussen. Statt eine Hilfe zu leisten, führen Dich die Medikamente direkt in die akute Notsituation, so dass Du die Geburt nicht mehr steuern kannst und Dein Baby ebenfalls zu betäubt ist, um sich zügig nach außen zu drängen. Häufig wird so sogar ein Kaiserschnitt nötig, und Du bist endgültig um das Erlebnis einer schönen Geburt betrogen. Außerdem kann Dir von den Medikamenten übel werden. Letzteres allein sollte Dir eine Warnung sein, dass Betäubungsmittel Gifte sind. Ansonsten würde Dein Körper nicht direkt mit Übelkeit reagieren. Ja, es ist nachvollziehbar, dass Du Angst hast vor Schmerzen. Das ist menschlich. Aber die eigentliche Angst solltest Du davor haben, nach einer neunmonatigen stabilen Schwangerschaft in den letzten Stunden alles, sprich die körperliche und geistige Gesundheit Deines Babys, zu riskieren. Also hau jedem auf die Finger, der versucht, Dir eine Spritze zu verpassen! Wenn Du diese Abwehr zum Schutze Deines Kindes unterlässt, hast Du tatsächlich versagt - nicht wenn Du vor Schmerzen schreist oder fluchst oder jammerst, aber am Ende Dein Kind natürlich und gesund zur Welt bringst.
Das Meiden jeglicher Medikamente ist auch in der Stillzeit wichtig, da diese in Abhängigkeit von Menge, Art des Medikaments, Einnahmedauer und Abbauverhalten in unterschiedlich hohem Maß in die Muttermilch übergehen und über diesen Weg auch im Organismus des gestillten Säuglings wirken.

11.5. Schwangerschaft und Drogen.

Jedes Medikament, jede Droge und jedes Genussgift, dass ein Molekül enthält, das klein genug ist, um die Barriere der Plazenta zu durchbrechen, kann in den Blutkreislauf des Embryos oder des Fötus gelangen.
Verschiedene Drogen synthetischen wie auch natürlichen Ursprungs können Chromosomenschäden hervorrufen und dadurch die Gefahr von Fehlgeburt und Missbildungen erhöhen. LSD, Meskalin oder auch das oft verharmloste Cannabis wirken langfristig im Körper. Ihre Einnahme kann nicht nur während der Schwangerschaft zu Schädigungen führen. Allein Cannabiskonsum kann ein niedriges Geburtsgewicht, einen kleinen Kopf, Schlafstörungen beim Säugling, Unaufmerksamkeit und Schreckreaktionen bei Neugeborenen zur Folge haben.[12] Die Auswirkungen von regelmäßigem Cannabiskonsum (Marihuana) beim Menschen sind als verkürzte Schwangerschaftsdauer oder niedriges Geburtsgewicht beobachtbar. Außerdem sind die Babys in den ersten

Lebenswochen schreckhafter als andere Kinder und wachen bis ins Kleinkindalter nachts häufiger auf.
In Tierversuchen gelangte Delta-9-THC, die wichtigste Droge der Hanfpflanze (Cannabis sativa L.), über den Mutterkuchen in den Blutkreislauf des Ungeborenen. Der Abbau der Blutkonzentration des THC im Fötus entspricht etwa der im mütterlichen Blut. In Tierversuchen mit THC wurden nach hohen Dosen Aborte, Frühgeburten, niedriges Geburtsgewicht, Chromosomenschäden sowie Langzeitschäden wie Störungen des Hormonsystems und der Hirnentwicklung beobachtet. Diese Störungen können auch durch die einhergehende verminderte Nahrungs- und Wasseraufnahme der Muttertiere bedingt sein. Die Zusammenhänge sind noch nicht abschließend untersucht. Selbst wenn Cannabis eine vergleichsweise harmlose Droge ist, so ist sie doch nicht harmlos genug, um sie einem Baby im Bauch zuzumuten.
Die harten Drogen wie Kokain, Heroin, Methadon oder Crack sind ursächlich für Frühgeburten, ein niedriges Geburtsgewicht, körperliche Defekte, Atemschwierigkeiten oder gar den Tod zum Zeitpunkt der Geburt.[13] Die Babys kommen drogensüchtig zur Welt. Sie sind oft fiebrig, leicht reizbar, haben Schlafstörungen und sind durch ein abnorm schrilles Schreien als Drogenbabys erkennbar.[14] Vor allem während des ersten Lebensjahres ist ihre motorische Entwicklung verlangsamt und ihre Reaktion auf die Umwelt gestört. Wie kommt es zu diesen schweren Auswirkungen? Kokain zieht die Blutgefäße zusammen. Bereits 15 Minuten nach Kokainkonsum fällt die Menge an Sauerstoff, die dem sich entwickelnden Baby zugeführt wird, dramatisch ab. Das hat Folgen für die Produktion und Funktion von Nervenzellen sowie das chemische Gleichgewicht im Gehirn des Fötus. Die Entwicklung der Augen, Knochen, Genitalien, des Harntrakts, der Nieren und des Herzens ist negativ beeinflusst. Darüber hinaus können Hirnblutungen und Krämpfe auftreten.[15] Motorische, visuelle, Aufmerksamkeits-, Gedächtnis- und Sprachprobleme bestehen bis in die Vorschuljahre fort.[16]
Crackbabys weisen das niedrigste Geburtsgewicht aller drogengeschädigten Kinder auf sowie schwere Schädigungen des Zentralnervensystems (ZNS).[17]
Amphetamine wie MDMA (Ectasy) wirken bei Erwachsenen anregend. Sie regen auch das Nervensystem des Babys an und können darüber hinaus zu Herzschäden und Blutkrankheiten führen. Manchmal sind Amphetamine in Schlankheitsmitteln enthalten, die während einer Schwangerschaft sowieso unangebracht sind.
Bisher gibt es keine Studien, die diese armen Geschöpfe über die frühe Kindheit hinaus beobachtet haben. Man kann jedoch davon ausgehen, dass die meisten Schädigungen das gesamte Leben beeinträchtigen und nicht regeneriert werden können. Manchen Kindern geht es nach dem Säuglingsalter besser, andere bleiben nervös und unaufmerksam. Partyspaß ja, Drogen nein. Denn sonst verderben die Drogen den Kindern den Spaß.

11.6. Schwangerschaft, Umweltgifte, Infektionen und Strahlen.

Die Verletzlichkeit unserer Erde wird vielen immer deutlicher bewusst. Nicht nur, dass in manchen Regionen bereits Ressourcenstreitigkeiten um Trinkwasser und fruchtbares Ackerland an der Tagesordnung stehen oder dass bei uns die Ölpreise steigen. Auch die Nahrungskette ist durchgehend mit giftigen Chemikalien durchsetzt. Man kann inzwischen von der Vergiftung im Mutterleib als einer Form der Umweltverschmutzung sprechen. Unsere Körper müssen heute Gifte aushalten, die vor 50 Jahren noch gar nicht im Einsatz und somit auch nicht in der Umwelt und in unseren Lebensmitteln waren. Diese Umweltgifte werden über die Plazenta an das wachsende Leben im Mutterleib weitergegeben. In einer durch Greenpeace und den Worldwide Fund for Nature (WWF) beauftragten Studie wurden Blutproben von Müttern und das Nabelschnurblut von Neugeborenen aus den Niederlanden auf acht Schadstoffgruppen hin untersucht. Besonders häufig nachweisbar waren Weichmacher, künstliche Moschusverbindungen, Organochlor-Pestizide (DDT). Die Umweltgifte wirken nicht nur auf uns Frauen, auch Männer sind beeinträchtigt. Seit der Mitte des zwanzigsten Jahrhunderts sinken die Spermienzahlen bzw. die Aktivität der vorhandenen Spermien bei immer mehr Männern in schockierendem Maß ab, was zweifelsohne durch die innere Verschmutzung, unsere Selbstvergiftung mit bedingt ist (siehe Kap. 13.2.).

In den Tagen der befruchteten Eizelle, vor ihrer Einnistung in die Gebärmutter, haben Schadstoffe aus der Umwelt selten irgendeinen Einfluss. Wenn doch, wird die winzige Zellmasse in der Regel so schwer geschädigt, dass sie abstirbt.

Die anschließende embryonale Phase ist die sensibelste Zeit der Schwangerschaft. Es können am ehesten schwere Defekte entstehen, weil in dieser Zeit die Grundlage für alle Körperteile (Gliedmaßen, innere und äußere Organe, Gehirn) gelegt wird. Während des fetalen Stadiums ist der Schaden vergleichsweise gering, jedoch können Organe wie das Gehirn, die Augen und die Genitalien noch stark beeinträchtigt werden. Nicht nur unmittelbare körperliche Schäden treten dabei auf, sondern auch schleichende Schädigungen, die sich erst über Jahre bemerkbar machen, sowie psychische Schäden, die die kognitive und soziale Entwicklung stark hemmen.

Die Menschen schützen ihren eigenen Lebensraum nicht. Die Umweltverschmutzung, die besonders die Industrienationen der Erde zufügen, führt allgemein zu einer Zunahme gesundheitlicher Belastungen. Besonders schwer kann der menschliche Körper mit Schwermetallen umgehen. Diverse Schwermetalle, unter anderem Quecksilber oder Blei können geistige und körperliche Defekte, Hirnschäden, Sprach-, Kau- und Schluckbeschwerden auslösen.[18] Doch auch in der Kunststoffindustrie gebräuchliche Stoffverbindungen können schwerwiegende Behinderungen provozieren. Eine Studie in Taiwan verfolgte, dass PCB (Polychlorierte Biphenyle) – das sind wasser- und fettlösliche Isolierstoffe wie sie in elektrischen Geräten eingesetzt werden – während des

Herstellungs- und Abfüllungsprozesses in Reisöl übergegangen waren. Der Auslöser für die Studie waren ein gehäuft aufgetretenes, sehr niedriges Geburtsgewicht von Babys, Hautverfärbungen, Anomalien an Gaumen und Nägeln, Anomalien der Hirnströme sowie kognitive Störungen.[19] Derartige Weichmacher sind auch schon in Olivenölen gefunden worden.

Eine allgemeine Blutuntersuchung auf Umweltgifte gehört nicht zur Schwangerenvorsorge. Deshalb kann auch in diesem Fall die Vorsorge nur von Dir kommen. Iss nur Pflanzen aus Wildsammlung oder biologisch angebautes Obst, Gemüse, Nüsse und Salate. Trinke nur unbehandeltes Wasser. Viele handelsübliche Mineralwässer sind ozonbehandelt. Begebe Dich so oft es geht in Luftkurorte, die möglichst frei sind von Smog.

Zu den monatlichen Vorsorgeuntersuchungen, die Gynäkologen oder Hebammen anbieten, gehören zahlreiche Tests auf Infektionen. Dabei wird auch ein Antikörpersuchtest in Bezug auf Röteln durchgeführt. Das bedeutet, dass eine Blutprobe auf Antikörper gegen Röteln untersucht wird, die entweder aufgrund einer Impfung oder einer früheren Rötelninfektion vorhanden sind. Wenn sie vorhanden sind, sind alle beruhigt. Wenn nicht, ist durchaus Achtung geboten. Während der Schwangerschaft wird keine Impfung angeboten, weil es sich um eine so genannte aktive Impfung handelt. Das heißt, dass abgeschwächte, lebende Erreger in den Körper injiziert werden. Selbst diese abgeschwächten Erreger können zu einer Infektion mit abgeschwächtem Verlauf führen, die bereits fatale Folgen für das Baby haben kann, insbesondere in den ersten drei Schwangerschaftsmonaten. Der Antikörper-Suchtest wird im zweiten Schwangerschaftsdrittel wiederholt. Man kann sich fragen wozu? Wenn bereits Antikörper nachgewiesen wurden, dann müsstest Du nunmehr davon ausgehen, dass die Ärzte ihren eigenen Tests nicht trauen. Wenn jedoch beim ersten Bluttest keine Antikörper nachgewiesen wurden und beim zweiten doch, dann bedeutet das, dass Du während der Schwangerschaft mit Rötelnerregern infiziert warst (mit oder ohne Symptome). Dann wäre es allerdings für Dein Baby bereits zu spät. Im Grunde genommen bringt Dir dieser Test nichts. Außer des Tests wird kein Schutz angeboten. Die beste Prophylaxe ist eine starke Abwehr und das Meiden infizierter Personen!

Bewährt gegen Streptokokken und andere Erreger hat sich auch Propolis. Dabei handelt es sich um ein antibiotisches (antibakterielles, antimykotisches, antivirales) Bienenprodukt, welches die Imker auch Kittharz nennen. Die Bienen produzieren es, um ihren Stock nach außen abzudichten. Es besteht aus gesammelten Baumharzen, jeder Menge Enzymen, die aus Bienenspeichel stammen, Wachs und Pollen. Durch diese effektive Dichtungsmasse werden Krankheitserreger aus dem Bienenstock ferngehalten.

Übrigens: Während der Geburt ist eine Infektion des Babys sehr unwahrscheinlich. Durch den Fruchtwasserschwall, der Deine Scheide und das schlüpfende Baby regelrecht abduscht, werden die meisten Keime mit weggespült. Außerdem

enthält die Käseschmiere zahlreiche Immunstoffe, so dass Dein Baby nach außen abgeschottet ist.
Lehne als Schwangere jede Form von Röntgenuntersuchung ab, auch die beim Zahnarzt. Röntgenstrahlen erhöhen das Risiko von Krebs in der Kindheit.[20] Auch wenn Du eine Bleischürze trägst, um den nicht für eine Röntgenuntersuchung vorgesehenen Körperteil abzuschirmen, so hast Du doch die Strahlen in Dir. Ihr Einfluss auf menschliches Gewebe ist andauernd, sie lagern sich sozusagen an. Jede neue Röntgenuntersuchung Deines Lebens wird als Strahlenmenge vom Körper gespeichert. Röntgenstrahlen schädigen Spermien und Eierstöcke von Erwachsenen und Kindern. So können genetische Störungen in künftigen Generationen verursacht werden.
Größere Behandlungen, die eine Betäubung oder einen chirurgischen Eingriff notwendig machen, sowie das Entfernen von Amalgam sollten nach Möglichkeit erst nach der Geburt vorgenommen werden. Das Einsetzen von neuen Amalgamplomben während einer Schwangerschaft ist glücklicherweise bereits seit längerem unüblich geworden. Wenigstens hier wiegen die Interessen des Ungeborenen mehr als ökonomische Interessen am Material. Wie das Bundesinstitut für Arzneimittel und Medizinprodukte (BfArM) mitteilt, löst Quecksilber gesundheitliche Schäden beim Kind aus (Quelle: BfArM 23/03, 05.12.03). Warum erzeugt dieses Zugeben eines schädlichen Einflusses von Amalgam nicht weitere Konsequenzen?
Sehr häufig werden Frauen beim Zahnarzt geröntgt, bevor sie wissen, dass sie schwanger sind. Forscher der Washington State University fanden heraus, dass bereits eine Strahlendosis von 0,4 mGy ausreicht, um sich negativ auf das Geburtsgewicht auszuwirken. Die neugeborenen Babys erreichen keine 2.500 Gramm. Es wird angenommen, dass die Röntgenstrahlen die Schilddrüse der Mutter schädigen, was wiederum Auswirkungen auf die fetale Entwicklung des Kindes hat. Wenn Du denkst, dass es ausreicht, nur während einer Schwangerschaft Röntgenstrahlung zu meiden, irrst Du. Deine Schilddrüse leidet immer unter der Bestrahlung, was Du wahrscheinlich nicht so umgehend zu spüren bekommst, wie durch ein Baby, sondern mit verzögerter Wirkung ein paar Jahre später. Und das, obwohl immer wieder behauptet wird, dass die Röntgenstrahlen beim Zahnarzt im Vergleich zu anderen radiologischen Untersuchungen harmlos sind.

[1] Siehe Studien von: Connor et al. 2001; Schonfeld et al. 2001.[2] Siehe Studien von: Goodlet & Johnson 1999; Mattson et al. 1998. [3] Siehe Studien von: Franco et al. 2000; Walker, Rosenberg & Balaban-Gil 1999.[4] Siehe Studien von: Makin, Fried & Watkinson 1991.[5] Siehe Studie von: Fried & Makin 1987.[6] Siehe Studien von: Cornelius et al. 2001, Wassermann et al. 2001.
[7] Siehe Studie von: Friedman 1996.[8] Siehe Studien von: Fernandes et al. 1998; Gilbert-Barness 2000. [9] Siehe Studien von: Giusti, Iwamoto & Hatch 1995; Palmlund 1996.[10] Zahlen entnommen aus: Kurt G. BLÜCHEL, Heilen verboten – Töten erlaubt. Die organisierte Kriminalität im Gesundheitswesen, Goldmann Verlag, München 2004.[11] Siehe Studien von: Barr et al. 1990; Hauth et al. 1995; Streissguth et al. 1987.[12] Siehe Studien von: Dahl et al. 1995; Fried, Watkinson & Gray 1999.[13] Siehe Studien von: Datta-Bhutada, Johnson & Rosen 1998; Walker, Rosenberg & Balaban-Gil 1999.[14] Siehe Studien von: Friedman 1996; Ostrea, Ostrea & Simpson 1997.[15] Siehe Studien von: Espy, Kaufmann & Glisky, 1999; Mayes 1999; Plessinger & Woods 1998.[16] Siehe Studie von: Mayse et al. 1996. [17] Siehe Studien von: Bender et al. 1995; Richardson et al. 1996.[18] Siehe Studien von: Dietrich 1999; Wassermann et al. 1994.[19] Siehe Studie von: Chen & Hsu 1994.[20]

II. Traue dem Weib in Dir, gerade wenn nicht alles klappt.

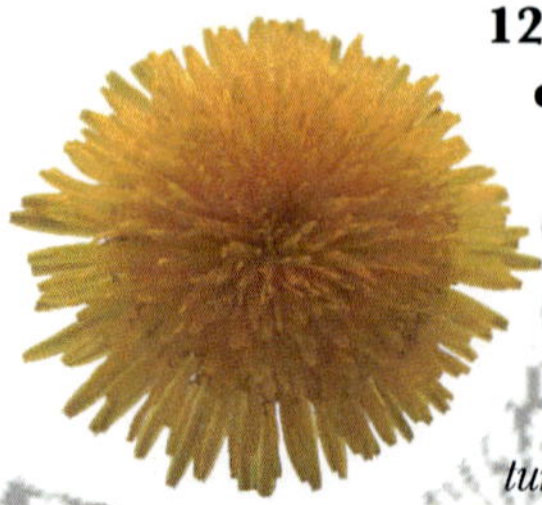

12. Trau Deiner Weiblichkeit zuerst selbst über den Weg.

12.1. Krabbe, Krebs oder H(K)ummer?

Das Wortspiel im Titel mag zynisch klingen, doch es fragt ganz ernsthaft:

Was hat das Thema Krebs mit Schwangerschaft und Geburt zu tun?

Leider zunehmend mehr, denn die Frauen, bei denen Krebsvorstufen oder gar ein Tumor diagnostiziert werden, werden immer jünger. Brust- und Gebärmutterhalskrebs stehen an vorderer Stelle in den Häufigkeitslisten für Krebsbehandlungen und Todesfälle bei Frauen.

Die Hauptursache für Krebs ist die zunehmende Abweichung von natürlichem Lebenswandel, frischer pflanzlicher Ernährung und ausreichend Bewegung. Krebs ist heutzutage die Volkskrankheit schlechthin und reiht sich ein in die lange Reihe der Beschwerden, die unsere Zivilisationskultur einfordert wie Rheuma, Arteriosklerose, Diabetes, Osteoporose oder Alzheimer. Krebs ist niemals eine örtliche Erkrankung eines einzelnen Organs, sondern immer ein Missstand des gesamten Körpers! Deshalb ist eine Krebsneigung auch nicht einfach zu kurieren, sondern besteht lebenslänglich.

Falls bei Dir Krebs im Anfangsstadium festgestellt wurde oder Du sogar schon einmal in chemotherapeutischer oder radiologischer Behandlung warst, empfehle ich Dir dringend, konsequent eine rohkost- und bewegungsgeleitete Lebensweise durchzusetzen!

Wie bin ich zu meiner Ansicht gekommen?

Zunächst einmal: aufgrund eigener Erfahrung. Doch dazu gleich ausführlicher. Eine Krebsdiagnose und selbst eine Krebsfrühwarnung bedeuten für jeden Menschen zunächst eine Schreckensnachricht. Die Frauen, denen nach gynäkologischen, genauer zytologischen Untersuchungen des Abstrichs beim Frauenarzt mitgeteilt wird, es läge ein begründeter Krebsverdacht vor, werden immer mehr. Bereits mit Anfang 20 ist eine Frau da ihres Lebens nicht mehr sicher. Findest Du es nicht auch äußerst denkwürdig, dass so viele junge Frauen im besten gebärfähigen Alter bereits abnormes Zellwachstum aufweisen und aufgrund mangelnder Aufklärung und zu großer Angst vor der zerfressenden Krankheit ihre Gesundheit einfach abgeben?

Gebärmutterhalskrebs wird in Deutschland als eine der häufigsten Krebserkrankungen bei Frauen überhaupt angesehen. Um diesem Gespenst ein wenig seinen Schrecken zu nehmen, möchte ich Dich für ein paar Überlegungen an die Hand nehmen.

Zunächst einmal sind in den offiziellen Krebsstatistiken alle Vorstufen und Früherkennungsstufen von Zellveränderungen mit eingeschlossen. Dabei ist doch meistens noch gar nicht klar, ob es sich bei den gemessenen Zellveränderungen gemäß PAP-Skala auch wirklich um Krebszellen handelt, ob daraus ein Tumor erwächst und wenn, ob es sich um einen gut- oder einen bösartigen Tumor handeln wird. Das heißt, die Statistiken sind geschönt und wissenschaftlich bewusst ungenau, um einen Erfolg der gynäkologischen bzw. zytologischen Untersuchungen vorzutäuschen. Etwas böse ausgedrückt könnte man den Frauenärzten in diesem Punkt Patientenakquise unterstellen. Doch tatsächlich ist es so, dass die Ärzte trotz ihres sehr langen und aufwändigen Studiums leider nicht viel schlauer sind als ihre Patienten und dem Krebs mit derselben Ohnmacht gegenüberstehen. Ich wage diese Behauptung, weil Ärzte zumeist genauso fern jeder natürlichen Lebensweise denken und handeln wie die überwiegende Zahl der übrigen Menschen hierzulande.
Die üblichen Früherkennungsuntersuchungen sind Dir sicher bekannt. Dein Frauenarzt führt sie anhand von Abstrichproben durch. Die Abstriche werden auf Zellveränderungen untersucht und anhand der PAP-Skala bewertet. Ein Abstrich bezeichnet die Entnahme kleinster Gewebeteile der Gebärmutterschleimhaut am Gebärmutterhals mittels eines Wattestäbchens. Eine Krebsdiagnose wird fast ausschließlich, außer bei schon sichtbaren Tumoren, anhand eines solchen Zellabstrichs gestellt.

Was bedeutet diese angebliche Fürsorge für Dich?
Bei den kleinsten Schleimhautveränderungen wirst Du bereits in Angst gesetzt und zu wiederholten Kontrollabstrichen bestellt – die nebenbei der gynäkologischen Praxis und dem Labor den Lebensunterhalt sichern. Während dieser Kontrollphase, die etwa ein Jahr dauert, wirst Du über angebliche therapeutische Maßnahmen wie die Konisation und den gängigen Kontrollrhythmus informiert. Du erhältst jedoch keine befriedigende Antwort auf Fragen nach der Ursache der Zelländerungen – wieso bei Dir, wieso ausgerechnet am Gebärmutterhals, welcher Art sind die Veränderungen, wie schnell breiten sie sich aus? Du erhältst deshalb keine Antwort, weil eine genaue Ursache schulmedizinisch unbekannt ist – genau wie bei jedem anderen Krebs auch.
In jüngeren Hypothesen werden mal wieder Viren verantwortlich gemacht.
In dem regulären Kontrollzeitraum von etwa einem Jahr erhältst Du kaum Hinweise, was Du selbst tun könntest, um wieder bessere Werte zu erreichen. Schlägst Du selbst eine Ernährungsumstellung oder das Absetzen der Pille vor, so wird das mitunter zwar als positive Bereitschaft gewertet, als Genesungsmaßnahme wird es nur müde belächelt.
Für eine Genesung sind dies die notwendigen Sofortmaßnahmen:

sofortiges Absetzen der Pille,
sofortige Raucherentwöhnung,

Heilerdefasten (innerlich) und Heilerdepackungen (äußerlich), ergänzt durch eine Colon-Hydro-Therapie, ggfs. sofortiges Herausnehmen der Spirale.

Weitere Maßnahmen wären eine Amalgamsanierung Deines Gebisses mit anschließender Schwermetallausleitung. Insbesondere die Ausleitung von Quecksilber ist wichtig. Die Kur schließt auch Blei, Kupfer, Cadmium und andere Schwermetalle mit ein. Lass im Anschluss an die Fastenzeit dann eine Ernährungsumstellung auf Rohkost, mindestens jedoch auf streng vegane Kost ohne Getreidespeisen folgen.

Erlaube keine Operation. Es ist Humbug, dass durch eine kegelförmige Ausschneidung des Gebärmutterhalses die Krebsvorstufen oder das frühinvasive Karzinom entfernt werden können. Sowohl der Abstrich als auch die Konisation werden zunächst nur direkt am Muttermund durchgeführt. Dabei kann nicht festgestellt werden, ob es bereits Zellveränderungen weiter oben im Gebärmutterhals oder im Gebärmutterkörper gibt. Woher nehmen die Ärzte die Sicherheit, Dir tatsächlich geholfen zu haben? Sie sprechen vorsichtshalber von Früherkennung, da eine wirkliche Vorsorge wie das Erkennen von Vorstufen schon vor einer Krebserkrankung nur direkt am Muttermund möglich ist. Bei allen anderen Organen wie Gebärmutter, Eierstöcken, Darm, Brust oder Haut ist nur eine möglichst frühe Erkennung von Anomalien möglich. War Dir dieser feine Unterschied in der Wortwahl bereits bewusst?

Deshalb empfehlen Frauenärzte zusätzlich zum Abstrich einen jährlichen Ultraschall sowohl der Genitalorgane als auch der Brust. Frauen, die Hormone nehmen, sei es die Pille oder aufgrund der Wechseljahre, sowie Spiralenträgerinnen müssen alle sechs Monate zur Untersuchung. Und Frauen mit einer therapierten Krebserkrankung in den ersten fünf Jahren sogar alle drei bis vier Monate. Die Dichte der Untersuchungen und der damit betriebene Aufwand beschreiben wieder den Eindruck ernst gemeinter Fürsorge. Doch beachte genau die Empfehlungen: Solange Du gesund bist, wirst Du als Kontrollperson immer mal in die Praxis gebeten – das fällt sozusagen unter Kundenpflege. Greifst Du zu einer künstlichen Verhütungsmethode oder lässt bei Verdacht einen Eingriff vornehmen, gerätst Du automatisch in den Kreislauf, dass eine Untersuchung bzw. ein Eingriff den nächsten nach sich zieht. Das läuft dann beispielsweise so ab: Du nimmst die Pille, wirst in eine Risikogruppe eingeordnet, musst ab sofort häufiger zur Vorsorgeuntersuchung, bildest eventuell Zellveränderungen am Gebärmutterhals, musst noch häufiger zur Früherkennung, musst zur Konisation, musst anschließend weiterhin häufig zur Kontrolluntersuchung, zeigst eventuell weitere Auffälligkeiten durch Menstruationsbeschwerden, knotige Brüste oder eine erhöhte Anzahl roter Blutkörperchen etc.

Bitte wach auf und behandle Deinen Körper so, wie es ihm tatsächlich gut tut!

Ärzte fordern bei behandelten Krebserkrankungen eine konsequente Nachkontrolle. Doch was nützt Dir die Kontrolle, wenn keine Änderung der Lebensweise stattfindet und dadurch die Ursache für die Entartung der Zellen nicht beseitigt ist? Glaubst Du wirklich, Du hättest dadurch, dass jemand anderes für Dich nachguckt, alles Erdenkliche für Deine Gesundheit getan? Du erschwindelst Dir bestenfalls ein ruhiges Gewissen, wenn ein niedriger PAP-Wert angibt „Du kannst so weitermachen wie bisher" und ein erhöhter PAP-Wert warnt „Jetzt hast Du den Bogen wieder überspannt". Es ist wie mit einem Raucher, der sich denkt: Ach, in den letzten zehn Jahren haben mich die Zigaretten auch nicht umgebracht, die eine kann mein Körper schon noch verkraften. Mit Krebsprophylaxe hat das nichts zu tun!

Wenn Deine Immunabwehr seit längerem geschwächt ist und gehäuft Scheideninfektionen auftreten, kann es auch zu Zelländerungen kommen, die unter anderem durch entzündliche Prozesse hervorgerufen werden können und kein Krebs sind. Das bedeutet nicht, dass Du Dich wieder beruhigen kannst, denn Dein Körper ist trotzdem nicht völlig gesund. Aber immerhin bist Du nicht akut lebensbedrohlich krank.

Seit neuestem muss das sehr häufige und bisher als harmlos angesehene Humane-Papilloma-Virus (HPV) für die Zunahme von Gebärmutterhalskrebs herhalten. Seit 2007 gibt es eine Impfung gegen die 2 häufigsten Typen des HPV-Virus. Diese Impfung verspricht bis zu 80% der Zervixkarzinome durch Immunität gegen das HP-Virus zu verhindern. Glaub das bloß nicht! Die Impfung unter dem Produktnamen „Cervarix" oder „Gardasil" fordert Dich dazu auf, der Verschlackung und Vergiftung Deines Körpers noch eins obendrauf zu setzen, indem Dir artfremdes Eiweiß injiziert wird.

Das Humane-Papilloma-Virus (HPV) zählt zu einer Virengruppe, die bei einer schwachen Abwehr Deinerseits für die Entwicklung von Feigwarzen verantwortlich ist. Die Infektion mit diesem Virus ist sexuell übertragbar. Doch wie unwahrscheinlich die Annahme ist, das HPV hätte etwas mit Deinen Zelländerungen zu tun, belegen folgende Tatsachen:

Du kannst bereits seit Jahren mit HPV infiziert sein, ohne überhaupt Symptome irgendeiner Art auszubilden.

- Bei Schwächung Deines Immunsystems können Zelländerungen auftreten, zu denen auch die Feigwarzen gehören. Dabei kommt es wie gesagt auf den Zustand Deines Gewebes, nicht auf Bakterien oder Viren an.
- Nur 1 bis 5% aller Infizierten entwickeln langfristig Zelländerungen bis hin zum Tumor.

Mittels eines DNA-Tests vom Zellabstrich ist der HP-Virus nachweisbar. Eine HPV-Infektion kann bei jedem sexuell aktiven Menschen auftreten. Babys werden nur sehr selten bei der Geburt über die Mutter infiziert. Da manchmal lange

Zeit vergeht, bevor sichtbare Warzen auftreten, können auch Menschen mit dem HPV-Virus infiziert sein, die schon lange nicht mehr sexuell aktiv sind. Bei der weit überwiegenden Mehrzahl der HPV-Infizierten kann ein intaktes Immunsystem ohne jede Behandlung die Infektion kontrollieren und sogar dauerhaft ausmerzen! Wenn Du vollkommen gesund bist, kann zwar durchaus das Virus in Deinen Körper gelangen, beispielsweise beim Sex, aber es kann Dir absolut nichts anhaben. Weder Feigwarzen noch andere Zelländerungen werden auftreten. Wenn über Jahre mangelhafter Ernährung und falscher Lebensweise Dein Körper einen Krebs ausbildet, hat das nichts mit einer HPV-Infektion zu tun. Die Infektion ist zwar häufig vorhanden, aber parallel zu der Krebsentwicklung und nicht als ihr Auslöser.

So eine Dreistigkeit! Werbung für eine Impfung zu machen, die angeblich siebzig bis achtzig Prozent aller Gebärmutterhalskrebserkrankungen verhindert, obwohl besagte Impfung nur gegen zwei Virustypen wirksam ist, während es mehr als vierzig Papilloma-Virus-Typen gibt! Außerdem weisen nur ein bis fünf Personen von hundert Infizierten überhaupt Krebs-Symptome auf!

Die Furcht der Menschen vor einer Änderung des eigenen, so spürbar ungesunden Verhaltens ist so unglaublich viel größer als die bereits seit langem bekannten Ängste vor Bakterien und Viren! Die Änderung des eigenen Verhaltens würde ein (selbst)kritisches Mitdenken voraussetzen und die Bereitschaft, der eigenen Genusssucht zu begegnen. Du müsstest neue Genüsse für Dein Leben finden und zum Widerstand gegen soziale Normen und familiäre Traditionen bereit sein. Das ist leider eine echte Hürde.

Deine Familie wäre eher bereit, Dich monatelang bei einer Chemotherapie zu bemitleiden, Dich täglich im Krankenhaus zu besuchen, Dir Mutters guten Kuchen anzuschleppen und Dich dabei als tapfere Kämpfernatur zu bezeichnen statt Dich nur einen Moment bei einer Änderung der Ernährungsweise zu unterstützen. Die Vorurteile und Ängste vor den eigenen Fehlern sind so stark, dass sie Dich (und sich selbst) lieber dem Krebs opfern würden als den gesunden Menschenverstand zu gebrauchen und alle vorhandenen Energien in einen lohnenswerten Kampf mit der und nicht gegen die Natur zu stecken.

Dabei geht doch aus den beobachtbaren Tatsachen klar hervor, dass nur ein geschwächter Körper krankheitsanfällig ist. Nur eine geschwächte Abwehr führt dazu, dass Viren oder auch andere Erreger Krankheitssymptome hervorrufen. Und das ist der springende Punkt: Warum ist Deine Abwehr geschwächt? Liegt es an einer Mangelernährung, die nicht mehr genügend Vitalstoffe zur Produktion von Antikörpern und Entgiftung des Körpers liefert, ist es Übersäuerung oder Verschlackung des Stoffwechsels aufgrund von gekochter Kost oder alles zusammen? Nicht die bösen Viren machen Dich krank. Die gehören einfach zur Natur und siedeln sich dort an, wo ihnen ein für sie angenehmes Milieu geboten wird. Es hilft Dir also wenig, diese Viren auszumerzen. Zur Not bildet Dein Körper nicht jetzt an den Geschlechtsorganen, sondern ein Jahr später am

Enddarm oder einem anderen Organ ein Krebsgeschwür.
Gewährleiste eine gute Versorgung Deiner Zellen mit Sauerstoff, Chlorophyll, gutem Wasser sowie sekundären Pflanzenstoffen, dann haben sie auch keinen Anlass zu entartetem Wachstum!

Die medizinischen Lehrbücher geben eine Konisation, sprich den kegelförmigen Ausschnitt aus Deinem Gebärmutterhals bei mehrfach verdächtigem Ergebnis vor. Das gilt ab Pap. IIID. Ab Pap. IV wird auch bei nur einmaligem Auftreten immer operiert. Der Eingriff erfolgt unter Vollnarkose mit Ausschabung der Gebärmutter. Wenn selbst nach der Konisation weitere abnorme Zellen bei Dir gefunden werden, wird Dein Organ noch mehr verstümmelt oder gänzlich entfernt. Du wirst der Tortur einer Bestrahlung oder Chemotherapie ausgesetzt, die beide Dein Immunsystem massiv schwächen. Insgesamt dauert diese Behandlung mehrere Monate. Wertvolle Zeit, die Du dringend hättest für die Genesung Deines Körpers nutzen sollen, anstatt für seine fortschreitende Zermürbung.
Falls es sich bei Dir um harmlose Zelländerungen oder gutartige Krebszellen handelt, ist ein Eingriff wie die Konisation kaum schädlich – ähnlich wie die Entfernung des Blinddarms. Du wirst es nicht bemerken, dass Dir ein Zellkegel fehlt. Unangenehme Folgen spürst Du erst nach mehrmaligen (zwei bis drei) Konisationen. Dann nämlich bekommst Du sicher Schwierigkeiten bei einer Schwangerschaft, da Dein Gebärmutterhals durch die operative Kürzung und die mehrmalige mechanische Aufdehnung zur Ausschabung die notwendige Spannung für das Tragen der vergrößerten Gebärmutter mit dem Fötus darin nicht mehr aufbringen kann. Es kommt zu Blutungen, die entweder eine Fehl- oder eine Frühgeburt auslösen, oder Du musst mehrere Monate im Bett liegend verbringen. Vor erneuten schlechten PAP-Werten bist Du keineswegs geschützt, und kein Arzt kann Dir je die Garantie geben, dass Du in den nächsten Jahren nicht einen Tumor an anderer Stelle bekommst. Davor schützt Dich nur eine ganzheitliche Pflege Deiner Gesundheit!

Was heißt es, ganzheitlich für Deine Gesundheit gerade zu stehen?
Ein wichtiger Indikator für einen gesunden, vollkommen entschlackten Organismus ist Deine Menstruation. Die weibliche Regelblutung ist an vielerlei Vorstellungen geknüpft, die Dich jedoch allesamt von dem Dir möglichen Wohlbefinden abhalten.
Die erste Regelblutung ist etwas Besonderes. Sie ist die erste Initiation ins Frau-Sein. Doch die zusätzlich als normal, irgendwie zwar lästig, aber wohl als dazugehörend angesehenen Symptome – angefangen bei einem aufgeblähten Bauch wenige Tage vor der Blutung, Unterleibsschmerzen, sehr starken Blutungen, tagelangen Blutungen bis hin zu allgemeinem körperlichen Schwächegefühl, psychischer Labilität, Kreuzschmerzen oder dem Prämenstruellen Syndrom –

sind allesamt überflüssig. Lass sie Dir bestenfalls Motivation sein, etwas für Dich zu tun, nimm sie nicht jahrelang hin. Keine der aufgeführten Beschwerden ist normal und Dir als Frau einfach von der Natur auferlegt. Stattdessen hat die Natur hier einen Ausweg gefunden zu entgiften, überflüssige Toxine aus dem Körper zu schaffen und so Deinen Körper bereit und rein zu halten für eine Schwangerschaft. Denn ein gesundes Baby reift nur in einem Körper, der sich in freiem Fluss befindet und nicht von Schlackenstoffen gestaut wird.
Die Vorstellungen vieler Naturvölker oder auch spiritueller Gruppen, die die monatliche Blutung der Frau als Reinigung interpretieren, kommen dieser Tatsache sehr nahe. Jedoch sind leider auch bei Naturvölkern gekochte Speisen weit verbreitet und deshalb eine tagelange Blutung normal. Es ist jedoch nicht von der Natur vorgesehen, dass sich die Schleimhaut reißend aus Deiner Gebärmutter löst. Eine deutliche Regelblutung weist immer auf einen überforderten Organismus hin.

Was hat die Regelblutung mit den Zelländerungen zu tun?
Ich möchte versuchen, das Ineinandergreifen aller Deiner Organe zu erläutern. Überprüfe dazu kurz anhand der Stichpunkte, wo Deine Energieräuber sitzen.

- Wenn Du viel arbeitest, dabei häufig in Stresssituationen gerätst wie Hektik, Konkurrenzdruck, Innovationszwang, häufige Fernreisen etc. und Dir selbst zusätzlichen Leistungsdruck auferlegst,
- wenn Du dauerhaft zu wenig schläfst,
- wenn Du Deinen Körper mit Kaffee, Nikotin und Alkohol sowie zu lange warm gehaltenem, versalzenem Essen aus einer Kantine übersäuerst und mit Stickstoffverbindungen verschlackst,
- wenn Du obendrein die Pille nimmst,
- wenn Du einen dauerhaften Mangel an Frischkost, an wichtigen Vitaminen, Spurenelementen, essentiellen Fett- und Aminosäuren sowie basenbildenden Fruchtsäuren hast,
- dann wundere Dich nicht über hormonelle Störungen, Schlafstörungen, Neigung zu Infektionen (im Genitalbereich), einen unregelmäßigen Zyklus mit schmerzhafter, lang andauernder Menstruation, zyklusbedingte psychische Labilität, Migräneattacken usw.

Wenn Du unter Daueranspannung stehst, arbeitet Deine Milz auf Höchsttouren. Stresshormone wie beispielsweise Adrenalin werden permanent ausgeschüttet, um Dir den Biss zu geben, dem äußeren Druck standzuhalten. Dadurch kann die Milz ihren Anteil bei der Produktion anderer Hormone nicht mehr übernehmen. Parallel wirkt sich diese Überlastung auch auf Deine Leber aus. Setzt Du Deinem Körper nun obendrein durch die Einnahme künstlicher Hormone wie der Pille, durch Alkohol oder anderes zu, kann die Leber in der Folge ihrer Aufgabe als Entgiftungsorgan nicht mehr gerecht werden. An diesem Punkt gerät Dein Organismus in eine ernsthafte Grenzsituation.

Du bist und bleibst eine Frau – trotz aller sozialen, kulturellen und technischen Änderungen rings um uns her. Alles in Dir ist darauf programmiert, die Nachkommen unserer Art auszutragen. Deshalb musst Du sozusagen immer in Topform sein. Bist Du das nicht, muss Dein Körper dringend entschlacken, alles was einen intakten Stoffwechsel belastet schnellstmöglich ausscheiden. Dazu behilft er sich mit der Menstruation. Über die monatliche Blutung werden Giftstoffe ausgeschieden, die eine gesunde Schwangerschaft gefährden könnten. Was im ersten Augenblick ganz praktisch und unkompliziert klingt, ist jedoch von der Natur als Notbehelf gedacht, nicht als Dauerlösung. In erster Linie ist die Gebärmutter ein Fortpflanzungsorgan und kein Entgiftungsorgan. Mutest Du diese Zusatzaufgabe der Ausleitung Deiner Gebärmutter regelmäßig zu, dann wundere Dich nicht, wenn ihre vergifteten Zellen irgendwann mit abnormem Wachstum reagieren.
Du hast eine Chance dem entgegenzuwirken, denn Deine Gebärmutter bildet jeden Monat frische Zellen. Sie hat einen sehr kurzen Regenerationsrhythmus. Jeden Monat erhältst Du die Chance zu beeinflussen, ob sich frische, gesunde oder vergiftete, entartete Zellen bilden. Nimmst Du diese Chance wahr, brauchst Du eine Konisation nicht mehr zu fürchten. Wenn Du einen schlechten PAP-Wert hast und Dir bereits ein Konisationstermin angeraten wurde, stelle Deinen Körper gemäß den hier angegebenen Hinweisen um. Nimm Dir für die Regeneration Deiner Geschlechtsorgane etwa ein halbes Jahr Zeit und lass dann einen erneuten Abstrich machen. Er sollte bei konsequentem Handeln mindestens um einen Wert in der Skala besser sein, eventuell sogar bereits auf PAPII stehen. Damit führst Du Dich selbst auf den Weg der Gesundung und leistest zusätzlich Pionierarbeit, denn viele Frauenärzte behandeln ihre Patientinnen nur noch nach den Lehrbuchempfehlungen und schließen die Möglichkeit einer alternativen Heilung aufgrund von Unkenntnis der Chancen von vornherein aus.

> Frauen, die konsequent rohkostvegetarisch leben, bekommen übrigens so gut wie überhaupt keine Regel mehr. Dafür haben sie einen sehr regelmäßigen, vollkommen beschwerdefreien Zyklus. Ihr Bauch ist den gesamten Monat über schön flach. Spannungsschmerzen im Unterleib oder rund ums Kreuzbein sind unbekannt. Ein hoher Verbrauch an Einlagen erst recht. Die meisten Rohköstlerinnen nehmen ihren Körper ganz bewusst wahr und spüren den Eisprung fast immer. Statt einer Blutung zeigt sich an ein, zwei Tagen ein vermehrter, leicht rosiger Ausfluss, der eine zarte, nur sehr wenig blutende Gebärmutterschleimhaut ausstößt.

Hier noch ein Hinweis für Dich: Ein Krebsverdacht ist nichts, was Du auf die leichte Schulter nehmen oder einfach ignorieren darfst! Auch wenn Entgiftung und Rohkost Dir eine Chance auf Selbstheilung eröffnen, so musst Du selbst dafür aktiv werden und beharrlich durchhalten. Die hier empfohlene Ablehnung einer Operation ist für Dich keine Entwarnung! Anfängliche Änderungen der Zellen bleiben meist unbemerkt. Ignorierst Du alle Warnungen, geben Dir im fortgeschrittenen Stadium folgende Symptome deutliche Krebs-Alarm-Signale:

- Schmierblutungen beim und nach dem Geschlechtsverkehr
- Teilweise übel riechender, teilweise auch starker und blutiger Ausfluss aus der Scheide
- Heftige, häufige Kreuzschmerzen
- Sich wiederholende Entzündungen der Harnblase und des Nierenbeckens
- Seltener Gerinnselbildungen mit Schwellung und Blaufärbung eines Ober- bzw. Unterschenkels

Wenn Du diese Symptome wahrnimmst, werde umgehend aktiv und verschwende keine Zeit mit Terminen beim Arzt und wochenlangem Warten auf diverse Untersuchungsergebnisse! Eine sofortige Fastenkur und Umstellung auf Rohkost tut not. Du selbst musst Dein Therapeut sein. Den Arzt kannst Du (musst Du nicht) weiterhin als das nutzen, was er sowieso bereits ist: ein Kontrollangebot. Ärzte sind so sehr auf Kontrolle der Laborwerte, des Blutdrucks usw. geschult, dass sie in diagnostischer Hinsicht sehr gut sind. Nur als Heiler kannst Du sie vergessen. Aus den hier beschriebenen Gründen lehne grundsätzlich jede medizinische therapeutische Maßnahme ab!

Trau es Dir zu! Es ist Dein Leben, niemand anderes kann es für Dich leben! Erlaube nicht, dass es von Angst beherrscht wird und Du dadurch beherrschbar wirst. Behandle Dich zuerst selbst mit Respekt und mit Liebe, dann wird es das Leben gut mit Dir meinen!

12.2. Die Wunschkind-Pille. Termingerechte Mutterschaft und ihre Begleiterscheinungen.

Weltweit wenden gemäß Schätzungen der Internationalen Krebsforschungsagentur (IARC, International Agency for Research on Cancer) etwa 100 Millionen Frauen, das sind etwa zehn Prozent aller Frauen im gebärfähigen Alter, die Pille an. Allein in Deutschland ist es beinahe jede Zweite der Frauen im fortpflanzungsfähigen Alter. Während in den stark industrialisierten Ländern im Durchschnitt jede Fünfte die Pille einnimmt, ist es in den weniger entwickelten Ländern nur jede Siebzehnte. Laut Schätzungen der IARC verhüteten in einigen hochindustrialisierten Ländern 80 Prozent aller Frauen schon einmal hormonell (Anti-Baby-Pille, Injektion von Depotpräparaten, Scheidenring).[1]

Die Forschungsagentur beurteilt die am häufigsten verschriebenen, kombinierten Östrogen-Gestagen-Präparate als krebserregend. Eine langfristige Einnahme steigere das Risiko von Brust-, Gebärmutterhals- und Leberkrebs. Das Brustkrebsrisiko nehme zwar nach dem Ende der Anwendung allmählich ab, sei aber noch bis zu zehn Jahre nach dem Absetzen nachweisbar. Dafür schütze die

Pille möglicherweise vor Eierstocks- und Gebärmutterkrebs. Welche Art Ausgleich soll das sein, wenn doch eine gesunde Lebensweise sehr gut vor Krebs schützt und dabei nebenwirkungsfrei ist? Wir spielen doch mit unseren Organen nicht Schach und sagen, okay, ich opfere meinen Turm, dafür behalte ich die Dame. Doch nicht nur die Anti-Baby-Pille, sondern auch eine Hormon-Ersatztherapie, wie sie bei Wechseljahresbeschwerden angewandt wird, führt zu Brust-, Gebärmutter- oder Eileiterkrebs. Da die meisten Brustkrebserkrankungen erst jenseits des 40. bis 45. Lebensjahres auftreten, gebe es hinsichtlich des Brustkrebsrisikos bis zum 30. bis 35. Lebensjahr keine Bedenken, meinte Prof. Otmar Wiestler, Direktor des Deutschen Krebsforschungszentrums, gegenüber den Tagesthemen in der ARD. Was für ein Hohn. Dass wir Weiber mit unseren Brüsten stillen können, heißt doch noch lange nicht, dass wir auch alle wie Milchmädchen rechnen! Es gibt zu viele Faktoren, die die zeitlichen Angaben schieben können wie Rauchen, Stress, industriell aufbereitete Nahrung, Kinderlosigkeit, die Dauer der Pilleneinnahme etc.
Die IARC-Experten propagieren die Pille und behaupten, dass die Schutzwirkungen der Kombi-Präparate, auch bezüglich anderer nicht-bösartiger Erkrankungen, die Risiken möglicherweise mehr als aufwiegen. Meinen die Experten etwa die Auswirkung eines erhöhten Blutdrucks und Thrombosegefahr? Eine sichere Geburtenkontrolle und zusätzlich ein gesicherter Patientinnenzustrom sind hier wohl die schlagkräftigeren Argumente.

Was macht die Pille eigentlich mit Deinem Körper?
Die Wirkung der Pille beruht auf einem relativ kleinen Eingriff in den weiblichen Hormonzyklus. Die Grundsteine dazu wurden in den 1920-er Jahren gelegt mit den Anfängen der Biochemie und der Erforschung menschlicher Hormone. Die ersten vollständig entschlüsselten Hormone waren Insulin und die Kortikoide der Nebennierenrinde. Anhand der Strukturformel der letztgenannten konnte beispielsweise Kortison synthetisch nachgebildet werden.
Nach dem zweiten Weltkrieg folgte die Entdeckung und Erforschung des komplexen Zusammenspiels, das den weiblichen Zyklus steuert. Der Zyklus einer Frau im gebärfähigen Alter beruht einfach ausgedrückt auf den folgenden hormonellen Steuerungen: Im Hirn wird das Hormon GnRh ausgeschüttet. GnRh bedeutet Gonadatropin-Releasing-Hormon, es wirkt auf die Hirnanhangsdrüse (Hypophyse) und steigert dort die Ausschüttung der Hormone FSH (Follikel-stimulierendes Hormon) und LH (Luteinisierendes Hormon). Diese wiederum lassen im Eierstock ein Ei heranreifen und geben das Signal für den Eisprung. Die im Eierstock gebildeten Hormone Östrogen (Follikelhormon) und Progesteron (Gelbkörperhormon) geben wiederum eine Rückmeldung an das Hirn und dessen GnRh-Ausschüttung. Falls es nicht zu einer Befruchtung des Eis kommt, beginnt der Zyklus von vorn. Seit Anfang der sechziger Jahre können Östrogen und Progesteron synthetisch hergestellt werden. Die daraufhin produzierte

Antibabypille wirkt direkt im Hirn, indem sie die Ausschüttung von GnRh bremst. Damit geht auch die Produktion der Hormone FSH und LH zurück, es reift weder eine weitere Eizelle heran noch gibt es einen Eisprung. Und damit ist auch keine Schwangerschaft möglich, denn Dein Körper denkt, er sei bereits schwanger. Während einer tatsächlichen Schwangerschaft werden schließlich auch keine weiteren Eizellen produziert. Nach Unterbrechen der Einnahme der Pille wird einige Tage später eine Abbruchblutung erzeugt. Es erfolgt also nicht die Ausstoßung einer nicht befruchteten Eizelle, sondern Du zwingst Deinen Körper, lediglich die für die vermeintliche Schwangerschaft angelegte Gebärmutterschleimhaut auszustoßen. Du erlebst monatlich keine Regel, sondern eine simulierte Fehlgeburt. Mitunter wird durch die Einnahme der Pille sogar der Aufbau einer Gebärmutterschleimhaut unterdrückt, wodurch Du nur eine sehr minimale bis gar keine Regel mehr hast. Frauenärzte bewerben diese Produkte besonders bei sportlich aktiven Frauen oder Frauen mit einem unregelmäßigen Lebenswandel. Ersteren wird der Komfort für den Sport eingeredet, wenn keine Blutung mehr auftritt und letzteren die erhöhte Hormondosis, die eine unregelmäßigere Einnahme bei hoher Verhütungssicherheit gewährleistet. Damit nimmst Du Deinem Körper diese letzte Möglichkeit zu entgiften und mutest zusätzlich den Abbau der künstlichen Hormone Deiner Leber zu, die ohnehin schon überlastet ist. Diesbezüglich sind auch neue Darreichungsformen wie ein Hormonpflaster keine Alternative (siehe Kap. 2.3.). Fast alle modernen Pillen enthalten etwa 20 µg des künstlichen Östrogens Ethinylestradiol. Der Unterschied zwischen den diversen Markenprodukten der pharmazeutischen Hersteller liegt in der Menge an Gestagen, also dem Progesteron-Ersatz.
Neben der gebräuchlicheren Pille mit Östrogen- und Progesteron-Anteil gibt es die Minipille nur mit Progesteron. Diese verhindert nicht den Eisprung, sondern wirkt über eine Veränderung des Schleimhautmilieus der Scheide und der Gebärmutter, was die Bewegungsfähigkeit der Spermien bremst.
Sehr viele Frauen nehmen anfänglich nach Pillenanwendung etwa drei Kilogramm an Gewicht zu. Dabei werden sie nicht unbedingt fetter, sondern lagern aufgrund des hohen, pillenbedingten Östrogenspiegels in ihrem Blut bis zu drei Liter Wasser ins Gewebe ein. Das ist die physiologische Reserve, die der Körper eigentlich für den regelmäßigen Fruchtwasseraustausch während einer Schwangerschaft bereithält. Nach Absetzten der Pille, ähnlich wie nach Beendigung einer Schwangerschaft, wird es wieder ausgeschieden. Einige Medikamente (vor allem Antibiotika) beeinflussen die Sicherheit hormoneller Verhütungsmittel, weil sie die Aufnahme der Wirkstoffe über die Schleimhaut des Darms behindern oder den Abbau des Hormons in der Leber beschleunigen. Überlass Dich nicht länger den pharmazeutischen Mittelchen, die scheinbar so sicher in der Anwendung sind. Fruchtbarkeit ist eines der wertvollsten Geschenke der Natur, die eine respektvolle Pflege verdient.

12.3. Wunschkind aus dem Katalog. Heute back ich, morgen brau ich, übermorgen kauf ich mir ein Kind.

In Deutschland erblicken immer mehr Kinder zu früh das Licht der Welt. Im Jahr 2004 wurde fast jedes zehnte Baby vor Vollendung der 37. Schwangerschaftswoche geboren und galt somit als Frühgeburt. 2003 waren es noch 8,9 Prozent und 2002 erst 7,2 Prozent. Dies zeigt eine aktuelle Statistik der Bundesgeschäftsstelle für Qualitätssicherung, die unter anderem von der Deutschen Krankenhausgesellschaft und den Spitzenverbänden der Krankenkassen getragen wird. Von den 63.497 Frühgeburten des Jahres 2006 kamen dem Bericht zufolge 6.310 vor der 32. Woche, und von diesen Babys wiederum 3.883 noch vor der 28. Woche zur Welt. Normal sind 40 Wochen Schwangerschaft. Professor Joachim Dudenhausen, Leiter der Frauenheilkunde an der Berliner Charité, macht das steigende Alter gebärender Frauen und Mehrlingsschwangerschaften nach künstlicher Befruchtung für die Zunahme der Frühgeburten verantwortlich.

Die Einschätzung des Professors ist wieder ein Beispiel für eine richtige Beobachtung und eine falsche ursächliche Ableitung. Allein das Alter macht die Frauen nicht zum Risikofall, sondern nur ihr Gesundheitszustand, der abhängig ist von ihrem Lebenswandel. Die allgemein sinkende Fruchtbarkeit in den Industrienationen, sowohl bei Frauen als auch bei Männern, sollte uns allen ein deutliches Alarmsignal sein, dass in unserer Gesellschaft etwas schief läuft! Doch statt sich an die eigene Nase zu fassen und Verantwortung zu übernehmen, glauben die Meisten an medizinischen und technischen Fortschritt und erwarten selbstverständlich, dass sich schon irgendein schlauer Arzt oder Biochemiker eine Reparaturmethode einfallen lässt. Die Angst vor der Verantwortungsübernahme ist Ausdruck der durch und durch scheinheiligen Moral unserer überzivilisierten Welt.

Es ist nur zu verständlich, wenn eine Frau bzw. ein Paar sich über alles ein Kind wünscht. Doch hier taucht wieder die Frage auf, der wir bereits in Kapitel 2.2.5. und Kapitel 3. begegnet sind: Um welchen Preis?

Um die Erfolgsrate einer künstlichen Befruchtung zu erhöhen, werden der jeweiligen Wunschmutter nicht nur eine, sondern gleich fünf bis sieben befruchtete Eizellen eingesetzt. Meistens entwickelt sich daraus nur ein Fötus, die anderen sterben ab. Mitunter sterben auch alle befruchteten Eizellen ab bzw. nisten sich nicht richtig ein. Es kommt immer häufiger vor, dass Zwillinge, Drillinge oder noch mehr Föten heranwachsen. Dann stehen viele Paare in entgegengesetzter Richtung vor der schweren Entscheidung, eine Abtreibung, genauer eine so genannte Reduktion der überflüssigen Föten vornehmen zu lassen oder nicht. Der operierende Arzt wird zwangsläufig zum Vollstrecker einer völlig willkürlichen Selektion – er treibt so viele Babys ab, dass nur eins oder zwei übrig bleiben und ausgetragen werden. Häufig gehen jedoch nach Abtötung von ein bis zwei Föten die bzw. der letzte auch ab. Aufgrund dieser grausigen Erfahrung ist

es in Deutschland seit einiger Zeit üblich geworden nur noch zwei bis drei befruchtete Eizellen einzusetzen.
Der gesamte Ablauf ist ganz sicher ein Akt der Verzweiflung, und doch ist er so erschreckend kaltblütig. Die Eltern gehen an die Grenze des biologisch und moralisch vertretbaren. Häufig werden die Babys zu früh, zu klein oder zu groß geboren. Das alles ist den Frauen, die endlich Mutter sein dürfen egal! Der daraus sprechende Egoismus ist ebenso grausam wie unvernünftig. Wenn Du Mama sein möchtest, dann mach Dich gesund. Denke nicht kompliziert an teure technische Methoden und ein Reagenzglasbaby, sondern ganz einfach so, wie die Natur es uns vorgibt. Das einfache Denken erfordert heutzutage Mut, denn es widerspricht der sozialen Norm. Und doch ist es Deine einzige sinnvolle und liebevolle Chance! Selbst wenn Dein Retorten-Baby äußerlich ganz gesund aussieht, so zeigen sich doch immer häufiger Entwicklungsspätfolgen, die Du mit zu tragen hast. Ein Baby ist doch keine Pullerpuppe, die man sich zum „Liebhaben" anschafft. Jemanden lieben und ihn ins Leben geleiten heißt doch auch, ihm Gutes wünschen und sich dafür einsetzen.
Wenn Du ein behindertes Kind bekommst aufgrund eines Unfalls oder einer Mutation oder eines anderen unglücklichen Umstandes, dann ist das eben so, und dieses behinderte Kind braucht Dich und Deine Liebe trotzdem sehr. Eine Behinderung bewusst in Kauf zu nehmen, ja sie sogar zu provozieren, hat mit Liebe nichts zu tun!
Allgemein kommen in Deutschland im europäischen Vergleich immer weniger Kinder auf die Welt. Nach Angaben des Statistischen Bundesamtes kamen im Jahr 2003 auf 1.000 Einwohner nur 8,7 Geburten. In unseren Nachbarländern Dänemark und Niederlande lag diese Rate bei 12,0 bzw. 12,4 Geburten. Im Jahr 2004 sank die Geburtenrate gegenüber 2003 um weitere 10.000 Babys. Als Grund dafür wird die aufgrund der Gesundheitsreform stark eingeschränkte Kostenübernahme für künstliche Befruchtungen und folglich höhere finanzielle Belastungen der Paare angegeben! Folglich fordern Krankenkassen, unter anderem die KKH, eine aktive Bevölkerungspolitik für Deutschland: „Die Gesellschaft muss Ehepaare bei der Erfüllung des Kinderwunsches unterstützen. Wir fordern deshalb als ersten Schritt, die Kosten der künstlichen Befruchtung zu 100 Prozent aus Steuermitteln zu finanzieren. Dies ist eine Investition in die Zukunft des Landes und die langfristige Sicherung unserer Sozialsysteme." (KKH)

Nein, nicht die volle Kostenübernahme für Fastenkuren für betroffene Paare und eingehende Ernährungsberatung, für prophylaktische Maßnahmen zum Schutz vor Elektrosmog am Arbeitsplatz oder Zuhause, zur Raucherentwöhnung oder anderes Sinnvolles wird eingefordert, sondern die volle Kostenübernahme für die endgültige Überzüchtung des Menschen! Das sind drastische Worte für eine alarmierende Entwicklung. Wieso wird das denkbar Unnatürlichste für förde-

rungswürdig gehalten? Künstliche Befruchtung bedeutet nichts anderes als Zucht und Vorschub eugenischer Tendenzen. Und was das innerhalb weniger Generationen an Degenerationen und Erkrankungen der Nachkommen hervorrufen kann, ist nicht zuletzt an unseren so genannten Haus- und Nutztieren ablesbar. Wie sollen zur Verkrebsung und psychischen Störung Verurteilte die Sicherung unserer Sozialsysteme gewährleisten, deren erste Nutznießer sie sein werden? In Deutschland stammen derzeit 2-3% aller Babys, das heißt etwa jedes 40. Neugeborene aus der Retorte. Aus jeder fünften Schwangerschaft nach künstlicher Befruchtung entstehen Mehrlinge, zumeist Zwillinge. In Israel wird inzwischen jedes 20. Baby im Labor gezeugt. In den Niederlanden und den USA wird sogar eine Laser-Sortiermaschine für Samenzellen eingesetzt, die das Geschlecht des Kindes vorhersagbar bzw. frei wählbar macht. Für diese Laservorauswahl müssen die Samenzellen mit einem speziellen Leuchtstoff präpariert werden. Welche Auswirkungen diese Prozedur wiederum auf die Qualität der Samenzellen hat, ist unbekannt. Die Altersgrenzen werden durch künstliche Befruchtung immer weiter hinausgeschoben: Eine rumänische Frau wurde mit 66 Jahren Mutter, während in Großbritannien bereits 14-jährige eine künstliche Befruchtung fordern. In Israel unterziehen sich kinderlose Frauen bis zu 35 Versuchen, um ihren Kinderwunsch zu erfüllen. Mitunter nutzen Frauen eingelagertes Sperma ihres toten Mannes, um schwanger zu werden. In Italien wird die neue und strenge gesetzliche IVF-Regelung heftig kritisiert. Die moderne Egoistin schreit weltweit: Das ist mein Leben, mein Bauch, ich will, was ich kriegen kann, und ich will es jetzt. Diese Haltung nutzen Stammzellenforscher politisch aus. Dabei heißt es: Leben schenken und nicht Leben kaufen und verkaufen!
Natürlich wären mehr Geburten wünschenswert. Doch solange es genügend Babys gibt, die zur Adoption frei gegeben sind, und Kinder in Waisenheimen, die sich über ein warmherziges Zuhause freuen würden, muss nicht im Labor herumexperimentiert werden. Außerdem besteht die Gefahr, einen Menschen, der im Verlauf seines Lebens von seiner Herkunft aus einer gespendeten Eizelle erfährt oder dies manchmal auch nur unbewusst spürt, in eine schwere Identitätskrise zu stürzen – ganz ähnlich dem seelischen Leid, das Vollwaisen erleben.

Aufgrund der in Deutschland verbotenen Eizellenspende ist es europaweit zu einem regelrechten Fortpflanzungstourismus gekommen. Das führt wiederum zur Ausbeutung und Misshandlung wirtschaftlich benachteiligter Frauen wie hier nur ein Beispiel stellvertretend zeigen soll:

„[...] Sie hat nach der Eizellenspende 18 Kilogramm zugenommen, eine Folge der Behandlung und der folgenden Komplikationen. Beim Tanzen rumort ihr Bauch, und der Rücken schmerzt. Ihre Menstruation kommt seither unregelmäßig, aber heftig, mit starken Schmerzen.
Alina wollte ihren Verlobten mit dem Zusatzverdienst überraschen. Zwar hat man ihr vor dem Eingriff gesagt, dass sie für mögliche Gesundheitsprobleme selbst verantwortlich sei. ‚Welche das sein könnten, darüber wurde ich nicht aufgeklärt', erzählt Alina. ‚Ich musste unterschreiben, dass ich niemandem von der Eizellenspende erzähle und auf alle Rechte an einem möglichen Kind verzichte.' Sie wusste nicht, dass ihr Körper mit einem Hormoncocktail traktiert werden muss, um ihn dazu zu bringen, statt einer Eizelle 15 oder 20 in einem Zyklus heranreifen zu lassen. Schon die erste Injektion vertrug sie nicht: ‚Ich fühlte mich schwindlig und schlapp, mir war übel.'
13 Tage lang bekam sie täglich eine Spritze. Bereits nach einer Woche war ihr Bauch aufgetrieben. Die Ärztin wiegelte ab: Das sei normal, sie könne die Behandlung jetzt nicht abbrechen. Die Atmosphäre in dem unscheinbaren Neubau schüchterte sie zusätzlich ein: Die Eingangstüren waren immer verschlossen, mit einer Gegensprechanlage wurde jeder kontrolliert, der hinein wollte, und überall im Haus waren Videokameras installiert. Etwa 15 junge Frauen wurden zeitgleich mit Alina auf die Spende vorbereitet, ‚aber es war verboten, miteinander zu sprechen'. War ihr das alles nicht unheimlich? ‚Ja, schon. Aber ich dachte, das sind doch Ärzte, die werden mir schon nichts tun.'
Am 14. Tag bekommt Alina um Mitternacht eine Injektion, um den Eisprung auszulösen. Am nächsten Vormittag soll sie nüchtern in die Praxis zurückkehren. Unter Narkose werden ihre Eizellen ‚abgeerntet', wie es im Fachjargon heißt, und, nach einem kurzen Qualitäts-Check unter dem Mikroskop, gleich im Labor nebenan befruchtet: mit dem Samen ausländischer Männer, der hier tiefgekühlt bereitliegt. Alina bekommt davon nichts mit. [...]"

Für lausige 250 Dollar hat Alina ihre eigene Fruchtbarkeit und jugendliche Schönheit ruiniert.

Auszug aus dem Artikel „Die verkaufte Hoffnung" über die junge Rumänin Alina und den gewissenlosen Umgang mit menschlichem Leben als Ware aus der Zeitschrift Brigitte, Heft 20/05.

Ist schließlich eine Geburt erfolgreich verlaufen, wollen die wenigsten noch an die künstliche Zeugung erinnert werden. Mögliche, zuvor angekündigte Spätschäden beim Kind werden dann eben als Schicksalsschläge verbucht. Bewusste Ignoranz hat diese Paare zuerst zur Kinderlosigkeit und Unfruchtbarkeit geführt und straft dann noch das unschuldige Kind mit Krebs und geistiger Behinderung. Wie bei zahlreichen anderen Beispielen in diesem Buch, kann nur eins geschlussfolgert werden: Die Natur lässt sich nicht austricksen. Die mangelnde Lebenskraft wird durch Fortpflanzung um jeden Preis nur von einer Generation zur nächsten geschoben und führt zu vielerlei Problemen und Kummer, nicht zur Arterhaltung.

Warum so vehemente Worte? Immerhin werden künstliche Befruchtungen seit 25 Jahren durchgeführt mit inzwischen weltweit mehr als 1 Million Geburten. So schnell wie unser Medienzeitalter uns die Entwicklung der Welt darstellt, ist die Natur nun auch wieder nicht. Für einen Menschen mögen 25 Jahre Forschungsarbeit als ein langer Zeitraum erscheinen, für die Entwicklung unseres Erbguts ist es die Dauer eines Augenschlags. Ebenso wie bislang wenig erforscht ist, welche Langzeitfolgen die Einnahme synthetischer Drogen in der Jugend hat oder wie Strahlenschäden à la Tschernobyl über mehrere Generationen verarbeitet werden, zeigen sich die Auswirkungen der künstlichen Befruchtung auch erst nach und nach. Bisher sind folgende Entwicklungsstörungen bekannt:

Retortenbabys zeigen im Kindesalter weitaus häufiger AD(H)S, soziale Schwierigkeiten und schizoide Störungen. Zwillinge, die zu früh geboren werden, sind oft mit Blindheit oder Taubheit oder einer Lähmung geschlagen. Es treten insgesamt häufiger spastische oder zerebrale Lähmungen auf oder Neugeborene erleiden schwere Hirnblutungen. Bei diesen Babys besteht ein 2- bis 3-fach erhöhtes Risiko für angeborene Fehlbildungen wie Kiefer-Lippen-Gaumen-Spalte, offener Wirbelkanal, Wasserkopf, Defekte des Herzens, der Nieren, der Bauchspeicheldrüse und der Geschlechtsorgane sowie das Down-Syndrom. Bei Kleinkindern, die durch künstliche Befruchtung entstanden sind, ist ein gehäuftes Auftreten von Netzhautkrebs am Auge beobachtet worden. Eine um etwa das Doppelte erhöhte Häufigkeit zeigt das Angelman-Syndrom. Dieses ist gekennzeichnet durch starke geistige Behinderung, krampfartige Bewegungen und ausbleibende Sprachentwicklung.

Inwieweit sich eine künstliche Befruchtung auf die Fruchtbarkeit dieser Babys im Erwachsenenalter auswirkt, ist ebenfalls bislang unbekannt.

Die Ursache für diese schweren Schäden ist die Einmischung in die zeitlichen Abläufe bei der Verbindung des mütterlichen und väterlichen Erbguts. Es handelt sich nicht um chromosomale Schäden an sich, sondern um eine falsche Verknüpfung der genetischen Funktionen, auch Imprinting-Defekte genannt. Der relativ junge Forschungszweig, der sich mit dem Imprinting, dem zeitgenauen An- und Ausschalten einzelner genetisch codierter Funktionen und Entwicklungsschritte beschäftigt, heißt Epigenetik (Übergenetik). Imprinting-Defekte rufen eine Vielzahl sehr seltener Erkrankungen hervor, die häufig erst im Erwachsenenalter auftreten, aber eben von Anfang an festgelegt sind.

Ein weiteres Beispiel dafür ist das Beckwith-Wiedemann-Syndrom. Dieses tritt bei natürlich entstandenen Schwangerschaften im Verhältnis 1 : 12.000 auf, nach künstlicher Befruchtung ist es 6-fach erhöht. Die betroffenen Babys zeigen starkes Übergewicht und enorm vergrößerte innere Organe mit erhöhter Tumorneigung. Besonders anfällig sind sie für den Wilms-Tumor an den Nieren im Kindesalter. Die Zunge muss oft operativ verkleinert werden, damit die Kinder sprechen lernen können.

Ebenfalls zu schweren Entwicklungsstörungen kann es kommen, wenn der Samenspender, sprich der Vater des Babys, das Klinefeldter-Syndrom aufweist. Hierbei sind die Geschlechtschromosomen im männlichen Erbgut nicht eindeutig: Es gibt ein Y- und zwei X-Chromosomen. Häufig haben die betroffenen Männer einen sehr kleinen Penis, aber dafür einen Brustansatz und sehr geringe Körperbehaarung. Obendrein sind sie unfruchtbar. Durch die künstliche Befruchtung kann die Unfruchtbarkeit seitens des Mannes aufgehoben werden, doch zu einem fraglich hohen Preis.
Es gibt trotz Warnungen aus Fachkreisen (den eigenen Reihen der Ärzte sozusagen) immer wieder Experimente, die unreife Samenzellen nutzen oder Eizellen älterer Frauen mit Plasma aus Eizellen jüngerer Frauen verjüngen wollen. Beides führte in den USA bereits zu Geburten schwerst behinderter Kinder.

Das anfängliche Jubilieren über die Erfolge künstlicher Befruchtung weicht zunehmend einer Erkenntnis voller Schrecken. Derzeit ist sehr wahrscheinlich nur ein winziger Ausschnitt der Realität bekannt. Viele Forscher fordern eine große internationale Studie mit mindestens 100.000 Babys und Kleinkindern bezüglich der möglichen Imprinting-Defekte. In Deutschland allein fehlen dafür Personal und Geld sowie schlicht die Voraussetzungen. Beispielsweise erfassen Tumor- oder Krankenregister nicht die Art der Zeugung eines Patienten. Auch Kinderärzte fragen nicht routinemäßig danach. Eine Verknüpfung vorhandener Informationen mehrerer Stellen verbietet in Deutschland zudem das Datenschutzgesetz. So wie die Gesetze einerseits dem Schutz der Privatsphäre und Deiner Person dienen, so führen sie andererseits zu einer sehr schwierigen Verschränkung von klinischer Praxis, Forschung und juristischen Anforderungen. So wie einerseits routinierte Röntgenuntersuchungen in der Notaufnahme oder ein CTG während der Wehen vor allem deshalb gemacht werden, um den Arzt de jure gegen eine Unterlassungsklage abzusichern, so bremsen andererseits die bürokratischen Vorschriften hier wichtige Forschungsarbeit. Das sei nur eine knappe Randbemerkung, denn die Erarbeitung von absolut umfassenden und sinnvollen Gesetzen ist sicher eine nahezu unlösbare Aufgabe.
Tatsache ist, dass die künstliche Befruchtung beim Menschen gleichermaßen problematisch ist wie das Klonen bei Tieren. So gut wie nie werden künstlich gezeugte Babys mit einem normalen Gewicht geboren. Auch das lässt sich mit Erkenntnissen der Epigenetik erklären. Das Erbgut mütterlicher und väterlicher Herkunft ist nicht gleichwertig wie bisher angenommen. Vielmehr ringen im Embryo Erbmerkmale beider Geschlechter miteinander um Dominanz. Die väterlichen Gene versuchen, das Wachstum des Embryos zu steigern ohne Rücksicht auf die Mutter. Hingegen die mütterlichen Gene bremsen das embryonale Wachstum, um die Ressourcen der Frau zu schonen. Die Signale, mit denen sich Gene an- und ausschalten lassen, werden über die Eizelle gege-

ben. Zu keinem anderen Zeitpunkt wie dem der Verschmelzung von Ei- und Samenzelle und der ersten Phase embryonaler Entwicklung ist die Epigenetik eines Individuums so anfällig gegenüber der Umwelt. Im Labor reift der Embryo mehrere Tage lang in einer Kulturschale (in vitro) heran, bevor er in den Mutterleib eingepflanzt wird. Gegenüber der natürlichen Umgebung, in der bereits im frühen Schwangerschaftsstadium ein steter Austausch von Nähr- und Signalstoffen zwischen Mutter und Embryo stattfindet, schwimmt der Embryo im Labor immer in derselben toten Flüssigkeit. Diese zwischendurch zu wechseln, würde nur erneute Einmischung bedeuten.
Beides zusammen: die technischen Methoden und die dazugehörige widernatürliche Form der Auswahl erklären die häufigen Missbildungen und Entwicklungsstörungen.
In der Natur konkurrieren etwa 1 Million Spermien um die Eizelle. Bei einer künstlichen Befruchtung (IVF) sind es zwischen 50.000 und 100.000 Spermien. Und bei einer Intrazytoplasmatischen Spermieninjektion (ICSI), sprich der direkten Einspritzung einer Samenzelle in die Eizelle wählen die Ärzte ein einzelnes Spermium aus – das dann nicht unbedingt das Beste sein muss.
Jedes Spermium hat eine enzymhaltige Spitze, das Akrosom. Diese dient dazu, sich langsam durch die Hülle der Eizelle zu bohren, und wird dabei nach und nach aufgebraucht. Wird der Samen direkt in die Eizelle injiziert, gerät das Akrosom mit allen seinen Enzymen mit hinein. Die eigentliche Verschmelzung der beiden Zellen findet aber erst statt, wenn das Akrosom abgebaut ist. So kommt es bei dieser Methode bereits zu Beginn zu einer zeitlichen Störung der präzise aufeinander abgestimmten biologischen Abläufe. Außerdem kann das empfindliche Erbgut in der Eizelle durch die Spritze verletzt werden. Eine weitere drastische Einmischung erfolgt durch zwischenzeitliches Einfrieren der Embryonen: Die wieder aufgetauten und in eine Gebärmutter eingepflanzten Embryonen haben eine deutlich geringere Überlebenschance. Zum Schutz vor tödlicher Eiskristallbildung werden Frostschutzmittel, die alkoholische Zellgifte enthalten, eingesetzt. Es braucht nicht viel medizinische Bildung, um nachvollziehen zu können, dass Zellgifte jeglicher Art einer Embryonenentwicklung wenig zuträglich sind und daraus nur behinderte Kinder entstehen können. In Deutschland ist das Einfrieren von Embryonen übrigens (derzeit noch) verboten.
Diese anfänglichen Störungen sind den Forschern durchaus bewusst. Deshalb empfehlen sie vor dem Einpflanzen in eine Gebärmutter bereits eine Kontrolle mittels der Prä-Implantations-Diagnostik und während der gesamten Schwangerschaft immer wieder Untersuchungen der Pränatalen Diagnostik.

Wenn Du betroffen bist, sprich: jahrelang in dem Glauben gelebt hast, Du seiest unfruchtbar, und nun davor stehst, mittels künstlicher Befruchtung oder aufgrund einer Hormonbehandlung doch endlich schwanger zu sein, hast Du sicher allen Grund, dieses Buch jetzt aus der Hand zu legen.

Ich bitte Dich zu überlegen, nur für Dich allein, ohne dass jemand widerspricht oder eine laute Stellungnahme von Dir verlangt, zu überlegen, ob die hier beschriebenen und kommentierten Tatsachen nicht vielleicht doch wahr sind. Ob Dein Egoismus der Mehrung von Leben eher im Weg steht als es auf den Weg zu bringen.
Die konsequente Änderung der Lebensweise hin zur Entgiftung, Urkost und Bewegung schenkt Dir die echte Chance auf eine natürliche Schwangerschaft. Und falls Du oder Dein Partner tatsächlich unfruchtbar sein sollte, dann akzeptiert das – würdevoll und mit Respekt vor dem Leben!
Wieso könntest Du die gespendete Eizelle einer fremden Frau annehmen, aber kein Kind adoptieren? Lass doch die Frau selbst das Kind austragen, und wenn sie sich dann aus sozialer Not heraus dafür entscheidet, es wegzugeben, dann wird Dir der Familienwunsch erfüllt und Du machst Dich tatsächlich nützlich bzw. hilfst gleich drei Menschen weiter, statt zu riskieren, dass das Baby geschädigt von Dir geboren wird und Du dann einen Pflegefall zu aufzuziehen hast. Handle aus Liebe, nicht aus blindem Verlangen!
Wenn Du bereits schwanger bist nach künstlicher Befruchtung wünsche ich Dir und Euch als Familie alles Gute, ein möglichst gesundes Baby und bitte darum, nähre dieses Kind natürlich, damit es sich prima entwickelt.

12.4. Eine Eileiterschwangerschaft ist kein Schicksalsschlag.

Normalerweise nistet sich ein befruchtetes Ei etwa am fünften Tag nach der Befruchtung in die Gebärmutterschleimhaut ein. Die befruchtete Eizelle kann auf ihrem Weg dorthin jedoch stecken bleiben, meistens aufgrund mechanischer Behinderungen (z.B. Verwachsungen oder Vernarbungen nach vorangegangenen Entzündungen oder allgemeine Verschlackung). Eine Eileiterschwangerschaft ist die häufigste Fehleinnistung eines befruchteten Eis und Entwicklung des Embryos außerhalb der Gebärmutter. Es ist auch eine Einnistung in den Eierstöcken oder der Bauchhöhle möglich. Mitunter wird dies in den ersten Schwangerschaftswochen aufgrund von Blutungen bemerkt. Doch auch anhand einer quantitativen ß-HCG-Bestimmung aus Deinem Blut oder einer gynäkologischen Untersuchung der Gebärmutter zusammen mit einem hochempfindlichen Schwangerschaftstest kann eine Eileiterschwangerschaft erkannt werden, bevor gefährliche Symptome entstehen. Etwa eine von 150 befruchteten Eizellen siedelt sich außerhalb der Gebärmutter an, davon haben 99 Prozent ihren Sitz im Eileiter. Sowohl eine Eileiter- als auch Bauchhöhlenschwangerschaft ist begleitet von sehr starken Bauchschmerzen. Das Risiko, nach einer solchen Schwangerschaft diese irgendwann erneut zu erleben, liegt bei einer Frau, die sich normal ernährt, mit ca. 1:10 recht hoch. Diese statistischen, aus dem Klinikbereich stammenden Zahlen täuschen eine gute Kenntnis und Verständnis vor. Tatsache ist jedoch, dass nach jahre-, vielleicht sogar jahrzehntelanger Ernährung durch gekochte Speisen mit hohem

Anteil an tierischen Eiweißen der Körper verstopft ist mit Schlackenstoffen bis in den letzten Winkel. Dazu gehören nicht nur der Darm selbst, die Ausscheidungsorgane, die Blutgefäße und das Gehirn, sondern auch die Geschlechtsorgane. Verklebte Eierstöcke und zugesetzte Eileiter sind deutliche Symptome für einen von gekochter und industriell aufbereiteter Nahrung überforderten Körper. Das ist auch der Tatsache geschuldet, das die Eileiter im Bedarfsfall eine ausleitende Funktion übernehmen. Sie versuchen, ähnlich wie die Gebärmutter, immer das gesamte Milieu perfekt rein zu halten für ein Baby. Doch auch hier wird aus dem Bedarfsfall häufig der Dauerzustand. Das fatale Resultat ist nunmehr, dass eine befruchtete Eizelle nicht mehr durch den zu eng gewordenen, verklebten Eileiter passt und regelrecht stecken bleibt. Es kann auch sein, dass aufgrund hormoneller Störungen der Eileiter sich nicht mehr zum richtigen Zeitpunkt oder ungenügend erweitert, um der Eizelle den Zugang zur Gebärmutter freizugeben.
In der Eizelle läuft ein biologisches Programm ab, das lautet: Teilung, Wachstum, Leben bilden. Da der Eileiter jedoch nicht für einen wachsenden Embryo ausgelegt ist, kann es neben starken Schmerzen zu Rissen in der Eileiterwand und Blutungen in den Bauchraum kommen. Im weiten Teil des Eileiters, der am weitesten von der Gebärmutter entfernt ist, vollzieht sich meist ein Tubarabort. Das befruchtete Ei stirbt ab. Der Eileiter wird durch Kontraktionen versuchen, die Eizelle auszustoßen. Parallel tritt, begleitet von häufig nur einseitigen Unterbauchschmerzen, die manchmal wellenförmig kommen und wieder gehen, eine vaginale Blutung wechselnder Stärke auf. Wenn die Schwangerschaft im sehr engen Teil nahe der Gebärmutter hängenbleibt, kommt es öfter zu einer Tubarruptur. Hierbei platzt der Eileiter und es kommt zu einer starken Blutung in die Bauchhöhle, begleitet von heftigen Bauchschmerzen. Die Schmerzen sind nicht unbedingt einer Seite zuordenbar. Hinzu kommen Kollapsneigung bis Schockzustand, Blässe, starkes Krankheitsgefühl. In diesem Fall besteht Lebensgefahr durch innerliches Verbluten. Eine sofortige Klinikaufnahme und Not-OP sind nötig!
Eine Eileiterschwangerschaft kann auf keinen Fall voll ausgetragen werden. Die Entfernung erfolgt meist operativ durch eine Bauchspiegelung, nur selten durch Bauchschnitt. Die Schwangerschaftsreste werden aus dem Eileiter entfernt. Dabei wird sehr häufig ein Teil oder auch der ganze Eileiter mit entfernt. Falls er nicht entfernt wird, wird eine einseitige Sterilisation vorgenommen, um ein erneutes Hängenbleiben an der vernarbten Stelle auszuschließen. Selten, nur bei einigermaßen gutem Zustand, wird der Eileiter trotz Restrisiko so belassen. Vielleicht geht es ja beim nächsten Mal durch, und der Embryo nistet sich richtig ein? Mitunter wird die Schwangerschaft durch eine Giftspritze abgebrochen und der Embryo abgetötet, um eine Operation zu umgehen. In jedem fünften Fall ist dennoch eine nachträgliche OP erforderlich.
Bei starken inneren Blutungen ist eine OP kaum zu meiden. Doch eine

Giftspritze kannst Du immer ablehnen. Jede Form von Zellgift erhöht Dein eigenes Krebsrisiko enorm!
Es gibt durchaus Frauen, die nach einer Schwangerschaft außerhalb der Gebärmutter gesunde Kinder zur Welt gebracht haben. Das heißt jedoch nicht, dass es richtig ist, es einfach drauf ankommen zu lassen.
Die Notfall-Medizin kann Dir in einem derart akuten Fall zwar das Leben retten, aber sie kann die Folgen Deiner falschen Lebensweise nicht rückgängig machen. Der Glaube an den reparablen Menschen durch die fortschrittliche Medizin darf durch derartige Fakten ruhig erschüttert werden. Auch wenn wir im Zeitalter der Transplantationsmedizin und Stammzellenforschung leben – für Deine Fortpflanzungsorgane gibt es keinen Ersatz. Sind sie einmal ruiniert, kann kein Arzt Dir mehr helfen, und sind sie einmal operativ verstümmelt oder entfernt, hilft Dir auch die Rohkost nicht mehr.

[1] Siehe Publikation zur Jahrestagung 2005 der IARC in Lyon. Monographie Volume 91. Siehe auch Beitrag zu Krebsrisiken von kombinierten oralen Kontrazeptiva in Lancet Oncology (2005; 6: S. 552-553; IARC-Team um Vincent Cogliano).

13. Vom Sinn einer Fehlgeburt

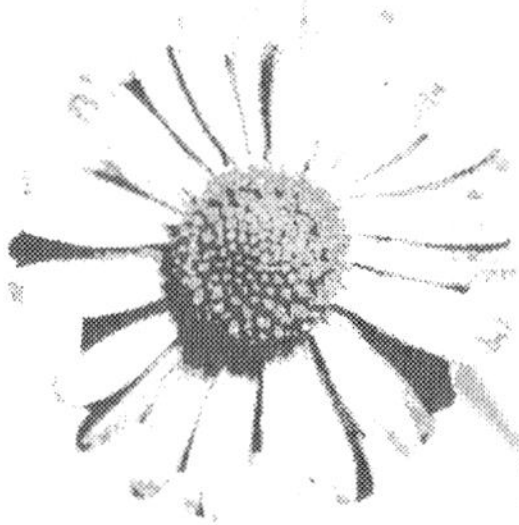

13.1. Wie kannst Du mit dem unerfüllten Kinderwunsch und der Trauer umgehen?

Ein Kinderwunsch kann beflügeln – die Beziehung, das Liebesleben, die Vorfreude auf das kommende Leben mit eigenem Nachwuchs.
Umso härter ist es, wenn die Vorfreude auf ein Baby – ganz gleich in welchem Stadium der Schwangerschaft – jäh unterbrochen wird und der Körper unter Schmerzen und Blutungen das nicht lebensfähige Fleisch ausscheidet. Es ist ein entsetzliches Gefühl zu spüren, dass ein Abort unweigerlich und unwillkürlich abläuft und das erhoffte kleine Leben einfach nicht zu halten ist.
Die Natur kennt keine Kompromisse. Nur lebensfähige Embryonen und Föten werden voll ausgetragen.

Fehlgeburten, besonders im frühen Schwangerschaftsstadium, sind sehr häufig. Schätzungen zufolge, die sich anhand von aus Kliniken und Frauenarztpraxen zusammengetragenen statistischen Daten ergeben, enden ca. 60% der befruchteten Eizellen mit einem Abort. Das heißt, sie nisten sich erst gar nicht in der Gebärmutter ein. Das bedeutet: Mehr als jede zweite Befruchtung führt nicht zur Fortpflanzung! Diese Zahl ist ein Fakt, die den aktuellen Zustand unserer Gesellschaft anzeigt. Fraglich ist, ob das biologisch normal ist oder nicht.
Die häufigsten Zeichen für einen Spontanabort sind:

- Vaginale Blutungen, Abgang von Blutklumpen und Gewebeanteilen von Embryo oder Mutterkuchen
- Schmerzen im Unterleib
- Wehen (schmerzhafte Kontraktionen der Gebärmutter)

Das Risiko, eine Fehlgeburt zu erleiden, sinkt mit fortschreitender Schwangerschaft. Die ersten drei Monate einer Schwangerschaft sind die heikelsten. Danach hat sich der Embryo meistens fest in der Gebärmutter verankert. Versuch es positiv zu sehen: Dein weiblicher Körper ist tatsächlich so intelligent, Fehlbildungen oder schlechte Voraussetzungen für eine Schwangerschaft frühzeitig zu erkennen und gegebenenfalls das Wachstum zu unterbrechen.
Das ist biologisch betrachtet sehr pragmatisch, weil es kräftesparend für die Mutter ist.
Die biologische Logik und unser menschliches Fühlen passen nur leider überhaupt nicht zusammen, so dass Du mit der hinterbliebenen Leere erstmal überrumpelt dastehst und Dir derart sachliche Informationen in dem Moment, da Du als Frau so eine schmerzvolle Erfahrung machst, nicht wirklich weiterhelfen.

„Versucht es halt noch mal" ist da eine Aussage, die eher hartherzig als ermunternd klingt. –
Doch genau so ist es. Du warst für eine Schwangerschaft nicht bereit und musst jetzt die Konsequenz aushalten.
Wichtig ist jetzt, dass Du nicht anfängst mit dem Leben zu pokern oder mit ihm zu hadern.
Weine so lange, bis Deine Tränen alle sind.
Und dann fange an, praktisch zu denken. Eine Fehlgeburt ist keine Strafe des Schicksals. Frage Dich ganz ehrlich, was stimmt nicht mit meinem Körper, mit meiner Lebensweise, mit meinem Umfeld, mit meiner Selbstliebe?
Im Detail klinisch untersucht werden die Gründe erst nach der dritten Fehlgeburt. Zuerst wird dann eine habituelle Abortneigung diagnostiziert, damit Du überhaupt eine Diagnose hast und glaubst, wenn es jemanden gibt, der das Geschehene benennen kann, könne er Dir auch erklären, warum Du Deine Kinder verloren hast. Bis zu diesem Punkt – immerhin drei Fehlgeburten – stehst Du allein da mit Deiner Trauer, Deinen Selbstzweifeln und Deinen hilflosen Anläufen, eine glückliche Schwangerschaft zu erleben. Und Du wirst außer einer Odyssee von Untersuchungen keine sinnvolle Hilfe erhalten. Besser Du machst Dir bereits nach dem ersten Verlust klar: Mutter Natur erspart Dir den Kummer eines unterentwickelten oder missgebildeten Kindes. Wie viele befruchtete Eizellen von Deinem Körper abgestoßen werden, liegt zu großen Teilen in Deiner Hand! Tu aktiv etwas, warte nicht auf Hilfe von außen und gib auch nicht die Verantwortung für Deine Gesundheit an einen Arzt ab.
Dafür musst Du Dir allerdings ein starkes Rückgrat zulegen, denn Deine Umwelt wird oft mit Kopfschütteln und Unverständnis auf Dich reagieren. Die gute Nachricht lautet jedoch: Du nimmst den Lauf Deines Lebens selbst in die Hand. Das gibt Dir Kraft und – nunmehr begründete – Hoffnung auf eine gesunde Familie.

Der wichtigste Schritt: Entschlacke und stelle Deine Ernährung konsequent auf Rohkost um! Wenn Du denkst, das ist doch Unsinn, ich habe mein Baby verloren, und dann soll ein bisschen Grünfutter helfen, frage Dich zuerst, wie viel Leid, wie oft Du diesen Kummer ertragen kannst, bevor Du endlich wieder der Natur und ihren einfachen Mitteln traust. Befrage zusätzlich Deine Mutter, welche Untersuchungen sie hat durchführen lassen in der Schwangerschaft mit Dir, ob sie Medikamente eingenommen hat, welche Impfungen Du als Kleinkind bekommen hast, welche Erbbelastungen es aus der Familie geben könnte (Myasmen, die auch Deine Fortpflanzungsorgane betreffen können) und gehe in Dich, ob es Traumata gibt, die Dich in irgendeiner Weise blockieren. Es gibt meistens Abhilfe, indem Du Dich konsequent auf den natürlichen Lebensweg einlässt und indem Du Dir fest vornimmst, Dein Leid zu verabschieden. Stell Dich innerlich darauf ein, durchzuhalten, hartnäckig zu bleiben. Es kann je nach Grad Deiner Belastung ein bis drei Jahre dauern, bevor Du wieder voll fruchtbar bist. Gib Deinem Körper und Deiner Seele Zeit, sich zu regenerieren. Es ist für diesen Prozess besonders wichtig, niemals den Tod eines Babys zu verdrängen, so zu tun, als ob es diese Schwangerschaft nie gegeben hätte. Ganz egal, ob es sich um eine Fehlgeburt, eine Totgeburt, plötzlichen Kindstod oder eine medizinisch indizierte Abtreibung handelte: Dieses kleine Wesen hat ein Recht auf einen Platz in Eurer Familie. Dieses Recht hat es völlig unabhängig vom deutschen Gesetz (siehe Kap. 13.2.). Genau so weh, wie es Dir und Deinem Partner tut, wenn sich Freunde aus Unbeholfenheit von Euch abwenden und das Thema tabuisieren, genau so weh tut es Euren lebenden Kindern, wenn sie irgendwann einmal zufällig erfahren, dass es ein Geschwisterchen hätte geben können.

Es ist ganz toll, wenn Du hoffnungsvoll bist und eine erneute Schwangerschaft wagst, statt Dich von der Trauer lähmen zu lassen. Gib Acht, dass das neue Baby nicht nur eine Ersatzrolle übernimmt. Das wird es unbewusst spüren und kann dadurch schweren seelischen Schaden nehmen. Ein neues Baby ist ein eigenständiges Wesen, nimm es als solches voll an. Trage das verlorene Baby still im Herzen und liebe lebendig Deine weiteren Kinder.

13.2. Das Reglement der Natur: Aufforderung zum Lebenswandel.

Ich habe selbst zwei Fehlgeburten erlebt, bevor ich mein Leben änderte und gesunde Kinder gebären konnte. Diese Erfahrung wünsche ich keiner Frau. Doch leider weiß ich, dass sehr viele betroffen und voller Selbstzweifel sind. Die folgenden Informationen sind vielleicht für Manche zu ausführlich oder zu trokken. Doch ich selbst hatte nach meinen schmerzlichen Verlusten so viele Fragen, wollte unbedingt Antworten haben und verstehen, was passiert ist. Deshalb habe ich hier einiges zusammengetragen, was auch Dir hoffentlich hilft und Erklärung bringt.

Medizinisch wird zwischen unterschiedlichen Abortarten unterschieden. Doch im Grunde genommen vollzieht sich immer derselbe Prozess, nur mit jeweils anderem Ablauf.

Je nach Stadium der Schwangerschaft wird zwischen Fehlgeburt und Totgeburt unterschieden. Für Dich ist diese Unterscheidung wenig hilfreich, wenn Du Dein Kind verloren hast. Dennoch möchte ich hier in aller Kürze einige Begriffe besprechen, damit Dich nicht obendrein eine fremde Fachsprache erschreckt. Eine Fehlgeburt liegt vor, wenn die Schwangerschaft vor der vollendeten 22. Schwangerschaftswoche (SSW) beendet wird oder wenn das Kind ein Gewicht von 500 Gramm unterschreitet, egal ob das Kind lebt oder nicht. Bis zu diesem Zeitpunkt hat das Kind keinerlei Rechte. Als totgeboren gilt ein Kind, welches nach der vollendeten 22. Schwangerschaftswoche oder mit einem Gewicht ab

500 Gramm ohne Lebenszeichen auf die Welt kommt. Dieses Kind hat per Gesetz ein Recht auf eine Bestattung und einen Eintrag ins Familienbuch.
Es gibt Extremfrühchen, die in der 24. Schwangerschaftswoche bzw. mit einem Geburtsgewicht unter 1.000 Gramm geboren bereits überlebten. Diese Kinder sind (meistens dauerhaft) sehr klein, ihr Gehirn und ihre Lungen sind noch nicht voll ausgereift. Ihr Leben wird mit Hilfe der Apparatemedizin gerettet, aber sie bleiben oft ihr Leben lang ein Pflegefall. Hinzu kommen häufig motorische Störungen, Asthma und etwas mehr als jedes dritte Kind hat einen niedrigen Intelligenzquotienten von unter 85 Punkten. Der Mittelwert der Bevölkerung wird mit 100 Punkten angegeben.
Es ist keine Leistung der Forschung, diese armen Kinder zu retten, sondern der Mangel an Gesundheit der Eltern, der zu einer Unterwicklung der Babys führte. Jetzt magst Du empört und gekränkt aufschreien, wie anmaßend diese Behauptung sei. Tatsache ist, dass das, was in unserer Gesellschaft allgemein als gesund angesehen wird, zumeist vom Optimalzustand weit entfernt ist.
Die schulmedizinische Lehrmeinung geht davon aus, dass sich die Fehlgeburtsrate mit dem Alter und der Anzahl vorheriger Schwangerschaften erhöht. Das ist zwar eine reale Beobachtung, aber keine richtige Schlussfolgerung. Dass es bei Spätgebärenden weitaus häufiger zu Komplikationen kommt, liegt nicht an ihrem Alter, sondern an der längeren Lebenszeit, in der ihr Körper überfrachtet wurde mit Schlackenstoffen aus der Ernährung und Umweltgiften, bis diese zu einer Störung der biologischen Systeme führten. Diese Zusammenhänge werden durch ein gehäuftes Auftreten von Myomen bei Frauen ab 35 belegt.[1]
Myome spielen häufig eine Rolle bei einer habituellen Abortneigung, weil sie meistens ein mechanisches Hindernis sind, dass die Einnistung und das Wachstum des Embryos behindert. Wenn Du betroffen bist, muss Dein erster Schritt sein, dem Wachstum des Myoms Einhalt zu gebieten! Dazu ist eine Fastenkur von zwei bis vier Wochen notwendig mit anschließender Ernährungsumstellung.
Frauen, die gesund leben, bei reiner, möglichst roher Pflanzenkost mit hohem Wildkräuteranteil und viel Bewegung an frischer Luft, können auch mit Mitte 40 noch kerngesunde Kinder zur Welt bringen und dabei ebenso fit sein wie eine Zwanzigjährige.
Die meisten Fehlgeburten lassen sich darauf zurückführen, dass der Fötus schwere Defekte aufweist und sich nicht richtig in der Gebärmutterwand eingenistet hat. Beide Elternteile können dazu beigetragen haben. Störungen im Erbgut des Embryos lösen eine Fehlgeburt aus, ohne dass chromosomale Veränderungen bei den Eltern nachgewiesen sein müssen. Meistens handelt es sich um spontan aufgetretene Mutationen.
Mutationen kommen auch in der Natur vor und sind wichtig für die evolutionäre Fortentwicklung. Sie können zu einer positiven Weiterentwicklung beitragen,

und auch zur Lebensunfähigkeit führen. Mit diesem Spiel der Natur zu leben, fällt uns zunehmend schwerer, je weniger Kinder wir bekommen. In Familien mit nur einem Kind muss dieses alle Wünsche und Erwartungen befriedigen. In Großfamilien dürfen sich Talente verteilen, und auch ein Verlust wird besser verkraftet. Davon abgesehen ist es übrigens sehr unwahrscheinlich, dass es in einer weiteren Schwangerschaft zu einer Wiederholung der gleichen Mutation kommt.

Bei Chromosomenstörungen kommt es häufig zur Entstehung von so genannten Windeiern. Hierbei entwickelt sich die Schwangerschaft zunächst normal. Es wächst jedoch nur die Fruchthöhle weiter, nicht der Embryo. Dies führt ebenfalls zu einer frühen Fehlgeburt oder einer verhaltenen Fehlgeburt. In etwa jedem 15. Fall findet sich eine Veränderung des Erbguts bei einem der Elternteile. Die genaue Beschreibung der Veränderung des Erbguts wird oft bereits als ausreichend empfunden, um eine Begründung des Geschehens darzustellen. Wissenschaftliches Forschen basiert jedoch den drei Schritten: Beobachtung, Beschreibung, Erkenntnis. Die hier als Gründe angeführten Beobachtungen werden im Fachjargon beschrieben und bleiben dann als Beschreibung stehen, ohne Erkenntnis.

Eine verändertes Erbguts ist nicht einfach so vorhanden, sondern hat Gründe, die entweder in der vorangegangenen Generation, sprich bei den Eltern der Eltern liegen, oder aus einer Belastung aus dem eigenen Leben durch Medikamente, Drogen, Strahlen etc. resultieren (siehe Kap. 14.6.).

Die folgende Aufzählung dient vor allem einem besseren Überblick über die medizinischen Begriffe, damit Du nicht alles einfach so hinnehmen musst, wie es Dir erzählt wird.

Mütterlicherseits können neben großen Myomen hormonelle Störungen, Gebärmuttermissbildungen und Infektionen eine Fehlgeburt auslösen, väterlicherseits können Spermaanomalien – ausgelöst durch genetische Belastungen, starkes Rauchen, Alkohol, ungesunde Ernährung, Umgang mit Schadstoffen oder Strahlenbelastung die Ursache sein. Die Gefahr durch eine RH-Unverträglichkeit ist zu vernachlässigen (siehe Kap. 9.2.12.).

Die Ursachen väterlicherseits, sprich: die männlichen Fruchtbarkeitsstörungen werden als andrologische Faktoren bezeichnet. Bei manchen Männern ist bereits jedes zehnte Spermium geschädigt! Auch hier gilt: Eine glückliche Familie kann erst entstehen, wenn der Mann seine Lebensweise von Grund auf ändert. Wenn er zum Beispiel Maler ist und täglich mit lösungsmittelhaltigen Lacken hantiert, wenn er eine Schwermetallbelastung aufweist, medikamenten- oder drogenabhängig ist oder im Bergbau tätig ist – vielleicht schon in der 2. oder 3. Generation, und die Strahlenbelastung sich in seinem Körper angesammelt hat –, ist dringend ein Wandel der Lebensweise und des Umfeldes, gegebenenfalls sogar ein Wechsel des Berufes notwendig. Es gibt der Naturheilkunde nahestehende Ärzte, die derartige gesundheitliche Folgen attestieren, so dass „Mann“

von Amts wegen abgesichert werden kann und nicht um seine finanzielle Existenz fürchten muss. Also: raus aus dem krankmachenden Milieu und dann muss in einem zweiten Schritt eine Ausleitungskur erfolgen. Dazu gehören neben konsequentem Fasten eine Sanierung des Gebisses von Amalgam, die Unterstützung der Schwermetallausleitung durch tägliches Heilerdeessen mit einem hohen Selenanteil (Grüne Tonerde oder Luvos Heilerde) sowie das reichliche Essen frischer Wildkräuter. Folgen einer Strahlenbelastung können jedoch auch mit Rohkost nicht immer regeneriert werden.

Das Wissen über den Einfluss von Schadstoffen aus der Umwelt als Ursache von habituellen Aborten und geminderter Fruchtbarkeit ist noch lückenhaft. Gesicherte Auslöser von Fehlgeburten sind: Quecksilber, Blei, Cadmium, Pentachlorphenol, Pestizide, organische Lösungsmittel, Kupfer, Arsen, Schwefeldioxid und Vinylchlorid. Unter Verdacht stehen des Weiteren: Lötdämpfe, Styren, Coendisulfir, Formaldehyd, Dioxin und Lachgas sowie unzählige weitere Stoffverbindungen. Fachärztinnen für Anästhesie beispielsweise dürfen ihren Beruf während einer Schwangerschaft nur eingeschränkt ausüben, weil viele für Operationen eingesetzte Narkosegase fehlgeburtsauslösend wirken.

Schwermetalle, die über die Nahrung aufgenommen oder eingeatmet wurden, können in gleich mehreren Organsystemen abgelagert werden und sich dort anreichern, unter anderem in der Hirnanhangsdrüse, den Eierstöcken oder in der Samenflüssigkeit. Eine häufige Quelle für Quecksilberbelastungen sind Amalgamfüllungen in den Zähnen. Durch das Kauen der Nahrung wird täglich an den Amalgamfüllungen gerieben, die so Quecksilberdämpfe abgeben. Diese atmest Du über Mund und Nase ein. Die Universität Heidelberg hat Studien zu den Zusammenhängen von Schwermetallbelastungen und Fehlgeburten an Frauen durchgeführt. Nach einer Schwermetallausleitung durch die klinisch überwachte Einnahme von Selen und Vitaminen konnten in der Studie dreimal so viele Babys gesund geboren werden. Das ist eine gute Nachricht. Doch weil Kunstvitamine und die Aufnahme anorganischer, isolierter Stoffe zu neuen Problemen führen können, nutze am besten gleich die „Präparate", die Dir die Natur in Form von köstlichen Früchten, Wildkräutern und Salaten schon fertig und nebenwirkungsfrei anbietet.

Etwa jede vierte Schwangere erlebt während der ersten zwölf Schwangerschaftswochen eine vaginale Blutung. Die Hälfte von Ihnen erleidet eine Fehlgeburt. Blutungen können auch andere Gründe haben, sie müssen nicht unbedingt böse Vorboten sein. Beispielsweise kann aufgrund eines Polypen oder einer Entzündung ein leicht blutender Gebärmuttermund vorkommen. Meistens wird die vaginale Blutung nach dem Geschlechtsverkehr oder nach kräftigem Pressen bei Verstopfung bemerkt. Derartige leichte Blutungen zeigen eine Störung des Scheidenmilieus an.

Mach es allen Parasiten so ungemütlich wie nur möglich, indem Du das Milieu durch Deine Ernährung steuerst. Der messbare Parameter dabei ist der pH-Wert. Während einerseits die Übersäuerung des menschlichen Organismus durch gekochte Speisen, Genussgifte und Stress kritisiert wird und deshalb eine basenreiche Kost wichtig ist, gibt es andererseits in unserem Körper Säurezonen, die einen wichtigen Schutzwall darstellen, z.B. den Säureschutzmantel der Haut. Dazu gehört auch ein saures Scheidenmilieu. Der normale pH-Wert in der Scheide sollte immer zwischen 4,0 und 4,4 liegen, während einer Schwangerschaft sogar lieber etwas saurer als sonst. Ist die Scheide besiedelt von einer Überzahl an Milchsäurebakterien, die dieses saure Milieu aufrecht erhalten, und einer unterlegenen Anzahl an Keimen wie Pilzen oder Bakterien, spricht man von einem intakten Scheidenmilieu. Besonders in der Schwangerschaft reagieren die Schleimhäute durch die hormonelle Umstellung sehr sensibel auf jede Anhebung des pH-Wertes.
Infektionen spielen vor allem bei einmaligen Fehlgeburten eine Rolle. Danach besteht meistens Immunität gegen die Erreger. Infektionen mit Viren, Bakterien, Pilzen oder Parasiten können nicht nur Fehlgeburten, sondern auch Schädigungen des ungeborenen Kindes bewirken. Zu den mittlerweile bekanntesten Infektionen gehören Herpes simplex, Toxoplasmose, Listerien, Hepatitis, Zytomegalie, Varizellen, Mykoplasmen und Chlamydien (siehe Kap. 9.2.). Ein in der Scheide aufsteigender Infekt kann zu einer Gebärmutterhalsschwäche und nachfolgendem Blasensprung bzw. einer Fehlgeburt führen. Falls Du als Schwangere auf eine Infektion mit hohem Fieber mit Temperaturen über 39,5° reagierst, kann das bereits eine Fehlgeburt auslösen.
Du siehst, wie wichtig es ist, eine starke Gesundheit, ein intaktes Immunsystem zu haben. Nur dieses schützt Dich und Dein Baby und lässt alle Erreger an Dir abprallen.

Was kannst Du vorbeugend tun?
Zuerst streiche zu 100% Zucker und Weißmehlprodukte von Deinem Speiseplan. Achte auch auf versteckten Zucker, wie er in Ketchup oder Müsli enthalten sein kann. Damit entziehst Du Hefepilzen die Grundlage. Meide strikt Kaffee und Schwarztee, Milchprodukte, Fisch und Fleisch. Diese Lebensmittel führen zu einer Übersäuerung Deiner Verdauung und beeinflussen die Darmflora. Da Darm- und Scheidenausgang relativ dicht beieinander liegen, kann es auch auf diesem Weg zu Infektionen kommen. Stärke Deine Abwehr durch Essen von biologisch angebautem Obst, Gemüse und frischem Blattgrün. Wenn Du allgemein sehr empfindlich auf unterschiedliche Zuckerarten reagierst, meide auch Trockenfrüchte. Solange Du vaginale Blutungen oder ein Jucken im Intimbereich oder Brennen beim Wasserlassen hast, unterlasse Sex. Der männliche Samen ist basisch, das heißt er hebt vorübergehend für ca. 12 Stunden den pH-Wert in der Scheide an, was das Ausheilen von Entzündungen

verzögert. Wenn Deine Abwehr und Dein Scheidenmilieu wieder stabilisiert sind, kannst Du auch wieder Sex haben. Einige Pilze siedeln sich nicht nur in der Scheide, sondern auch im Darm an, auch in dem Deines Partners. Auch im männlichen Intimbereich, besonders unter der Vorhaut können sich Pilze ansiedeln. Es kommt so zu einem Ping-Pong-Effekt, deshalb empfehlen Ärzte immer eine Partnerbehandlung. Ja genau, deshalb muss ja Dein Partner die Ernährung mit umstellen! Benutze keine Intimspülungen, Intimshampoo oder Seife. Die Kosmetika stören die Funktion der Schleimhäute und bringen den pH-Wert durcheinander. Eine regelmäßige Reinigung mit klarem Wasser genügt. Wenn Du konsequent bist, wirst Du bereits innerhalb von 3-7 Tagen ein Nachlassen der Beschwerden bemerken. Die Blutungen sollten dann aufhören. Zusätzlich kannst Du Dir in der Apotheke pH-Teststreifen besorgen und Deinen Wert zwischendurch selbst kontrollieren (siehe Kap. 9.1., Kap. 9.2.6. und 9.2.8.). Was auf keinen Fall in Frage kommt, schon gar nicht während einer bestehenden Schwangerschaft sind: Impfungen, Antibiotika- oder Antimykotikabehandlungen, das Essen von rohem Fleisch und Rohmilchprodukten! (siehe Kap. 9.2.) Auch Scheidenzäpfchen kannst Du Dir sparen. Solange Du nicht für ein intaktes Scheidenmilieu sorgst, kann eine medikamentöse Behandlung nicht lange vorhalten. Im Gegenteil, die Zäpfchen stören das Gleichgewicht nur zusätzlich und erleichtern eine Neuinfektion nach Absetzen der Behandlung. Die einzige Ausnahme ist erlaubt, wenn Du eine akute Infektion kurz vor dem Geburtstermin hast. Hier ist es besser, die Infektion medikamentös zu behandeln als das Baby während der Geburt anzustecken.

Eine weitere Ursache für vaginale Blutungen ist das Absterben eines zweiten Embryos, wenn ursprünglich ein Zwilling angelegt war (siehe Kap. 6.4.).
Wenn keine Ursache ermittelt werden kann, wird eine Blutung durch das Einnisten der Eizelle in die Gebärmutter angenommen. Dies wird als Nidationsblutung oder Einnistungsblutung bezeichnet – wieder ein schöner, gelehrter Begriff für reine Spekulation und Unwissenheit.
Bei Blutungen verschreiben Ärzte Magnesium und/oder Progesteron-Spritzen. Weder Magnesiumtabletten, die anorganische statt organische Magnesiumverbindungen enthalten, noch künstliche Hormone können Dir hier helfen. Magnesium soll Kontraktionen der Gebärmutter mindern oder beruhigen. Bei Gebärmutterkontraktionen handelt es sich nicht nur um Muskelkrämpfe, sondern um Wehen. Wenn der Körper tatsächlich versucht, einen Embryo abzustoßen, kann man diesen Prozess meistens nicht aufhalten. Spätestens, wenn der Muttermund bereits geöffnet ist, wirst Du Dein Kind verlieren. Blutungen und Unterleibsschmerzen, die andere Ursachen haben legen sich mitunter von allein, und Du kannst weiter auf ein gesundes Kind hoffen.
Eine sehr starke Blutung allerdings kann auf eine vorzeitige Ablösung der Plazenta hinweisen, und ist im schlimmsten Fall lebensbedrohlich für Dich und

das Kind! Die Blutungen können in einem solchen Fall sowohl aus Deinen Gefäßen als auch denen des Ungeborenen stammen und sind nicht ohne weiteres zu stoppen. Sollte eine starke Blutung durch Liegen in einem kühlen Raum, die Beine höher als die Hüften, nicht innerhalb kurzer Zeit etwas nachlassen, ist eine zügige klinische Notaufnahme notwendig.
Ähnliches kann durch eine Plazenta prävia ausgelöst werden. In einem derartigen, sehr selten vorkommenden Fall sitzt die Plazenta innerhalb der Gebärmutter zu weit unten bzw. direkt vor dem Geburtsausgang. Eine Plazenta prävia wird erst im letzten Schwangerschaftsdrittel kritisch. Ihr Auftreten hat nichts mit den zahlreichen Fehlgeburten in den ersten Schwangerschaftswochen zu tun. Auch durch eine Plazenta prävia kann es in den letzten drei Monaten der Schwangerschaft oder während der Geburt zu so heftigen Blutungen kommen, dass eine große Verblutungsgefahr für beide, Mutter und Kind, besteht. Eine Plazenta prävia ist einer der sehr wenigen berechtigten Ausnahmegründe, ein Kind nicht zu Hause zur Welt zu bringen. Übrigens: Gerate nicht gleich in Panik, die Plazenta sitzt zu Beginn der Schwangerschaft oft recht weit unten, zieht sich jedoch im weiteren Wachstum der Gebärmutter von selbst nach oben.
Wenn Du unter Dauerstress stehst, wenn Du aufgrund schlechter Ernährung sogar schon eine Diabetes ausbildest oder Dein geschwächtes Immunsystem Infektionen nicht mehr kontrollieren kann, führt das zu einer Plazentainsuffizienz. Dieses besondere Organ, das eigens für die Ernährung Deines Babys gebildet wird, kann seine Aufgabe nicht erfüllen, weil Du alle Warnzeichen Deines Körpers ignorierst und gegen die Natur und Deine Weiblichkeit lebst. Wenn Du so wenig bereit bist, etwas für Dein Kind zu tun und es ihm schön zu machen, warum bist Du dann überhaupt schwanger geworden?
In jedem Fall ist Frischkost, die viele Mineralien, vor allem Magnesium *und* Kalzium sowie das Spurenelement Selen enthält, zuträglich. Selen ist sehr wichtig für die Arbeit der Milz und der Eierstöcke, es ist Bestandteil des Gelbkörperhormons und anderer Schwangerschaftshormone. Nicht die Einnahme künstlicher Hormone kann Dein Defizit ausgleichen, sondern nur die Unterstützung des Körpers bei der Selbstregulierung (siehe Kap. 2.2.1.2. und Kap. 2.2.5.) Führe ihm täglich Spurenelemente, Mineralien, Vitamine und andere sekundäre Pflanzenstoffe zu! Ärztlicherseits wird auch Bettruhe angeordnet, die jedoch nur Deine Schmerzen etwas lindert, leider nicht den Abort aufhalten kann.

Neben genetischen Defekten sind hormonelle Störungen eine sehr häufige Abortursache. Dazu gehört vor allem der bereits erwähnte Mangel an Gelbkörperhormonen. Produzierst Du zu wenig Gelbkörperhormon, wird der winzige Embryo in den ersten Wochen nur unzureichend ernährt.
Diese Schwäche in den Eierstöcken führt weiterhin zu einer gehemmten

Progesteronbildung. Das Progesteron gilt als das schwangerschaftserhaltende Hormon, ohne es kann sich die Gebärmutterschleimhaut nicht richtig entwikkeln und die Frucht nicht halten. Die Gelbkörperinsuffizienz ist wiederum nur die spürbare Auswirkung eines Ungleichgewichtes an anderer Stelle. In diesem Fall sind die Milz und die Eierstöcke in ihrer Funktion als hormonbildende Organe gestört. Das kann Stoffwechselstörungen oder Vitalstoffmangel als Ursache haben. Es kann auch durch negativen Dauerstress der Mutter bedingt sein, da die Milz dann gefordert ist, Stresshormone zu bilden, und ihrer Funktion bei der Erhaltung der Schwangerschaft nicht mehr gerecht werden kann.

Auch Schilddrüsenstörungen werden für ein erhöhtes Fehlgeburtsrisiko verantwortlich gemacht. Eine Über- oder Unterfunktion der Schilddrüse kann über den Regulierungskreis der Hirnanhangsdrüse zu Änderungen der Hormonkonzentrationen führen, die den Eisprung regeln. Wird eine Frau trotz Schilddrüsenstörung schwanger, kann dies Fehlgeburten, Totgeburten und schwere Behinderungen des Kindes auslösen. Bist Du betroffen von Schilddrüsenstörungen, dann mach Dich erst ganz gesund bevor Du schwanger wirst. Eine Schilddrüsenerkrankung ist wie viele andere chronische Leiden kein Urteil für lebenslängliches Kranksein, sondern gebunden an Deinen Lebenswandel.

Eine Erhöhung des Prolaktins, des Hormons, das unter anderem für die Milchbildung zuständig ist, kann zu Störungen der Eierstockfunktion führen. Dies wiederum kann Unfruchtbarkeit oder Fehlgeburten bedingen (siehe Kap. 2.3.).

Du siehst wie fatal die Folgen sein können, ist Dein Stoffwechsel erst einmal aus dem Gleichgewicht.

Bei gestörter, genauer: zu geringer Insulinausschüttung beispielsweise kommt es zu einem erhöhten Zuckerspiegel im Blut, was Dir zahlreiche Komplikationen bringt. Auch durch Diabetes können Fehlgeburten, Totgeburten, Frühgeburten und Gestose ausgelöst werden. Wenn Du auf Deinen Körper dann immer noch keine Rücksicht nehmen willst, führt Diabetes sogar zur Unfruchtbarkeit.

Die beschriebenen hormonellen Störungen sind nicht die Ursache eines unerfüllbaren Kinderwunsches, sondern die Ursache der hormonellen Störungen – Dein widernatürliches Verhalten – ist der eigentliche Knackpunkt.

Von der EPH-Gestose, auch Schwangerschaftsvergiftung genannt, sind ungefähr fünf bis zehn Prozent aller Schwangeren betroffen. Sie ist keine Infektionskrankheit, sondern ebenfalls eine Stoffwechselstörung. Die klassische Gestose geht mit den Symptomen Wassereinlagerungen in den Beinen und Händen (Ödeme), erhöhtem Blutdruck und Eiweiß im Urin durch Fehlernährung einher (siehe Kap. 9.2.).

Wenn Du meinst, Du steckst das alles weg, dann hau nur weiter rein in all die fetten, süßen, salzigen, totgekochten Leckereien. Ja, jetzt schimpfe ich, und das mag keiner. Doch es geht schließlich um etwas: um Dein Baby! Immunschwächen und Stoffwechselstörungen kennt eine Rohkostschwangere nicht, eine pharmazeutische Behandlung und eine Risikogeburt bleiben Dir so erspart.

Auch ein Zuviel an männlichen Hormonen führt zu Funktionsstörungen der Eierstöcke und einem erhöhten Fehlgeburtsrisiko. Die Vermännlichungserscheinungen gehen mit einem stärkeren Wuchs der Schambehaarung, Übergewicht, Zyklusstörungen und Störungen des Zuckerhaushaltes einher. Durch ein hormonelles Ungleichgewicht gibt es unter anderem zu viele männliche Geschlechtshormone. In den Eierstöcken bilden sich folglich Zysten verschiedener Größe, die sehr häufig zu einer (vorübergehenden) Unfruchtbarkeit führen.
Wie kommt es zu dieser Vermännlichung bei Dir? Zum einen spielt die Ausschüttung von Stresshormonen eine Rolle. Hier heißt es, dringend mal etwas kürzer zu treten. Lerne, nein zu sagen. Halse Dir nicht unnötig viel Arbeit auf, wenn diese auch andere erledigen können. Opfere nicht Deine Fruchtbarkeit einem überzogenen Ehrgeiz. Eine andere Ursache kann eine pränatale Belastung von Dir durch Medikamente sein, die Deine Mutter während ihrer Schwangerschaft eingenommen hat.
Die Ärzte „behandeln" die Vermännlichung mit Gewichtsreduktion, Tabletten, Fruchtbarkeitshormonen oder einer Operation der Zysten. Damit bringst Du Dich in eine lebenslange Abhängigkeit. Die Tabletten bekämpfen Symptome, die Kunsthormone verschieben das Gleichgewicht zwischen männlichen und weiblichen Geschlechtshormonen in Deinem Körper zugunsten der weiblichen. Sobald jedoch die Zuführung von außen unterbleibt, gerät Dein Körper wieder aus dem Gleichgewicht. Die hormonelle Balance ist eine künstliche und instabile, die Dir obendrein eine ganze Palette an Nebenwirkungen beschert. Von einer Operation ist ebenfalls dringend Abstand zu nehmen. Jedes hormonbildende Organ ist lebensnotwendig für Dich. Eine OP bringt Dir nur eine Organverstümmelung ein, zumal es viel Fingerspitzengefühl vom Chirurgen erfordert, die richtige Menge weg zu schneiden. Oftmals ist das einzige Resultat einer solchen OP die lebenslang notwendige Einnahme künstlicher Hormone. Dein Wohlbefinden ist dauerhaft gestört. Für eine naturgemäße Behandlung von Hormonstörungen siehe Kap. 2.1., 2.3. und 9.1.

Charakteristisch für eine Gebärmutterhalsschwäche ist die schmerz- und wehenlose Fehlgeburt. Eine Gebärmutterhalsschwäche ist kein körperliches Merkmal wie eine runde oder spitze Nase, sondern hat Gründe. Entweder ist insgesamt die Muskulatur Deines Unterleibes geschwächt. Dann kennst Du sicher auch andere Symptome, die auf einen schwachen Beckenboden hinweisen. Dazu gehören beispielsweise auch Schmerzen beim Sex. Es fühlt sich an als ob der Penis innen

anstößt, oder nach dem Eindringen des Penis geht jegliches Gefühl dafür in der Scheide verloren (siehe Kap. 10.4.). Mit dem richtigen Training kannst Du hier selbst viel tun, um während, vor, nach oder zwischen Deinen Schwangerschaften die Muskulatur zu kräftigen. Eine zusätzliche Bindegewebsschwäche gleiche mit konsequenter Ernährungsumstellung aus. Bereits nach wenigen Wochen Rohkost wirst Du Dich kaum wiedererkennen.
Ein anderer Grund für eine Gebärmutterhalsschwäche bzw. eine Zervixinsuffizienz (Schwäche des ringförmigen Muskels des Muttermundes) können vorhergehende Konisationen sein. Meistens kann der Gebärmutterhals nach einer einmaligen Konisation die für eine Schwangerschaft wichtige Spannung noch halten. Nach mehrmaligen Eingriffen, und damit einer deutlichen Kürzung des Gebärmutterhalses, wird das Risiko für eine Überlastung der Muskulatur immer größer. Diese Organverstümmelung ist leider nicht rückgängig zu machen. Ebenso wie unsere Mandeln eine wichtige Aufgabe im Körper haben und eben nicht einfach so herausoperiert werden dürfen, kann auch vom Gebärmutterhals nicht einfach ein Scheibchen abgeschnitten werden (siehe Kap. 12.1.).
Wenn Du bisher zu leichtfertig mit Deinem Sexualleben und Deiner Fruchtbarkeit umgegangen bist, erhältst Du hier die Quittung. Durch (wiederholte) künstliche Dehnung des Gebärmutterkanals, wie sie beispielsweise für Abtreibungen notwendig ist, kann ebenfalls eine Zervixinsuffizienz entstehen. Bezüglich der Schwangerschaftsabbrüche wird dieses Risiko zugegeben. Die gleiche Prozedur läuft auch vor einer Ausschabung ab. Man spricht in der Folge von einer isthmozervikalen Insuffizienz, die bei etwa jeder zehnten Frau mit habituellen Aborten beobachtet wird. Du darfst eine Ausschabung nach einer Fehlgeburt also nicht zulassen, wenn Du Dir eine Chance auf eine normale Schwangerschaft wünschst!
Wenn eine Zervixinsuffizienz vorliegt, bieten Ärzte oft eine Cerclage an. Das ist eine Umschlingung des Muttermundes mit einem Nylonfaden, Band, Ring oder der „Tabakbeutel-Technik“. Mitunter wird der Muttermund sogar zugenäht (Shirodkar-OP), besonders bei der Gefahr aufsteigender Infektionen durch einen sehr weichen Muttermund. Diese Methoden helfen nur geringfügig, Fehlgeburten aufzuhalten, berichteten Ärzte vom Kings College Hospital in London in der Fachzeitschrift „The Lancet“ (363, 2004, 1849). Nach einem Bericht der Ärzte-Zeitung verloren 22 Prozent der Frauen mit OP und 26 Prozent der betroffenen Frauen ohne OP ihre Babys. Diesen widernatürlichen Eingriff kannst Du Dir also auch ersparen.
Als Rohköstlerin musst Du derartige Infektionen nicht mehr fürchten. Dein Immunsystem ist stark und kann zügig reagieren. Die Barrieren gegen Krankheitserreger wie die Schichten der Darmwand, der Säureschutzmantel der Haut, sämtliche Schleimhäute (besonders die an den Körperöffnungen) funktionieren als Schutzschilde.

Lass Dir keine intakte Schwangerschaft vorgaukeln, wenn Dein Baby gerade so von einem Nylonfaden in Deinem Bauch gehalten wird. Wenn Du weißt, dass Dein Muttermund sehr weich ist, dann bereite Deinen Körper zunächst gut vor, bevor Du schwanger wirst, und mache während der Schwangerschaft regelmäßig Sport und tägliche Beckenbodenübungen! Nur so kannst Du für ein gesundes Gedeihen des Babys sorgen.
Oder Du gerätst in die Teufelsspirale: Schwangerschaft, Abort, Ausschabung, erneute Schwangerschaft, Zervixinsuffizienz, Cerclage, Geburtskomplikationen, erneute Eingriffe, hoher Blutverlust, Geburtstrauma beim Baby etc.

Nach einer Fehlgeburt ist es wichtig, dass Du alles Ausgeschiedene gründlich auf Vollständigkeit untersuchst, auch wenn Dich der Anblick noch mehr schmerzt als die Blutung. Nimm keine blutstillenden Präparate zu Dir, sondern lass alles hinaus fließen. So kannst Du auf eine Ultraschalluntersuchung verzichten und vor allem ersparst Du Dir eine riskante Ausschabung. Besonders bei Frauen mit mehreren Fehlgeburten sind innere Verwachsungen, die durch das Ausschaben nach wiederholten Fehlgeburten entstanden sind, sehr häufig. Diese Verwachsungen, die von einer kleinen Scheidewand bis zur Trennung der Gebärmutter in zwei innere Hälften reichen, bringen Menstruationsprobleme, Fehlgeburten und Frühgeburten oder sogar Unfruchtbarkeit. Neben den Verwachsungen infolge von Fehlgeburten gibt es auch einige Typen von angeborenen Gebärmutterfehlbildungen. Letzteres trifft auf etwa 5 von 1.000 Frauen zu.
Darunter gibt es jedoch Frauen, die von Geburt an zwei Gebärmutterhöhlen haben und dennoch beschwerdefreie Schwangerschaften und unkomplizierte Geburten erleben.
Infolge einer Ausschabung kann es zu einer Entzündung der Gebärmutter und/oder der Eierstöcke kommen, die durch Verklebung der Eileiter zu Unfruchtbarkeit führt. Das heißt im Klartext, dass es mit oder ohne Ausschabung zu Entzündungen kommen kann, - nicht muss. In seltenen Fällen sind trotz Ausschabung die Schwangerschaftsanlagen nur unvollständig entfernt, und es kommt zu langanhaltenden Schmierblutungen oder einer plötzlichen, starken Blutung, die eine Notfallbehandlung leider unumgänglich macht. Letzteres ist eindeutig auf Pfuscherei zurückzuführen und kann leider selten erfolgreich angeklagt werden. Beurteile die Verteilung der Risiken selbst!

Ärzte raten trotz der bekannten Risiken vor allem dann zu einer Ausschabung, wenn nur der Embryo ausgestoßen wird, jedoch Teile der Plazenta in der Gebärmutter bleiben. Medizinisch wird dieser Ablauf als „Zweizeitige Unvollständige Fehlgeburt" (Abortus incompletus) bezeichnet. Bereits der Name kündigt an, dass der ungesunde Körper sogar Schwierigkeiten hat, die Ausstoßung zu steuern. Sinnvoll ist es in diesem Fall, erstmal zwei, drei Tage abzuwarten. Der Körper braucht Zeit, um die Plazentareste auszustoßen. Unterstütze diesen Prozess durch Fasten! Damit hilfst Du Deinem Körper, sich zu reinigen und alles, was schaden könnte oder tot ist, auszustoßen.

Fasten hilft auch bei einer „Verhaltenen Fehlgeburt". In diesem Fall sterben Embryo und Plazenta ab, und bleiben danach noch für längere Zeit in der Gebärmutter.

Bei einem Drittel der Totgeburten ist die Ursache schulmedizinisch unbekannt. Bei den anderen sind es schwere Defekte beim Kind oder eine Variante der Mangelversorgung des Kindes. Nach dem Tod des Kindes in der Gebärmutter schwinden nach und nach die Schwangerschaftshormone aus dem Blut und damit die Schwangerschaftsempfindungen der Mutter. Häufig setzt parallel eine schnelle Gewichtsabnahme ein, weil das Fruchtwasser vom Körper resorbiert und ausgeschieden wird. Deshalb solltest Du eine auffallende Gewichtsabnahme in der Schwangerschaft oder fehlende Kindsbewegungen immer abklären lassen. Bitte eine Hebamme, Deinen Bauch abzutasten und mit einem einfachen Holzhörrohr die kindlichen Herztöne zu kontrollieren. Meide jede Ultraschalluntersuchung!

Gehst Du in eine Klinik, wird eine Ausschabung durchgeführt (bis zur 12. SSW). Ab der 13. Schwangerschaftswoche werden die Wehen medikamentös eingeleitet, und Du musst das tote Kind gebären. Ein Kaiserschnitt wird nicht durchgeführt, damit die Narbe Dich nicht zeitlebens an den Verlust erinnert. Meistens ist der Muttermund nach dem Tod des Kindes noch geschlossen. Für einen Eingriff wird der Muttermund entweder unter Narkose mechanisch aufgedehnt oder durch ein prostaglandinhaltiges Scheidenzäpfchen, das etwa 3 Stunden vor der geplanten Ausschabung eingelegt wird. Die Prostaglandine weichen den Muttermund auf, führen zu schmerzhaften Unterleibskontraktionen und lösen letztlich eine vaginale Blutung aus. Die Blutung zeigt den geöffneten Muttermund an.

Diese Prozedur ist ein typisches Zeichen für die moderne Ungeduld, die unter anderem in Kliniken kultiviert wird. Der Körper hat bereits angefangen, die nicht gesunde Schwangerschaft zu beenden. Das nicht lebensfähige Kind wurde abgestoßen oder ist tot. Nunmehr bedarf es lediglich etwas Geduld, um den Körper diese Regelung zu Ende bringen zu lassen. Die Wehen setzen meistens zwei bis drei Tage nach dem Kindstod ein. Wenn Du direkt zum Arzt gehst, ist dieser verpflichtet, etwas zu unternehmen. Ähnlich ist es bei einem eugenisch indizierten Abbruch, wenn beim Kind z.B. durch Fruchtwasseruntersuchung oder Ultraschall ein schweres Leiden diagnostiziert wird, so dass das Kind nicht lebensfähig sein wird (siehe Kap. 4.). Wenn Du Freunden oder Verwandten davon erzählst, dass Du befürchtest, etwas könnte mit dem Baby in Deinem Bauch nicht stimmen, und dazu sagst, dass Du nicht direkt zum Arzt gegangen bist, musst Du mit den schlimmsten Vorwürfen rechnen. Sie reichen von der Bezichtigung der Verantwortungslosigkeit bis zum Fanatismus.

Niemand trägt die Verantwortung außer Dir (und Deinem Partner). Niemand muss so direkt mit den Konsequenzen leben. Und niemand spürt Deinen Körper so unmittelbar wie Du und weiß, was dieser leisten kann und was nicht. Treffe Deine Entscheidungen immer nach dem, was Du Deinem Körper zutraust.

Die beschriebenen Auslöser für eine Fehlgeburt sind keine einzelnen Krankheiten, die den einen betreffen und den anderen eben nicht, sondern es sind Störungen, die auf einer falschen Lebensweise beruhen und sich je nach Konstitutionstyp anders bemerkbar machen. Trotz der detailgenauen Unterscheidungen und wissenschaftlichen Deklarierungen von Fehlgeburtsarten und Auslösern kann doch in einer großen Zahl der Fälle überhaupt keine Ursache für den Abort gefunden werden.
Das alles hat nichts mit Pech zu tun, sondern ist bedingt durch Dein Verhalten als Schwangere. Gib der Freude auf ein eigenes Baby Ausdruck, indem Du lebensbejahend handelst: Tanze, lache, atme und esse – intensiv und naturgemäß! Mit natürlicher Ernährung und natürlichem Verhalten werden sich keine der als „normal" und „schwangerschaftsbedingt" akzeptierten Komplikationen einstellen.

13.3. Vorbereitung auf eine neue Schwangerschaft.

Eine Fehl- oder gar Totgeburt ist unsagbar traurig. Und Du kannst etwas dafür. Jemand, der behauptet, Dich treffe daran keine Schuld, ist ein Heuchler oder ein Ahnungsloser.
Doch steck nicht den Kopf in den Sand! Übernimm die Verantwortung für Deine Schwangerschaften, das Gedeihen Deiner Kinder selbst. Wenn Du die folgenden Hinweise konsequent befolgst und nicht morgen schon ein Wunder erwartest, sondern Deinem Körper etwas Zeit lässt zur Regeneration, hast Du gute Chancen auf eine gesunde Schwangerschaft. Ich spreche da aus Erfahrung.

Maßnahmen zur Vorbereitung auf eine neue Schwangerschaft

- Ehrliche Trauerarbeit: Weinen, Gespräche mit dem Partner, Trost durch die Familie, Nachdenken über den eigenen gesundheitlichen Zustand und wie es dazu gekommen ist.
- Vielleicht hilft Dir das Aufsuchen von Erfahrungsgruppen und der Austausch mit Eltern, die ähnliche schmerzhafte Erfahrungen gemacht haben (www.engelskinder.de).
- (Selbst-)Mitleid und Gejammer sind verboten!
- Konsequente Änderung der Lebensweise mit allen Schritten. Das heißt gründliche Entschlackung des Körpers (Darmsanierung mit Heilerdefasten, Unterstützung durch eine Colon-Hydro-Therapie, Ausleitungskuren für Schwermetalle und Myasmen), regelmäßige Bewegung!
- Ernährungsumstellung, das heißt Auffüllen aller körpereigenen Depots

mit Vitalstoffen durch streng vegetarische Kost. Achte dabei auf gute Qualität und Frische. Keine Kunstdünger, Spritzmittel, Anbau auf ausgelaugten Böden, unreife Ernte, Bestrahlung, genmanipuliertes Saatgut. Wer Beschaffungsprobleme bei Wildkräutern hat, kann vorübergehend mit frisch gepressten Säften die Nährstoffkonzentration erhöhen (Obst- und Gemüsesäfte), bis sich eine geeignete Wildkräuterbezugsquelle gefunden hat.

- Auch Dein Partner sollte unbedingt entgiften und die Lebensweise ändern.
- Warte das Einstellen eines regelmäßigen Zyklus ab. Gib Deinem Hormonhaushalt eine Chance, sich selbst zu regulieren, und überfordere ihn nicht durch Ungeduld.
- Vielleicht hilft Dir zusätzlich ein Ritual: Pflanze zum Gedenken an Dein verlorenes Baby einen Baum oder verbrenne etwas Persönliches von Dir aus der Zeit der Schwangerschaft oder singe einfach leise zu einem besonders hellen Stern in einer klaren Nacht. Jeder von uns besitzt einen göttlichen Lebensfunken. Wenn eine kleine Seele von uns geht, kehrt sie zurück zu den Sternen. Eine weitere schöne Art, Abschied zu nehmen oder liebevolles Gedenken zu wahren, ist Schreiben – ein Gedicht, eine Kindergeschichte, über die Trauer.
- Nimm Dir die Zeit, die Du brauchst. Es gibt keinen Leistungsdruck. Werde erst dann wieder schwanger, wenn Du nachts ruhig schlafen kannst.
- Begegne ehrlich Deinen eigenen Traumata. Mach Dich nicht selbst zum Opfer. Eine sehr gute Möglichkeit, alte Verstrickungen aufzulösen, sind Familienaufstellungen nach Bert Hellinger.

Wenn Du gesunde Kinder bekommen und großziehen möchtest, bleib konsequent. Die hier beschriebenen Maßnahmen sind nicht als Kur zwischendurch gedacht, sondern als Minimum für einen gesunden, verantwortungsbewußten Lebensstil. Halte Dich nicht an der Frage „Warum gerade mein Baby?“ auf, sondern gehe tapfer auf den lebensbejahenden Weg!

Sei gut zu Deiner Seele. Psychische Auslöser von Fehlgeburten sind nicht einfach zu erkennen, dabei spielen sie durchaus eine Rolle. Jede von uns hat ihr persönliches Päckchen zu tragen. Ich kann Dir die Lösung Deiner Aufgaben nicht abnehmen, doch ich will Dich ermutigen und aufmuntern!
Vor einer Schwangerschaft solltest Du Dich unbedingt gesund machen, wenn Du fett- oder magersüchtig bist. Wichtig ist auch eine ehrliche und reife Verarbeitung früherer Gewalterfahrungen oder gar eines Missbrauchs (siehe Kap. 14.). Begegne Deiner Mutter in Liebe und Akzeptanz!
Bei der Lösung dieser persönlichen Aufgaben hilft Dir die Entschlackung Deines

Körpers und Umstellung auf gesunde Kost. Wenn keine Süchte und Gifte Dich belasten, bist Du ausgeglichener und kannst wieder positiv und konstruktiv denken. Mangelnde Entschlusskraft und Melancholie sind dann Schnee von gestern!

Begegne Deinem Partner in Liebe. Viele Paare werden Monate nach der Fehlgeburt, wenn vermeintlich der Alltag längst wieder eingekehrt ist, von einer schweren Krise überrascht. Wird eine Schwangerschaft abrupt unterbrochen oder stirbt Dein Kind bereits in der Gebärmutter, erfährst Du die vollen körperlichen Schmerzen. Der Spiegel der schwangerschaftserhaltenden Hormone sinkt rapide ab, Du wirst dafür nicht mit einem Baby belohnt. Der Volksmund sagt: Es dauert nach einer Fehlgeburt genauso lange, bis Dein Körper wieder der alte ist, wie die Schwangerschaft bis zur Unterbrechung gedauert hat. Ob diese Formel stimmt, spielt hier keine Rolle. Es kommt jedoch sehr häufig vor, dass der Vater, der ja immerhin auch einen schmerzlichen Verlust erlitten hat, seine eigene Trauer schnell beiseite stellt, um für Dich stark zu sein, Dir Halt zu geben. Einige Wochen hält Dein Partner das durch, zeigt sich verständnis- und rücksichtsvoll. Und irgendwann ist es genug. Männer sind eben bisweilen pragmatischer veranlagt. Umso überraschender kommt für Euch beide, Dich und Deinen Partner, der Einbruch nach einem halben Jahr. Sobald Du Dich etwas aufgerappelt hast, darf die Trauer bei Deinem Partner ankommen.
Da sind wir doch schon durch, das hat uns doch nicht trennen können... und jetzt diese Entfremdung. Was soll das, fragen sich viele verwirrte Paare? Ihr müsst einen eigenen Umgang damit finden. Wichtig sind Offenheit über die aktuellen Gefühle, beidseitige Rücksichtnahme und eine gemeinsame Zielsetzung. Wollen wir beide nach wie vor ein Paar sein und eine Familie gründen? Wenn Ihr diese Frage mit ja beantworten könnt, werdet Ihr auch die Krise meistern. Doch stellt Euch innerlich darauf ein, dass ein derartiges Erlebnis nicht so schnell abgehakt ist.

Wenn Du den Verlust einer Fehlgeburt nicht verarbeitest, sondern lediglich verdrängst, können Angst und Stress entstehen, die wiederum über hormonelle Einflüsse das Entstehen einer weiteren Fehlgeburt begünstigen können. So unglaubwürdig das für Dich vorerst klingen mag, eine Ernährungsumstellung wird Dich langfristig psychisch stabiler und ausgeglichener machen.

[1] Zum Beispiel wird der höhere Schadstoffgehalt von Muttermilch gegenüber Kuhmilch mit der längeren Lebensdauer von Menschenmüttern begründet, bevor sie fruchtbar werden und Kinder austragen. In ihrem Körper konnten sich über längere Zeit als bei den Kühen die Schadstoffe ansammeln. Siehe dazu Kap. 10.

III. Es gibt immer Licht am Ende des Tunnels.

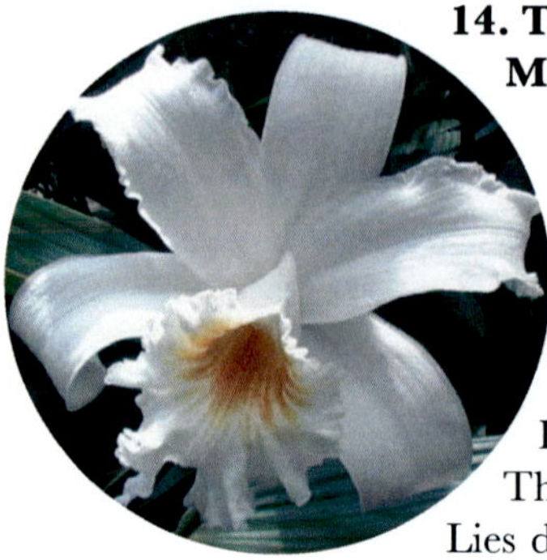

14. Tatsachen und persönliche Gedanken über Missbrauch und Schwangerschaft.

Dieses Kapitel wendet sich vor allem an betroffene Frauen – die womöglich noch nie mit jemandem darüber gesprochen haben, was ihnen angetan wurde oder die mittendrin stecken im Verarbeitungsprozess. Meine eigenen Erfahrungen haben mich dazu veranlasst, dieses Thema hier anzusprechen und sich ihm zu stellen. Lies dieses Kapitel in Deinem eigenen Tempo. Wenn Dir die Worte teilweise zu hart werden, böse Erinnerungen auslösen, denen Du noch nicht direkt ins Auge sehen kannst, dann mach eine Pause.

Ich habe kein genaues Datum, doch eine ungefähre Ahnung davon, seit wann die Menschen zu der Perversion gelangt sind, Gewalt gegen die, die sie lieben sollten auszuüben. Darüber, dass Frauen geschändet werden, gibt es Berichte aus beinahe allen Kulturen, aus Kriegs- und aus Friedenszeiten. Jeder Mann, der so etwas tut, begeht damit Verrat an der eigenen Mutter.
Es ist nicht biologisch in uns verankert, dass die Männchen einfach die Weibchen begatten, wann es Ihnen passt. Die Zusammenkunft der beiden Geschlechter ist Liebesakt und dient der Fortflanzung. Die Zivilisation hat dem wilden Treiben kein Ende gesetzt, sondern war dessen Anfang (Kap. 14.5.).

Allgemein bekannt ist der Spruch: Man kann jemanden nicht riechen. Hierin liegt ein Schlüssel zur Arterhaltung. Denn ebenso wie man den Einen nicht riechen kann, kann man den Anderen besonders gut riechen und berauscht sich an seinem Duft. Wenn Du einen Mann ohne Deo oder After Shave nicht riechen kannst, dann zeuge keine Kinder mit ihm. Nur von dem Mann, dessen getragenes T-Shirt Du am liebsten in den Nächten anziehst, in denen er nicht bei Dir liegt – von dem trage Kinder aus. Für diese einfache und vehemente Regel gibt es eine biologische Erklärung. Die Immunsysteme der Menschen, die einander nicht riechen können, sind einander sehr ähnlich. Pflanzen sich zwei Menschen mit möglichst unterschiedlichen Immunsystemen miteinander fort, so sind deren Nachkommen widerstandsfähiger gegen sehr viele Keime. Hingegen die Nachkommen von zwei Menschen mit sehr ähnlichen Immunsystemen haben Abwehrkräfte gegen weniger Krankheiten. Damit sich zwei Menschen finden können, die ihren Kindern einen immunologischen Vorteil vererben, hat die Natur uns mit unterschiedlichen Eigengerüchen ausgestattet, die eben dem einen gefallen und dem anderen nicht. Deshalb ist es zwar geschickt, wenn Du

Lust auf einen heißen Flirt hast, ein entsprechendes, anziehendes Parfüm aufzutupfen. Doch um den Lebenspartner zu finden, ist es eher hinderlich.
Ähnlich wie verschiedene biochemische Substanzen für das Entstehen einer innigen Bindung zwischen Mutter und Kind zuständig sind, gibt es auch biochemische Faktoren, die unsere Liebesfähigkeit zwischen Mann und Frau beeinflussen. Du glaubst, dass sei reine Spekulation von mir? Durchaus nicht - wie eine aktuelle Studie beweist, in der junge Frauen, die nicht die Pille nehmen, getrennt von ihren Partnern befragt wurden wie sie ihre Partner finden, wann sie sie besonders anziehend finden und wie es um ihre Treue steht. Die Ergebnisse sind amüsant wie erstaunlich zugleich: die Frauen, die ihre Partner gut riechen konnten gingen so gut wie nie fremd. Hingegen die Frauen, denen der Geruch ihrer Männer weniger gut gefiel, gingen recht häufig fremd und zwar bevorzugt während ihrer fruchtbaren Tage.

Dieser kurze Exkurs über angenehme und unangenehme Gerüche beweist, dass sowohl Männer als auch Frauen an der Partnerwahl für das Zeugen von Nachkommen beteiligt sind. Nur wenn zwei sich wirklich toll finden, geben sie sich einander so unbefangen hin, dass es zu einer Befruchtung kommt.
Ich berücksichtige bei dieser Behauptung keinerlei soziale Aspekte. Die biologische Komponente wirkt unbewusst. Es geht eben nicht um den Kopf, sondern um Sex – und da hat der Kopf Pause. Es kann sein, dass zwei ein Kind zeugen in einer wahnsinnig sinnlichen Nacht und sich nach näherem Kennenlernen total öde finden. Genauso kann es sein, dass zwei sich wegen intellektueller Gemeinsamkeiten oder gemeinsamer Interessen ineinander verlieben und eine harmonische Beziehung führen, nur eben für Nachwuchs will sich keiner so recht entscheiden.
Diese feinen Nuancen der Intimität und Partnerwahl sind bei einem sexualisierten Missbrauch völlig ausgeblendet. Hier geht es um das bloße brutale Ausleben von Trieb und Macht. Es wird häufig so getan als ob die Opfer die Kranken wären. Die Opfer sind verletzt, doch die eigentlich Gestörten dabei sind die Täter.
Das schreibe ich vorab, um Dich vor den folgenden Worten, die womöglich ein dunkles Kapitel Deiner Erinnerungen betreffen, daran zu erinnern, dass die biologische Verschmelzung von Mann und Frau liebevoll und lebendig ist.
Und deshalb kann eine Schwangerschaft sehr heilsam für Deine Seele sein. Du darfst sie annehmen und Dich wohl fühlen mit Deinem Körper. Du darfst stolz sein und hässliche Gefühle über Dich selbst ablegen oder wenigstens ein starkes Gegengewicht entgegen setzen.

Wagen wir gemeinsam den Blick ins Verdrängte.
Da ist etwas in Dir. Es nistet sich ein und nährt sich von Dir. Es wächst, drängt und dehnt sich in Deinem Unterleib aus.

Nach einem (üb)erlebten sexuellen Missbrauch können die Gefühle für eine Schwangerschaft sehr unterschiedlich sein. Ich selbst habe die Schwangerschaft mit meinem ersten Sohn als beglückendes Erlebnis meiner Weiblichkeit und dadurch als heilsam empfunden. Als ich knapp ein Jahr darauf unerwartet und völlig ungeplant mit meinem zweiten Sohn schwanger war jedoch, kehrten Erinnerungen an ein ungewolltes Den-Körper-in-Besitz-Nehmen zurück, die ich teilweise verdrängt und überwiegend sogar für verarbeitet und überstanden gehalten hatte. In keinem der vielen Ratgeber zu Schwangerschaft und Geburt, die teilweise sehr gut geschrieben waren, konnte ich etwas zum Umgang mit diesem Thema finden. Ich gebe zu, dass es erfreulichere Themen gibt, die die Vorfreude auf das Muttersein mehren. Doch auch hier weiß ich, dass es sehr viele betroffene Frauen gibt. Es nutzt nichts, alles Unangenehme immer nur tot zu schweigen oder rosarot anzumalen und die schwangeren Frauen mit ihren verletzten Seelen allein zu lassen. Deshalb schreibe ich hier in aller ungeschönten Härte darüber.
Du bist nicht allein!
Du kannst Kraft ziehen aus der Bewusstmachung dessen, was in Dir vor sich geht!

In jedem Fall haben alle Opfer eines sexuellen Missbrauchs die Erfahrung von Gewalt gemeinsam. Gewalt macht krank, hinterlässt schwere seelische Schäden. Auch wenn Du es bisher nie gewagt hast – sprich über Deine Gewalterfahrungen. Das offene Darüber-Reden hat etwas Reinigendes. Hol das traumatische Erlebnis selbst aus der dunklen Ecke in Dir!

Kennst Du die bizarre Vorstellung, dass etwas sich in Dir eingenistet haben könnte oder dass etwas gegen Deinen Willen in Dich eindringt? Das ist keineswegs gesund. Woher stammt dieses Gefühl des unfreiwilligen Besetzt-Werdens?
Zuerst gib Dir selbst eine ehrliche Antwort. Dann teile Deinem Partner mit, wenn Du eine tief wurzelnde Angst, einen verdrängten Missbrauch und/oder eine gespaltene Haltung zu Deiner Weiblichkeit (er)trägst, damit er bestimmte Verhaltensweisen oder Stimmungsschwankungen von Dir verstehen kann. Erwarte von diesen Gesprächen mit Deinem Partner nicht, dass sich all Deine Ängste in Luft auflösen oder dass er fortan immer der Verständige sein wird. Die heilsame Auseinandersetzung damit obliegt allein Dir. Hole Dir gegebenenfalls professionelle Hilfe von einem Therapeuten – auch wenn Du bisher geglaubt hast, Du seiest stark und reflektiert und hättest alles im Griff. Jedes Beiseiteschieben von Ängsten und tiefen Verletzungen belastet unnötig Deine Beziehung und Deine Schwangerschaft. Mit der Einnahme von Medikamenten wie Beruhigungsmitteln oder Antidepressiva schadest Du Dir und Deinem ungeborenen Baby. Wenn Du bisher mit leichten Drogen wie Nikotin oder Alkohol Deine innere Unruhe bekämpft hast, ist es jetzt höchste Zeit sich einer konstruk-

tiven Lösung zu stellen.
Aus eigener Erfahrung rate ich jeder (betroffenen) Frau zur Ernährungsumstellung auf pflanzliche Frischkost und zu einem natürlichen Lebensrhythmus. Diese konsequenten Änderungen der Lebensweise werden zwar nicht die Erinnerung an zugefügtes Leid auflösen, aber ganz sicher Deine psychische Labilität in konstruktive Kraft umwandeln! Sie sind ein wichtiger Schritt dahin, dauerhaft mit Dir selbst liebe- und respektvoll umzugehen.

14.1. Wie begegnest Du den alltäglich spürbaren Folgen Dir zugefügter Gewalt?

Wenn es Dich zu sehr schmerzt oder aus dem Gleichgewicht bringt, lies dieses Kapitel häppchenweise – in dem Tempo, wie Du es aushälst. Ich möchte Dir nicht zusätzlich Leid und Druck aufbürden, sondern helfen, Dich auch hier ermuntern, das Leben zu bejahen.
Kein Opfer von sexualisierter Gewalt, ganz gleich ob es sich um Mädchen oder Jungen, Kinder, Teenager oder Erwachsene, Gesunde oder Behinderte, durch verwandte oder fremde Täter handelt, steckt diese Demütigung einfach so weg. Alle, denen so etwas passiert ist, haben oft lebenslang Schwierigkeiten, ihre persönlichen Grenzen zu schützen, und entwickeln deshalb bestimmte Mechanismen: von Verdrängung über Härte sich selbst gegenüber bis zu exzessiver Sexsucht. –
Und werden für ihr Verhalten von den Anderen als ein wenig schräg angesehen.

Du bist nicht schräg, Du hast nur gelernt zu überleben!
Doch Siegerin bist Du erst - wenn Du lebst.

Die Überlebensstrategien können sehr unterschiedlich ausgeprägt sein. Meistens sind sie für Außenstehende nicht nachvollziehbar, mitunter sogar für den eigenen Partner nicht. Sie wirken auf Nicht-Eingeweihte destruktiv, ignorant, gefühlskalt, verwirrt, aggressiv. Du weißt, dass dem nicht so ist. Es sind schmerzliche Versuche, Dein inneres Wesen zu schützen. Auf diese Art kannst Du überleben und schaffst es Deinen Alltag zu leisten. Doch mit leben, sich glücklich und gesund fühlen hat das nichts zu tun! Deshalb spreche ich dieses Thema hier an. Ich wünsche Dir, dass Du anspruchsvoller wirst – für Dein Lebensglück und das Deines ungeborenen Kindes. Bevor Du Achtung von anderen erfährst, musst Du Dich dieser persönlichen Aufgabe stellen!
Ich verstehe, dass Du nicht besonders viel Lust hast, die Ereignisse noch einmal zu durchleben. Es ist Licht am Ende des Tunnels! Du gehst stark aus so einem Prozess hervor, und Dein Kind braucht nicht die Verhaltensmuster eines Opfers zu erlernen.

Der erste Schritt dazu ist das Erkennen und Verstehen der eigenen Verhaltensweisen. Nur das, was Du erkennst und als Teil Deines Selbst akzeptierst, kannst Du auch ändern! Es wäre zuviel erwartet, wenn Du versuchtest, alles sofort zu begreifen. Mitunter ist es auch fast unmöglich, bestimmte Dinge selbst zu erkennen, und Hilfe von außen ist nötig. Ich empfehle die systemische Arbeit nach Bert Hellinger.

Die Selbstzermarterung beginnt im Kopf als permanent vorhandene, unbegründete Angst vor Krankheit, Selbstabwertung und Selbstverachtung. Diese Minderwertigkeitsgefühle lassen sich gut durch chronisches Überarbeiten und übertriebene Disziplin kompensieren. Kennst Du das? Willst Du auch immer alles perfekt machen, und wenn es nicht perfekt geht, zerfrisst es Dich? Glaubst Du auch, dass Du Dich über Deine Arbeit definieren kannst – als wertvoller Leistungsträger, damit Du als Frau nicht in Erscheinung treten musst? Du handelst komplett aus dem Kopf, unterdrückst Gefühle, wo es nur geht, und bist dabei ziemlich erfolgreich. Deshalb wird diese Störung von Deiner Umwelt nicht bemerkt, sondern als besonderer Ehrgeiz interpretiert. Nicht-Eingeweihte würden nie auf die Idee kommen, dass Du ein Opfer sein könntest, denn Du bist immer kontrolliert.

Es gibt wie gesagt sehr unterschiedliche Überlebensstrategien.

Eine weitere davon ist die Selbstverletzung.

Die Selbstzerstörung – denn um nichts Geringeres handelt es sich bei solchem Verhalten – kann auch emotionaler Art sein. Das, was Dein Kopf steuert, zeigt sich im Außen, in Deinem öffentlichen Auftreten. Die Gefühle dagegen spüren nur Du und Deine direkte private Umgebung. Typisch ist auch das Unterdrücken jeglicher Gefühle. Du willst nichts spüren und Du willst auch nicht an Deine eigenen Bedürfnisse erinnert werden, denn die sind ja schon einmal missachtet worden. Deshalb stellst Du Dich selbst total zurück, gönnst Dir nichts und opferst Dich für andere auf. Über das Leid anderer könntest Du permanent reden, aber es sollte möglichst niemand tiefer nachfragen wie es Dir geht.

Die offensichtlichste Form einer seelischen Störung ist die körperliche Selbstzerstörung. Diese äußert sich in exzessiv ausgelebten Süchten wie Drogen-Nikotin- oder Alkoholabhängigkeit, Essstörungen wie Erbrechen, Luftschlucken, Bulimie oder Fresssucht. Warum willst Du Deinen Körper nicht spüren, sondern unterdrücken, dass Du lebendig bist? Ist es Angst oder Selbsthass, dass Du den eigenen Körper möglichst unappetitlich machen möchtest? Möchtest Du mit aller Macht hässlich sein? Oder brauchst Du die Schmerzen, um zu spüren, dass es Dich noch gibt? Extreme Fälle masturbieren zwanghaft bis zum Wundsein oder schlucken Fremdkörper. Was glaubst Du wohl, wie lange Du das durchhältst? Diesen ständigen bewussten Schlafentzug, die zwanghafte Überanstrengung und das riskante Autofahren. Du bist nicht besonders lebendig, wenn Du extra riskante Sportarten ausübst.

Vielleicht ist der Ekel vor Dir selbst sogar so groß, dass Du Dich sogar unter das Messer der Schönheitschirurgen legst, um den hässlichen Körper und dieses feige, beschmutzte Antlitz loszuwerden? „In gynäkologischen und chirurgischen

Abteilungen sind Frauen bekannt, die einem Operationszwang zu unterliegen scheinen, (...) in geheimer Verständigung mit Ärzten und Ärztinnen, die meinen, überflüssige Organe wie die Gebärmutter etc. müssten entfernt werden."[1]
Mit all dem kommst Du keinen Schritt weiter. Du strafst Dich selbst für die Missetat eines Anderen, statt dafür zu sorgen, dass Du ein glückliches Leben führst und der Täter seine Strafe bekommt. Erlaube Dir Deine Wut! Was glaubst Du, wie viele Vergewaltigungen es noch gäbe, wenn alle Opfer ihren Zorn und ihren Hass bündeln würden und sich öffentlich engagieren würden für die Anklage und Bestrafung der Täter? Bringe Deine Wut nach außen und schaff in Dir Platz für Lebensfreude und Liebe.
Lies bitte weiter! Du bist sehr stark, Du kannst das noch ein bisschen aushalten. Vielleicht schaffst Du den Schritt, endlich umzudenken. Du kannst aus der Gewaltspirale, die Dein Leben dirigiert, ausbrechen und ganz bewusst und selbst entscheidend handeln.
Manche Betroffene verdrängen so erfolgreich, dass sie überhaupt keine Traumatisierungssymptome zeigen. Vielleicht lebst Du schon seit Jahren in einer festen Beziehung, hast sogar ein Kind und halbwegs regelmäßig Sex. Und dennoch ist da etwas, was Du nicht benennen kannst.

Und dann, in einem unvorbereiteten Moment, ist es ein Satz, eine Filmszene oder ein Foto, das Dich überrumpelt... und alles ist wieder präsent und schmerzhafte Erinnerungen explodieren in Dir.

Eine andere Variante der Verdrängung ist, dass die betroffenen Frauen keinerlei Erinnerung haben, jedoch jahrelang an wiederkehrenden Infektionen im Mund, Hämorrhoiden, Unterleibsschmerzen, Schmerzen beim Stuhlgang oder in den Geschlechtsorganen leiden. Mitunter werden sogar die dazugehörigen körperlichen Schmerzen einfach aus der Wahrnehmung ausgeschaltet. Absolute Gefühllosigkeit führt dazu, dass tatsächliche organische Erkrankungen erst sehr spät erkannt werden. Selten kommt es durch diesen unbewusst suggestiven Umgang mit sich selbst sogar zur Ausprägung von Autoimmunerkrankungen. Es ist nicht notwendig, dass Du Dich freiwillig opferst, nur weil Du einmal Opfer warst! Gib Deinem Leben eine Chance, Du bist ein Teil der Natur.

Vielleicht kennst Du diese häufige Kombination psychosomatischer Beschwerden:

Unterleibserkrankungen und -operationen,
Essstörungen,
Atemstörungen.

Das ist nicht einfach so zu benennen und gut. Es handelt sich um echte Beschwerden, die Deine Ausheilung blockieren, die Du Dir jedoch selbst zufügst. Das ist nicht mehr der Täter von einst. Das ist das verletzte Mädchen oder die beschämte Frau in Dir, die ihr Leid festhält.

Die Unterleibssymptome reichen von vorzeitiger „Scham"behaarung, Blutungsstörungen, über andauernden Ausfluss und Eileiterentzündungen, hormonelle Störungen, unklare, heftige Unterbauchschmerzen, Zysten, Verwachsungen bis zu lebenslangen Sexualstörungen. Manche Frauen sind im gesamten Unterbauch komplett empfindungslos. Glaubst Du, dass Du deshalb immer wieder im Unterbauch erkrankst, weil er die Ursache der sexuellen Gewalt ist, die Du ertragen musstest?
Deine glückliche und geborgene Entwicklung wurde jäh unterbrochen. Doch sie darf und sie kann wieder fortgesetzt werden. Lass Dir nicht von einem gestörten Täter, von jenem grausamen Erlebnis Dein gesamtes Leben versauen! Das ist es nicht wert. Du hast ein Recht auf ein gutes Körpergefühl, eine schöne Partnerschaft und eine glückliche Familie! Genieß die positiven Dinge, die Du erfährst, und konzentriere Deine Gedanken auf sie!

Wie ist das, wenn Du Dich in Behandlung begibst?
Wenn Du Deinem Frauenarzt nicht mitteilst, was Dir geschehen ist, kann er die Symptome nur falsch verstehen. Nur wenige Ärzte haben die Erfahrung oder die Sensibilität, um von allein auf ein Trauma bei Dir zu schließen. Leider werden allzu häufig Operationen wegen unklarer Unterbauchbeschwerden durchgeführt. Und damit fügst Du Dir ein weiteres Mal Leid zu – Du lässt die endgültige Verstümmelung Deines Körpers zu! Die echten Narben sind wahrscheinlich längst verheilt. Doch Du setzt Dich zusätzlich einer Vollnarkose als maximalem Auslieferungszustand aus. Der Operateur wiederholt die Grenzüberschreitung, das Eindringen ins Körperinnere.
Solange Du nicht bereit bist, der Ursache des Übels ins Antlitz zu blicken, Deine Vergangenheit beim Namen zu nennen und loszulassen, wirst Du immer wieder alles durchleben. Jedes Mal, wenn Du zum Gynäkologen gehst, dieser eine vaginale Untersuchung manuell oder mit dem penisförmigen Ultraschallsensor durchführt und Du nicht sagst, dass das unangenehm ist und bei Dir bitte nicht durchgeführt werden soll, unterdrückst Du Deine Abwehr, lässt Dir erneut wehtun. Es ist keine Vorsehung des Schicksals, dass Du einen Missbrauch erleben musstest und dann auch noch mit Unterleibserkrankungen gestraft wirst. Du kannst das selbst beeinflussen. Dazu musst Du zuerst erkennen, was bei Dir überhaupt einen Missbrauch zulassen konnte. Welche Verhaltensweisen führten dazu, dass Du nicht von vornherein zu stark warst für den Täter oder heftigere Abwehr geleistet oder es sofort jemandem erzählt hast, der Dich vor einem weiteren Mal schützen und das Geschehene sühnen konnte? Für wen oder was hast Du Dich geopfert?
Neben den gynäkologischen Problemen gibt es eine Reihe anderer Beschwerden, die Dir vielleicht – doch hoffentlich nicht – bekannt sind:

Druckgefühl auf der Brust, Asthma und Erstickungsanfälle als Folge unterdrückter Schreie

(Kissen auf dem Gesicht o.ä.),
Hyperventilationssyndrom,
Schlafstörungen und/oder häufige Alpträume,
Sprachstörungen,
Hautkrankheiten und/oder Allergien,
Lähmungen,
Konzentrationsstörungen,
Kopfschmerzen, Rückenschmerzen,
Magen-Darm-Störungen und/oder Durchfälle
Ablehnung des eigenen Körpers (geringe körperliche Eigenwahrnehmung, gestörter Kontakt zur Realität, Identitätsstörungen).

Alle diese Symptome zermürben Dich auf Dauer, nehmen Dir die Lebensfreude, machen Dich beziehungsunfähig und am Ende sterbenskrank. Es besteht also akuter Handlungsbedarf. Beginne wenigstens mit einem kleinen Schritt – lass die Augen offen. Du hältst das aus, was Du siehst, Du hast es ja schließlich überlebt und lebst damit jeden Tag. Deshalb nimmt Dir Betäubung auch nicht die Schmerzen. Sei ehrlich zu Dir selbst und entscheide Dich heute an der Weggabelung für den geraden, dunklen Weg der Verdrängung oder den holprigen, lichten Weg der Aufarbeitung!

14.2. Die Auswirkungen von Gewalt auf Deine Schwangerschaft sind eine harte Lernaufgabe.

Wenn Du bis hierher gelesen hast, dann schaffst Du es auch weiter. Bleib jetzt am Ball! Du bist schon ganz dicht davor zu erkennen, wo Du stehst und wie es um Dich steht. Bald hast Du ein kleines Baby, das Deinen Schutz braucht.

Die direkten oder späteren Auswirkungen gewaltvoller und sexueller An- und Übergriffe auf Mädchen und Frauen sind vielfältig: angefangen bei ungewollten Schwangerschaften mit Schwangerschaftsabbrüchen, Verdrängen einer Schwangerschaft, traumatischen Geburten, Störungen des Sexuallebens und/oder Partnerschaftskonflikten, über seelische und körperliche Erkrankungen, eine gestörte Mutter-Kind-Beziehung, spätere Kindesmisshandlung, die Freigabe des Kindes zur Adoption, bis hin zu sozialer Isolation, Suizid und noch viel mehr, was nicht definierbar ist.

Dein Baby, dieses unbeholfene Wesen, trägt keine Schuld. Du kannst Liebe geben, auch wenn Du selbst glaubst, nie Liebe erfahren zu haben. Trau Dich, trau Dir, Du wirst Dein Kind lieben!

Schwangerschaften infolge von Vergewaltigungen kommen häufiger vor, als der Öffentlichkeit bekannt ist. Wiederholt deuten Studien und Befragungen Betroffener darauf hin, dass auf etwa 10% aller Vergewaltigungen eine Schwangerschaft folgt. Dies würde bei 7.499 Fällen angezeigter Vergewaltigungen in Deutschland im Jahr 2000 bis zu 750 Schwangerschaften aus sexuellen Übergriffen bedeuten. Die Dunkelziffer ist entsprechend wesent-

lich höher. Nach behördlichen Schätzungen wird nur etwa ein Zehntel aller Fälle von sexueller Gewalt überhaupt erfasst.
Verdrängte Schwangerschaften treten etwa im Verhältnis 1 : 475 auf. Teilweise bleiben sie sogar bis zur Geburt unbemerkt (1 : 2.455). Dabei handelt es sich jedoch nicht ausschließlich um Folgen sexualisierter Gewalt. Es können durchaus auch andere äußere Lebensumstände zu derartigen Krisen führen.
Sobald Du weißt, dass Du schwanger bist, setze Dich damit auseinander. Du hast kein Recht, das unschuldige Kind zu ignorieren, zu strafen oder zu verletzen. Wenn Du es nicht annehmen kannst, ist das eine Sache. Eine andere Sache ist es, zu einer Behörde zu gehen und das Kind legal zur Adoption freizugeben oder es anonym zur nächsten Babyklappe zu bringen. Dann weißt Du es wenigstens gut untergebracht.

Warum kommen derartige Übergriffe so selten zur Anzeige?
Die Definition sexualisierter Gewalt ist kulturbedingt. Sie ist eng an die Vorstellungen von Gewalt, Sex und Machtausübung geknüpft. Das ist für Dich, insofern Du betroffen bist, komplett egal. Du fühlst, was Dir widerfahren ist, oder meidest jegliches Fühlen, und keine offiziell gültige Definition kann diese Gefühle ermessen und bewerten. Dennoch prägen die allgemein gültigen sozialen und kulturellen Normen auch Dein Schamgefühl: Als Unterdrückte dazustehen, beschämt und erniedrigt, und dann gleich zu einer Behörde zu gehen, die de jure mehr Autorität hat als Du, um dieses Gefühl gleich noch einmal bestätigt zu bekommen – das ist zuviel. Das ist nur allzu verständlich.

Viele Frauen, insbesondere solche, die in ihrem Leben ein traumatisches, sexuelles Erlebnis hatten, stürzt eine Schwangerschaft in eine Identitätskrise. Das Mutterwerden verlangt von Dir auch Erwachsenwerden! Der verletzte Teil von Dir darf weiter weinen, doch übergib jetzt bewusst dem heilen, frohen Teil die Führung. Weine ruhig laut, lass das Erlebte hinaus. Du brauchst es für Dein zukünftiges Leben nicht mehr!
Manche betroffene Frauen fühlen sich durch die Schwangerschaft sogar geschützt, weil sie scheinbar nicht als sexuelles Wesen wahrgenommen werden. Sie bekommen auch von ihren Männern die Zärtlichkeit, die sie sich ersehnen, ohne den Preis des Sexualaktes dafür zahlen zu müssen.

> *Kennst Du diese Symptome?*
> Ekel, Verwirrung, Angst, Scham, Hilflosigkeit, Orgasmusschwierigkeiten, Wut, Sprachlosigkeit, Schuld- und Schmutzgefühle, Hass, Trauer, psychotische Symptome, Borderline-Symptome, Anspannung, Selbstentwertung, zwanghaftes Verhalten, Abspaltung von sich selbst: neben sich stehen, es passiert einer Anderen, Dissoziation (multiple Persönlichkeit), Gefühl von Unwirklichkeit, Realitätsverlust, Tunnelsicht, Sehen und

Hören wie durch einen Nebel, Taubheit verschiedener Körperbereiche, Apathie, übertriebene Schreckreaktionen, Befürchtung einer überschatteten Zukunft, Flashbacks, Depressionen, Vertrauensverlust, Beziehungsangst...

Es war ganz sicher nie Dein Wunsch, aus einem solchen Zustand heraus eine Familie zu gründen, mit diesen Gefühlen Dein Kind zu empfangen und großzuziehen. Es gibt schönere Formen, eine Schwangerschaft zu erleben. Doch das Geschehene kannst Du nicht auslöschen. Nutze die Chance – neun Monate intensiver Auseinandersetzung – der Vorbereitung auf Deine Mutterschaft!

Der schwangere Bauch ist nicht anrüchig. Mit Deiner Schwangerschaft trägst Du sexuelles Erleben öffentlich zur Schau – ohne Tabus zu brechen. Nimm es so hin, wie es ist – nicht alle Menschen können Anteil an Deinem Erlebten bzw. Rücksicht darauf nehmen.

Körperlichkeit, Sexualität und Mutterschaft sind heute keine Einheit mehr. Diese Tatsache ist ein weiterer Beleg für unsere völlige Entfremdung von einer natürlichen Lebensweise.

Wenn Du überfordert bist, suche und bitte um Hilfe. Das kann eine erfahrene Hebamme, eine Selbsthilfegruppe oder ein Psychotherapeut sein. Ein derartiges Trauma ist ein echter Risikofaktor für den Schwangerschafts- und Geburtsverlauf und die Zeit des Wochenbetts – auch wenn die Schwangerschaft erst Jahre nach dem Missbrauch zustande kommt.

Du musst nicht einfach funktionieren, sondern kannst ganz bewusst entscheiden!

Woran lassen sich einzelne Symptome von außen erkennen?

- Übermäßiges Erbrechen in der Schwangerschaft aufgrund von Ekel und Scham beim Gedanken an Sex.
- Geschlechtsverkehr ist grundsätzlich etwas Unanständiges. Wenn Du es tust, unterstreichst Du automatisch Deinen Selbsthass und Minderwert.
- Die unbewusste Angst vor dem Kind kann sogar Gestose-Symptome hervorrufen.

Falls Du Essstörungen hast oder sogar süchtig bist, ändere das. Wage den Sprung ins ganz kalte Wasser und lass von heute auf morgen alles sein, was zerstörerisch wirkt. Nimm dazu jedwede Hilfe in Anspruch, die Du bekommen kannst, beispielsweise über Therapie- und Beratungszentren oder Anonyme Selbsthilfegruppen. Du gehst aus diesem Kraftakt als Siegerin hervor und darfst bald ganz stolz ein tolles Baby im Arm halten. Leben zu schenken ist Versöhnung.

Diese Versöhnung mit Dir ist sehr wichtig, denn wenn es aufgrund psychosomatischer Störungen zu Komplikationen während Schwangerschaft oder Geburt kommt, führt das zu einem erneuten Ausgeliefertsein – an die männliche, technisierte Geburtshilfe. Obgleich gerade Du Dich so gut kennst, wird durch die

angebliche Überlegenheit des ärztlichen Blicks jede Selbsterfahrung minderwertig. Die apparative Überwachung führt zu einer weiteren Distanzierung von Deiner Körperwahrnehmung. Erlaube das nicht schon wieder! Steh für Dich ein! Du bist die Expertin Deiner Wunden. Es gibt keinen Fachmann, der das besser beurteilen kann als Du.
Deshalb erspare Dir jede unnötige Verunsicherung durch Fachsprache, Flüstern unter Klinikpersonal, Visiten mit großen Expertenteams ohne Dich einzubeziehen oder gar eine Entbindung, bei der Du nicht zu Wort kommst. Suche Dir eine erfahrene, einfühlsame Hebamme, die Dir bei der Geburt beiseite steht an einem Ort Deiner Wahl.

Mythen, die eine Schwangerschaft positiv wahrnehmen lassen, lösen bei Dir vielleicht gerade Erwartungsdruck und Ablehnung aus. Du meinst, Du seiest keine vollwertige Frau oder gute Mutter, wenn Du das nicht genauso empfindest wie die Öffentlichkeit es voraussetzt. Doch das ist Unsinn! Sehr viele Frauen haben in der heutigen Gesellschaft Schwierigkeiten, sich mit der Mutterrolle anzufreunden und zumindest vorübergehend Karrierepläne ziehen zu lassen.
Dazu gehören Floskeln wie:

- Der dicke Bauch fühlt sich toll an.
- Die Schwangerschaft ist eine Zeit der „guten Hoffnung".
- Jede Mutter liebt ihr Baby sofort – ab dem Moment, wo sie erfährt, dass sie schwanger ist.
- Schwangerschaft und Geburt sind Erlebnisse spiritueller Erweiterung.
- Mutterwerden ist die endgültige Initiation ins Frau-Sein, der Abschluss Deiner Identitätsbildung/-findung.
- Die Mutterrolle schließt einen drastischen Rollenwechsel von der berufstätigen zur haushaltsführenden Frau ein.

Diese überhöhten Anforderungen bestehen allgemein, obwohl kaum jemand in unserer Gesellschaft, der keine eigenen Kinder hat, überhaupt Erfahrungen im Umgang mit Kindern hat.
Du kennst das schon. Die Verarbeitung eines gewaltsamen Erlebnisses geschieht nicht am Stück und kann dann ein für alle Mal abgehakt werden. Immer wieder treten neue Situationen auf, in denen Du gehemmt reagierst und die alten Bilder im Kopf Dich überraschen. Ähnliches vollzieht sich während einer Schwangerschaft. Eine einmalige Entscheidung für das Kind blendet nicht automatisch alle bösen Erinnerungen aus und knipst die rosa Lampe für das Baby an. Damit Du die kommenden Hürden immer wieder meisterst, empfehle ich Dir in Anlehnung an die Studie von Polina Hilsenbeck, Dich auf eine schrittweise Entwicklung einzustellen.

Das erste Schwangerschaftsdrittel nutze,
um eine Entscheidung zu treffen:

Innerhalb der ersten 12 Wochen fällst Du die Entscheidung, ob Du die

Schwangerschaft annimmst oder nicht. Du kannst das nicht von heute auf morgen, lass den Prozess geschehen. Du kannst Deine Unsicherheit beobachten und beeinflussen; eine sofortige, erzwungene Lösung entzieht sich Deinem Willen.

Auch nach einer Bejahung bist Du im zweiten Schwangerschaftsdrittel immer mal wieder unsicher:

Während andere Schwangere jetzt vital und lebensfroh sind, findest Du Dich oft unglücklich weinend. Den Körper mit jemand anderem zu teilen, empfindest Du als unangenehm und belastend. Die zermürbende Aufarbeitung, die Dir immer wieder dieselben inneren Bilder samt körperlicher Reaktionen bringt, führt zu Schlafstörungen, Depressionen, Ängstlichkeit und Nervosität.

Wage es doch mal, Deine Sorge vor der Zukunft abzulegen!

Wenn Du dann zu sehr erschrickst über Deinen eigenen Mut, kannst Du Dich ja jederzeit in die vertraute Traurigkeit zurückziehen. Es kann Dir also gar nichts passieren, wenn Du aktiv gegen die schrecklichen Erinnerungen angehst, außer dass das Leben wieder mehr Freude macht.

Obgleich der Missbrauch furchtbar war, bist Du liebesfähig geblieben. Du kannst Sex zulassen. Vielleicht traust Du Deinem Partner sogar so stark, dass Du die Intimität mit ihm genießt. Deshalb lass Dich auch beim Mutterwerden nicht von der Vergangenheit aufhalten. Du hast ein Recht auf ein schönes Leben! Schmiede Pläne gemeinsam mit Deinem Partner.

Im letzten Schwangerschaftsdrittel wird es konkret:

Dein Kind ist ein Geschenk für Deine Gesundung. Das innere Ausgefüllt-Werden kann sowohl Bereicherung als auch Beengung für Dich sein. Entscheide Dich doch mal für die positive Sicht auf Dein Baby bzw. Deinen anschwellenden Leib. Du wirst es spüren: Die ersten Kindsbewegungen sind vielleicht noch etwas suspekt. Doch mit der Zeit wirst Du sie immer toller finden. Es geht nichts kaputt in Dir, sondern es lebt etwas! Du lebst! Erlaube Dir die liebevollen Gedanken für Dein Baby, lass die einsetzende Fürsorge zu.

Du bist der aktive Teil eines natürlichen Ablaufes, der Bereicherung und Entwicklungsmöglichkeit für Dich sein kann. Du bist Trägerin des Lebens! Liebe zuerst Dich selbst, dann kannst Du auch Deine Schwangerschaft lustvoll und neugierig erleben – die Liebe zu Deinem Kind entwickelt sich nach und nach.

14.3. Die Hürde der Geburt. Wenn Du es bis hierher geschafft hast, dann geht's auch weiter.

Du bist noch da, trotz Missbrauchs. Es gibt Dich, und Du bist fruchtbar. Du bist immer noch eine Frau, trotz Verletzungen und Demütigung. Deshalb versuche, die Geburt eines eigenen Kindes als Chance zu sehen, Deine (Über-)Lebenskraft und Stärke wahrzunehmen und voll einzusetzen.

Du weißt, dass jede äußere Einmischung in den Geburtsablauf Deine Traumata nur verstärkt. Jede Form von Narkotisierung löst in Dir das Gefühl des

Ausgeliefertseins aus, jeder chirurgische Eingriff wiederholt das demütigende Eindringen in Dein Inneres. Deshalb meide jede klinische Form technisch-invasiver Entbindung!
Ja – eine Geburt ist schmerzhaft. Deine Fortpflanzungsorgane und Deine Sexualorgane sind dieselben, nur der Vorgang und die Ursache der Schmerzen sind diesmal ganz anders. Die Geburt findet in der Gegenwart statt, nicht im Gestern. Bei einer Geburt geht es darum, eine Einheit mit Deinem Körper zu sein, nicht Opfer des eigenen Körpers zu werden! Auch wenn viele Ängste und Erinnerungen in Dir aufsteigen, lass Dich von Ihnen nicht zum passiven Aushalten erdrücken.
Die meisten betroffenen Frauen bringen ihre Kinder auf natürlichem Weg zur Welt, ohne Damm- oder Kaiserschnitt. Das liegt oft nicht am guten Bewusstsein der inneren Stärke, sondern an einer jahrelang eingeübten Unfähigkeit zur Kommunikation. Diese Unfähigkeit ist gekennzeichnet durch ein sehr stilles Ertragen von Schmerzen, eine sehr kontrollierte Atmung, ein Sich-Unsichtbarmachen.
Wenn Du das kennst und weißt, dass auch Du still wirst unter Schmerzen und Schwierigkeiten hast, Deine Bedürfnisse Anderen mitzuteilen, dann erkenne das an und bitte gegebenenfalls vor der Geburt Deinen Partner Dein Sprachrohr zu sein. Es handelt sich um typische Symptome für eine Abspaltung Deines Selbst von Deinem Körper und von der Umwelt. Wenn Du meinst, Du seiest es nicht wert, um Hilfe bitten zu dürfen, dann irrst Du! Wann immer Deine Ängste die Oberhand zu gewinnen drohen, teile es einer nahestehenden Person mit. Informiere Deine Hebamme genau über Berührungen, die Dir unangenehm sind. Sage ihr, dass Du keine vaginale Untersuchung wünschst. Viele betroffene Frauen reagieren mit einer extremen Anspannung der Beckenbodenmuskulatur während vaginaler Untersuchungen oder auch während der Austreibungsphase der Geburt. Diese körperliche Reaktion erscheint routiniertem, aber unwissendem geburtshilflichem Personal als übertrieben zimperlich. Es handelt sich jedoch um eine ganz typische, stille Abwehrhaltung von Gewaltopfern unter Wehen.
Wenn Du meinst, Du hast etwas so Furchtbares wie einen sexuellen Missbrauch ganz sicher nicht erlebt, aber in Deinem gesamten Sexualleben zu rituellen Waschungen neigst wie beispielsweise zu sofortigem Duschen nach jedem Geschlechtsverkehr, dann geh in Dich, ob Du nicht doch etwas beiseite schiebst, was Dich in einer Geburtssituation völlig überrumpeln könnte. Übrigens: Es ist weder verboten noch ein Grund sich zu schämen, wenn Du mitteilst, dass Du Schmerzen hast.

Die Geburt bewältigst Du ganz sicher! Hier liegt Deine sexuelle Kompetenz als Frau! Niemand fragt jetzt nach Deiner Orgasmusfähigkeit. Ein Teil von Dir drängt nach außen und bedarf Deiner Stärke und Lebenskraft!

14.4. Liebe überwindet jedes Leid.

Du kannst eine schöne Schwangerschaft erleben, wenn Du es nur zulässt. Eine natürliche Geburt kann ein ganz wichtiger Meilenstein auf dem Weg Deiner Heilung sein. Sie stärkt Dein Selbstbewusstsein, macht Dich stolz auf Deinen Körper.

Es gibt zwei wichtige Schritte auf dem Deinem Weg der Gesundung:

- Sei lieb und respektvoll mit Dir selbst!
- Lass Dein Leid gehen!

Du bist das Opfer und deshalb unschuldig. Gewalt ist keine Liebe und deshalb niemals richtig.
Eine instinktive Schutzreaktion wie zum Beispiel das jahrelange Schweigen und damit das Decken des Täters ist für Dich richtig. Das bedeutet nicht, dass Du jemals die Gewalt genossen hast. Jeder, der das unterstellt, hat keine Ahnung, wovon er spricht. Du bist normal – die Gewalteinwirkung ist von außen nicht sichtbar. Dein Körper kann heilen. Deine Seele kann heilen. Es ist immer noch Dein Leben!
Du hast stets das Recht, die Grenze zu setzen, wer wann und wie Deinen Körper berührt.
Du darfst und kannst Dich jederzeit für das Glücklichsein entscheiden.
Lass Dir die Vergangenheit nicht zur Zukunft werden!

Wie kannst Du das angehen?
Zuerst höre auf, Dich selbst zu verachten und zu bestrafen. Damit ist ab sofort Schluss!
Wenn Du Deinen Körper verachtest, Dich gehen lässt, dann werden Dir auch Andere herablassend begegnen.
Fordere nicht Verständnis und Schuldübernahme von Dritten, schon gar nicht von Deinem aktuellen Partner. Nimm das Leben als positive Herausforderung, sag: Lass mich mal zeigen, was in mir steckt. Sage Dir dafür selbst:
„Ich habe genug gelitten!"

Erlaube Dir als Teil der Natur eine natürliche Heilung.
Dazu stärke Dein Selbstbewusstsein durch tägliche sportliche Bewegung. Wenn Du spürst, wie Dein Körper durch das Training gestärkt wird, fühlst Du Dich automatisch weniger angreifbar. Du kannst Dir selbst kleine Leistungsziele stecken, deren Erfüllung Dich stolz auf Dich und Deinen Körper macht.
Wenn Du Dich halbwegs stabil fühlst, faste für etwa 14 Tage – selbstredend dann, wenn Du nicht schwanger bist. Das Fasten kann intensive Erinnerungen hervorbringen, die Dich mitunter etwas zurückwerfen können. Doch jetzt halte durch! Zieh Dich jetzt nicht zurück ins Schneckenhaus. Stelle einen Wochenplan

für die Fastenkur auf, in den Du Wanderungen, Meditation, Gymnastik, Lesen und Massagen einbeziehst. Lerne, das Schöne wahrzunehmen! Immer, wenn Deine Gedanken melancholisch werden, konzentriere Dich bewusst auf etwas Schönes: ein Kerzenlicht, ein schönes Bild, einen Blumenstrauß. Es sind die ganz kleinen Dinge, die uns froh machen können und Geborgenheit geben.
Nach der Fastenkur stelle Deine Ernährung auf rein pflanzliche Kost um. Die pflanzliche Ernährung hilft Dir, klar im Kopf zu bleiben. Sie hilft Dir, standhaft gegen jede psychische Labilität zu sein. Du hast Deinen Hass, Deine Ängste, Deine Aggressionen oder Deine Scham besser im Griff. Nach und nach werden sich diese Gefühle in Lebensfreude und Selbstbewusstsein umwandeln.
Mach Dich hübsch zurecht – trage chice Kleidung, mach Dir eine typgerechte Frisur. Geh immer so aus dem Haus, als ob Sonntag wäre. So signalisiert Du anderen Menschen, dass Du Dich selbst achtest, und erfährst dann auch Achtung von anderen.
Rede ab jetzt nur von guten Dingen! Erzähle von Erlebnissen, die interessant, fröhlich, spannend, herausfordernd, lustig sind. Lass Jammern und Klagen sein! Wenn Du nicht gleich in der Lage bist, fröhliche Gespräche zu führen, dann singe. Singe für Dich selbst. Indem Du über positive Dinge redest oder fröhliche Melodien singst, stärkst Du Dich mental und schaffst in Deinem Leben Platz für schöne Erlebnisse und Begegnungen.

Enttabuisiere die Gewalt! Du hilfst Dir selbst am besten, wenn Du mit dem Erlebten ganz offen umgehst. Wenn Du sehr ängstlich oder schüchtern bist und Dir deshalb der offensive Umgang damit schwer fällt, dann probier es mal mit konstruktiver Wut. Sei doch mal richtig wütend auf den, der Dir das angetan hat, und brülle das ganz laut heraus! Beginne damit bei einer Vertrauensperson. Sage ihr, dass Du nicht bedauert werden möchtest, sondern dass Du Dir Unterstützung wünschst bei dem Anlauf, Dein Leben neu zu gestalten. Du musst nicht gleich ein Plakat an Deinen Balkon hängen, aber teile es allen Personen mit, die mit einer intimen Seite von Dir zu tun haben: Deinem Partner, sehr engen Freunden, Deinem Frauenarzt, Deiner Hebamme (auch bei weiteren Schwangerschaften) und auch Deiner Familie – Eltern, Geschwistern. Ausgenommen sind Deine Kinder. Die Kleinsten müssen nicht alles von ihren Eltern erfahren und sie sollen auch nicht mit so grausamen Dingen belastet werden.

14.5. Knappe Anmerkungen zu Gewalt: Solange die Menschheit Fleisch und Feuerkost isst, wird es auch Kriege und Machtmissbrauch geben.

Die Bibel benennt die Aufgabe der Menschheit als: Macht Euch die Erde untertan.
Doch statt für ihre Untertanen zu sorgen, zerstören die Menschen alles durch gnadenlose, kurzsichtige Ausbeutung. Das andauernde einseitige Nehmen raubt

uns und unzähligen anderen Arten die Lebensgrundlage. Der Mensch zerstört alle Ressourcen: angefangen bei Bodenschätzen, beim Regenwald, über die Süßwasserreserven, die Atmosphäre, die Gletscher, fruchtbares Weide- und Ackerland bis zur eigenen Nahrung.
Die Urwälder werden abgeholzt, um riesige Weideflächen zu schaffen für den massenhaften Fleischkonsum weltweit. Sobald es eine Viehseuche gibt, wird befürchtet, es gäbe bald nichts mehr zu essen. Dabei wäre das Gegenteil der Fall: Eine umfassende Ernährung der gesamten Menschheit mit pflanzlicher Kost wäre nicht nur möglich, sondern man könnte sogar Überschuss produzieren bzw. Land freigeben für eine Wiederaufforstung. Die anfallende, überschüssige Biomasse wäre ein zusätzlicher, hervorragender und nachwachsender Energielieferant.
Vegetariern wird völlig zu Unrecht eine einseitige Ernährung vorgeworfen. Ist im Vergleich etwa der Wechsel zwischen Leberwurst, Schnitzel, Boulette und Gulasch vom Schwein und Rouladen, Schinken und Steak vom Rind abwechslungsreicher? Nur weil die Garmethode und die Gewürze sich ändern, ist doch das Nahrungsmittel kein anderes. Das tägliche Essen toter Nahrung bleibt nicht folgenlos.
Die bessere Lebensqualität lebendiger Nahrung ist sogar messbar. Messbar sind in diesem Fall die elektromagnetischen Schwingungen, die beispielsweise bei frisch geerntetem Löwenzahn noch genauso hoch sind wie bei dem auf der Wiese oder bei einem soeben gepflückten Apfel vergleichbar sind mit denen der Äpfel am Baum. Ebenso wie Du nichts Angebranntes essen sollst, meide auch schwarze Pflanzenteile (Blätter, Halme, Wurzeln). Sie sind der pure Tod. Achte darauf, dass Deine Nahrung nie zu lange gelagert wird. Im Winter ist Lagerung bisweilen unvermeidbar. Ergänze dann durch hochwertige tropische Früchte. Gut abgehangenes Fleisch wird mürbe vom sich bildenden Leichengift. Pflanzliche Frischkost bringt Dir pure Lebensenergie!
Gekochte tierische Speisen setzen Deinem Körper sehr zu. Die hochwertigen Eiweiße führen Dir immense Kalorienmengen zu, die in der modernen Arbeitswelt im Büro kaum mehr gebraucht werden. Das wiederum führt zu einer erhöhten Reizbarkeit, gestauter Aggression, Jähzorn, einem überzogenen Triebempfinden – obwohl die sexuelle Ausdauer selbst dadurch ironischerweise nicht mit ansteigt.
Bei unseren Artverwandten, den Schimpansen, werden keine Vergewaltigungen beobachtet. Sobald ein Weibchen ein Nein signalisiert, lässt das Männchen sofort von ihm ab. Die Menschen hingegen stehen bisweilen so unter Druck, dass sie die Kontrolle über sich verlieren. Aggression und Trieb steigern sich gegenseitig, führen zu einer perversen Mischung aus Macht- und Lustausleben.
Die Perversion zeigt sich in den weltweiten Kriegen, insbesondere in den politisch begründeten. Die aus reiner Not wie Wassermangel geführten Bürgerkriege präsentieren den Kampf ums nackte Überleben. Jedoch die strategisch

(herbei)geführten Kriege entstehen aus reinem Kalkül, Machtmissbrauch und zeigen Gefallen am Töten und Quälen anderer.
Es gibt tatsächlich Menschen, die meinen, sie könnten über das allgemeine Recht zu leben bestimmen und entwickeln dazu beispielsweise Impfungen oder gentechnisch veränderte Nahrung, die jeweils zu Unfruchtbarkeit führen.[2]
Solange getötet werden muss, um die Menschen zu ernähren, wird es auch Gewaltverbrechen und Kriege geben. Schon Albert Einstein, der übrigens selbst Vegetarier war, sagte, es sei eine der größten Aufgaben der Menschheit, den eigenen Aggressionstrieb in den Griff zu bekommen.

Wenn Du jetzt glaubst, eine pflanzliche Kost würde Dich zu einem harmlosen Häschen machen, irrst Du. Du wirst sanfter werden, weniger das Bedürfnis haben, immer dagegenhalten zu müssen, wenn Andere Dich kritisieren, weniger den aufgestauten Frust des Tages an Deinem Partner abreagieren müssen. Und Du wirst klarer werden bezüglich Dir selbst, wirst die mentale Kraft entwickeln Position zu beziehen zu Deiner Lebensweise, wirst aufgrund eines stabilen Selbstbewusstseins weniger angreifbar sein. Selbst weniger angriffslustig zu sein, heißt nicht automatisch, zum Gejagten zu werden. Du wirst weniger manipulierbar sein und Deine Vorhaben umsetzen können – nein, nicht weil das Schicksal Dir gute Energien schenkt, sondern einfach weil Du selbst begonnen hast, Dein Leben zu gestalten. Es mag nur ein kleiner Schritt sein, doch wenn Du anfängst, aus dem alltäglichen, blutigen Wahnsinn auszusteigen und Deine Kinder in diesem verantwortungsvollen Bewusstsein zu erziehen, dann hat die nächste Generation eine echte Chance, diese Welt schöner zu gestalten als wir es heute halten.

[1] Hilsenbeck, Polina: Autoaggression und Selbstverletzung. In: Psychosozioale Frauenberatungsstelle donna klara e.V.: Folgen der Gewalt. Dokumentation der Vortragsreihe, Kiel 1998, S. 104-129, hier: S. 106.

[2] Siehe Artikel „Kann es in einer Welt mit „Gen-Food“ Frieden geben?“ in der Zeitschrift Natürlich leben, Heft 1/2006, S. 20 ff., Bund für Gesundheit e.V.

15. Anhang

15.1.Nähr- und Vitalstoffe pflanzlicher Nahrung

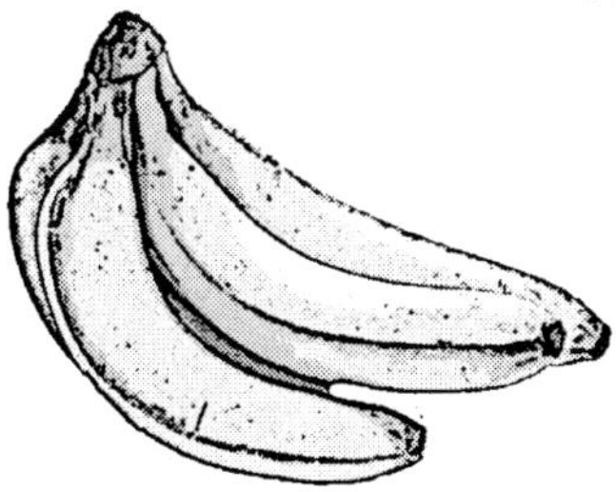

Die folgenden Tabellen erheben keinen Anspruch auf Vollständigkeit, doch sie können Dir beim Zusammenstellen Deiner Einkaufsliste helfen. Die Mengenangaben bezeichnen die Menge des jeweiligen Lebensmittels, die den empfohlenen Tagesbedarf allein deckt. Da die Mahlzeiten sowieso aus mehreren Lebensmitteln bestehen, brauchst Du selbstverständlich keine 100 Gramm Olivenöl am Tag zu essen. Es handelt sich um eine Orientierungshilfe.

Mehrfach ungesättigte Fettsäuren — *Empfehlung: 10,0 g/Tag*

Lebensmittel	**Menge**	**Energie**	**Wirkung**
Walnuss, europäisch	23 g	153,4 kcal	Zellwandaufbau, Wärme- u. Kälteisolierung,
Olivenöl	107 g	944,8 kcal	Organschutz,
Weizenkeimöl	16 g	143,4 kcal	Vitamine lösen: A, D, E, K,
Sonnenblumenöl	16 g	143,7 kcal	Energiedepot; hochungesättigte Fettsäuren halten Blutfettspiegel niedrig

Magnesium — *Empfehlung: 310 mg/Tag normal; 450 mg/Tag in Schwangerschaft und Stillzeit*

Lebensmittel	**Menge**	**Energie**	**Wirkung**
Hafer (Flocken)	223 g	825,1 kcal	Aktivierung vieler Enzyme für
Hirse (Korn), geschält	182 g	645,5 kcal	die Verdauung, Eiweiß- und
Blattspinat, frisch	534 g	93,3 kcal	Kohlenhydratstoffwechsel,
Kohlrabi, frisch	721 g	177,5 kcal	reguliert Herz- und
Portulak, frisch	205 g	55,4 kcal	Gefäßtätigkeit, steuert
Sonnenblumenkern, frisch	78 g	451,1 kcal	Erregungsübertragung Nerv-
Hülsenfrüchte, reif	267 g	742,2 kcal	Muskel (verhindert Krämpfe)

Ballaststoffe — *Empfehlung: 30,0 g/Tag*

Lebensmittel	**Menge**	**Energie**	**Wirkung**
Weizen (Vollkorn)	291 g	911,9 kcal	regen Darmtätigkeit und
Aprikose, getrocknet	267 g	666,8 kcal	-entleerung an, Schadstoffbindung,
Mohrrübe, frisch	826 g	213,1 kcal	Aktivierung von Verdauungsenzymen,
Erbsen, grün, frisch gegart	567 g	474,4 kcal	senken Cholesterinproduktion

Kalium — *Empfehlung: 3,5 g/Tag*

Lebensmittel	**Menge**	**Energie**	**Wirkung**
Pflaumen, frisch	1.591 g	749,1 kcal	Gegenspieler zu Natrium,
Banane, frisch	891 g	847,2 kcal	Muskel- und Nervenerregung,
Blattspinat, gegart	891 g	170,3 kcal	Entwässerung des Körpers,
Kohlrabi, frisch	921 g	226,7 kcal	Eiweißaufbau, Zucker- und
Fenchel, frisch	709 g	174,4 kcal	Mineralstoffwechsel
Avocado, frisch	700 g	1.547 kcal	
Feldsalat	800 g	112 kcal	

Weiterhin enthalten in: Endivie, Kiwi, Möhren, Fenchel, Champignons, Datteln, Feigen, Rosinen, Nüssen, Sauerkraut, Kürbis, Aprikosen, Petersilie.

Kalzium — *Empfehlung: 1,0 g/Tag*

Lebensmittel	**Menge**	**Energie**	**Wirkung**
Grünkohl, frisch	470 g	156,6 kcal	Aufbau der Zähne und
Orangen	3.300 g	1.551 kcal	Knochen, Gefäßabdichtung,
Brombeeren	2.200 g	968 kcal	Blutgerinnung, Muskel- und
Fenchel	1.000 g	240 kcal	Nervenerregung
Kohlrabi	1.400 g	336 kcal	

Weiterhin reichlich enthalten in: Nüssen, frischen Gartenkräutern (Kressen, Basilikum, Dill, Estragon, Majoran, Thymian, Schnittlauch, Petersilie, Rosmarin, Salbei), Spinat, Feigen, Datteln, Lauch, Mandeln, Sellerie, Brokkoli.
Viele der angegebenen Nahrungsmittel enthalten auch reichlich Phosphat.

Eisen — *Empfehlung: 15 mg/Tag*

Lebensmittel	**Menge**	**Energie**	**Wirkung**
Hafer (Flocken)	326 g	1204,9 kcal	Produktion von Hämoglobin (rote
Schwarzwurzel, frisch	455 g	76,0 kcal	Blutkörperchen) und Myoglobin
Hülsenfrüchte, reif	299 g	829,9 kcal	(Muskelfarbstoff), Sauerstoffbindung
Aprikosen, Rosinen			und-transport, Bestandteil vieler
			Enzyme

Zink — *Empfehlung: 10,0 mg/Tag; in der Schwangerschaft und Stillzeit 20,0 mg/Tag*

Lebensmittel	**Menge**	**Energie**	**Wirkung**
Weizen (Keim)	58 g	183,1 kcal	Aufbau von Enzymen und Proteinen,
Zuckermais, frisch gegart	664 g	593,1 kcal	überwacht die Aufnahme von Vitamin A
Pfifferling, getrocknet	115 g	138,0 kcal	ins Blut; fördert Immunabwehr, stabilisiert Zellwände, kräftigt Haut und Haar; bei Mangel Durchfall, Anämie, Wachstumsstörungen, Infektneigung.

Weiterhin in: Topinambur, Kartoffeln, Wildkräutern, Grüner Heilerde.

Vitamin A *Empfehlung: 1,5 mg/Tag*

um diese Empfehlung mit carotinoidreichen Lebensmitteln (Betacarotin) zu decken, sind folgende Mengen der betreffenden Lebensmittel erforderlich:

Lebensmittel	**Menge**	**Energie**	**Wirkung**
Aprikose, frisch	268 g	113,6 kcal	Widerstandskraft gegen Infektionen,
Grünkohl, frisch gegart	117 g	32,5 kcal	Bildung von Zahnschmelz, Haut und
Mohrrübe, frisch	51 g	13,1 kcal	Schleimhäuten, Haar und Nägeln,
Tomate, frisch	220 g	37,4 kcal	wichtig für das Wachstum der Schild-
Feldsalat	77 g	10,8 kcal	drüse, Produktion von Rhedopsin
Paprika, rot	85 g	17 kcal	(Sehfarbstoff), Oxidationsschutz; bei
Chicorée	88,5 g	14,2 kcal	Mangel Nachtblindheit, Infekte der
Blutorange	125 g	58,8 kcal	Schleimhäute.
Mango	130 g	76,7 kcal	

Weiterhin in: Kürbis, Melone, Spinat, Brokkoli, Grapefruit, Kopfsalat.

Achtung: Vitamin A aus tierischer Nahrung kann zu Überdosen führen, die Folgen sind Kopfschmerzen, Hautschäden, Leberschäden, Skelettveränderungen, Entwicklungsstörungen des Embryos. Hingegen Provitamin-A-Karotinoide werden nur begrenzt aufgenommen, Überdosierung ausgeschlossen.

Vitamin E (Tocopherol) *Empfehlung: 12,0 mg/Tag; in der Stillzeit 17 mg/Tag*

Lebensmittel	**Menge**	**Energie**	**Wirkung**
Himbeere, frisch	1316 g	446,6 kcal	Erhaltung der Zellmembran,
Wirsingkohl, frisch gegart	473 g	102,9 kcal	Oxidationsschutz,
Haselnuss, frisch	46 g	290,4 kcal	Antikörperbildung
Mandel, süß, frisch	46 g	261,7 kcal	
Weizenkeimöl	7 g	60,5 kcal	
Sonnenblumenöl	19 g	169,4 kcal	

Folsäure (B8) *Empfehlung: 400 µg/Tag; in der Schwangerschaft 800 µg/Tag*

Lebensmittel	**Menge**	**Energie**	**Wirkung**
Orange, frisch	1667 g	784,7 kcal	Blutbildung, Bildung des ZNS
Blattspinat, frisch	513 g	89,5 kcal	(Zentrales Nervensystem), verhindert
Chinakohl, frisch	482 g	65,7 kcal	Spina bifida (Schäden amNeuralrohr),
Fenchel, frisch	400 g	98,5 kcal	beteiligt an der Synthese aller kleinen
Rote Beete, frisch	430 g	179,9 kcal	organischen Moleküle.
Rettich, frisch	1667 g	227,1 kcal	
Feldsalat	263 g	36,8 kcal	
Kopfsalat	555 g	66,6 kcal	
Paprika, rot	667 g	133,4 kcal	
Chicorée	769 g	123 kcal	
Brombeere	1.250 g	550 kcal	

Weiterhin enthalten in: Walnüssen, Petersilie, Mango, Avocado, Eisbergsalat, Spargel, Tomaten, Karotten.

Vitamin B1(Thiamin) *Empfehlung: 1,5 mg/Tag*

Lebensmittel	**Menge**	**Energie**	**Wirkung**
Hafer (Flocken)	169 g	627,1 kcal	Unterstützt Verdauung,
Sonnenblumenkern, frisch	53 g	302,5 kcal	Fruchtbarkeit, Wachstum,
Nüsse			Milchproduktion, erhöhter
			Bedarf bei Infektionen,
			Energielieferant
			für Nervenzellen.

Achtung: stark hitze- und sauerstoffempfindlich, wasserlöslich.

Vitamin B2 (Riboflavin) *Empfehlung: 1,5 mg/Tag*

Lebensmittel	**Menge**	**Energie**	**Wirkung**
Mandel, süß, frisch	194 g	1.102,4 kcal	Zersetzung aller Nahrung,
Champignon, gegart	307 g	46,2 kcal	verhindert Augen- und Haut-
grünes Gemüse			probleme, wichtig für das
			normale Wachstum im
			Embryonalstadium

Achtung: hitzestabil, aber wasserlöslich und lichtempfindlich

Vitamin C *Empfehlung: 100 mg/Tag*

Lebensmittel	**Menge**	**Energie**	**Wirkung**
Erdbeere, frisch	154 g	49,3 kcal	Immunsystem, baut kräftige
Kiwi, frisch	141 g	85,8 kcal	Plazenta auf, nötig für Eisen-
Orange, frisch	200 g	94,2 kcal	aufnahme aus dem Darm,
Broccoli, frisch gegart	164 g	37,9 kcal	Entgiftungsmittel des Körpers,
Kohlrabi, frisch	156 g	38,5 kcal	unterstützt Wundheilung und
Paprika, rot frisch	71 g	26,3 kcal	Heilung von Knochen-
Schwarze Johannisbeere	65 g	25,4 kcal	brüchen, Hormonbildung,
Fenchel, frisch	110 g	26,5 kcal	Oxidationsschutz, Aufbau
Papaya, frisch	120 g	15,6 kcal	von Bindegewebe.

Weiterhin in: Sanddorn, Petersilie, Guave, Ananas, rote Johannisbeere.

Vitamin B6 (Pyridoxin) *Empfehlung: 2,0 mg/Tag*

Lebensmittel	**Menge**	**Energie**	**Wirkung**
Hirse (Korn), geschält	160 g	566,3 kcal	unterstützt die Ansammlung
Reis, ungeschält	179 g	626,3 kcal	von Fett und Fettsäuren für
Banane, frisch	324 g	308,5 kcal	die Produktion Rosenkohl,
Kartoffel, frisch gegart	702 g	197,9 kcal	von Antikörpern, Eiweißstoff-
			wechsel, Blutbildung; bei
			Mangel Erkrankungen der
			Nerven und Anämie; Ach-
			tung: Anti-Babypille ist
			Vit-B6-Räuber.

Weiterhin in: Pilzen, Avocado.

15.2. Die zytologische Abstrichuntersuchung. Oder kurz: der PAP-Test.

Diese Untersuchung ist benannt nach dem griechischen Arzt Papanicolaou. Sie liefert Ergebnisse gemäß einer Skala von I-V.

PAP-Gruppe	Zellbild	Medizinische Maßnahme	Alternative / Kommentar
PAP I	Normales Zellbild	Befund negativ, es sind keine weiteren Maßnahmen erforderlich.	Prima, freu Dich des Lebens!
PAP II	Normales Zellbild mit leicht entzündlichen und/oder degenerativen Veränderungen.	Befund negativ, Kontrolle nach Abklingen der Entzündung.	Lebe konsequent natürlich, bringe Deinen Scheiden-pH und Hormonhaushalt in Ordnung, dann schwinden auch entzündliche Prozesse.
PAP III	Unklares Zellbild bei schweren entzündlichen, degenerativen bzw. regressiven Veränderungen, die möglicherweise von einem Karzinom stammen.	Befund suspekt, nach drei Monaten wird ein Kontrollabstrich entnommen.	Lass Dir das Ergebnis ein Warnsignal sein. Eine sofortige Fastenkur ist angebracht.
PAP III D	Leichte bis mittelschwere Zellveränderungen.	Abstrichkontrolle nach drei Monaten, bei dauerhaftem Befund über ein Jahr bzw. über drei Kontrolltermine weitere therapeutische Maßnahmen.	Faste ausgiebig. Meide strikt alle tierischen Eiweiße, setze die Pille sofort ab, stoppe Nikotin- und Alkoholkonsum.
PAP IV a	Schwere Zellveränderungen, Carcinoma in situ (Vorstufe des Karzinoms).	Befund positiv, es folgt zunächst eine histologische Untersuchung (Biopsie) und die therapeutische Konisation oder Hysterektomie (Entfernung der Gebärmutter).	Nein, keine Biopsie, keine Konisation, keine Hysterektomie! Lass Dir nicht Deine Weiblichkeit verstümmeln, Du machst Dich damit zur lebenslangen Patientin. Falls Du tatsächlich Krebszellen in der Gebärmutter hast, erlaube keine operativen Eingriffe. Jedes Schneiden kann ein spontanes Wachstum des Tumors oder ein Streuen in den gesamten Körper auslösen.
PAP IV b	Carcinoma in situ, Verdacht auf invasives Wachstum.	Befund positiv, diagnostische Konisation und Abrasio (Ausschabung der Gebärmutter) oder Hysterektomie.	Nein, weder Konisation noch Ausschabung! Du bist doch kein Schlachtvieh. Krebs betrifft grundsätzlich den ganzen Körper und kann nicht nur lokal behandelt werden. Verbanne Stickstoff (tierische Eiweiße, Nitritpökelsalz) aus Deinem Körper und schaffe Sauerstoff (Sport an frischer Luft, viel grünes Gemüse und Wildkräuter, Vitamine) hinein! Fang heute noch an.
PAP V	Zellen eines bösartigen Gebärmutterhalskrebses.	Befund positiv, sofortige histologische Untersuchung, bei eindeutigem Befund entsprechende operative Eingriffe sowie nuklearmedizinische bzw. chemotherapeutische Maßnahmen.	Krebstod oder Auslieferung an diese Behandlungsmethoden – da gibt es keinen großen Unterschied. Stelle umgehend um auf Rohkost und lass Deinen Krebs aushungern!

16. Tipps und Weiterführendes.

Die Liste der Tipps und Kontaktadressen, die Dir bei speziellen Fragen weiterhelfen können, ist nicht vollständig. Ich möchte Dir lediglich den Einstieg in die eigene Auseinandersetzung erleichtern.

16.1. Hebammenverbände.

Bund Deutscher Hebammen e. V. www.bdh.de
Geschäftsstelle: Gartenstraße 26 76133 Karlsruhe
Postadresse: Postfach 17 24 76006 Karlsruhe
Tel. +49 . (0)721 . 98189-0
Fax +49 . (0)721 . 98189-20
Email: info@bdh.de

Bund freiberuflicher Hebammen Deutschlands e. V. www.bfhd.de
Kasseler Str. 1a 60486 Frankfurt
Tel.: +49 . (0)69 . 79 53 49 71
Fax: +49 . (0)69 . 79 53 49 72
Email: geschaeftsstelle@bfhd.de

Schweizerischer Hebammenverband
www.hebamme.ch
Rosenweg 25 C 3000 Bern 23
Tel. +41 . (0)31 . 332 63 40
Fax +41 . (0)31 . 332 76 19
Email: info@hebamme.ch

Österreichisches Hebammen Gremium
www.hebammen.at
Postfach 438 1060 Wien
Tel.: +43 . 597 14 04
Fax: +43 . 597 14 04
Email: oehg@hebammen.at

Hebammenverband Baden-Württemberg e. V. www.hebammen-bw.de
Ulrike Geppert-Orthofer Ammergasse 10 72070 Tübingen
Tel. +49 . (0)70 71 . 25 32 31
Fax +49 . (0)70 81 . 38 40 73
Email: 1.Vorsitzende@hebammen-bw.de

Berliner Hebammenverband e. V. www.berliner-hebammenverband.de
Erkelenzdamm 33 10999 Berlin
Tel.: +49 . (0)30 . 6946154
Fax: +49 . (0)30 . 61 60 93 54
Email: mail@berliner-hebammenverband.de

Hebammenverband Saar e. V. www.hebammenverband-saar.de
Tina Grün Teichstr. 9 66640 Namborn
Tel.: +49 . (0)68 54 . 80 31 14
Tel.: +49 . (0)68 54 . 80 31 14
Email: Kollmann-Tina@web.de

Hebammenverband Nordrhein-Westfalen e. V. www.hebammen-nrw.de
Angelika Josten Im Cäcilienbusch 1253340 Meckenheim-Merl
Tel.: +49 . (0)2225 . 947263
Fax: +49 . (0)2225 . 947264
Email: a.josten@web.de

Hebammenverband des Landes Brandenburg e. V. www.hebammen-brandenburg.de
Anja Zobel Geschw.-Scholl-Str.42
03229 Altdöbern
Tel.: +49 . (0)35434 . 12302
Fax: +49 . (0)35434 . 12944
Email: info@hebammen-brandenburg.de

Hebammenverband Niedersachsen e. V. www.hebammen-niedersachsen.de
Dalldorf 19 29562 Suhlendorf
Tel.: +49 . (0)5820 . 1590
Fax: +49 . (0)5820 . 1590
Email: info@hebammen-niedersachsen.de

Hebammenverband Sachsen-Anhalt e. V. www.hebammen-sachsen-anhalt.de
Praxis " Hebammen-Laden" Forsterstraße 39 06112 Halle
Tel.: +49 . (0)345 . 512 51 69
Tel./Fax: +49 . (0)345 . 517 07 58
Funk: +49 . (0)177 . 449 04 71
Email: info@hebammen-sachsen-anhalt.de

Hebammenlandesverband Bremen e.V.

www.hebammenlandesverband-bremen-ev.de

Irmhilde Fuhrmann

Rostocker Str. 6 27804 Berne
Tel.: +49 . (0)4406 . 67 77
Fax: +49 . (0)4406 . 97 06 96
Email: hlv.bremen.1@gmx.de

Netzwerk der Geburtshäuser in Deutschland www.geburtshaus.de

16.2. Stillgruppen.

La Leche Liga e.V.

www.lalecheliga.de
Dannenkamp 25 32479 Hille
Tel.: +49 . (0)571 . 4 89 46
Fax: +49 . (0)571 . 40 49 480
Email: beratung@lalecheliga.de

La Leche Liga Deutschland e.V. ist die deutsche Sektion der internationalen Organisation La Leche League International Inc., die ihren Hauptsitz in den USA hat und seit beinahe 50 Jahren Frauen weltweit Stillberatung anbietet. Auf der Website finden sich zahlreiche Links zu Vertretungen in anderen Ländern und Stillgruppen in Deutschland.

Arbeitsgemeinschaft Freier Stillgruppen e.V.
www.afs-stillen.de
Die Website bietet zahlreiche Informationen zum Stillen, unter anderem eine umfassende Tabelle mit Vergleichswerten zwischen Muttermilch und Flaschenmilch sowie Adressen, Literaturtipps und kostenlose Broschüren.

Stillgruppenverzeichnis von Deutschland www.stillgruppen.de
Hier findest Du sicher eine Stillgruppe in oder in der Nähe Deines Heimatortes.

Hannah Lothrop: Das Stillbuch, Kösel-Verlag, München 1993.
Das Buch ist ein Klassiker unter den Stillbüchern mit vielen charmant beschriebenen, sehr wertvollen Hinweisen rund um das Stillen.

16.3. Bezugsquellen.

Grüne Heilerde

Online-Shops:
www.argiletz.com (die Website ist in französischer Sprache)
www.ein-besseres-leben.de
www.keimling.de (unter Nahrungsergänzungen)

Exotische Früchte aus Wildsammlung

ORKOS S.A.S	www.orkos.com (http://de.orkos.com)
Postadresse:	B.P. 89 77483 Provins Cedex
Standort:	9 rue du Château 77650 Soisy-Bouy
	France

Freecall Deutschland: 0800 999 888 1
Tel. international: +33 . 1 . 64 60 2121
Freefax Deutschland: 0800 999 888 2
Fax international: +33 . 1 . 64 60 2101
Email: info@orkos.com

16.4. Quellen, Informationen, Kontaktadressen.

www.das-leben-kennt-den-weg.de

Forum und Informationen rund um die Themen naturgemässe Ernährung und Lebensweise für Schwangerschaft, Geburt und Stillzeiten sowie Tipps zur Ernährung von Kleinkindern und impfkritische Artikel.

Bund für Gesundheit e. V.

www.bfgev.de
Talstr. 34-44 52525 Heinsberg
Tel.: +49 . (0)2452 . 22678
Fax: +49 . (0)2452 . 101078

Franz Konz: Der Große Gesundheits Konz, herausgegeben vom Bund für Gesundheit, 8. Auflage, München 2006. Das Buch gilt als die „Grüne Bibel“ für alle, die sich für Urtherapie interessieren und sich ein gesundes Leben wünschen. Unter anderem sind die notwendigen Schritte für eine Heilerde-Fastenkur und anschliessende Ernährungsumstellung ausführlich beschrieben.

Ein Führer zu einheimischen, essbaren Wildpflanzen

Erwin Aichinger, Gertraud Albl, Wildpflanzen im Trend natürlicher Ernährung. Suchen. Erkennen. Sammeln. Verwenden, im Eigenverlag. Bezug über:
Erwin Aichinger, Krumpendorfer Str. 34/1, 9062 Moosburg.

Ingeborg Stadelmann, Die Hebammensprechstunde, im Eigenverlag

Bezug unter www.stadelmann-verlag.de oder im Buchhandel

Ein sehr empfehlenswertes Buch, dem ich einige Ratschläge auch für meinen eigenen Weg entnommen habe. Frau Stadelmann schreibt sehr authentisch und mit vielen Hinweisen aus ihrer Berufspraxis. Das Buch hat einen aromatherapeutischen Schwerpunkt.

Portal für unabhängige Impfinformationen www.impfkritik.de
Die Website liefert fundierte Informationen zu Inhaltsstoffen, Wirkungsweisen und Spätfolgen verschiedener Impfstoffe sowie Links zu impfkritischen Verbänden bzw. Netzwerken Impfgeschädigter. Bitte lies dazu auch das Buch *Impfen* von Gerhard Buchwald, bevor Du Dein Baby gutgläubig und unüberlegt den Spritzen aussetzt.

Das Veranstaltungs-Magazin für Babys, Kleinkinder, Mütter und Väter www.kidsgo.de
Hier finden sich zahlreiche bundesweite Adressen für Hebammen, Schwangerenbegleitung, Stillgruppen, Selbsthilfegruppen, Kleinkindförderung etc.

Netzwerk gegen Selektion durch Pränataldiagnostik www.bvkm.de
Das Netzwerk bietet zahlreiche Hilfestellungen für Eltern behinderter Kinder und leistet kritische Aufklärungsarbeit zum am Risiko orientierten Umgang mit dem Kinderwunsch (künstliche Befruchtung, pränatale Diagnostik etc.).

Frauen Forum Fortpflanzungsmedizin www.reprokult.de
Kritisches Forum zur Diskussion und Aufklärung über bioethische Fragen der Reproduktionsmedizin mit zahlreichen Links, Adressen, Artikeln, Tagungsberichten und Literaturhinweisen.

www.der-kaiserschnitt.de
Informative Seite für Mütter, die seelisch nicht über einen Kaiserschnitt hinweggekommen sind.

www.kaiserschnitt.ch
Wenn bei der Geburt nicht alles rund lief. Tipps für traumatisierte Säuglinge nach Kaiserschnitt-, Saugglocken- oder Zangenentbindungen.

www.initiative-regenbogen.de
Kontaktkreis für trauernde Eltern, die ein Kind durch Früh-, Fehl- oder Totgeburt oder kurz nach der Geburt verloren haben.

Die Tageszeitung für Ärzte online www.aerztezeitung.de
Hier kann man aufschlussreiche Berichte zu Kongressen und neuesten Studien sowie allerhand Nonsens über Ernährung und Ergänzungspräparate aktuell und

im Archiv nachlesen.

Das Deutsche Ärzteblatt www.aerzteblatt.de
veröffentlicht Bekanntgaben der Bundesärztekammer, der Kassenärztlichen Vereinigungen und anderer Institutionen.

S.I.G.N.A.L. www.medizin.fu-berlin.de/SIGNAL/signal.htm
Modellprojekt an der Benjamin-Franklin-Klinik der Freien Universität Berlin zur Intervention bei Gewalt gegen Frauen.

Informationen für Opfer sexueller Gewalt www.sexuelle-gewalt.de
Linksammlung.

Alles Gute für Dich, Deine Geburt(en), Deine Liebe und Euer gemeinsames Leben!

Glossar

Abort	Fehlgeburt
Anämie	Blutarmut, Verminderung der roten Blutkörperchen oder akuter Blutmangel
Blastozyte	noch undifferenzierte, embryonale Zellen
Chorion	Eihülle
CTG	Cardiotokogramm, Herzton-Wehen-Kontrolle über Ultraschall (siehe Ultraschall), kurz auch Wehenschreiber genannt
Curettage	operative Ausschabung der Gebärmutter
Durchbruchblutungen	Treten beispielsweise bei Rissen im Eileiter bei einer Eileiterschwangerschaft auf, innere Blutungen in den Bauchraum
Embryo	bis zur 12. Schwangerschaftswoche sind alle inneren Organe angelegt. Ab jetzt wächst das Baby hauptsächlich.
Epiduralanästhesie PDA;	Rückenmarksnarkose betäubt die Empfindungen im Unterleib; die Gebärende bleibt bei Bewußtsein
Episiotomie	Dammschnitt
Extrauteringravität	Schwangerschaft außerhalb der Gebärmutter, beispiels weise im Eileiter oder in der Bauchhöhle
Fertilität	Fruchtbarkeit
Fetus	Kind im Mutterleib; ab der 12. Schwangerschaftswoche wird das wachsende Baby als Fetus bezeichnet
Gestose (Eklampsie)	Schwangerschaftsvergiftung
Hämatokrit	Messinstrument, Glasröhrchen mit Gradeinteilung dient der Bestimmung des Verhältnisses von roten Blutkörperchen und Blutplasma
Hämatokritwert	prozentualer Volumenanteil der Blutzellen an der Gesamtblutmenge
Hämoglobin	roter Blutfarbstoff

Ikterus	Gelbsucht
Inkontinenz	Unfähigkeit, Ausscheidungen wie Urin oder Stuhl zurück zuhalten, muskuläre Erschlaffung
Insuffizienz	Schwäche des jeweiligen Organs, mangelnde Funktion
In Vitro Fertilisation	Befruchtung im Reagenzglas
Kolostrum	Vormilch, die erste Muttermilch wird ab dem fünften Monat bis etwa 5 Tage nach der Geburt gebildet, ist sehr reich an Immunstoffen
Konisation	kegelförmiger Ausschnitt am Muttermund bzw. ansetzenden Gebärmutterhals
Lanugo	Ganzkörperhaarflaum des Fetus im Mutterleib
Mastitis	Brustentzündung; oft fiebrig, immer Erschöpfungssyndrom, Ruhe tut not!
Myom	gutartige Geschwulst
Neokortex	Großhirnrinde
Nidation	Einnistung der befruchteten Eizelle in die Gebärmutter
Portio	Muttermund
Relaktation Stillpause	Wiederanregung der Milchproduktion nach einer
Sectio	Kurz für Kaiserschnitt, Fachbezeichnung Sectio caesarea
Spina bifida	offenes Neuralrohr, Schädigung, die unter anderem durch Folsäuremangel auftritt und zum frühen Tod des Kindes führt
SSW	Abkürzung für Schwangerschaftswoche
Trimenon	Schwangerschaftsdrittel
Zervix	Gebärmutterhals

Stichwortverzeichnis